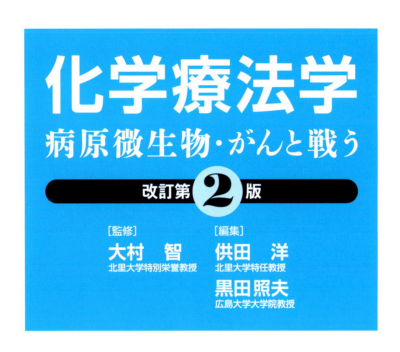

監　修

大村　智	おおむら さとし	北里大学 特別栄誉教授

編　集

供田　洋	ともだ ひろし	北里大学薬学部 名誉教授・特任教授
黒田　照夫	くろだ てるお	広島大学大学院医系科学研究科 教授

執　筆（執筆順）

塩田　澄子	しおた すみこ	就実大学薬学部 名誉教授
黒田　照夫	くろだ てるお	広島大学大学院医系科学研究科 教授
小山　信裕	こやま のぶひろ	北里大学薬学部 講師
供田　洋	ともだ ひろし	北里大学薬学部 名誉教授・特任教授
大村　智	おおむら さとし	北里大学 特別栄誉教授
塩見　和朗	しおみ かずろう	微生物化学研究会微生物化学研究所 研究顧問
木津　純子	きづ じゅんこ	元 慶應義塾大学薬学部 教授
堀　誠治	ほり せいじ	東京慈恵会医科大学医学部 教授
金　容必	きむ よんぴる	医療創生大学薬学部 教授
内田　龍児	うちだ りゅうじ	東北医科薬科大学薬学部 教授
西谷　直之	にしや なおゆき	岩手医科大学薬学部 教授
菊池　雄士	きくち ゆうじ	医療創生大学薬学部 教授
瀧井　猛将	たきい たけまさ	結核予防会結核研究所 副部長
三上　健	みかみ たけし	元 東北女子短期大学 教授
川田　学	かわだ まなぶ	微生物化学研究会微生物化学研究所 部長
福田　隆志	ふくだ たかし	近畿大学農学部 教授
大城　太一	おおしろ たいち	北里大学薬学部 教授
原田　健一	はらだ けんいち	名城大学 名誉教授
池田　治生	いけだ はるお	次世代天然物化学技術研究組合 特別研究員
早川　洋一	はやかわ よういち	東京理科大学薬学部 名誉教授

表紙説明：大村　智（北里研究所）らが発見した抗寄生虫抗生物質アベルメクチンの生産菌（*Streptomyces avermectinius*）の走査型電子顕微鏡写真．WHOは，アベルメクチンのジヒドロ誘導体（イベルメクチン）を用いてオンコセルカ症（河川盲目症）およびリンパ系フィラリア症（象皮症）の撲滅作戦に成功しつつある（第3章 D-2-d）項，p.209参照）．
（写真提供：池田治生）

カラー口絵

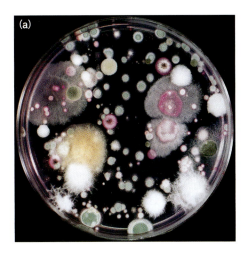
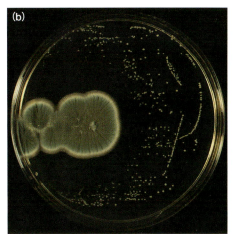
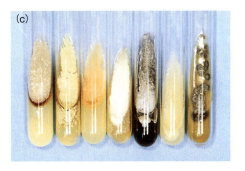

(a) 寒天平板上に出現した土壌微生物のコロニー
　このような微生物の代謝産物中から，感染症やがんの治療に用いられる多くの化学療法薬が発見された．
(b) ペニシリン（*Penicillium chrysogenum*, 左）と黄色ブドウ球菌の拮抗現象
(c) 土壌から分離した各種放線菌の純培養

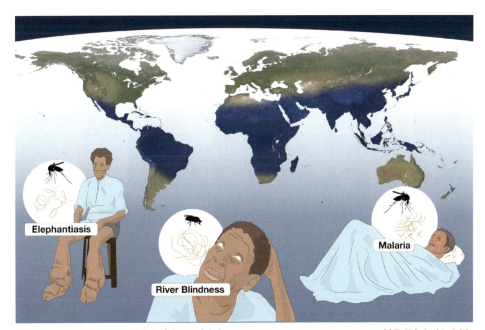

2015年ノーベル生理学・医学賞を受賞した大村智，William C. Campbell，Youyou Tuの授賞理由を示した図．カやブユに媒介され，熱帯地域を中心に世界的に感染が確認されている（青色部分），河川盲目症，象皮症やマラリアに対する特効薬（イベルメクチンとアルテミシニン）を発見し，毎年何億人もの人々を感染から救ってきた．（Ⓒ The Novel Assembly at Karolinska Institutet, http://www.nobelprize.org/nobel_prizes/medicine/laureates/2015/advanced.html）

● 化学療法学の発展に貢献した人々

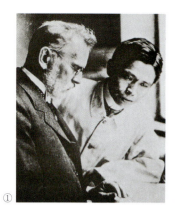
①

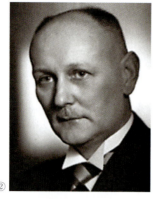
②

① 化学療法の創始者としてノーベル生理学・医学賞（1908年）を受賞した Paul Ehrlich（1854～1915）とその協力者である秦佐八郎（1873～1938）．二人の協力により世界最初の本格的な化学療法薬であるサルバルサンが完成した．（第2章 A-1-a）項参照）．

② Gerhard Domagk（1895～1964）はスルホンアミドの抗菌活性の発見によりノーベル生理学・医学賞を受賞（1939年，第2章 A-1-b）項参照）．（© The Nobel Foundation）

③ Alexander Fleming（1881～1955）は世界最初の抗生物質ペニシリンの発見により，1945年にノーベル生理学・医学賞を受賞した（第2章 A-2-b）項参照）．

④ Selman A. Waksman（1888～1973）は，抗結核抗生物質ストレプトマイシンの発見により，1952年にノーベル生理学・医学賞を受賞した（第2章 A-2-d）項参照）．（© The Nobel Foundation）

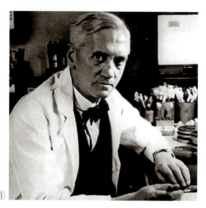
③

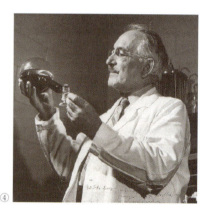
④

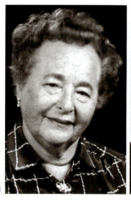
⑤

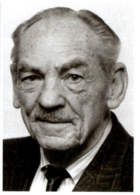
⑥

⑤ Gertrude B. Elion（1918～1999）と George H. Hitchings（1905～1998）は，6-メルカプトプリン，アザチオプリン，ピリメタミン，トリメトプリム，アシクロビル，アジドチミジンなど多くの化学療法薬を世に送り出した．1988年にノーベル生理学・医学賞を受賞（第2章 A-1-b）項参照）．（© The Nobel Foundation）

⑥ 梅澤濱夫（1914～1986）は，抗菌抗生物質カナマイシン，抗腫瘍抗生物質ブレオマイシンなどの発見により1962年文化勲章を受賞した（第2章 A-2-f）項参照）．（© 日本感染症医薬品協会）

⑦ 秦 藤樹（1908～2004）は，抗菌抗生物質キタサマイシン，抗腫瘍抗生物質マイトマイシンなどの発見により，大村 智とともに1990年日本学士院賞を受賞した（第2章 A-2-f）項参照）．（© 日本感染症医薬品協会）

⑧ 大村 智（1935～）は，微生物資源から数多くの有用物質を発見し実用化に結びつけた．特に抗寄生虫薬アベルメクチンの発見により2015年にノーベル生理学・医学賞を受賞（第2章 A-2-f）項参照），その他，文化勲章（2015年）など多くの賞を受賞している．

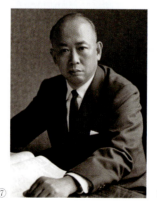
⑦

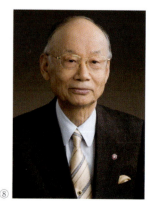
⑧

改訂第2版のまえがき

　本書の前身は1979年に刊行された「微生物薬品化学」（上野芳夫・大村　智編集）である．微生物が生産する生物活性物質を中心として，これを微生物学，生化学，薬理学，分子生物学，天然物化学や発酵工学など幅広い観点から解析し理解することにより，微生物薬品化学の基礎概念についての方向性を示すかたちで編集され発展してきた．しかし，微生物薬品化学と関連性が深く，本来の研究対象とされた感染症を惹起する病原微生物から悪性腫瘍（がん）までを対象とする新しい化学療法学の解釈が広く社会に受け入れられ一般に使用され始めたことから，2009年に現在の「化学療法学―病原微生物・がんと戦う―」（田中晴雄・土屋友房編集）と改題して出版された．さらに薬学教育が2006年から6年制への変換したこともその背景にあったといえる．6年制発足時の薬学教育モデル・コアカリキュラムが2013年に改訂され，今回それに準じて本書を改訂する運びとなった．改訂モデル・コアカリキュラムと本書との対応はxiii-xv頁に示され，新しいSBO（到達目標）は本文中に示されており，薬剤師国家試験出題範囲の参考にもなると期待する．

　今回の改訂では，1) 2009年以降の新しい薬や新しい知見を盛り込んだ．特に，抗腫瘍薬の章ではその開発がめまぐるしい抗体薬を含めた分子標的薬についても最新の情報を盛り込んだ．2) 近年，大きな社会問題ともなっている肝炎，HIV感染症，インフルエンザ，結核，MRSA感染症など治療ガイドラインが公開されている疾患に関してはその内容を含め，より臨床を意識したものとしてまとめた．3) 章立てを一部圧縮した．微生物と微生物感染症を統合し，発酵による医薬品の生産と有用物質の生産を統合した．逆に，感染症治療薬と抗腫瘍薬の章はより充実した記述とした．

　微生物を含む天然資源からは，人類の福音に大きく貢献してきた医薬品やそのリードが見いだされてきた．抗菌薬（ペニシリン，ストレプトマイシン，エリスロマイシン，クロラムフェニコール，テトラサイクリンなど）や抗真菌薬（アンホテリシンBなど）などいわゆる抗生物質の範疇にとどまらず，抗悪性腫瘍薬（ブレオマイシン，マイトマイシンCなど），抗寄生虫薬（アベルメクチンなど），脂質異常症治療薬（ML-236B（コンパクチン）など）や免疫抑制活性物質（シクロスポリン，タクロリムスなど）など幅広い生物活性物質があげられる．これらを俯瞰するとこの領域の研究は，いかに日本人研究者が世界に大きな貢献を残してきたかを知ることができるが，長年にわたって本書の編集そして監修をされてこられた大村　智先生（北里大学特別栄誉教授）が，折しも本書の改訂を準備し始めた2015年にノーベル賞生理学・医学賞を受賞されたことが伝えられた（カラー口絵参照）．これは日本の研究者のみならず，天然物化学に携わってきた研究者や学生にとっても大きな励みとなったことである．ここに心からお祝いとお礼を申し上げたい．

　最後に，お忙しいなか貴重な原稿をご執筆いただいた先生方に深くお礼申し上げる．また編集に際して多大なるご尽力を賜った南江堂の野澤美紀子氏，宮本博子氏に深く感謝する．

2017年10月

編者（供田　洋・黒田照夫）

初版のまえがき

　世界保健機関（World Health Organization, WHO）によると，世界レベルでは今でも感染症が死亡原因の1位であり，中でも結核，マラリア，AIDSが3大感染症である．一方，わが国では「がん」が最も多く，死亡者の三人に一人が「がん」で亡くなる時代となっている．このような時世を背景として，「化学療法学―病原微生物・がんと戦う―」と題したこの教科書が，以下に述べるように(1)化学療法の新しい展開，並びに(2)薬学教育の6年制への変換という節目の時に出版されることは大変意義深いものと考えられる．

(1)化学療法の新しい展開

　「化学療法（Chemotherapy）」という概念は，化学療法の創始者と言われるP. Ehrlichによって最初に唱えられ，「感染症を化学物質で治療すること」と定義された．そして，サルバルサンを世に送り出したが，この合成化学療法薬の流れはその後サルファ薬，キノロン薬，アゾール薬などへと発展し，抗菌薬から抗真菌薬，さらには抗ウイルス薬へと広がりを見せた．また，A. Flemingによるペニシリンの発見以降，化学療法薬の範囲は化学的に合成されたものに加えて天然有機化合物である抗生物質へと大きな広がりを見せるにいたった．

　一方，化学療法の対象も，感染症を引き起こす微生物から悪性腫瘍（悪性新生物）へと広がっていった．第二次大戦中に毒ガスの一種であるマスタード・ガスに曝された兵士の白血球が減少しているという発見から白血病の治療へと進展した．マスタード・ガスと同じ作用があり，しかも毒性の少ないナイトロジェン・マスタード関連化合物が開発され，抗悪性腫瘍薬として用いられるようになった．その後，多くの抗生物質や植物アルカロイドががん化学療法薬として開発されて現在にいたっている．

　特に近年，イマチニブやゲフィチニブを皮切りとした分子標的薬が開発され，今後さらに新しい分子標的薬が次々と登場してくるものと期待されている．このようにして，化学療法の対象は病原微生物のみならず悪性腫瘍をも含むようになっている．

(2)薬学教育の6年制への変換

　日本における薬学教育は，2006年から新しい制度による6年制の教育がスタートした．この6年制の薬学教育の目標は，「豊かな教養とコミュニケーション能力があり，問題発見能力と問題解決能力を兼ね備えた薬の専門家として臨床の現場で活躍できる質の高い薬剤師を育成する」ことにある．この課題を達成するために，「教授者主体」から「学習者主体」の立場で作成された薬学教育モデル・コアカリキュラムが日本薬学会により作成された．そして，2012年3月以降に実施される薬剤師国家試験は，このコア・カリキュラムをベースとして設定される出題範囲に基づいて展開されることになった．

　モデル・コアカリキュラムの中では，微生物に関する項目および悪性新生物に関する項目として，下記のようなものが設定されている．

- C7(2)「薬物の宝庫としての天然物」の中の〔微生物が生み出す医薬品〕，〔発酵による医薬品の生産〕，〔発酵による有用物質の生産〕

- C8(4)「小さな生き物たち」の全項目
- C10(2)「免疫系の破綻・免疫系の応用」の中の〔予防接種〕,(3)「感染症にかかる」の中の全項目
- C14(5)「病原微生物・悪性新生物と戦う」の全項目

　これらの中で,抗微生物薬と抗がん薬が同一項目として扱われていて,薬学教育の中でもかなり重要な位置を占めると考えられる.また,この分野の医薬品の研究と開発において,日本の研究者が大いに活躍し,世界的な貢献をしてきた分野でもある.

　そこで,本書では,C14(5)の「病原微生物・悪性新生物と戦う」の項目を柱として,書名を「化学療法学―病原微生物・がんと戦う―」とし,モデル・コアカリキュラムの中に散在する微生物学関連の内容並びに抗微生物薬と抗悪性腫瘍薬を一冊の本にまとめることとした.これらの内容は微生物学を専門とする教員が担当すると予想される項目をすべて含んでおり,6年制の薬学教育における微生物学関連の教科書として大変便利であると考えられる.本書が,新しい薬学教育において大いに貢献できることを願ってやまない.

　最後に,以上の観点をご理解いただき,お忙しい中貴重な原稿をご執筆いただいた先生方に心からお礼申し上げる.また,編集に際して多大なご努力をたまわった南江堂の野澤美紀子氏,宮本博子氏に深く感謝する.

2008年12月

編者（田中晴雄・土屋友房）

目　次

第1章　微生物感染症　　1

- A　微生物学総論 ……………………… 塩田澄子　1
  - 1　微生物の多様性 ……………………………… 1
  - 2　微生物学の発展と微生物感染症の現状 …… 2
    - a) 微生物の発見 ……………………………… 2
    - b) 微生物学の発展 …………………………… 3
    - c) 微生物感染症の現状 ……………………… 4
  - 3　微生物の範囲と分類 ………………………… 4
  - 4　原核生物と真核生物 ………………………… 5
- B　微生物学各論 …………………………………… 7
  - 1　細　菌 ……………………………… 塩田澄子　7
    - a) 細菌の形態と構造 ………………………… 7
    - b) 細菌の増殖 ………………………………… 13
    - c) 細菌の代謝 ………………………………… 15
    - d) 細菌の遺伝子 ……………………………… 17
    - e) 細菌の病原因子 …………………………… 26
  - 2　真　菌 ………………………………………… 27
    - a) 真菌の形態 ………………………………… 27
    - b) 真菌の構造と増殖機構 …………………… 28
  - 3　寄生虫 ………………………………………… 29
    - a) 原　虫 ……………………………………… 29
    - b) 蠕　虫 ……………………………………… 31
  - 4　ウイルス …………………………… 黒田照夫　32
    - a) 構　造 ……………………………………… 32
    - b) 分　類 ……………………………………… 33
    - c) 増殖機構 …………………………………… 33
    - d) ウイルス核酸の複製様式 ………………… 35
    - e) 感染状態の違い …………………………… 36
  - 5　放線菌 ……………………… 小山信裕・供田　洋　36
- C　微生物感染症 …………………………………… 38
  - 1　常在微生物叢 ……………………… 塩田澄子　38
  - 2　感染症とは …………………………………… 38
  - 3　細菌と感染症 ………………………………… 40
    - a) グラム陽性球菌による感染症 …………… 40
    - b) グラム陽性有芽胞偏性嫌気性桿菌による感染症 ………………………………………… 43
    - c) グラム陽性有芽胞通性嫌気性桿菌による感染症 ………………………………………… 44
    - d) グラム陽性無芽胞菌による感染症 ……… 44
    - e) 抗酸菌による感染症 ……………………… 44
    - f) グラム陰性球菌による感染症 …………… 45
    - g) グラム陰性通性嫌気性桿菌による感染症 ………………………………………………… 46
    - h) グラム陰性好気性（グルコース非発酵性）桿菌による感染症 ………………………… 48
    - i) グラム陰性らせん菌による感染症 ……… 49
    - j) マイコプラズマ，リケッチア，クラミジア ……………………………………………… 50
  - 4　真菌と感染症 ………………………………… 51
    - a) 深在性真菌症 ……………………………… 52
    - b) 深部皮膚真菌症 …………………………… 54
    - c) 表在性真菌症 ……………………………… 54
  - 5　寄生虫と感染症 ……………………………… 55
    - a) 原虫感染症 ………………………………… 55
    - b) 蠕虫感染症 ………………………………… 57
  - 6　ウイルスと感染症 ………………… 黒田照夫　58
    - a) DNAウイルス …………………………… 58
    - b) RNAウイルス …………………………… 59
    - c) 肝炎ウイルス ……………………………… 62
  - 7　プリオン ……………………………………… 63

第2章　感染症治療薬・総論　　65

- A　化学療法薬の発展の歩み ………… 大村　智　65
  - 1　合成化学療法薬の発展の歩み ……………… 65
    - a) Ehrlichの先駆的研究 …………………… 65
    - b) サルファ薬，キノロン系薬，アゾール系薬などの合成化学療法薬の発展 ……… 67
  - 2　抗生物質発展の歩み ………………………… 68
    - a) 微生物間の拮抗現象 ……………………… 68
  - b) ペニシリンの発見 ………………………… 68
  - c) ペニシリンの再発見 ……………………… 69
  - d) ストレプトマイシンの発見 ……………… 69
  - e) 新抗生物質発見の全盛期 ………………… 69
  - f) 抗生物質の使用範囲の拡大 ……………… 70
  - g) 生化学分野での抗生物質の利用 ………… 71
  - 3　化学療法薬の今後の課題 …………………… 72

- B 力価と検定法および感受性試験 ···· 塩見和朗 **74**
  - a）拡散法 ··· 75
  - b）希釈法 ··· 78
- C 抗菌薬耐性 ·································· 黒田照夫 **80**
  - 1 耐性菌の現状 ····································· 80
  - 2 耐性菌とは ·· 81
  - 3 抗菌薬開発と耐性菌の歴史 ················· 81
  - 4 微生物が耐性となる理由 ···················· 82
  - 5 抗菌薬耐性菌の出現機構 ···················· 83
  - 6 抗菌薬耐性の生化学的機構 ················· 84
    - a）分解や修飾による抗菌薬の不活性化 ····· 84
    - b）作用点の変化による抗菌薬の親和性・感受性の低下 ····································· 87
    - c）阻害を受ける標的酵素の代替酵素の産生 ·· 88
    - d）抗菌薬の細胞膜透過性の低下 ············ 88
    - e）侵入した抗菌薬の細胞外への能動的排出 ·· 89
  - 7 交差耐性と多剤耐性 ·························· 92
  - 8 薬剤耐性菌への対策 ·························· 92
- D 選択毒性と副作用および相互作用 ············ **94**
  - 1 選択毒性 ·· 94
  - 2 副作用 ··· 94
    - a）副作用の分類 ·································· 95
    - b）主な副作用と相互作用 ····················· 98
- E 使い方 ······················· 木津純子・堀 誠治 **103**
  - 1 感染症の原因微生物を考える ············· 103
  - 2 感染症治療薬の体内動態を考える ······· 103
  - 3 感染症治療薬の投与法（用法・用量）を考える ·· 104
  - 4 TDMを実践し最適な投与設計を考える ·· 106
  - 5 耐性菌出現を抑制する投与法を考える ··· 107
  - 6 感染症治療薬の安全性を考える ·········· 108
  - 7 腎機能低下時の抗菌薬投与法を考える ··· 109
  - 8 感染症治療薬の投与法を具体的に考える ··· 109
    - a）アモキシシリン（経口）··················· 109
    - b）タゾバクタム・ピペラシリン（注射用）··· 109
    - c）メロペネム（注射用）······················ 110
    - d）テビペネム（経口）························· 110
    - e）アルベカシン（注射用）··················· 110
    - f）レボフロキサシン（経口，注射用）····· 110

第3章 感染症治療薬・各論 111

- A 抗菌薬（抗細菌薬）······························· **111**
  - 1 抗菌薬の作用点による分類 ····· 金 容必 111
    - a）細菌の細胞壁合成を阻害するもの ······· 112
    - b）タンパク質合成を阻害するもの ········· 114
    - c）核酸合成を阻害するもの ·················· 116
    - d）細菌の細胞膜に作用するもの ············ 117
  - 2 β-ラクタム系抗菌薬 ········· 内田龍児・供田 洋 118
    - a）ペナム系抗菌薬 ······························ 119
    - b）セフェム系抗菌薬 ··························· 121
    - c）その他のβ-ラクタム系抗菌薬 ··········· 126
  - 3 テトラサイクリン系抗菌薬 ················· 130
    - a）テトラサイクリン系抗菌薬 ··············· 130
    - b）グリシルサイクリン系抗菌薬 ············ 131
  - 4 マクロライド系抗菌薬 ······················· 132
  - 5 アミノ配糖体系抗菌薬 ······················· 135
  - 6 キノロン系抗菌薬 ··············· 西谷直之 138
    - a）キノロン系抗菌薬の化学構造 ············ 138
    - b）キノロン系抗菌薬の抗菌スペクトルと適用 ··· 139
    - c）キノロン系抗菌薬の作用機序 ············ 142
    - d）キノロン系抗菌薬の副作用と相互作用 ·· 143
  - 7 サルファ薬 ······································ 144
    - a）サルファ薬の化学構造 ····················· 144
    - b）サルファ薬とST合剤の作用機序 ········ 144
    - c）サルファ薬の抗菌スペクトルと適用 ····· 144
    - d）サルファ薬の副作用・使用上の注意 ···· 145
  - 8 グリコペプチド系抗菌薬 ········ 黒田照夫 146
  - 9 その他の抗菌薬 ································ 148
    - a）リポペプチド系抗菌薬 ····················· 148
    - b）リンコマイシン系抗菌薬 ·················· 148
    - c）ストレプトグラミン系抗菌薬 ············ 149
    - d）オキサゾリジノン系抗菌薬 ··············· 150
    - e）ポリペプチド系抗菌薬 ····················· 151
    - f）クロラムフェニコール ····················· 152
    - g）ホスホマイシン ······························ 152
    - h）ムピロシン ···································· 153
    - i）フシジン酸 ···································· 153
  - 10 生物学的製剤 ·························· 菊池雄士 154
    - a）生物学的製剤の種類 ························ 154
    - b）予防接種 ······································· 158
  - 11 抗結核薬 ······························ 瀧井猛将 163

a）結核の化学療法の基本的な考え方 ……163
　b）抗結核薬の選択 ………………………166
　c）結核の治療の実際 ……………………166
　d）抗結核薬の特徴と投与および副作用……168
　e）DOTS …………………………………172
12　抗MRSA薬………小山信裕・供田　洋　173
　a）内用薬 …………………………………173
　b）外用薬 …………………………………175
13　抗ヘリコバクター・ピロリ薬 ……………176

B　抗真菌薬………………………三上　健　177
1　細胞膜傷害性抗真菌薬 ………………177
　a）ポリエン系抗真菌薬 …………………177
　b）アゾール系合成抗真菌薬 ……………179
2　その他の抗真菌薬 ……………………182
　a）キャンディン系抗真菌薬 ……………182
　b）その他の合成抗真菌薬 ………………183

C　抗ウイルス薬…………………黒田照夫　185
1　抗ヘルペスウイルス薬 ………………185
2　抗インフルエンザ薬 …………………188
　a）脱殻阻害薬 ……………………………188
　b）ノイラミニダーゼ（NA）阻害薬………189

　c）ウイルスRNA複製阻害薬 ……………190
3　抗HIV薬 ………………………………190
　a）逆転写酵素阻害薬 ……………………191
　b）インテグラーゼ阻害薬 ………………194
　c）プロテアーゼ阻害薬 …………………194
　d）侵入阻害薬 ……………………………197
4　抗B型肝炎ウイルス薬 ………………197
5　抗C型肝炎ウイルス薬 ………………199
　a）ウイルスRNA複製阻害薬 ……………200
　b）プロテアーゼ阻害薬 …………………202

D　抗原虫薬・抗寄生虫薬…………内田龍児　204
1　抗原虫薬 ………………………………204
　a）マラリア治療薬 ………………………204
　b）トキソプラズマ治療薬 ………………207
　c）アメーバ赤痢治療薬 …………………207
2　抗寄生虫（蠕虫）薬 …………………208
　a）ピランテル ……………………………208
　b）メベンダゾール ………………………208
　c）ジエチルカルバマジン ………………208
　d）イベルメクチン ………………………209
　e）プラジカンテル ………………………209
3　アニサキス症 …………………………210

第4章　抗腫瘍薬　211

A　悪性腫瘍の生物学と薬物治療……川田　学　211
1　悪性腫瘍とは …………………………211
　a）悪性腫瘍の定義 ………………………211
　b）悪性腫瘍の分類 ………………………211
　c）悪性腫瘍の進行度 ……………………212
　d）悪性腫瘍による死亡 …………………212
2　悪性腫瘍の生物学 ……………………214
　a）発がんのメカニズム …………………214
　b）細胞周期と悪性腫瘍 …………………214
　c）がん遺伝子 ……………………………215
　d）がん抑制遺伝子 ………………………216
　e）がん微小環境 …………………………216
　f）がん転移 ………………………………217
　g）がん幹細胞 ……………………………217
3　悪性腫瘍の薬物治療 …………………218
　a）悪性腫瘍の診断 ………………………218
　b）悪性腫瘍の治療 ………………………218
　c）抗悪性腫瘍薬の歴史 …………………219
　d）抗悪性腫瘍薬の分類 …………………219
　e）抗悪性腫瘍薬の効果判定 ……………220
　f）最新のがん治療薬 ……………………220

B　抗悪性腫瘍薬
　………………大城太一・福田隆志・供田　洋　221
1　代表的な抗悪性腫瘍薬 ………………221
2　アルキル化薬 …………………………221
3　代謝拮抗薬 ……………………………225
　a）葉酸代謝拮抗薬 ………………………225
　b）ピリミジン代謝拮抗薬 ………………227
　c）プリン代謝拮抗薬 ……………………228
　d）その他の代謝拮抗薬 …………………230
4　抗腫瘍抗生物質 ………………………230
　a）アントラサイクリン系抗腫瘍抗生物質…230
　b）ブレオマイシン系抗腫瘍抗生物質 ……230
　c）アクチノマイシンD …………………231
　d）マイトマイシンC ……………………233
5　微小管阻害薬 …………………………233
　a）ビンカアルカロイド系抗悪性腫瘍薬 …233
　b）タキサン系抗悪性腫瘍薬 ……………233
　c）その他の微小管阻害薬 ………………234
6　トポイソメラーゼ阻害薬 ……………235
　a）トポイソメラーゼⅠ阻害薬 …………235
　b）トポイソメラーゼⅡ阻害薬 …………235

7　抗腫瘍ホルモン関連薬……………………237
　　a）抗エストロゲン薬………………………238
　　b）抗アンドロゲン薬………………………238
　　c）LH-RH アゴニスト（黄体形成ホルモン放出ホルモン作動薬）………………239
　　d）Gn-RH アンタゴニスト（ゴナドトロピン放出ホルモン遮断薬）………………239
　　e）アロマターゼ阻害薬……………………239
　　f）エストロゲン製剤（卵胞ホルモン製剤）………………………………………240
　　g）プロゲステロン製剤（黄体ホルモン製剤）………………………………………240
　　h）その他の抗腫瘍ホルモン関連薬………240
8　白金製剤……………………………………241
9　分子標的薬…………………………………242
　　a）低分子薬…………………………………243
　　b）抗体薬……………………………………248
　　c）低分子化合物と抗体の複合体薬………249
10　サイトカイン関連薬………………………249
11　その他の抗悪性腫瘍薬……………………250

C　抗悪性腫瘍薬の耐性と副作用………………251
1　抗悪性腫瘍薬の耐性獲得機構……………251
　　a）薬物輸送機構（トランスポーター）の変化………………………………………251
　　b）薬物代謝酵素の変化……………………252
　　c）標的分子の変化…………………………253
　　d）DNA 修復機構の亢進……………………254
2　抗悪性腫瘍薬の主な副作用とその対処法………………………………………………254
　　a）骨髄抑制…………………………………254
　　b）肝機能障害………………………………255
　　c）心機能障害（心毒性）…………………255
　　d）消化器機能障害…………………………255
　　e）腎機能障害………………………………256
　　f）膀胱機能障害，排尿障害………………256
　　g）肺機能障害………………………………256
　　h）皮膚障害…………………………………256
　　i）神経障害…………………………………257
　　j）Infusion reaction………………………257
　　k）二次発がん………………………………257

第5章　微生物が生み出す医薬品　原田健一・供田 洋　259

A　免疫抑制薬……………………………………260
1　シクロスポリン……………………………261
2　タクロリムス………………………………261
3　エベロリムス………………………………262
4　グスペリムス………………………………262
5　フィンゴリモド……………………………262
6　ミコフェノール酸モフェチル……………263
7　ミゾリビン…………………………………264

B　脂質異常症治療薬……………………………264

C　農薬や香粧品など……………………………266
1　農　薬………………………………………266
　　a）害虫防除に用いられる農薬……………266
　　b）殺菌剤……………………………………266
　　c）除草剤……………………………………267
2　香粧品………………………………………267
　　a）香　料……………………………………268
　　b）保湿剤……………………………………268
　　c）抗酸化物質………………………………268
　　d）美白剤……………………………………268
3　その他………………………………………268

第6章　発酵による医薬品を含む有用物質の生産　271

A　抗生物質の生合成………………池田治生　271
1　二次代謝産物の生合成……………………271
　　a）生合成研究法……………………………272
2　生合成経路…………………………………274
　　a）糖質経路…………………………………274
　　b）脂肪酸およびポリケチド経路…………275
　　c）シキミ酸経路……………………………280
　　d）アミノ酸経路……………………………281
　　e）メバロン酸および非メバロン酸経路…285

B　発酵による医薬品の生産………早川洋一　288
1　抗生物質の生産……………………………288
　　a）微生物の培養……………………………288
　　b）抗生物質の発酵生産……………………289
　　c）培養液からの抗生物質の精製…………289
2　微生物変換または微生物酵素による医薬品の生産……………………………………290
　　a）微生物変換による医薬品の生産………291
　　b）ステロイドの微生物変換………………291
　　c）微生物酵素による医薬品の生産………293

C 半合成抗生物質 ……………… 塩見和朗 **294**
1. β-ラクタム系抗菌薬 ……………………… 294
2. テトラサイクリン系抗菌薬 ……………… 295
3. マクロライド系抗菌薬 …………………… 295
4. アミノ配糖体系抗菌薬 …………………… 295
5. その他の半合成抗生物質 ………………… 296
6. 全合成で生産される抗生物質 …………… 297

和文索引 …………………………………………………………………………………………………… 299

欧文索引 …………………………………………………………………………………………………… 306

本書における薬学教育モデル・コアカリキュラム（平成25年度改訂版）対応

薬学教育モデル・コアカリキュラム（平成25年度改訂版）SBO		本書対応章
C5 自然が生み出す薬物　(2)薬の宝庫としての天然物		
②微生物由来の生物活性物質の構造と作用	1. 微生物由来の生物活性物質を化学構造に基づいて分類できる． 2. 微生物由来の代表的な生物活性物質を列挙し，その作用を説明できる．	5章
④天然生物活性物質の利用	1. 医薬品として使われている代表的な天然生物活性物質を列挙し，その用途を説明できる．	(3〜5章)
	2. 天然生物活性物質を基に化学修飾等により開発された代表的な医薬品を列挙し，その用途，リード化合物を説明できる．	6章C
	3. 農薬や香粧品などとして使われている代表的な天然生物活性物質を列挙し，その用途を説明できる．	5章C
C8 生体防御と微生物　(3)微生物の基本		
①総論	1. 原核生物，真核生物およびウイルスの特徴を説明できる．	
②細菌	1. 細菌の分類や性質（系統学的分類，グラム陽性菌と陰性菌，好気性菌と嫌気性菌など）を説明できる． 2. 細菌の構造と増殖機構について説明できる． 3. 細菌の異化作用（呼吸と発酵）および同化作用について説明できる． 4. 細菌の遺伝子伝達（接合，形質導入，形質転換）について説明できる．	1章
	5. 薬剤耐性菌および薬剤耐性化機構について概説できる．	2章C
	6. 代表的な細菌毒素について説明できる．	
③ウイルス	1. ウイルスの構造，分類，および増殖機構について説明できる．	1章
④真菌・原虫・蠕虫	1. 真菌の性状を概説できる． 2. 原虫および蠕虫の性状を概説できる．	
C8　(4)病原体としての微生物		
①感染の成立と共生	1. 感染の成立（感染源，感染経路，侵入門戸など）と共生（腸内細菌など）について説明できる． 2. 日和見感染と院内感染について説明できる．	
②代表的な病原体	1. DNAウイルス（ヒトヘルペスウイルス，アデノウイルス，パピローマウイルス，B型肝炎ウイルスなど）について概説できる． 2. RNAウイルス（ノロウイルス，ロタウイルス，ポリオウイルス，コクサッキーウイルス，エコーウイルス，ライノウイルス，A型肝炎ウイルス，C型肝炎ウイルス，インフルエンザウイルス，麻疹ウイルス，風疹ウイルス，日本脳炎ウイルス，狂犬病ウイルス，ムンプスウイルス，HIV，HTLVなど）について概説できる． 3. グラム陽性球菌（ブドウ球菌，レンサ球菌など）およびグラム陽性桿菌（破傷風菌，ガス壊疽菌，ボツリヌス菌，ジフテリア菌，炭疽菌，セレウス菌，ディフィシル菌など）について概説できる． 4. グラム陰性球菌（淋菌，髄膜炎菌など）およびグラム陰性桿菌（大腸菌，赤痢菌，サルモネラ属菌，チフス菌，エルシニア属菌，クレブシエラ属菌，コレラ菌，百日咳菌，腸炎ビブリオ，緑膿菌，レジオネラ，インフルエンザ菌など）について概説できる． 5. グラム陰性らせん菌（ヘリコバクター・ピロリ，カンピロバクター・ジェジュニ/コリなど）およびスピロヘータについて概説できる． 6. 抗酸菌（結核菌，らい菌など）について概説できる． 7. マイコプラズマ，リケッチア，クラミジアについて概説できる． 8. 真菌（アスペルギルス，クリプトコックス，カンジダ，ムーコル，白癬菌など）について概説できる． 9. 原虫（マラリア原虫，トキソプラズマ，膣トリコモナス，クリプトスポリジウム，赤痢アメーバなど），蠕虫（回虫，鞭虫，アニサキス，エキノコックスなど）について概説できる．	1章
E2 薬理・病態・薬物治療　(7)病原微生物（感染症）・悪性新生物（がん）と薬		
①抗菌薬	1. 以下の抗菌薬の薬理（薬理作用，機序，抗菌スペクトル，主な副作用，相互作用，組織移行性）および臨床適用を説明できる． 　β-ラクタム系，テトラサイクリン系，マクロライド系，アミノ配糖体（アミノグリコシド）系，キノロン系，グリコペプチド系，抗結核薬，サルファ剤（ST合剤を含む），その他の抗菌薬	3章

	薬学教育モデル・コアカリキュラム（平成25年度改訂版）SBO	本書対応章
①抗菌薬	2. 細菌感染症に関係する代表的な生物学的製剤（ワクチン等）を挙げ，その作用機序を説明できる．	3章A
②抗菌薬の耐性	1. 主要な抗菌薬の耐性獲得機構および耐性菌出現への対応を説明できる．	2章C
③細菌感染症の薬，病態，治療	1. 以下の呼吸器感染症について，病態（病態生理，症状等），感染経路と予防方法および薬物治療（医薬品の選択等）を説明できる． 　　上気道炎（かぜ症候群（大部分がウイルス感染症）を含む），気管支炎，扁桃炎，細菌性肺炎，肺結核，レジオネラ感染症，百日咳，マイコプラズマ肺炎 2. 以下の消化器感染症について，病態（病態生理，症状等）および薬物治療（医薬品の選択等）を説明できる． 　　急性虫垂炎，胆嚢炎，胆管炎，病原性大腸菌感染症，食中毒，ヘリコバクター・ピロリ感染症，赤痢，コレラ，腸チフス，パラチフス，偽膜性大腸炎 3. 以下の感覚器感染症について，病態（病態生理，症状等）および薬物治療（医薬品の選択等）を説明できる． 　　副鼻腔炎，中耳炎，結膜炎 4. 以下の尿路感染症について，病態（病態生理，症状等）および薬物治療（医薬品の選択等）を説明できる． 　　腎盂腎炎，膀胱炎，尿道炎 5. 以下の性感染症について，病態（病態生理，症状等），予防方法および薬物治療（医薬品の選択等）を説明できる． 　　梅毒，淋病，クラミジア症等 6. 脳炎，髄膜炎について，病態（病態生理，症状等）および薬物治療（医薬品の選択等）を説明できる． 7. 以下の皮膚細菌感染症について，病態（病態生理，症状等）および薬物治療（医薬品の選択等）を説明できる． 　　伝染性膿痂疹，丹毒，癰，毛嚢炎，ハンセン病 8. 感染性心内膜炎，胸膜炎について，病態（病態生理，症状等）および薬物治療（医薬品の選択等）を説明できる． 9. 以下の薬剤耐性菌による院内感染について，感染経路と予防方法，病態（病態生理，症状等）および薬物治療（医薬品の選択等）を説明できる． 　　MRSA，VRE，セラチア，緑膿菌等 10. 以下の全身性細菌感染症について，病態（病態生理，症状等），感染経路と予防方法および薬物治療（医薬品の選択等）を説明できる． 　　ジフテリア，劇症型A群β溶血性連鎖球菌感染症，新生児B群連鎖球菌感染症，破傷風，敗血症	（1章） （3章A）
④ウイルス感染症およびプリオン病の薬，病態，治療	1. ヘルペスウイルス感染症（単純ヘルペス，水痘・帯状疱疹）について，治療薬の薬理（薬理作用，機序，主な副作用），予防方法および病態（病態生理，症状等）・薬物治療（医薬品の選択等）を説明できる． 2. サイトメガロウイルス感染症について，治療薬の薬理（薬理作用，機序，主な副作用），および病態（病態生理，症状等）・薬物治療（医薬品の選択等）を説明できる． 3. インフルエンザについて，治療薬の薬理（薬理作用，機序，主な副作用），感染経路と予防方法および病態（病態生理，症状等）・薬物治療（医薬品の選択等）を説明できる． 4. ウイルス性肝炎（HAV，HBV，HCV）について，治療薬の薬理（薬理作用，機序，主な副作用），感染経路と予防方法および病態（病態生理（急性肝炎，慢性肝炎，肝硬変，肝細胞がん），症状等）・薬物治療（医薬品の選択等）を説明できる．（重複） 5. 後天性免疫不全症候群（AIDS）について，治療薬の薬理（薬理作用，機序，主な副作用），感染経路と予防方法および病態（病態生理，症状等）・薬物治療（医薬品の選択等）を説明できる． 6. 以下のウイルス感染症（プリオン病を含む）について，感染経路と予防方法および病態（病態生理，症状等）・薬物治療（医薬品の選択等）を説明できる． 　　伝染性紅斑（リンゴ病），手足口病，伝染性単核球症，突発性発疹，咽頭結膜熱，ウイルス性下痢症，麻疹，風疹，流行性耳下腺炎，風邪症候群，Creutzfeldt-Jakob（クロイツフェルト-ヤコブ）病	（1章） 3章D
⑤真菌感染症の薬，病態，治療	1. 抗真菌薬の薬理（薬理作用，機序，主な副作用）および臨床適用を説明できる． 2. 以下の真菌感染症について，病態（病態生理，症状等）・薬物治療（医薬品の選択等）を説明できる． 　　皮膚真菌症，カンジダ症，ニューモシスチス肺炎，肺アスペルギルス症，クリプトコックス症	（1章） 3章C

薬学教育モデル・コアカリキュラム（平成25年度改訂版）SBO			本書対応章
⑥原虫・寄生虫感染症の薬,病態,治療	1.	以下の原虫感染症について，治療薬の薬理（薬理作用，機序，主な副作用），および病態（病態生理，症状等）・薬物治療（医薬品の選択等）を説明できる． 　マラリア，トキソプラズマ症，トリコモナス症，アメーバ赤痢	（1章） 3章B
	2.	以下の寄生虫感染症について，治療薬の薬理（薬理作用，機序，主な副作用），および病態（病態生理，症状等）・薬物治療（医薬品の選択等）を説明できる． 　回虫症，蟯虫症，アニサキス症	
⑦悪性腫瘍	1.	腫瘍の定義（良性腫瘍と悪性腫瘍の違い）を説明できる．	4章
	2.	悪性腫瘍について，以下の項目を概説できる． 　組織型分類および病期分類，悪性腫瘍の検査（細胞診，組織診，画像診断，腫瘍マーカー（腫瘍関連の変異遺伝子，遺伝子産物を含む）），悪性腫瘍の疫学（がん罹患の現状およびがん死亡の現状），悪性腫瘍のリスクおよび予防要因	
	3.	悪性腫瘍の治療における薬物治療の位置づけを概説できる．	
⑧悪性腫瘍の薬,病態,治療	1.	以下の抗悪性腫瘍薬の薬理（薬理作用，機序，主な副作用，相互作用，組織移行性）および臨床適用を説明できる． 　アルキル化薬，代謝拮抗薬，抗腫瘍抗生物質，微小管阻害薬，トポイソメラーゼ阻害薬，抗腫瘍ホルモン関連薬，白金製剤，分子標的治療薬，その他の抗悪性腫瘍薬	
	2.	抗悪性腫瘍薬に対する耐性獲得機構を説明できる．	
	3.	抗悪性腫瘍薬の主な副作用（下痢，悪心・嘔吐，白血球減少，皮膚障害（手足症候群を含む），血小板減少等）の軽減のための対処法を説明できる．	
⑩化学構造と薬効	1.	病原微生物・悪性新生物が関わる疾患に用いられる代表的な薬物の基本構造と薬効（薬理・薬物動態）の関連を概説できる．	3・4章

微生物感染症

第1章

A 微生物学総論

1 微生物の多様性

　微生物とは肉眼ではみることのできない微小な生物の総称であり，その範囲は真核生物から原核生物にいたる．真核生物では菌類（真菌）や寄生虫（蠕虫，原虫）が，原核生物では細菌，マイコプラズマ，リケッチア，クラミジアが含まれる（図1.1）．ウイルスもまた微生物である．これらはヒトに侵入し，定着した後，増殖することがある．この一連の過程を感染といい，感染により引き起こされる疾患が感染症（infectious disease）である．感染を起こす微生物は病原体または病原微生物という．

　感染症を起こす微生物は人類にとって不利なものである．しかし，病原体となる微生物の種類は限られており，多彩な性質をもつ微生物のなかには人類にとって有益なものが多い．微生物は地球上のありとあらゆるところに生息する．環境にあっては，生態系（ecosystem）の物質循環のなかで，死んだ生物や排泄物，生産された有機物の分解を担う分解者としての役割をもつ．物質を分解・解毒する微生物は，油汚染や化学物質汚染を浄化するバイオレメディエーションに利用されている．特に土壌は微生物の宝庫であり，炭素，窒素，リンなどの物質循環を通し，土壌を改善し，土壌の肥沃化にも関わっている．食品では酵母，乳酸菌による発酵を利用してパンやチーズ，酒や味噌などの食品を作りだすほか，微生物の発酵過程を利用したさまざまな工業製品が作られている．特にサトウキビやトウモロコシを原料に酵母を用いて糖分をアルコール発酵させて得られるバイオエタノールは再生可能エネルギーの一つとして注目されている．また，放線菌や真菌が生み出す抗生物質の発見を端緒とし，さまざまな微生物が産

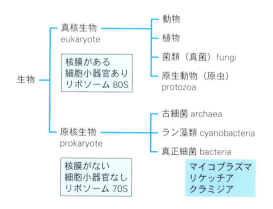

図1.1　生物界における原核生物の種類

生する生理活性物質が発見され，抗菌薬以外にも免疫抑制薬，抗悪性腫瘍薬など多くの医薬品が微生物から作られた．このように微生物のもつ機能をふんだんに利用することで人類は微生物から多くの恩恵を受けてきた．

2 微生物学の発展と微生物感染症の現状

a） 微生物の発見

　世界最古の微生物の生物の痕跡として，35億年前のものとされる原核生物の化石が西オーストラリアで発見されている．その時代では，大気中にほとんど酸素が存在せず，地球上には遮るものがなく紫外線が降り注ぐ環境であった．したがって，原核生物は嫌気性細菌で，海中で誕生したと考えられる．ラン藻類であるシアノバクテリアが増殖し活発に光合成を行うことで，大気中の酸素分圧が上昇すると，直接酸素を利用する好気性細菌が出現した．20億年前には単細胞の真核生物が，10億年前になると多細胞生物が誕生したとされる．やがてオゾン層形成に伴って，陸上生物も誕生した．微生物によって，地球上には多種多様な生物が生育するための環境が整えられてきた．細菌は最古の生物であるが，現在もなお，変異を繰り返し，環境に適合しながら生存し続けている．

　人類は，誕生と同時に微生物の脅威にさらされた．感染症は疫病と呼ばれ，一種の神罰と考えられていた．医学の祖とされるヒポクラテスが活躍する紀元前4世紀では汚れた空気の意味をもつミアズマ（miasma）説が主流となり，疫病はミアズマを吸って起こると考えられた．14世紀には，ヨーロッパではペストや天然痘が大流行し，16世紀になると梅毒が流行した．Girolamo Fracastoroは，疫病には，それぞれの疾患の原因となる伝染性生物にヒトが直接接触することで疾病が広がるとする接触伝染説［コンタギオン（contagion）説］を提唱した．Fracastoroは，伝染性物質は接触だけでなく，媒介物や空気を介して離れたところにいるヒトにも感染するとした．彼は現在も重要とされる3つの感染経路があることを示したが，伝染性生物（微生物）の存在を証明することはできなかった．

　微生物の存在を明らかにしたのはオランダのAntonie van Leeuwenhoekである．単一レンズの自家製の顕微鏡を開発し，湖水や歯垢などさまざまな材料を観察した．Leeuwenhoekの顕微鏡の最高倍率は266倍であったとされる．図1.2は17世紀後半にLeeuwenhoekが顕微鏡を

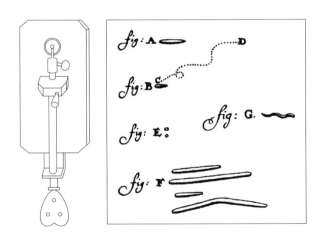

図1.2　Leeuwenhoekの単式顕微鏡の模式図と観察した細菌のスケッチ

用いて観察した桿菌，球菌，らせん菌のスケッチである．その他にも原生動物，藻類，酵母などさまざまな微生物を発見した．高性能の顕微鏡や染色法の普及に伴い，多くの微生物が発見され，小動物といわれていたが，これらが感染症の原因となるという概念はなかった．

b) **微生物学の発展**

19世紀になると微生物学は飛躍的に発展した．それまでのヨーロッパでは小さな生き物は自然に湧いて発生するという自然発生説が主流であった．1859年，Louis Pasteur は白鳥の首フラスコを用いて無菌のものから生物は発生しないことを示し自然発生説を否定した．発酵や腐敗は微生物によって起こること，ワインの腐敗を防ぐためにはワインを作る酵母以外の腐敗に関わる微生物を低温（60℃前後）で加熱し殺菌すればよいことを示した．低温殺菌法（pasteurization）は現在も利用されている．

自然発生説の否定により，微生物と感染症が関連あるものとしてとらえられるようになった．英国の外科医 Joseph Lister は，手術後の化膿は，傷口が微生物に汚染されて起こると考え，1867年，石炭酸による消毒法を確立した．石炭酸を用いて，手指消毒や手術器具の消毒を行うことで術後の死亡率は激減した．Robert Koch は，固形培地上を用いて目的の菌のみを単離する純培養法を確立した．これに従い，炭疽の原因菌として炭疽菌を同定し，特定の微生物が特定の感染症の原因となることを科学的に証明した．結核菌，ブドウ球菌など多くの病原細菌を見いだした．

ウイルスの発見は 1892 年に Dmitri I. Iwanovski がタバコモザイク病の病原体が細菌ろ過器のろ液にあることを発見したことに始まる．1899 年 Martinus W. Beijerinck はタバコモザイク病は細菌より小さな病原体で起こるとした．これをラテン語で *contagium vivum fluidum* と命名したが，それはのちにウイルス（virus）と呼ばれるようになった．1898 年には，Friedrich Löeffler と Paul Frosch が牛の口蹄疫を起こす病原体を見いだした．1935 年には Wendell M. Stanley がタバコモザイクウイルスの結晶化に成功した．

免疫は疫病から免れるという意味であり，予防接種は免疫を得るための最も確実な方法である．18世紀末，Edward Jenner は牛痘を接種する種痘で天然痘の予防を確立した．Pasteur は種痘の成功から，自らも弱毒化した菌液を使った炭疽ワクチンや狂犬病ワクチンを開発した．ワクチンという言葉は牛痘の vaccina にちなんで Pasteur が提唱した．Koch の弟子である北里柴三郎や Emil von Behring は破傷風菌やジフテリアの抗毒素を使った血清療法を確立した．

一方，感染症の治療薬の開発は 1929 年 Alexander Fleming が，ペニシリウム（*Penicillium*）属のアオカビが産生する物質に抗菌活性があることを発見し，その後 Howard W. Florey と Ernst B. Chain により単離されたペニシリンが感染症に著効を示したことをきっかけに一気に進んだ．Selman A. Waksman は，ストレプトマイセス（*Streptomyces*）属の放線菌から結核の治療薬ストレプトマイシンを発見し，微生物が産生し，微生物の生育を阻害する物質を抗生物質（antibiotics）と名付けた．その後も多くの抗生物質が発見され，これまで脅威とされていた感染症の治療が可能になっていった．感染症治療薬は人類に大きな福音をもたらし，Fleming をはじめ，これまでに感染症治療薬の開発に寄与した 12 名がノーベル生理学・医学賞を受賞している．2015 年に線虫による感染症の治療薬イベルメクチンを開発した功績により，大村智が受賞したことは記憶に新しい．

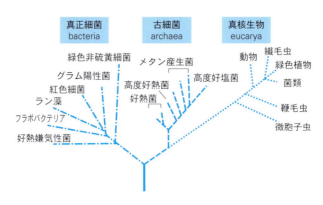

図 1.3　16S および 18S rRNA の塩基配列を基にした生物の系統樹

c) 微生物感染症の現状

抗菌薬の開発により感染症は制御されたと考えられたのもつかの間，抗菌薬が効かない薬剤耐性菌がすぐに出現し，以来，人類と耐性菌のいたちごっこが続いている．2013年には現存の治療薬がほとんど効かないカルバペネム耐性腸内細菌科細菌（CRE）が出現・拡大した．米疾病対策予防センター（CDC）は CRE を「悪夢の細菌」と呼び，今後の感染対策に警鐘を鳴らした．急増する薬剤耐性菌の現状を受けて，世界保健機関（WHO）は 2015 年，①教育・普及啓発，②研究・サーベイランス，③感染予防，④抗菌薬の適正使用，⑤新薬への投資の 5 つの目標で構成される薬剤耐性菌に対する世界行動計画を採択した．2010 年以降，新規作用点をもつ抗菌薬の開発は滞っている．行動計画の「⑤新薬への投資」は市場性の低い薬剤耐性菌感染症に対する治療薬の開発の起爆剤となり，新たな予防・診断・治療法の研究が進むことが期待される．

3　微生物の範囲と分類

> **SBO**・細菌の分類や性質（系統学的分類，グラム陽性菌と陰性菌，好気性菌と嫌気性菌など）を説明できる．

分子生物学の発展により，多くの生物の DNA 配列が決定された．Carl R. Woese は，リボソーム RNA は，タンパク質合成という生物に必須の生理的役割をもち，立体構造の複雑性から変異しにくい性質をもっている点に着目した．真核細胞では 18S リボソーム RNA（18S rRNA）を，原核細胞では 16S rRNA の塩基配列を基に分類した生物の系統樹を作成し生物の進化を示した．1990 年に発表された Woese の三ドメイン説では，生物界は真正細菌（bacteria），古細菌（archaea），真核生物（eucarya）の三つのドメイン（domain）に分類されている（**図 1.3**）．真正細菌と古細菌は原核生物であるが，系統樹では古細菌は細菌よりむしろ真核生物と近縁にある．古細菌は極限環境下で生育するメタン産生菌や高度好熱菌，高度好塩菌などが含まれるが，いまのところ病原性をもつ古細菌はみつかっていない．

微生物の分類法（taxonomy）はほかの生物と同様である．正式には，ドメイン（domain），門（もん，phylum），綱（こう，class），目（もく，order），科（family），属（genus），種（species）の順に細分化される（**表 1.1**）．微生物の命名法は二命名法に従い，学名は属名と種名のラテン名からなり，例えば細菌では大腸菌 *Escherichia coli* や黄色ブドウ球菌 *Staphylococcus aureus* のよ

表 1.1 分類階級の例

階級名	細菌（大腸菌）	真菌（*Aspergillus fumigatus*）
ドメイン（domain）	*Bacteria*	*Eukaryota*
門（phylum）	*Proteobacteria*	*Fungi*
綱（class）	*Gammaproteobacteria*	*Ascomycota*
目（order）	*Enterobacteriales*	*Ascomycota*
科（family）	*Enterobacteraceae*	*Eurotiales*
属（genus）	*Escherichia*	*Aspergillus*
種（species）	*coli*	*fumigatus*

うにイタリック体で表記される．二度目から学名を用いる場合，属名は頭文字のみ残し，それぞれ *E. coli* や *S. aureus* と表される．

　細菌の種の同定では，全染色体 DNA の DNA-DNA ハイブリダイゼーション試験による相同性が 70% 以上であれば同一菌種と定義している．近年 16S rRNA の塩基配列情報が急速に蓄積されたことから，16S rRNA の全長の塩基配列を比較した場合，相同性が 98.7〜99.0 以上であれば同一菌種の可能性があるとされる．2013 年時点で細菌の学名は 2000 属，10000 種を超える記載があり，その後も新たな菌種名が続々と発表されている．真菌類ではすでに 10 万種以上の学名が発表されている．実際には培養不能（viable but non-culturable, VBNC）状態の微生物が多く，現在知られている細菌や真菌の種類は，地球に存在する全菌種の 10% 程度といわれている．未知の菌種中には多様な生理活性をもつ微生物の存在が期待され，創薬の資源として探索が続けられている．微生物の同定には遺伝子の比較以外にも最近 MALDI-TOFMS による菌体タンパク質の比較による新たな手法も導入されていることから，新たな菌種名は飛躍的に増加することと思われる．

4　原核生物と真核生物

SBO・原核生物，真核生物およびウイルスの特徴を説明できる．

　生物の細胞は核膜に覆われた核をもつ真核細胞と，核膜をもたず染色体が核様体として存在する原核細胞に二分される．それぞれの細胞からなる生物を真核生物，原核生物と呼ぶ．病原微生物のうち，真菌や寄生虫は真核生物に分類され，細菌は原核生物に分類される．真核生物では染色体 DNA は核膜に覆われた核の中に存在するが，原核生物では核膜はなく，染色体 DNA は細胞質にむき出しの状態（核様体と呼ばれる）で存在する．真核生物は細胞小器官と呼ばれるミトコンドリア，小胞体，リソソーム，ゴルジ体などを有するが原核生物にはない．リボソームの大きさやエネルギー産生の場も異なるなど，性状や機能にさまざまな違いがある．両者の構造や機能の比較を**表 1.2** にまとめた．

　病原微生物のなかでは寄生虫が最も大きく，蠕虫では 100 μm 前後から大型のものでは 10 mm にも達するものもある．原虫の大きさは 10〜100 μm とさまざまである．真菌類は細菌より大きく，3〜4 μm×5〜10 μm である．一般的な細菌として，ブドウ球菌属は直径 1 μm の球形，大腸菌は 0.4〜0.7 μm×1〜3 μm の角の取れた長方形である．1 μm の大きさであれば光学顕微鏡を使い，1000 倍で 1 mm 程度にみえる．ウイルスはさらに小さく，最大の痘瘡ウイ

表 1.2 病原微生物における原核生物と真核生物の比較

	原核生物（真正細菌）	真核生物（真菌・寄生虫）
組織	単細胞	単細胞または多細胞
核膜	なし	あり
染色体	1本，多くの場合環状DNA	複数，直鎖状DNA
細胞分裂の様式	二分裂	有糸分裂
リボソームの大きさ	70S（50S+30S）	80S（60S+40S）（粗面小胞体に結合）
転写と翻訳	細胞質内：転写も翻訳も連続的	核内：転写 細胞質内：翻訳
ミトコンドリアなど細胞小器官	なし	あり
エネルギー産生の場	細胞膜	ミトコンドリア
細胞膜	あり	あり
細胞壁	あり（主成分はペプチドグリカン）	真菌はあり（主成分はキチン，マンナン，グルカン）

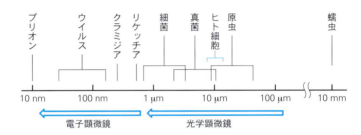

図 1.4　病原微生物の大きさ

ルスで 200 nm×350 nm，最も小さいピコルナウイルス科で 20 nm×30 nm である．ウイルスは光学顕微鏡では観察できず，電子顕微鏡で観察する（**図 1.4**）．

　なお，ウイルスは細胞の形態をとらず，独自の構造と機能を有するため原核生物にも真核生物にも当てはまらない．基本的な構造はウイルス核酸をタンパク質のカプシドで包んだものであり，一部にはその外側に脂質でできたエンベロープを被ったものや糖タンパク質をもつものがある．エネルギー生産やタンパク質合成機能もないため自己増殖できず，ほかの生物に寄生して増殖する偏性細胞内寄生性である．また核酸も DNA か RNA のどちらかしかもたずウイルスは DNA ウイルスと RNA ウイルスに分類されている．

B 微生物学各論

> **SBO**
> - 細菌の分類や性質（系統学的分類，グラム陽性菌と陰性菌，好気性菌と嫌気性菌など）を説明できる．
> - 細菌の構造と増殖機構について説明できる．
> - 細菌の異化作用（呼吸と発酵）および同化作用について説明できる．
> - 細菌の遺伝子伝達（接合，形質導入，形質転換）について説明できる．
> - 代表的な細菌毒素について説明できる．

1 細菌

a) 細菌の形態と構造

(i) 細菌の形態

細菌（bacterium）は形態から球菌（coccus），桿菌（bacillus），らせん菌（spirillum）に分類される．らせん菌は桿菌に分類されることもある．球菌には球，楕円，三角形（またはランセット型　例：淋菌），桿菌には両端が丸いものと直角のものがある．桿菌は長さもさまざまで，短桿菌，球桿菌と呼ばれるものがある．らせん菌にはコンマ状のビブリオ（vibrio），1回または数回のみ回転してらせん状になったスピリルム（spirillum），細かく回転して波状になったスピロヘータ（spirochaeta）などがある．変わった形として，カビのように菌糸を伸ばす形態の放線菌がある（p.36 参照）．細菌は二分裂で増殖するが，分裂様式によって特徴的な空間配置が決まる．ランダムに分裂するブドウ球菌や，一定方向に分裂し，鎖状となったレンサ球菌がある．その他，単球菌，双球菌（肺炎球菌），四連球菌（ミクロコッカス属）などの形をとるものがある（図 1.5）．

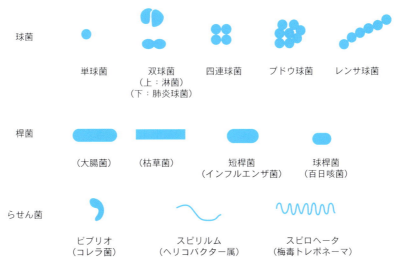

図 1.5　代表的な細菌の形態

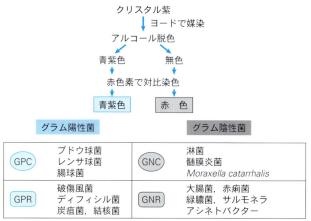

図 1.6　グラム染色による細菌の分類

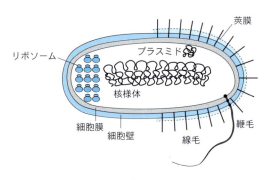

図 1.7　細菌細胞の構造

　細胞壁の構造の違いにより細菌を染め分ける手法としてグラム染色がある（**図 1.6**）．ほとんどの細菌は青紫色に染まるグラム陽性菌か，赤色に染まるグラム陰性菌に分類される．グラム染色像からは，菌の形状や大きさ，配列などが明らかとなり，ある程度の菌種を絞ることができる．それに加えて，抗菌薬の感受性が推定でき，抗菌薬の選択に有用なことから，細菌学的診断上重要となっている．

(ⅱ) 細菌の構造

　細菌は単細胞であり，真核細胞に比較するといたって簡単な構造をしている（**図 1.7**）．細胞質内にはリボソームや核膜のない核様体として存在する染色体があるほか，プラスミドと呼ばれる小型環状 DNA が存在する場合もある．細胞質は細胞膜で取り囲まれ，さらに堅牢な細胞壁に覆われている．細胞壁外側に線毛，鞭毛，病原性に関わる莢膜が存在する場合もある．

(1) 細胞壁

①ペプチドグリカン

　細菌は周囲の環境の変化に対応して生存している．細胞壁（cell wall）の生理的役割は細菌の形状を保ち，外部環境の変化に耐えうる物理的強度を維持することにある．細菌の細胞内圧

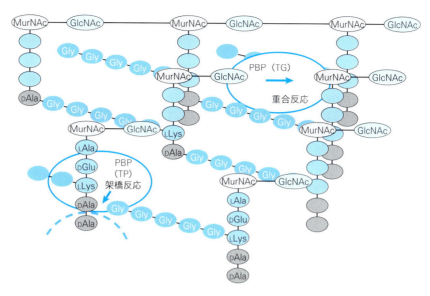

図1.8 ペプチドグリカン合成の様式（例：ブドウ球菌）

架橋反応では，3番目のL-リジンと他方のペプチド鎖の4番目のD-アラニンが5個のグリシンを介して間接的に結合している．大腸菌ではペプチドの3番目はL-リジンの代わりにメソジアミノピメリン酸（DAP）となり，4番目のD-アラニンと直接ペプチド結合して架橋する．

はグラム陽性菌では20気圧，グラム陰性菌では5気圧であり，極めて高い．菌体の内圧に対抗し，溶菌を防ぐために細胞壁に強度を与えているのがペプチドグリカン（peptidoglycan，ムレインともいう）である．ペプチドグリカンは糖鎖とペプチド鎖からなる網目状の構造をとる．ペプチドグリカンの前駆体は，N-アセチルグルコサミン（GluNAc）とN-アセチルムラミン酸（MurNAc）がβ-1,4結合で連結した二糖のうち，MurNAcにD型アミノ酸を含む5個のアミノ酸が結合した構造をもち，細胞質内で合成される．前駆体は細胞膜中に存在する炭素数55の脂質の関与のもとに膜転移酵素（フリッパーゼ）により，細胞壁側に移動し，ペプチドグリカン伸長点に組み込まれていく．ペプチドグリカンの伸長点では，GluNAcとMurNAcの二糖が繰り返し重合した直鎖状のヘテロ糖ポリマーとD型アミノ酸を含む4個のアミノ酸からなるテトラペプチド（tetrapeptide）が結合した形で存在する．伸長点と前駆体の糖鎖がグリコシド結合で重合し，二本のペプチド鎖間でペプチド結合することにより架橋して網目構造を形成している．架橋反応が終了すると5番目のD-アラニンは切り出されてテトラペプチドとなる．架橋する際のペプチド結合の形式は菌種によって異なる（**図1.8**）．ペプチドグリカン合成酵素はペニシリンに結合することからペニシリン結合タンパク質（penicillin binding protein, PBP）と呼ばれる．PBPは架橋反応を行うトランスペプチダーゼ（transpeptidase, TP）活性または重合反応を行うトランスグリコシラーゼ（transglycosylase, TG）活性を有する．

②グラム陽性菌の細胞壁

細胞壁の構造はグラム陽性菌と陰性菌では大きく異なる．グラム陽性菌ではペプチドグリカンは細胞壁の主要な成分で，細胞膜の外側に多重の分厚い層を形成している（**図1.9**）．ほかの主成分としてタイコ酸（teichoic acid）がある．タイコ酸にはペプチドグリカン層に結合して細胞壁の外側（細胞表層）に伸びるタイコ酸（または壁タイコ酸）と，タイコ酸に結合した脂肪酸を介して細胞膜に結合し，ペプチドグリカン層を貫通して細胞壁表層に現れるリポタイ

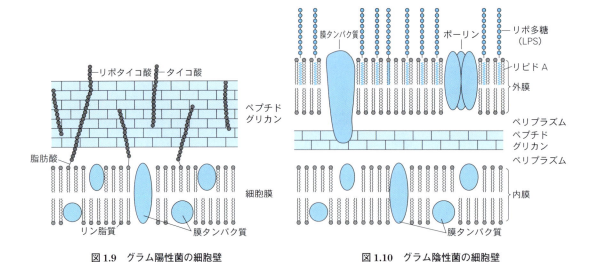

図 1.9　グラム陽性菌の細胞壁

図 1.10　グラム陰性菌の細胞壁

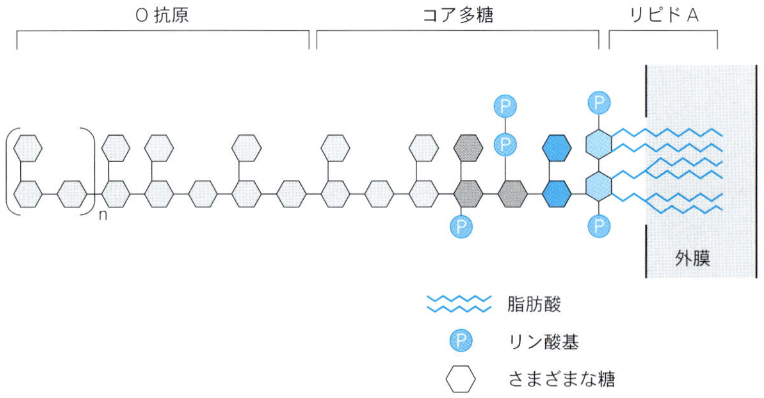

図 1.11　リポ多糖（LPS）の基本的な構造

コ酸（lipoteichoic acid または膜タイコ酸）がある．タイコ酸はアルコールとリン酸が交互に結合する高分子化合物であり，高度に陰性に帯電している．細胞表層の負の電荷を保つほか，細胞膜の安定性や宿主の自然免疫の活性化に影響を与える．

③グラム陰性菌の細胞壁

細胞膜（グラム陰性菌の場合内膜ともいう）の外側に単層または薄いペプチドグリカン層があり，その外側を脂質二重層からなる外膜が覆っている．内膜と外膜とペプチドグリカン層の間にはペリプラズムという空間が存在する．外膜は物質透過の障害となるため，物質を細胞内へ取り込むためのタンパク質が外膜には多く存在する．ポーリン（porin）は数個が会合して外膜に筒状の孔を形成する外膜タンパク質であり，分子量 600 程度までの親水性の物質を透過させる．抗菌薬もポーリンを介して外膜を通過するため，ポーリンはグラム陰性菌の抗菌薬への自然耐性に関わる（**図 1.10**）．

外膜成分としてリポ多糖（lipopolysaccharid, LPS）がある（**図 1.11**）．LPS は外膜に埋め込まれたリピド A（lipid A）から外側に向かってコア多糖，O 抗原といわれる O-特異糖鎖から構成される．O 抗原は細胞の最外層にあり，特異抗原となるため，大腸菌 O-157 のように血

清型分類に利用される．LPSはさまざまな生理活性を有し，宿主にとって害を与えることもある．菌体成分であることから，エンドトキシン（endotoxin）とも呼ばれ，菌体が死んで溶菌する際に外膜から遊離し，毒性を発揮する．その活性本体はリピドAである．リピドAは発熱，血管拡張作用や血液凝固作用をもち，宿主にエンドトキシンショックを起こすことがある．

(2) 細胞膜

細胞膜（cytoplasmic membrane）は細胞質膜とも呼ばれ，細胞質を包むリン脂質二重層とタンパク質からなる．真核生物においてはミトコンドリアで行われているエネルギー代謝が，細菌においては細胞膜で行われており，エネルギー代謝を行う電子伝達系やATP合成酵素，細胞壁合成を行うPBPなど細菌の生命活動に関わる多くの膜タンパク質が存在している．その他にも栄養物質を取り込んだり，不要な物質を排出したりする輸送系（トランスポーター）が存在する．特にある種の排出ポンプにより，抗菌薬も基質として細胞外に排出される．これら抗菌薬の排出ポンプをコードする遺伝子は染色体上に多く見いだされ，抗菌薬への自然耐性に寄与する．グラム陰性菌には細菌細胞内で産生された毒素や感染に必要な因子［エフェクター（effector）］を菌体外に分泌するタンパク質分泌装置がある．I〜V型まで5つのタイプが知られている．III型分泌装置は病原性大腸菌にみられる．外膜の先にニードル様タンパク質が形成され，エフェクターはニードルを介して感染細胞内に注入され，効率良い感染成立に関わる．

細胞膜のリン脂質は膜の流動性を維持する．グラム陰性菌ではリン脂質の主成分はphosphatidylethanolamineで70％を占め，残りはphosphatidylglycerolとcardiolipinなどの酸性リン脂質が占める．グラム陽性菌では，反対に前者が30〜40％以下となり，酸性リン脂質の含有率が高くなる．

(3) 細胞質

細胞質（cytoplasm）には，核様体として存在する染色体やtRNA，mRNAおよびタンパク質合成の場であるリボソームが多数存在するほか，染色体とは独立して自立増殖する小型環状DNAのプラスミド（plasmid, p.22参照）が存在することがある．プラスミドには薬剤耐性遺伝子や病原因子に関わる遺伝子などが含まれている．

(4) 鞭 毛

運動性のある菌は菌体周囲に鞭毛（flagella）をもち，エネルギーを利用して菌体にとって有利な環境に移動する．フィラメント状の構造をしており，基部（basal body），フック（hook），フィラメント（filament）の3つの部分からなる（図1.12）．基部には，内膜に埋め込まれた部分から細胞壁の外層にいたるロッドに4枚（L, P, S, M）のリング状の構造があり，MとSリングの周りには鞭毛の回転に関わるMotタンパク質が存在する．基部の先にフックが結合し，フックの先にフィラメントが結合している．フィラメントはフラジェリン（flagellin）と呼ばれるタンパク質がらせん状に重合した集合体で長さは10〜20 μm程度である．フラジェリンは抗原性をもちH抗原と呼ばれる．H抗原は特異抗原として血清型診断に用いられる．鞭毛を回転する駆動力は膜内外にできるH^+（Na^+の場合もある）の電気化学的ポテンシャル差である．H^+が電気化学的ポテンシャル差に従って細胞内に流入するのを基部で感知すると，基部がモーターとなり回転し，フックを介してフィラメントが回転することにより，細菌は自由に移動できる．鞭毛の形態はさまざまである（図1.13）．

(5) 線 毛

線毛（pili）は，細菌の菌体表面にある繊維状の構造物である．細菌が宿主細胞へ付着にするための付着線毛（adherence pili）と細菌間での接合と遺伝子の移行に関与する性線毛（sex pili

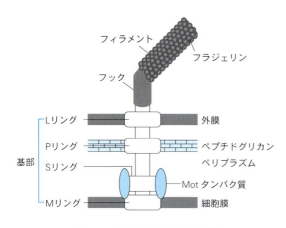

図1.12　グラム陰性菌の鞭毛構造

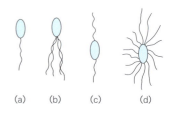

図1.13　細菌の鞭毛の種類
(a) 単鞭毛菌（コレラ菌），
(b) 束鞭毛菌（ヘリコバクター属），
(c) 双鞭毛菌（カンピロバクター属），
(d) 周鞭毛菌（サルモネラ菌）

または接合線毛 conjugative pili）がある．線毛はピリン（pilin）と呼ばれるタンパク質からなる．

(6) 莢　膜

細胞壁の外側に不透明な膜層を形成する細菌がある．外部との境界が明瞭な層を莢膜（capsule），不明瞭な層を粘液層（slime layer）とよぶ．莢膜はウロン酸やグルクロン酸などからなるグリコカリックス（glycocalyx）と呼ばれる多糖体から形成される．莢膜が有する抗原性をK抗原と呼び，大腸菌 K12 株など細菌の血清型分類に利用される．莢膜産生菌は非産生菌より病原性が高い．これは，感染に必要な付着性を細菌に与えること，莢膜を構成する多糖体は抗原性が弱く，抗体が産生されにくいこと，また，莢膜の親水性により菌体表面が負電荷をもつようになり，陰性に荷電した食細胞と反発し，抗食菌作用をもつことによる．Frederick Griffith が肺炎球菌の莢膜産生の有無を利用して形質転換の実験を行ったことは有名である．莢膜産生菌には肺炎球菌のほか，肺炎桿菌，インフルエンザ菌，炭疽菌などがある．

(7) バイオフィルム

粘着性の多糖体であるグリコカリックスや細膜外核酸，ポリペプチドからなる膜に包まれて形成された細菌の集合体をバイオフィルム（biofilm）という．バイオフィルム内では細菌は抗菌薬や消毒薬が効きにくくなる．特にカテーテルや人工弁など体内異物にバイオフィルムは形成されやすい．いったん形成されると除去が難しく，難治化し，重症化する場合が多い．カテーテル関連血流感染症，感染性心内膜症や人工呼吸器関連肺炎など重症感染症の起因菌となるのは，ブドウ球菌属や腸球菌属，緑色レンサ球菌，真菌ではカンジダ属などバイオフィルム形成菌が多い．緑膿菌も水回りにアルギン酸ポリマーからなるバイオフィルムを形成し，院内感染の原因となることが多い．

(8) 芽　胞

発育環境の悪化に伴い，一部の菌は芽胞（spore）を菌体中に形成し休眠型となる．休眠型は，生命は維持したまま，代謝が止まった状態であり，生育に適切な環境になると発芽し，増殖する栄養型に変わる（図1.14）．芽胞は加熱，乾燥や消毒薬など物理化学的処理に対する抵抗性が強く，100℃の加熱にも耐える．確実に滅菌するには乾熱滅菌法，高圧蒸気滅菌法かガス滅菌法が必要になる．芽胞の中心部のコアは細胞質であり，核酸やリボソームなど栄養細胞と同様の構造を取っているが脱水状態にある．コアの外側をペプチドグリカンからなる皮質（コルテックス）層，タンパク質でできた芽胞殻が順に覆っている．発育環境が整うと，芽胞殻を

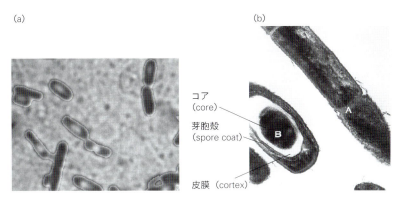

図 1.14　芽胞
(a) 芽胞を形成した *Bacillus* 属のグラム染色像．菌体内の染色されていない部分が芽胞である．
(b) 炭疽菌の栄養細胞（A，長方形の菌体）と芽胞（B）
((b)：CDC Public Health Image Library, ID 1813, CDC/Dr. Sherif Zaki; Elizabeth White)

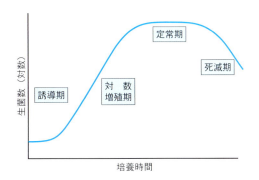

図 1.15　細菌の増殖曲線

破って発芽し，コアの部分が栄養細胞となる．芽胞形成する病原細菌はグラム陽性桿菌のバチルス（*Bacillus*）属とクロストリジウム（*Clostridium*）属である．

b)　細菌の増殖

(i) 分裂と増殖

　細菌は二分裂により親細胞が2個の娘細胞になる形で増殖する．親細胞のなかで2コピーのゲノムDNAと細胞成分が合成されると，菌体が伸長して，隔膜が形成される．個別に細胞壁が合成されて分裂し，2個の娘細胞ができる．できた娘細胞は遺伝的に親と同一であり，クローンと呼ばれる．寒天培地上では1個の細菌が分裂し，10〜100億個になると，目にみえる細菌の集合体，すなわちコロニー（集落，colony）を作る．これらはすべて同一のクローンである．細菌の分裂速度は速く，適切な培地中では，大腸菌は20分で1回の分裂を終える．1回の分裂に要する時間は世代時間（generation time）と呼ばれる．細菌の増殖過程を継時的に示したものを増殖曲線（growth curve）と呼び，細菌の増殖は**図 1.15**のように4つの時期に分けられる．誘導期（lag phase）は細菌が新しい環境を感知し，増殖に必要な遺伝の誘導に要する時期である．二分裂を繰り返すことで，指数関数的に増殖する時期は対数増殖期（logarithmic phase）と呼ばれる．栄養が枯渇すると増殖は停止し，定常期（stationary phase）を迎え，さらに一定の時間が経つと死滅期（death phase）に入り，菌は死滅し溶菌する．

(ii) 増殖に必要な栄養と環境
(1) 栄養素
　細菌は主にタンパク質，多糖，脂質および水からなる．菌体の乾燥重量の50％以上はタンパク質であり，酵素や膜タンパク質として存在する．多糖は10〜30％の割合でほとんどが細胞壁の構成成分であり，莢膜を産生する菌では含有量は増える．脂質は細胞膜の構成成分で菌体内に10〜20％存在する．

　細菌には，構成成分に必須の炭素の供給源として無機の炭素化合物（CO_2）を利用できる独立栄養細菌と有機炭素化合物しか利用できない従属栄養細菌がある．病原細菌のほとんどは従属栄養細菌であり，これらの菌では菌体構成成分やエネルギー源として栄養素を摂取する必要がある．炭素源としてブドウ糖などの糖類を中心に脂肪酸やアミノ酸を利用し，窒素源としてタンパク質やアミノ酸を利用する．また生育のためには，無機塩類として，核酸やリン脂質となるP，含硫アミノ酸やビタミンの原料としてのSが重要である．ほかにも，浸透圧に必要なNaやK，補酵素として働くFe，酵素反応の活性化に利用されるMg，Caが必要となる．さらに微量元素としてMn，Co，Zn，Cu，Moなども増殖に必要な栄養素となる．

　細菌によっては増殖に微量の発育因子を必要とする場合がある．発育因子にはビオチンやニコチン酸などのビタミンやアミノ酸，核酸塩基が多いが，肺炎球菌（*Streptococcus pneumoniae*）やインフルエンザ菌（*Haemophilus influenzae*）は血液成分のヘミンやNADを要求する．

(2) 環境因子
　①水分：菌体重量の80％は水分であり，細菌の発育には高い湿度が必要となる．

　②温度：増殖に適した温度は至適温度（optimum temperature）という．病原細菌の場合はヒト体内の温度（35〜37℃）で最も活発に生育する．増殖温度域により，低温菌（15℃以下），中温菌（26〜39℃），高温菌（45〜80℃），超高温菌（80℃以上）に分けられる．

　③水素イオン濃度（pH）：ほとんどの細菌の至適pHはヒトの血液と同じpH 7.4前後である．乳酸桿菌は酸性域（pH 5.5〜6.2）を，コレラ菌（*Vibrio cholerae*）は弱アルカリ性域（pH 7.8〜8.0）を好む．

　④酸素濃度：細菌は酸素を利用してエネルギー代謝を行う．細菌は酸素要求性の違いにより次の4つに分類できる．

　偏性好気性菌は増殖に酸素を必要とし，電子伝達系の最終電子受容体として酸素を利用する好気呼吸を行う．緑膿菌（*Pseudomonas aeruginosa*），結核菌（*Mycobacterium tuberculosis*），レジオネラ属菌（*Legionella pneumophila*），百日咳菌（*Bordetella pertussis*）がある．

　微好気性菌は増殖に酸素を必要とするものの，大気の酸素分圧より低い（3〜10％）ほうがよく発育する．ヘリコバクター・ピロリ（*Helicobacter pylori*）やカンピロバクター（*Campylobacter*）属があげられるが，これらを培養する際には5〜10％の二酸化炭素も必要とする．

　通性嫌気性菌は酸素存在下では好気呼吸を行い，酸素がない場合には発酵または嫌気性呼吸を行う．酸素を利用したほうがエネルギー産生効率は高い．腸内細菌やブドウ球菌など多くの病原細菌が属している．

　偏性嫌気性菌は，酸素存在下では生育できない，または死滅する菌で，基本的に電子伝達系をもっていない．通常，酸素存在下での好気呼吸ではスーパーオキシド（superoxide）や過酸

化水素（H_2O_2）などの活性酸素が発生するが，偏性嫌気性菌はラジカルスカベンジャーとしてのスーパーオキシドジスムターゼ（superoxide dismutase, SOD）やカタラーゼ（catalase）をもたないため，酸素存在下では生育できない．破傷風菌（*Clostridium tetani*）やボツリヌス菌（*C. botulinum*），大腸内に生息するバクテロイデス属（*Bacteroides fragilis*）などである．

⑤二酸化炭素：淋菌（*Neisseria gonorrhoeae*）や髄膜炎菌（*N. meningitidis*）は二酸化炭素を炭素源として利用できる．増殖には3〜10％程度が必要であるため，培養の際には二酸化炭素を供給する．

⑥イオン強度：細菌の生理食塩水の濃度は0.85％で，ヒトの0.9％に比べ低い．海水のNaCl濃度は3％であり，海洋細菌の腸炎ビブリオ（*Vibrio parahaemolytics*）は海水のような高い浸透圧下でよく増殖するため，好塩菌と呼ぶ．NaClは必要としないが，高濃度NaCl存在下でも生育できる菌は耐塩性細菌と呼ばれる．ブドウ球菌属は耐塩性が高く7.5％NaCl存在下でも生育できる．ほとんどの細菌は高塩濃度下では生育できなくなり死滅する．漬物やハムなどの塩濃度が高い食品は保存食となる．

c）細菌の代謝

生物は外界から栄養素を取り込み，化学反応を繰り返しながらエネルギーを獲得したり，生体の構成成分の生合成を行ったりする．生体内で起こる化学的反応を代謝と呼ぶ．代謝には糖などの有機物を分解してアデノシン三リン酸（adenosine triphosphate, ATP）の形でエネルギーを得る異化作用と，取り込んだ栄養素やエネルギーを使って生体構成成分の生合成を行う同化作用がある．異化の過程である発酵やクエン酸回路の中間代謝物も同化作用の素材となり，核酸やアミノ酸の合成に関わる．細菌の代謝の過程は真核生物とほとんど同じであるが，細菌の種類によって特徴的な代謝経路もある．

（i）異化作用

異化作用の例として糖代謝があげられる．炭素源として最もエネルギー効率の高いグルコースの代謝を以下に説明する（**図1.16**）．

（1）解糖系

エネルギー産生は主にグルコースの酵素的分解によって行われる．グルコースが解糖系（glycolysis，またはEmbden-Meyerhof pathway, EM経路）で2分子のピルビン酸に代謝されるまでに総収支2分子のATPと2分子の還元型ニコチンアミドアデニンジヌクレオチドNADHが合成される．解糖系では酸素は必要なく，酸素の有無に関係なくエネルギーを獲得する．細菌に特有な解糖系の別経路としてエントナー・ドウドルフ経路（Entner-Doudoroff pathway, ED経路）がある．緑膿菌などはEM経路の代わりにED経路を利用する．ED経路では解糖系のグルコース-6-リン酸から枝分かれして6-ホスホグルコン酸を経由してグルコースが2分子のピルビン酸になるまでに，正味1分子のATPしか合成されない．6-ホスホグルコン酸からは別の経路としてペントースリン酸経路（pentose phosphate pathway）がある．さまざまな代謝中間体を経て解糖系に戻ってくる経路であるが，核酸合成に必要な5炭糖のリボースやNADPHを供給している．

（2）呼吸

解糖系以降の代謝は酸素の存在の有無により呼吸と発酵に分かれる．酸素が供給される場合，生成されたピルビン酸が脱炭酸されて生じたアセチルCoA（acetyl CoA）はクエン酸回路，別

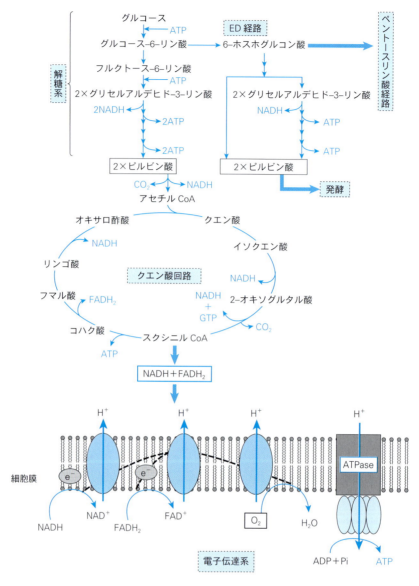

図1.16 糖代謝

名TCAサイクル（トリカルボン酸回路，tricarboxylic acid cycle）に入る．このサイクルで1分子のアセチルCoAは最終的には2分子のCO_2とH_2Oに分解される過程で，3分子のNADHと1分子の$FADH_2$および1分子のATPが生ずる．糖類のみならず脂肪酸はβ酸化を受けて，アミノ酸も代謝されてアセチルCoAとなり，クエン酸回路に入る．

(3) 呼吸鎖

クエン酸回路で生じた電子供与体としてのNADHと$FADH_2$は細胞膜に存在する電子伝達系の複合体を順次還元して終末電子受容体であるO_2を還元してH_2Oができる．この過程で細胞外にプロトンが放出されて，膜内外にH^+（プロトン）の濃度勾配に膜電位を加えた電気化学的ポテンシャル差が形成される．これが駆動力となり，プロトンが細胞内に流入する過程でATP合成酵素（ATPase）によりADPがリン酸化されATPが合成される．電子伝達系により

ATP が産生されることを酸化的リン酸化と呼ぶ．1 分子のグルコースから呼吸で 30 分子以上の ATP が合成され，エネルギー産生効率は非常に高い．終末電子受容体が酸素である場合を好気呼吸と呼び，酸素以外の Fe，Mn，硝酸塩，炭酸塩，フマル酸など利用する場合を嫌気呼吸という．嫌気呼吸は好気呼吸に比べエネルギー産生効率は極めて低い．

(4) 発 酵

酸素のない状態では偏性嫌気性菌や通性嫌気性菌は発酵によりピルビン酸から ATP を合成する．この過程は細菌や真菌に特有である．乳酸桿菌は乳酸発酵を行い，クロストリジウム属など嫌気性菌では酪酸発酵を行う．大腸菌などの腸内細菌科細菌は酢酸やギ酸，コハク酸，エタノールからなる混合酸発酵をする．真菌ではサッカロミセス（*Saccharomyces*）属などの酵母がアルコール発酵でエタノールと CO_2 を産生し酒やパンの生産に利用される．1 分子のグルコースの分解により，解糖系から発酵の過程で得られる ATP は 3 分子であり，エネルギー産生の効率は悪い．一方，発酵の過程では解糖系で産生された NADH を酸化して NAD に戻し再利用できるようにしている．細胞内 NAD は限られており，発酵は NAD の供給にも重要である．

(ii) 同化作用

栄養素や異化作用の経路で供給される代謝中間体からタンパク質，核酸，多糖，脂質など生体構成成分を合成する過程のことであり，合成代謝とも呼ばれる．合成の過程ではエネルギーが必要となり，電子伝達系で生ずる ATP と NADH が利用される．細菌特有の生合成経路にはペプチドグリカンの生合成がある．

d）細菌の遺伝子
(i) 細菌のゲノムの構造

遺伝子（gene）とは遺伝情報の機能的単位であり，遺伝情報はデオキシリボ核酸（deoxyribonucleic acid, DNA）の塩基の並び方で決まる．DNA は子孫に伝えるために複製（replication）されるほか，生体構成成分を作るためにメッセンジャー RNA（mRNA）に転写（transcription）されて読み取られ，翻訳（translation）されてタンパク質になる．転写，翻訳という一連の流れはセントラルドグマと呼ばれる．

ゲノム（genome）は，gene＋ome（all のドイツ語）から名付けられたように，その生物のもつ遺伝子全体を意味する．染色体（chromosome）は，生育に必須の遺伝子をすべてもち，遺伝子に結合するタンパク質（真核生物ではヒストンに当たる）も含めた単位である．真核細胞では直鎖状の染色体 DNA が核内に複数存在するが，細菌では放線菌など例外を除けば 1 本の環状の染色体 DNA である．遺伝暗号として用いられる 4 つの塩基は真核生物と同じで，アデニン（A），チミン（T），シトシン（C）とグアニン（G）である．互いに相補的な塩基配列をもつ一本鎖 DNA が，A と T および C と G との間にそれぞれ水素結合を形成し，二重らせん構造を取っている．二重らせんの直径は 2 nm，10 塩基で 1 回転（1 ピッチ）する．1 ピッチは 3.4 nm である（図 1.17）．

染色体 DNA は，大腸菌では 1 mm とされる．細菌の染色体はスーパーコイル構造をとり，核様体として細胞質内に存在する．染色体以外にもプラスミド（p.22 参照）と呼ばれる遺伝子因子が存在することもある．また，表 1.3 に示すように，染色体 DNA の大きさは細菌種によって異なる．

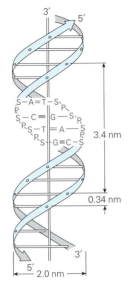

図1.17 DNAの構造

表1.3　代表的な生物の染色体の大きさと遺伝子数

	ゲノムサイズ（Mbp）	遺伝子数
ヒト	3000	26000
マウス	3000	29000
ショウジョウバエ	1700	14000
出芽酵母	12	6100
放線菌	9.0	7600
緑膿菌	6.3	5600
大腸菌	4.6	4300
マイコプラズマ	0.58	467
A型インフルエンザウイルス	0.018	8

Mbp：100万塩基対
ゲノムサイズはそれぞれの微生物で代表的な株の値を示す．

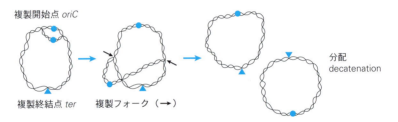

図1.18 DNA複製の様式（例：大腸菌）

(ii) 遺伝子の複製

　細菌のDNA複製は，複製開始点 *oriC*（origin of chromosome）という一定点から始まり，両方向に向かってDNA合成が進み，*oriC*の反対側の複製終結点 *ter*（termination of replication）で終了する（**図1.18**）．複製の進行点は複製フォークという．*oriC*にDnaAタンパク質が多数結合するとDNA二本鎖に歪みが生じ，そこにDnaBヘリカーゼが結合して二本鎖をほどく．できた一本鎖を鋳型にDnaGプライマーゼがRNAプライマーを合成し，DNAポリメラーゼⅢによってDNA合成が行われる．細菌DNAは環状で，複製開始点が一ヵ所のため，ヘリカーゼで巻き戻すとさらにねじれた状態になる．Ⅱ型トポイソメラーゼであるDNAジャイレース（DNA gyrase）は二本鎖DNAの両鎖を切断し再結合することによって二本鎖のねじれを解消して，DNA合成を進行させる．

　DNAポリメラーゼⅢは5′→3′の一方向にしかDNA合成ができない．進行方向に沿ってDNA合成が進みできた鎖をリーディング鎖，逆方向の場合をラギング鎖と呼ぶ．ラギング鎖では進行方向とは逆向きに約1000塩基のDNA断片（岡崎フラグメント）が不連続に合成される（**図1.19**）．合成された岡崎フラグメント同士がDNAリガーゼによって連結され，連続したDNAとなる．

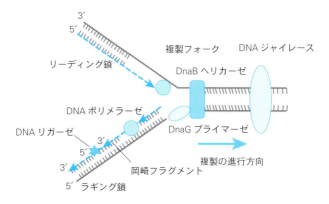

図 1.19　DNA 複製の様式と岡崎フラグメント（例：大腸菌）

　DNA 合成が進み，oriC の反対側の ter にくると 2 つの環状の DNA が絡まった状態で DNA 合成が終了する．Ⅱ型トポイソメラーゼであるトポイソメラーゼⅣは新生した 2 つの環状 DNA を分けて，2 つの娘細胞に分配する．DNA ジャイレースやトポイソメラーゼⅣはヒト細胞のような直鎖状の DNA の複製には必要ない．キノロン系抗菌薬はこれら 2 つの細菌に特有の酵素を阻害して DNA 合成を阻止する．

(iii) 遺伝子の発現
(1) 転　写

　DNA の遺伝情報を基に mRNA が合成される過程を転写という．細菌の転写は細胞質で行われる．リボ核酸（ribonucleic acid, RNA）には，DNA の 4 塩基のうち，チミン（T）の代わりにウラシル（U）が取り込まれる．転写される遺伝子は，上流から順に転写開始のための領域であるプロモーター，転写開始点，タンパク質をコードする構造遺伝子，転写が終了する領域のターミネーターが並んでいる．mRNA にはリボソームと結合する Shine-Dalgarno (SD) 配列，そして翻訳が開始される開始コドン（ATG），翻訳が終了する終止コドンが存在する．

　転写では，DNA 依存性 RNA ポリメラーゼがプロモーターに結合し，DNA 二本鎖をほどき，片方の DNA を鋳型として mRNA の合成を開始する．プロモーターとは通常，転写開始点（+1）から 10 bp と 35 bp 上流（-10 領域，-35 領域という）の特殊な塩基配列（TATAAT, TTGACA）が存在する部分をいう．細菌の RNA ポリメラーゼは，4 個のサブユニットからなるコア酵素とコア酵素に σ 因子が結合したホロ酵素である．最初に σ 因子がプロモーター領域を認識して結合するが，mRNA 合成が始まると σ 因子はホロ酵素から離れ，コア酵素が構造遺伝子の mRNA の合成を続ける．mRNA 合成がターミネーターに達するとコア酵素と mRNA は DNA から離れ転写が完了する．ターミネーターは通常，反復配列（パリンドローム構造）をもつため，転写後の mRNA はヘアピンループ構造をとり，鋳型 DNA から離脱する．

(2) 翻　訳

　翻訳は mRNA を構成する塩基配列をアミノ酸配列に変換する過程である．mRNA の 3 つの塩基をコドンと呼び，20 種類のアミノ酸に対してそれぞれ対応するコドンが存在する．AUG は開始コドンの場合，N-ホルミルメチオニン（fMet）に，それ以外ではメチオニンに対応している．また，UAA, UAG, UGA の 3 つのコドンには対応するアミノ酸がなく，終止コドンとなる．

　タンパク質合成の場であるリボソームはタンパク質とリボソーマル RNA（rRNA）からなる

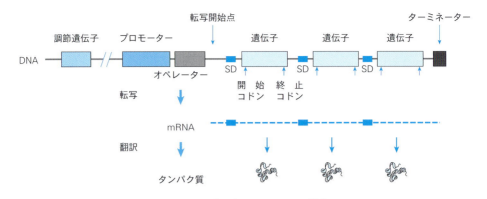

図 1.20　細菌の遺伝子のオペロン構造

複合体である．細菌のリボソームの沈降係数は 70S で，50S と 30S のサブユニットからなる．真核生物では 80S リボソームで，60S と 40S のサブユニットからなり，細菌とは構造が異なる．この構造の違いから 70S リボソームのみを標的としたタンパク質合成阻害薬がある．

　翻訳はリボソームの 30S サブユニットが mRNA の SD 配列に結合することから始まる．開始コドン（AUG）に対応する fMet が結合したトランスファー RNA（fMet-tRNA）が 30S サブユニット上の mRNA の開始コドン（P 座, peptidyl site）に結合する．さらに転写因子の存在下，50S サブユニットが結合して 70S リボソームとなりタンパク質合成が開始される．次に，70S リボソームの A 座（aminoacyl site）に mRNA の次のコドンに対応するアミノアシル tRNA が結合する．ペプチジル転移により，P 座の fMet は A 座のアミノ酸に転移しペプチド結合して，ペプチジル tRNA となる．リボソームは mRNA 上を 1 コドン分移動して，使用済み tRNA を放出する．A 座のペプチジル tRNA は P 座に移動し，新しいアミノアシル tRNA が A 座に入る．これを転位というが，この過程を繰り返してポリペプチド鎖が合成されていく．p.114，図 3.3 を参照のこと．

　タンパク質合成は N 末端から C 末端の方向へ合成が行われる．タンパク質合成が進みリボソームが mRNA の UAA，UGA，UAG のいずれかの終止コドンにまで到達するとタンパク質合成は終了する．転写を行っている間にも mRNA の SD 配列にリボソームが結合し，翻訳が同時に始まる．mRNA に多数のリボソームが結合したポリソームが細胞質中に多くみられる．

(3) 遺伝子の発現調節

　細菌は菌体外の環境に応じて mRNA の転写を調節する．細菌のプロモーター近くには転写タンパク質が結合するオペレーター領域が存在することが多い．また，細菌には関連した機能を有する複数のタンパク質をコードする遺伝子がセットになり，一つのプロモーター／オペレーターにより制御されている場合がある．この遺伝子のセットをオペロンという（**図 1.20**）．オペロンは転写の制御単位である．

　代表的な転写調節では大腸菌のラクトースオペロンがあげられる．ラクトースオペロンにはオペロンの転写制御に関わる *lacI* とラクトースの輸送，代謝に関わる 3 個の遺伝子，*lacZ*（β-ガラクトシダーゼ）*lacY*（ラクトース輸送体），*lacA*（アセチル基転移酵素）がある．*lacI* は恒常的に発現し制御因子であるリプレッサーの遺伝子である．リプレッサーがオペレーター領域に結合することで *lac* オペロンの発現が制御されている．誘導物質（inducer）となるラクトース存在下では，ラクトースがリプレッサーに結合するため，リプレッサーはオペレーターに結

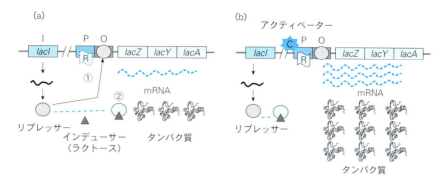

図 1.21　ラクトースオペロンでの転写調節

I：調節遺伝子，P：プロモーター，O：オペレーター，R：RNA ポリメラーゼ，C：アクティベーター（CAP＋cAMP）
(a) リプレッサーによる調節
　① 産生されたリプレッサーが O に結合するため，R は P に結合できない．転写されない．
　② リプレッサーにインデューサーが結合して O に結合できなくなり転写が開始する．
　　（*lac* オペロンの場合，グルコース存在下では C がないため R が P に結合できず，転写はわずか．）
(b) C による調節（グルコース非存在下）
　C が P に結合し，R が P に結合しやすくなり十分な転写が起こる．

合できなくなり，転写が開始する（**図 1.21a**）．この転写調節が 1961 年に Francois Jacob と Jacques L. Monod が提唱したオペロン説である．

　ラクトースオペロンが誘導されるのはグルコースが存在しないときに限られる．複数の糖が存在する場合，エネルギー効率の高いグルコースから利用するため，ほかの糖の利用を抑えるカタボライトリプレッション（catabolite repression）が働くためである．*lac* オペロンのプロモーター領域には RNA ポリメラーゼが結合する部位のほかに CAP（カタボライト活性化タンパク質）の結合部位がある．CAP は cAMP（cyclic adenosine monophosphate）と結合し CAP-cAMP 複合体を作る．この複合体が CAP 結合部位に結合すると，RNA ポリメラーゼがプロモーターに結合しやすくなり転写が開始される．一方，グルコースは cAMP を合成するアデニル酸シクラーゼを阻害するため，グルコース存在下では cAMP が合成されず，CAP は CAP 結合部位に結合できない．その結果 RNA ポリメラーゼがプロモーターに結合できず，転写は抑制される．CAP は転写を活性化するアクティベーター（正の制御因子）として，正の転写調節を行う（**図 1.21b**）．

(iv) 突然変異

　遺伝子内の DNA 塩基配列に変化が起こり，形質に変化が生じることを突然変異（mutation，変異）と呼ぶ．突然変異による変化が細菌にとって有利なものであれば，娘細胞に伝達され，安定な遺伝形質になる．変異を起こした株を変異株（mutant），変異前の株を野生株（wild type）という．変化する形質には細菌の形態や栄養要求性，薬剤耐性や病原性がある．

　変異には 1 つの塩基がほかの塩基に置換される点変異（point mutation），DNA に塩基が付加される挿入変異（insertion mutation），DNA から塩基が欠損する欠失変異（deletion mutation）がある．点変異の場合は，元の塩基に戻るという復帰変異（back mutation）が起こることがある．

　点変異ではコドンが変化するが，変異によりアミノ酸が変わり，異なった性質のタンパク質ができる場合をミスセンス（missense）変異という．コドンが変化してもアミノ酸が変わらない場合はサイレント（silent）変異．塩基置換で終止コドンが出現し，タンパク質合成が止ま

る場合は，ナンセンス（nonsense）変異という．挿入や欠失変異の場合には，遺伝子の読み枠が変わり，変異箇所より下流のアミノ酸配列が完全に変わる．これをフレームシフト（frame shift）変異という．

(v) プラスミド

多くの細菌では，染色体DNAのほかにプラスミド（plasmid）という二本鎖環状DNAをもつ．プラスミドは細胞質内において染色体とは独立して自立複製し，安定に遺伝することができる．数kbpから約1Mbpまでさまざまな大きさをもつ．プラスミドの遺伝子は，生存に必須とされるものではないが，外部環境が変化した場合，生存に有利な性状を与える．細菌に存在するプラスミドには，接合と遺伝子導入に関わるFプラスミド，薬剤耐性を付与するRプラスミド，病原因子を与える病原性プラスミドなどがある．

Fプラスミド（F因子）は稔性（または性）を示すfertilityから命名された．大腸菌の接合とDNA組換えに関与する接合性プラスミドである．約100 kbpの環状DNAで，複製開始点 *ori*，接合伝達に必要な *tra* 遺伝子群および組換えに関する領域をもつ．

Rプラスミド（R因子）は薬剤耐性遺伝子を有するプラスミドである．多くは複数の耐性遺伝子をもつことから多剤耐性プラスミドと呼ばれる．接合伝達能をもつ大型の伝達性Rプラスミドはプラスミドと同様の領域に加え，トランスポゾン上に薬剤耐性遺伝子をもつ．小型のRプラスミドのほとんどは非伝達性である．

(vi) トランスポゾン

トランスポゾン（transposon, Tn）は，DNA上のある部位から相同性のないほかの部位に移動する能力をもった転移因子である．トランスポゾンは，自身がコードする転移酵素（トランスポゼース transposase）により，ゲノム，プラスミド，ファージ上のさまざまな部位に移動することができ，遺伝的多様性を生み出す一因となっている．

Tnに共通する構造は，DNA配列の末端にある20〜40塩基の逆向き反復配列（inverted repeat, IR）と，内部に転移に必要なトランスポゼースを有していることである．最小のトランスポゾン（700〜1500 bp）は挿入配列（insertion sequence, IS）と呼ばれ，両端にIRとその内側にトランスポゼース遺伝子 *tnpA* のみをもつ．2〜10 kbpの長さをもつ複合型トランスポゾンは，トランスポゼース以外にも抗菌薬耐性や毒素に関わるさまざまな遺伝情報を保有している．

(vii) インテグロン

インテグロン（integron）は，薬剤耐性遺伝子などを集積する遺伝子カセットであり，グラム陰性菌に広く存在して，耐性遺伝子の細菌間の伝達に関わっている．インテグロンは独特のシグナル配列をもち組換えを起こす挿入部位（attachment site, att）と，インテグラーゼ遺伝子（*int*）をもつ．*int* 遺伝子の後ろのDNA領域に，attと同じシグナル配列をもつ耐性遺伝子がインテグラーゼ（integrase）の働きで組み込まれていく．同じ配列をもっている耐性遺伝子が続いて入り，インテグラーゼ遺伝子の下流に耐性遺伝子が蓄積されていく．

(viii) 遺伝子の水平伝達

細菌は外部環境の変化を受けやすく，常に新しい遺伝形質を得て，環境に適応してきた．新しい遺伝形質の獲得には，遺伝子の突然変異ほか，遺伝子の水平伝達がある．水平伝達により，

種を超えて外来性遺伝子の獲得が可能となり，細菌の多様性を生み出している．細菌における遺伝子の水平伝達には，接合伝達，形質転換，形質導入の3つがある．

(1) 接合伝達

菌と菌の接合によるDNAの移行を接合伝達（conjugation）といい，接合伝達性プラスミド（Fプラスミド）によって行われる．Fプラスミドをもつ菌（供与菌，F$^+$菌）は，プラスミド上の *tra* オペロンの働きで性線毛（sex pili）を作る．F$^+$菌はFプラスミドをもたない菌（受容菌，F$^-$菌）と性線毛を媒介として接合を起こす．

接合により，F$^+$菌のプラスミドDNAの一本鎖が，性線毛内を通ってF$^-$菌へ移動する．移動しながら複製が進み，F$^-$菌中に完全なプラスミドが形成される．F$^+$菌に残った一本鎖のプラスミドDNAも相補鎖を合成するため，2個のF$^+$菌が生じることになる（**図1.22**）．接合伝達は，同じ菌種間だけでなく，大腸菌と緑膿菌のような異なる菌種間でも起こる．伝達性のRプラスミドが接合伝達する場合は種を超えて薬剤耐性遺伝子を伝達することになる．

Fプラスミド全体が宿主細菌の染色体に組み込まれた大腸菌は，高頻度に染色体を伝達できるHfr（high frequency of recombination，高頻度組換え）菌になる．Hfr菌とF$^-$菌が接合すると，染色体DNA全体がF$^-$菌に移行することになるが，実際には，染色体DNAの移動に約100分かかることから，染色体の一部分しか移行されない．F$^-$菌内に入ったHfr菌の染色体DNAの一部は直線状の二本鎖となり，F$^-$菌染色体の相同部分と高頻度で組換えを起こし，Hfr菌の遺伝子の一部がF$^-$菌に移行する．また，Hfr菌内では，染色体に組み込まれたFプラスミドが染色体から離れる際に，近傍の染色体DNAの一部が取り込まれて切り出されることがある．こうして生じたプラスミドはF′（Fプライム）因子と呼ばれる．

接合によって複数のプラスミドが細菌内に存在することは可能であるが，複製機構が類似しているプラスミド同士は不和合性といって同一宿主のなかで共存できない．

(2) 形質転換

1928年Frederick Griffithは，肺炎球菌を用いて行った実験で，死んだ菌のもつ何か（1944年Oswald AveryがDNAであることを証明した）がほかの菌の形質を変化させる現象を見いだし，これを形質転換（transformation）と名付けた（**図1.23**）．つまり，形質転換とは，菌体外のDNA分子が細胞内に取り込まれ，菌の形質が変化することをいう．形質転換は肺炎球菌以外にも，淋菌，ヘリコバクター・ピロリ，インフルエンザ菌や枯草菌でもみられる現象である．一方，ほとんどの菌はそのままではDNAを取り込むことはできない．大腸菌では，高濃度のCa^{2+}で処理をしてDNAを受け入れやすくなったコンピテントセル（competent cell）を作製したり，電気的な処理（エレクトロポレーション electroporation）によって，人工的に形質転換を起こすことができる．

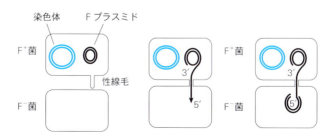

図1.22 接合によるFプラスミドの伝達様式

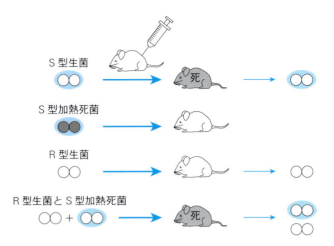

図 1.23　Griffith による肺炎球菌における形質転換実験

Rough 型（R 型）は莢膜合成能がないため病原性をもたない無毒株であり，Smooth 型（S 型）は莢膜合成能がある強毒株である．R 型生菌と S 型加熱死菌を別々にマウスに接種してもマウスは死なないが，混合して接種すると S 型生菌と同様にマウスは死亡し，さらにその体内から S 型の生菌が検出された．S 型の加熱死菌の何か（遺伝子）が R 型菌に取り込まれ，R 型から S 型に形質転換が起こったことが示された．

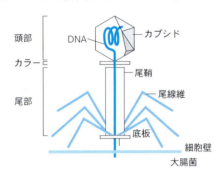

図 1.24　代表的なファージの構造

T4 ファージの模式図．ファージが大腸菌に吸着すると核酸のみが菌体内に注入される．

(3) 形質導入

　細菌細胞に感染するウイルスはバクテリオファージ（bacteriophage，またはファージ）と呼ばれ，それぞれ特定の細菌に感染する（**図 1.24**）．細菌に感染して増殖し，溶菌させるビルレントファージ（virulent phage）と，感染した細胞内で細菌のゲノムに組み込まれて，安定化した共存状態になる（溶原化という）テンペレートファージ（temperate phage）がある．前者では T4 ファージが，後者では λ（ラムダ）ファージが代表的である．テンペレートファージは外的刺激を受けるとゲノムから離脱して増殖し，宿主を溶菌させる．

　形質導入（transduction）とは，細菌の染色体の一部の DNA がファージを介してほかの細菌に伝達されて，新しい形質を獲得することをいう．形質導入には普遍形質導入（generalized transduction）と特殊形質導入（specialized transduction）の 2 つがある．

　感染したファージが子孫ファージを作る際に，細菌（供与菌）染色体の遺伝子を含む DNA 断片を取り込むことがある．この子孫ファージが別の細菌（受容菌）に感染すると，ファージ

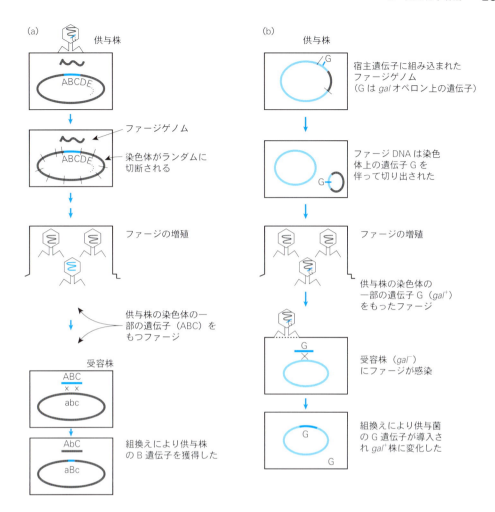

図 1.25 普遍形質導入 (a) と特殊形質導入 (b)

DNA は受容菌の相同的なゲノム DNA と組換えを起こし，受容菌に新たな形質を付与することになる．供与菌のどの遺伝子にも起こる可能性があることから，普遍形質導入と呼ばれる．

一方，λファージは感染後，プロファージとして細菌のゲノムの特定の場所に組み込まれている．誘発により，ファージ DNA が染色体から切り出される際に，隣接する細菌の遺伝子も一緒に切り出され，ファージ粒子に取り込まれることがある．λファージは染色体上のガラクトース代謝に関わる *gal* オペロンとビオチン合成に関わる *bio* オペロンにはさまれた *attB* の部位に溶原化していることから，切り出しの際には，どちらかの側の遺伝子をもつことになる．このように，ファージを介して特定の遺伝子のみを導入することを特殊形質導入と呼ぶ．形質導入の 2 つの様式を（図 1.25）に示す．

特定の遺伝子をもったテンペレートファージの感染によって，宿主菌に新しい遺伝形質が与えられる現象をファージ変換（phage conversion）という．ファージ変換はファージのもつ遺伝子により起こるものをいう．腸管出血性大腸菌のベロ毒素，ジフテリア毒素，ボツリヌス毒素，黄色ブドウ球菌の白血球毒素などの多くの毒素遺伝子はファージ変換により獲得したものである．

e) 細菌の病原因子

細菌による感染症が成立するための因子を病原因子という．病原因子には，生体への接着・定着に関わる定着因子，免疫機構に対する抵抗因子，外毒素，内毒素がある．

(i) 定着因子

付着線毛は菌体表面に100〜200本が密生している．病原性大腸菌は，定着抗原（colonization factor antigen, CFA/I, CFA/II）と呼ばれる付着線毛を有しており，ヒトに感染する．線毛をもたないグラム陽性菌ではリポタイコ酸，フィブロネクチンなど多糖体やタンパク質で構成される菌体表層物質は付着因子となる．免疫機構に対する抵抗因子は，黄色ブドウ球菌の白血球破壊毒素であるロイコシジンや抗食菌作用をもつ莢膜である．

(ii) 外毒素

外毒素とは細菌が生体内で産生するタンパク質や酵素のことで，微量で生体に不利な反応を引き起こす．外毒素には，宿主の特異的な受容体を認識し，結合するB部位（binding site）と，毒性を発揮するA部位（active site）からなる構造をとる複合毒素（AB毒素とも呼ばれる）と，単一タンパク質で構成される単純毒素とがある．後者は細胞膜に作用するものやスーパー抗原に多い．菌種によって産生する毒素はさまざまであり，作用も異なる．表1.4に外毒素を作用機序ごとに分類した．外毒素は細胞質内で産生されて，細胞外に分泌される．グラム陰性菌では外毒素の分泌に関与する5種類のタンパク質分泌装置が知られている．(ii) 細菌の構造 (2) 細胞膜の項（p.11参照）で代表的なIII型分泌装置について説明した．

外毒素の産生を制御する機構の一つにクオラムセンシング（quorum-sensing, QS）機構がある．Quorumとは議決に必要な定足数を意味する．細菌はそれぞれ特有のオートインデューサー（autoinducer, AI）という低分子の物質（グラム陽性菌ではタンパク質の場合もある）を産生し菌体外に分泌する．菌濃度が高くなるとAIの濃度も高まり，一定値（quorum）を超えると，AIが転写調節因子に結合して遺伝子の発現を促進する．生体において，病原性を与えるに十分な菌量に達して，一気に毒素を産生するという理にかなった制御である．緑膿菌では，QSにより，エラスターゼなど病原性に関わるタンパク質の遺伝子群の発現が制御されている．

表1.4 細菌毒素の作用機序からの分類

作用機序	毒素名	毒素活性	作用部位	疾患名または産生菌
細胞膜傷害	ストレプトリジンO	ポア形成	生体膜コレステロール	A群レンサ球菌
	ロイコシジン	ホスホリパーゼ活性化	ホスホリパーゼ活性化	黄色ブドウ球菌
タンパク質合成阻害	ジフテリア毒素	ADPリボシル化	ペプチド伸長因子EF-2	ジフテリア
	志賀毒素	N-グリコシダーゼ活性阻害	28S rRNA	赤痢，腸管出血性大腸菌
シグナル伝達阻害	百日咳毒素	ADPリボシル化	GTP結合タンパク質（Gi）	百日咳
	コレラ毒素	ADPリボシル化	GTP結合タンパク質（Gs）	コレラ
スーパー抗原	TSST-1	スーパー抗原	T細胞の活性化	毒素性ショック症候群
	発赤毒素（SPE）	スーパー抗原	T細胞の活性化	劇症型A群レンサ球菌感染症
その他の作用	ボツリヌス毒素	亜鉛メタロプロテアーゼ	アセチルコリン放出阻害	ボツリヌス中毒
	破傷風毒素	亜鉛メタロプロテアーゼ	GABA放出阻害	破傷風

TSST-1：毒素性ショック症候群毒素，GABA：γ-アミノ酪酸．スーパー抗原：プロセシングを受けることなく，T細胞を非特異的に活性化し，大量のサイトカイン産生を誘導する．

(iii) 内毒素

内毒素はエンドトキシンとも呼ばれ，本体はグラム陰性菌の外膜の構成成分であるリポ多糖（LPS）である．内毒素についてはグラム陰性菌の細胞壁の項（p.10 参照）を参照されたい．ここでは外毒素との比較を行う．

LPSはリポ多糖であり，耐熱性をもつが，外毒素はタンパク質であり，黄色ブドウ球菌の腸管毒素などを除きほとんどは易熱性である．外毒素の毒性は毒素によりさまざまであるが，内毒素には菌ごとの差はない．LPSはマクロファージの表面に存在するToll様受容体（Toll-like receptor）に認識され，マクロファージを活性化してIL-1やTNFαなどの炎症性サイトカインが産生される．小量のときには免疫賦活性化に働くが，大量に産生されるとエンドトキシンショックを起こすことがある．外毒素が極小量（ng～μg）で作用するのに対し，内毒素は毒性を示すのに，μg～mgが必要となる．また外毒素はホルマリン処理をすることで無毒化されトキソイドとしてワクチンにも使用されるが，LPSはホルマリン処理に耐性である．

2 真　菌

SBO ・真菌の性状を概説できる．

真菌（fungus）は酵母，糸状菌（カビ），キノコの総称で，多様な形態をもつ真核生物である．葉緑体はないため，エネルギーとして有機物を必要とする従属栄養性である．土壌や水中など自然界のいたるところに存在し，生態系のなかでは分解者として物質循環において重要な役割を果たす．真菌はさまざまな生物活性物質を産生し，食品領域や創薬の資源としても重要である．

a）真菌の形態

基本形は酵母（yeast）または酵母様真菌と菌糸（hypha）の2群に大別されるが，環境の変化によりどちらの型も取り得る二形性（dimorphic）もある（図 1.26）．

（i）酵母・酵母様真菌

直径が3～5μmの球形または楕円形をとる単細胞である．母細胞の一部が突出する出芽（budding）で増殖するものと，細菌のように二分裂で増殖するものがある．酵母のなかには発芽速度が速く，娘細胞が分離せず連結して菌糸のようにみえる場合がある．これを仮性菌糸とよぶ．酵母型では *Cryptococcus neoformans* のように莢膜を産生するものもある．

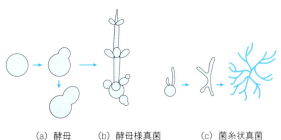

(a) 酵母　(b) 酵母様真菌　(c) 菌糸状真菌

図 1.26　真菌の形態

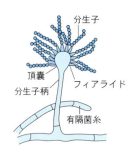
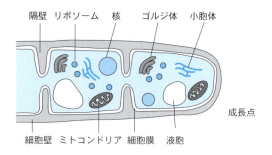

図1.27 *Aspergillus fumigatus* の模式図

図1.28 有隔菌糸の細胞構造

(ii) 菌　糸

　胞子が発芽すると，直径 1～10 μm の太さで伸長して糸状構造をとる．これを菌糸（仮性菌糸と区別して真正菌糸ともいう）と呼び，菌糸の形態をとる真菌を糸状菌という．菌糸の中に隔壁をもつ有隔菌糸（子嚢菌や担子菌）と隔壁をもたない無隔菌糸（接合菌）がある．有隔菌糸も隔壁の中心部に小孔があってつながっており，栄養や物質が菌糸内を移動する．菌糸は分裂せず，枝分かれしながら伸びていき，網状または樹状の菌糸体を形成する．菌糸には培地などに接して栄養素を取り込む栄養菌糸と空中に向かって菌糸を伸ばす気中菌糸がある．先端部が生殖細胞となり無性胞子（分生子）を産生することから気中菌糸は生殖菌糸と呼ばれる（図 1.27）．

(iii) 二形性

　通常は自然界や寒天培地で増殖する場合には菌糸型の発育をして菌糸体を形成するが，感染組織内では球状となり酵母型の発育をする．カンジダ属をはじめ病原性真菌に多くみられる．

b） 真菌の構造と増殖機構

(i) 真菌の構造

　真菌細胞では，染色体DNAは核膜に覆われた核内に収納されており，ミトコンドリアやゴルジ体や小胞体など細胞小器官を有する（図 1.28）．細胞壁は N-アセチルグルコサミンが $β$-1,4 結合で重合体を形成したキチン，マンナンおよび 1,3-$β$-D-グルカン（$β$-D-グルカン）などの多糖を主要構成成分としており，セルロースを主成分とする植物細胞とは区別される．菌糸型ではキチンと $β$-D-グルカンが多く，酵母型ではマンナンが多い．マンナンはタンパク質と複合体を形成し，マンナンタンパク質として存在する．細胞膜ステロールはエルゴステロールである点で動物と区別される．真菌はヒトと同じ真核生物であるため，真菌独特の構造が少ない．抗真菌薬の作用点は抗菌薬に比べ少ないが，選択毒性から $β$-D-グルカン合成阻害薬やエルゴステロール合成阻害薬が開発されている．

(ii) 真菌の増殖

　真菌の増殖温度は細菌より低く 25～30℃であり，増殖速度も遅く栄養に富む培地上でも培養には酵母で 2 日間，糸状菌では 5～7 日かかる．真菌は散布・増殖のために胞子（spore）を形成する．胞子には無性胞子と有性胞子がある．胞子は増殖に適した環境になると発芽して栄養細胞になって，菌糸を伸長する．無性生殖では，無性胞子は体細胞分裂により菌糸の先端で形

表 1.5　真菌の分類

門	亜門	病原真菌	病態
子嚢菌門		カンジダ属 アスペルギルス属 ニューモシスチス属 スポロトリックス属 トリコフィトン属	カンジダ症 アスペルギルス症 ニューモシスチス肺炎 スポロトリコーシス 白癬
担子菌門		トリコスポロン属 クリプトコックス属	日和見感染 クリプトコックス症
ツボカビ門			
コウマクノウキン門			
ネオカリマスティクス門			
グロムス菌門			
微胞子虫門			
分類上の位置が明確でない真菌（incertae sedis）	キックセラ亜門 トリモチカビ亜門 ハエカビ亜門		
	ケカビ亜門	ムーコル属 リゾプス属	ムーコル症

成されることが多い．一方，有性生殖では，2種類の n 体の細胞が融合して $2n$ 体となった後，減数分裂で有性胞子が形成される．有性胞子を形成するのは接合胞子，子嚢胞子，担子胞子である．

(iii) 真菌の分類

真菌は従来，子嚢菌門，担子菌門，ツボカビ門，接合菌門の4つに分類されていたが，2007年に見直され，接合菌門はなくなり，グロムス菌門など新たに4つの門が加わった．接合菌門に属していた接合菌症（ムーコル症）の原因となるムーコル属やリゾプス属は，新しい分類ではケカビ亜門に分類された（**表 1.5**）．

真菌感染症は p.51 を参照のこと．

3　寄生虫

SBO ・原虫および蠕虫の性状を概説できる．

寄生虫（parasite）にはヒトの体内や表皮に寄生する内部寄生虫と疥癬を起こすダニなど節足動物を主とする外部寄生虫がいる．ここでは内部寄生虫を取りあげる．内部寄生虫はヒトに寄生する真核生物であり，単細胞生物の原虫（protozoa）と多細胞生物の蠕虫（helminth）に分けられる（**図 1.29**）．原虫はヒト体内で自己増殖できる一方で蠕虫は環境中で幼虫から成長した後，ヒトに寄生するものもいる．

a) 原虫

原虫は従属栄養型の真核生物であり，生物学上は原生動物と呼ばれる．有性生殖するものもあるが多くは無性生殖で，二分裂で増殖する．単細胞生物であり，1細胞で1個体としての機

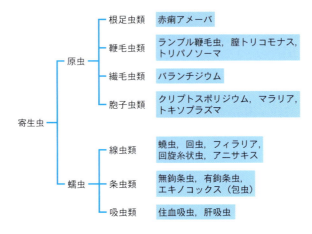

図 1.29 主な病原寄生虫の分類

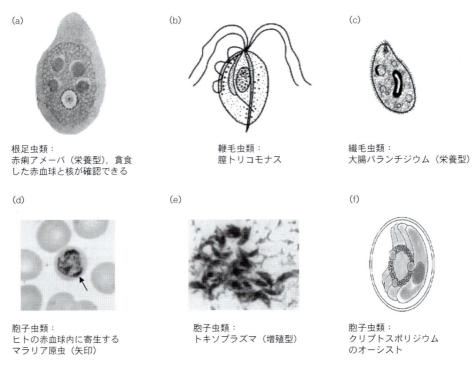

図 1.30 さまざまな原虫の形態

(A〜E 出典：CDC Public Health Image Library. A：ID 14371 を基に作成, B：ID 3423 を基に作成, C：ID 3380 を基に作成, D：ID 12104, E：ID 469)

能をもつ．細胞質には核とミトコンドリア，ゴルジ体，小胞体など細胞小器官が存在するが，細胞壁はない．多くの原虫は運動性をもち分裂増殖する栄養型と，休眠状態で環境に対する抵抗力の強い囊子（シスト）の時期がある．原虫は根足虫類，鞭毛虫類，繊毛虫類，胞子虫類の4種に分類される（**図 1.30**）．代表的な原虫感染症は p.55 を参照のこと．

　根足虫類は細胞質から突出した偽足を伸ばして移動したり，栄養を獲得したりする．根足虫類には，アメーバ赤痢を起こす赤痢アメーバ（*Entamoeba histolytica*），原発性アメーバ性髄膜炎

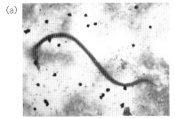
線虫類：バンクロフト線状虫

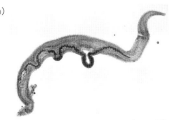
吸虫類：マンソン住血吸虫の成虫（雌）

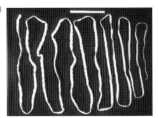
条虫類：無鉤条虫

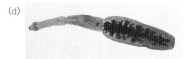
条虫類：小腸に寄生するエキノコックスの成虫

図 1.31　さまざまな蠕虫の形態
（出典　CDC Public Health Image Library. (a)：ID 3008　CDC/Dr. Mae Melvin, (b)：ID 11194 CDC/Dr. Shirley Maddison, (c)：ID 5260, (d)：ID 11020 CDC/Dr. Peter M. Schantz）

を起こすフォーラーネグレリア（*Naegleria fowleri*）やアメーバ性角膜炎やまれではあるがアメーバ性肉芽腫性脳炎を起こすアカントアメーバ（*Acanthamoeba*）が属する．

　鞭毛虫類は1～数本の鞭毛をもち，それを回転させて移動する．腸管に寄生し下痢が主症状のジアルジア症（五類感染症）を起こすランブル鞭毛虫（*Giardia lamblia*），膣トリコモナス（*Trichomonas vaginalis*）が代表的である．その他，致死的なアフリカ睡眠病やアフリカトリパノソーマ症を起こすトリパノソーマ（*Tripanosoma*）属や内臓，皮膚や皮膚粘膜にリーシュマニア症を起こすリーシュマニア（*Leishmania*）属が属す．

　繊毛虫類は繊毛で移動する．大腸壁に侵入して，下痢や血便を起こす大腸バランチジウム（*Balantidium coli*）が属する．

　胞子虫類は通常は非運動性である．偏性細胞内寄生性であり，無性生殖と有性生殖で増殖する．2種類以上の宿主をもつなど独特の生活環を有する．熱帯マラリア原虫（*Plasmodium falciparum*），トキソプラズマ（*Toxoplasma gondii*）やクリプトスポリジウム（*Cryptosporidium*）などが属する．

b）蠕虫

　蠕虫は有性生殖で増殖する．特定の蠕虫が寄生できる宿主は決まっており，特定の宿主を固有宿主という．固有宿主で生まれた卵は，たいていは宿主の外に出て発育し感染性の感染幼虫または幼虫包蔵卵となり，次の固有宿主に侵入，感染する．成虫が寄生する宿主を終宿主，幼虫が発育するための宿主を中間宿主という．また宿主には幼虫が体内に侵入できないか，できても成虫まで発育できない非固有宿主がある．非固有宿主内の幼虫は体内を移動し，内臓移行症や皮膚移行症など幼虫移行症の原因となる．

　蠕虫類は線虫類，条虫類，吸虫類の3種に分類される（**図 1.31**）．

　線虫類は先が細長くなった線形をしており，蟯虫のように1 cm程度のものから回虫のように30～40 cmに達するものもある．代表的なものに，回虫（*Ascaris lumbricoides*），蟯虫（*Enterobius vermicularis*），鞭虫（*Trichuris trichiura*），糞線虫（*Strongyloides stercoralis*），アニサキス亜科に属す *Anisakis* spp. または *Pseudoterranova* spp. がある．糸状虫で，ヒトのリンパ管に

寄生し，フィラリア症を起こすバンクロフト糸状虫（*Wuchereria bancrofti*）は後遺症として象皮症を起こす．また回旋糸状虫（*Onchocerca volvulus*）に皮下感染すると，オンコセルカ症（河川盲目症）を発症し，重篤な症状を呈する．

条虫は分節のある扁平なリボン状をしておりサナダムシとも呼ばれる．頭部に寄生体に吸着するための吸盤がある．無鉤条虫（*Taenia saginata*），有鉤条虫（*T. solium*），エキノコックス症を起こす単包条虫（*Echinococcus granulosus*）または多包条虫（*E. multilocularis*）が代表的である．

吸虫は扁平で小型の葉状をしている．肺に寄生するウェステルマン肺吸虫（*Paragonimus westermani*），肝臓に寄生する肝吸虫（*Clonorchis sinenisis*），消化管に寄生する横川吸虫（*Metagonimus yokogawai*），血管内に寄生するマンソン住血吸虫（*Schistosoma mansoni*），日本住血吸虫（*S. japonicum*）などが知られる．住血吸虫は亜熱帯地方で2億人以上が感染しているとされる．わが国で発見された日本住血吸虫は淡水の巻貝（ミヤイリガイ）のなかで増殖し，水中に放出されてヒトの皮膚から肺に到達し成虫となる．成虫は血行性に全身の臓器に移行し，組織破壊をしながら門脈に定着し産卵する．その一部は肝臓に移行する．発熱，下痢，腹痛の急性症状から，肝硬変様病変，腹水の貯留や神経症状など引き起こす．ミヤイリガイの駆除とともにわが国での報告は現在ではない．

蠕虫による代表的な感染症はp.57を参照のこと．

[塩田澄子]

4 ウイルス

ウイルスはほかの微生物とは異なる点が多い．以下の3つの"ない"が特徴的である．
- 細胞壁，細胞膜，細胞質，核が"ない"
- 大きく"ない"
- 自身でエネルギーを産生でき"ない"

ウイルス粒子を形作る構成成分の種類は少なく，その結果として自らエネルギーを産生できず，自分自身を複製することもできない．すなわち細胞に寄生して増殖することしかできない．

a) 構造

構成成分は3つである．それらはウイルス核酸，カプシド，エンベロープである（図1.32）．

細菌などその他の微生物（プリオンを除く）では遺伝物質はDNAであるが，ウイルス核酸はDNAの場合もRNAの場合もある．前者をDNAウイルス，後者をRNAウイルスと呼ぶ．またその性状も二本鎖であるものと一本鎖であるもの，そして直鎖状または環状と多岐にわたっている．特にDNAかRNAかという点は，増殖様式にも関係している．

カプシド（capsid）はウイルス核酸を包むタンパク質の殻である．らせん対称型と正20面体型に大別される．ウイルス核酸とカプシドが結合したものをヌクレオカプシド（nucleocapsid）と呼ぶ．

エンベロープ（envelope）は，ヌクレオカプシドを包む外皮である．脂質と糖タンパク質で構成されている．宿主細胞の細胞膜と同様に脂質二重層を基本構造とする．またウイルスによっては糖タンパク質からなるスパイク構造を含んでいる．すべてのウイルスがエンベロープを保有しているわけではない．

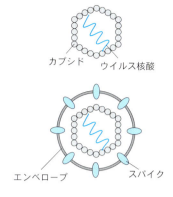

図1.32　ウイルスの構造

なお，感染性があるウイルス粒子のことをビリオン（virion）と呼ぶ．

b）分類

近年，ウイルス種の同定はウイルス遺伝子の塩基配列によって行われる．国際ウイルス分類委員会（International Committee on Taxonomy of Viruses, ICTV）では毎年のように分類の見直しが行われている．一方で，分子系統樹を用いた分類以外にも重要な分類がある．

その一つは，ウイルス核酸がDNAかRNAかという点である．これらの違いによりウイルスゲノムの複製やmRNAへの転写様式も異なる．さらに一本鎖RNAウイルスの場合はその極性も重要となる．もう一つはエンベロープの有無である．エンベロープは脂質で構成されているため，一般的に有機溶媒には感受性を示す．この点はアルコールに代表される消毒薬への感受性や，消化管での胆汁酸感受性にも関係する．したがってこれらの分類は抗ウイルス薬の開発や臨床現場での適切な処置などに極めて重要である．表1.6に代表的なウイルスの分類を示す．

c）増殖機構

細菌が二分裂で増殖することに対して，ウイルスの増殖は特徴的である．図1.33に典型的な増殖曲線を示す．ウイルスの増殖は以下のように進行する．

①吸着，②侵入，③脱殻，④材料の合成，⑤粒子形成，⑥放出（出芽）

（1）吸　着

ウイルスは運動器官をもたないため，積極的に宿主細胞に向かって移動することはできず，偶然宿主細胞に接触することを待つ必要がある．そして吸着は特異性をもって行われる．ウイルスが感染できる宿主細胞には特有のレセプター（ウイルスレセプター）が存在し，ウイルスによってどのレセプターに結合するかが決まっている．なお，このレセプターは宿主細胞にとってウイルスを吸着させるために細胞表面に発現させているわけではなく，情報伝達などの機能を発揮するために発現している．ウイルスはそれをただ利用しているに過ぎない．

（2）侵　入

エンベロープをもつウイルスの場合，宿主細胞膜との直接的な融合かエンドサイトーシス（endocytosis）によって細胞内に侵入する．前者は麻疹ウイルスでみられる．後者の場合は，エンドソーム膜とエンベロープが融合する場合とリソソームと融合する場合がある．エンベロープをもたない場合は，エンドサイトーシスで取り込まれる．

表 1.6 ウイルスの分類・性状

ウイルス科	核酸の性状		エンベロープ	属 名	種 名
ヘルペスウイルス科 *Herpesviridae*	DNA	二本鎖	あり	シンプレックスウイルス属 *Simplexvirus*	単純ヘルペスウイルス 1 型, 2 型
				バリセロウイルス属 *Varicellovirus*	水痘-帯状疱疹ウイルス
				サイトメガロウイルス属 *Cytomegalovirus*	ヒトサイトメガロウイルス
				ロゼオロウイルス属 *Roseolovirus*	ヒトヘルペスウイルス 6,7
アデノウイルス科 *Adenoviridae*	DNA	二本鎖	なし	マストアデノウイルス属 *Mastadenovirus*	アデノウイルス
パピローマウイルス科 *Papillomaviridae*	DNA	二本鎖環状	なし	α-, β-, γ-, μ-, ν-パピローマウイルス属 α-, β-, γ-, μ-, ν-*papillomavirus*	ヒトパピローマウイルス
ヘパドナウイルス科 *Hepadnaviridae*	DNA	不完全二本鎖環状	あり	オルソヘパドナウイルス属 *Orthohepadnavirus*	B 型肝炎ウイルス
オルソミクソウイルス科 *Orthomyxoviridae*	RNA	一本鎖 (−) 分節	あり	A 型, B 型, C 型インフルエンザウイルス属 *Influenzavirus A, B, C*	インフルエンザウイルス A, B, C
パラミクソウイルス科 *Paramyxoviridae*	RNA	一本鎖 (−)	あり	モルビリウイルス属 *Morbillivirus*	麻疹ウイルス
				ルブラウイルス属 *Rubulavirus*	ムンプスウイルス
ニューモウイルス科 *Pneumoviridae*	RNA	一本鎖 (−)	あり	オルソニューモウイルス属 *Orthopneumovirus*	ヒト RS ウイルス
トガウイルス科 *Togaviridae*	RNA	一本鎖 (+)	あり	ルビウイルス属 *Rubivirus*	風疹ウイルス
フラビウイルス科 *Flaviviridae*	RNA	一本鎖 (+)	あり	フラビウイルス属 *Flavivirus*	デングウイルス, 黄熱ウイルス, 日本脳炎ウイルス, ウエストナイルウイルス, ジカウイルス
				ヘパシウイルス属 *Hepacivirus*	C 型肝炎ウイルス
ピコルナウイルス科 *Picornaviridae*	RNA	一本鎖 (+)	なし	エンテロウイルス属 *Enterovirus*	エンテロウイルス※, ライノウイルス
				ヘパトウイルス属 *Hepatovirus*	A 型肝炎ウイルス
レオウイルス科 *Reoviridae*	RNA	二本鎖 分節	なし	ロタウイルス属 *Rotavirus*	ロタウイルス
カリシウイルス科 *Caliciviridae*	RNA	一本鎖 (+)	なし	ノロウイルス属 *Norovirus*	ノーウォークウイルス
レトロウイルス科 *Retroviridae*	RNA	一本鎖 (+) 2 分子	あり	デルタレトロウイルス属 *Deltaretrovirus*	ヒト T 細胞白血病ウイルス
				レンチウイルス属 *Lentivirus*	ヒト免疫不全ウイルス
コロナウイルス科 *Coronaviridae*	RNA	一本鎖 (+)	あり	ベータコロナウイルス属 *Betacoronavirus*	SARS コロナウイルス, MARS コロナウイルス
ヘペウイルス科 *Hepeviridae*	RNA	一本鎖 (+)	なし	オルソヘペウイルス属 *Orthohepevirus*	E 型肝炎ウイルス
未分類	RNA	一本鎖 (−)	あり	デルタウイルス属 *Deltavirus*	D 型肝炎ウイルス

ICTV 2015 Release による.
※旧ウイルス名 (ポリオウイルス, コクサッキーウイルス, エコーウイルスなど) としてのほうがよく知られている.

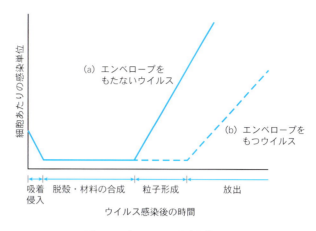

図 1.33 ウイルスの増殖曲線

(3) 脱 殻

侵入後，多くの場合感染した細胞のリソソーム酵素により分解され，ウイルス核酸が遊離する．

(4) 材料の合成

この過程で，ウイルス核酸の複製や，カプシド，エンベロープタンパク質などが合成される．一本鎖（−）RNA ウイルスの場合には宿主細胞が翻訳過程で利用できる一本鎖（＋）RNA へ変換されなければならないが，宿主細胞には RNA 依存性 RNA ポリメラーゼがない．したがってビリオン内に保有している RNA 依存性 RNA ポリメラーゼを使用する．ウイルス種によっては，感染初期に発現する遺伝子と後期に発現する遺伝子が分かれており，巧妙に宿主細胞の遺伝子発現をコントロールしているものもある．

(5) 粒子形成

生合成されたウイルス核酸とカプシドが組み合わされ，ヌクレオカプシドが形成される．

(6) 放出（出芽）

形成されたヌクレオカプシドが，エンベロープタンパク質が挿入された細胞膜（ゴルジ体，小胞体，核膜を含む）を被る形で外側に突き出る．

ウイルスの増殖過程において，宿主細胞に感染直後から一定の時間，ビリオンが検出されない．この期間を暗黒期（エクリプス）と呼ぶ．これは材料の合成段階までは，ウイルスの構成成分がバラバラに存在するため，個別には感染性を有さないからである．エンベロープをもたないウイルスの場合は粒子形成が終わった段階で，エンベロープをもつものは，出芽が終わった段階ではじめて感染性を有することとなる．感染からここまでの期間が細胞 1 個についての潜伏期間である．

d) ウイルス核酸の複製様式

ウイルスが増殖するためには，その多くの過程で宿主細胞の酵素を利用しなければならない．DNA ウイルスの場合は，セントラルドグマに沿って，宿主細胞の DNA 依存性 RNA ポリメラーゼによって転写され，mRNA がリボソームでの翻訳に用いられる．一方で RNA ウイルスの場合は宿主細胞がもたないポリメラーゼが必要となる．一本鎖（＋）RNA をウイルス核酸とする場合は，ウイルス核酸がそのまま翻訳に用いられるが，ウイルス核酸の複製には RNA 依存

性RNAポリメラーゼが必要となる．一本鎖（−）RNAウイルスの場合には，そのままでは翻訳の材料にすらならないので，あらかじめビリオン内にこのポリメラーゼをもたない限り増殖はできない．すなわち前の細胞に感染した際に作られたポリメラーゼを次の細胞にもち込む必要がある．

レトロウイルスやB型肝炎ウイルスの場合，複製過程でRNAからDNAへ変換（逆転写）する必要がある．この過程に必要なRNA依存性DNAポリメラーゼ（逆転写酵素）もウイルス特有の酵素であり，良い抗ウイルス薬の標的である．

e）感染状態の違い

ウイルス感染症の状態を示す言葉に，潜伏感染と持続感染がある．潜伏感染とはウイルス核酸は検出できるが，ビリオンが検出されない状況である．一方，持続感染ではビリオンが検出される．潜伏感染の場合はウイルス核酸が細胞内に安定に存在しているが，その遺伝子発現は抑制されている．何らかの刺激があると遺伝子発現が起こり，ビリオンが形成される．これを回帰感染と呼ぶ．

[黒田照夫]

5 放線菌

ヒトに悪影響を及ぼすことから病原体としての微生物はよく知られている．一方で，人間にとって良い物質，すなわち抗生物質を創り出す微生物も存在する．その代表が放線菌である．

放線菌は，原核生物のグラム陽性菌群に分類され，抗生物質をはじめとする多種多様な生物

図 1.34　ゲオスミンの構造式

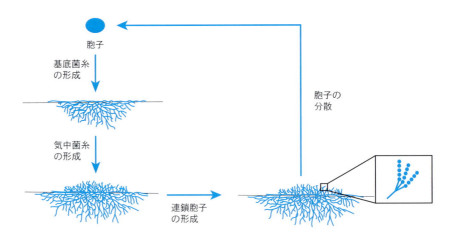

図 1.35　放線菌のライフサイクル例

活性物質を産生することから，医薬産業において重要な菌群である．放線菌は，代表的な土壌細菌であり，1gの土壌中に，100万個を超える高い密度で生息することが知られ，またいわゆる土臭さは放線菌の産生するゲオスミン（**図1.34**）に由来するといわれている．

放線菌は，次のような形態分化をとるのが一つの大きな特徴である．まず，固体培養時に，土壌や寒天培地中に枝分かれした基底菌糸を形成し，次いで，空気中に向かって基底菌糸から気中菌糸を伸ばすようになり，さらに，その気中菌糸が連鎖胞子を形成するとともに個々の細胞に分けられ，その一つずつが胞子となるというライフサイクルをたどる（**図1.35**）．放線菌の属の分類は，電子顕微鏡による形態的な特徴，細胞壁や細胞成分の組成解析，さらには16S rRNA遺伝子の解析にもとづいて行われる．このほか，DNAのG＋C含量がモル比で55％以上という性状も化学的な分類として重要となる．2001年の「放線菌の分類と同定」の規定によれば，放線菌は，アクチノバクテリア（Actinobacteria）門，アクチノバクテリア綱，アクチノミセターレス（Actinomycetales）目との定義がなされており，この定義では，菌糸状の形態をとらない細菌（*Micrococcus luteus* など）も含まれる．

1943年Waksmanによってストレプトマイセス（*Streptomyces*）属からストレプトマイシンが発見され，これを契機にして放線菌が抗生物質の生産菌として注目されるようになった．2005年のJanos Berdyの報告によると，これまでに発見された抗生物質は約1万種を超え，そのうちの約半数近くが放線菌由来である（**表1.7**）．土壌から分離される放線菌としては，ストレプトマイセス属が約95％と圧倒的に多いことが知られる．近年では，海洋由来の放線菌の存在も明らかとなり，陸棲の放線菌とは異なる性状を有するサリニスポラ（*Salinispora*）属などの新たな放線菌もみつかっており，生物活性物質の新たな探索源として利用されている．

自然界に存在する微生物のうち，人工培地を用いて培養可能な微生物は限られており，約99％の微生物は難培養性であることが分かっている．最近になり，多孔性の特殊な装置iChipを用いた土壌中での培養技術が新たに開発され，従来の技術では分離が難しい微生物の取得が可能となり，またそのような微生物の新規抗生物質の探索源としての有用性が実証され，抗生物質研究者より大きな注目を集めている．さらに，放線菌ゲノム研究の進展により，放線菌のゲノム中に，予想を上回る数多くの二次代謝産物の生合成に関わる遺伝子群が含まれていること，そしてそのうちのほとんどの遺伝子が休眠状態にあることが明らかとなってきた．そこで最近では，同種・異種を用いた休眠遺伝子の発現についての研究が行われ，従来の培養法では生産が確認できなかった新たな生物活性物質も発見されつつある．このほか，ゲノムマイニングと呼ばれる二次代謝酵素をゲノム中より探索する手法や休眠遺伝子を活性化する手法も開発され，新しい微生物由来二次代謝産物の発見数は増加傾向を示している．今後，ゲノム解析の低コスト化や遺伝子情報からの化合物の構造予測技術の向上により，遺伝学的なアプローチにもとづく探索研究にさらなるブレイクスルーがもたらされることが期待される．

表1.7 微生物種より発見された生物活性物質の総数

微生物種	抗生物質	その他生物活性質	総　計
バクテリア	2900	900	3800
放線菌	8700	1400	10100
真菌	4900	3700	8600
計	16500	6000	22500

参考文献

1) 日本放線菌学会編：放線菌の分類と同定，日本学会事務センター，東京，(2001)．
2) Berdy J：Bioactive microbial metabolites. *J Antibiot*, **58**：1-26 (2005)．
3) Ling LL, Schneider T, Peoples AJ, Spoering AL, Engels I, Conlon BP, Mueller A, Schaberle TF, Hughes DE, Epstein S, Jones M, Lazarides L, Steadman VA, Cohen DR, Felix CR, Fetterman KA, Millett WP, Nitti AG, Zullo AM, Chen C, Lewis K. A new antibiotic kills pathogens without detectable resistance. *Nature*, **517**：455-459 (2015)．
4) Nett M, Ikeda H, Moore BS：Genomic basis for natural product biosynthetic diversity in the actinomycetes. *Nat Prod Rep*, **26**：1362-1384 (2009)．
5) Wohlleben W, Mast Y, Stegmann E, Ziemert N：Antibiotic drug discovery. *Microb Biotechnol*, **9**：541-548 (2016)．

［小山信裕・供田　洋］

C　微生物感染症

SBO・感染の成立（感染源，感染経路，侵入門戸など）と共生（腸内細菌など）について説明できる．
・日和見感染と院内感染について説明できる．

1　常在微生物叢

　生後早期から皮膚や鼻腔，口腔，腸，膣，尿道などの粘膜に，それぞれの部位に特徴的な菌による常在微生物叢（microbial flora）が構成される．その主体は細菌であり，常在細菌叢または正常細菌叢（normal bacterial flora）とも呼ばれる．常在細菌は通常は宿主に害を与えることなく宿主と共生状態にある．すなわち，外部からの微生物が侵入，定着しやすい部位に細菌叢を形成して競合することで，外来の病原微生物の感染を阻止している．また乳酸発酵などで生育環境のpHを低下したりすることで膣内への病原菌の感染を防ぐデーデルライン桿菌（Döderlein's bacillus）のような常在菌もいる．

　ヒトの腸管には500種以上，数100兆個もの腸内細菌が生息していると考えられている．腸管内の常在細菌は免疫系を刺激し，宿主の感染に対する抵抗力を高める．腸管で分解物を栄養として発育する一方で，宿主に必要なビタミン類（ビタミンB群（ビオチン，リボフラビン，ニコチン酸，パントテン酸，ピリドキシン，チアミン）やビタミンK）や葉酸などの栄養素を供給するものもある．抗菌薬でこれらの菌が死滅した場合，ビタミン不足を起こす可能性もある．一方，メリットばかりでなく，常在細菌は，次項に示すような内因性感染を引き起こすことがある．

2　感染症とは

　外来性の微生物がヒトの体内に侵入，定着後増殖する一連の過程を感染といい，感染症（infectious disease）は感染により引き起こされる疾患のことである．症状がある場合は顕性感染といい，感染があっても症状が出ない場合を不顕性感染という．感染症の成立には病原体，感染経路，感受性をもつ宿主の存在が必要である．実際に発症して感染症を起こすかどうかは病原体側の病原性（pathogenicity）と病原性の強さを表すビルレンス（virulence），それに対する宿主側の感染防御機構のバランスに依存している．感染経路は微生物の性質により空気感染，

表 1.8 感染症法による感染症の分類

類　型	感染症名など	特　徴	主な対応・対応する医療機関
一類感染症 (7疾患)	エボラ出血熱，クリミア・コンゴ出血熱，痘そう，南米出血熱，ペスト，マールブルグ病，ラッサ熱	感染力，罹患した場合の重篤性等に基づく総合的な観点からみた危険性が，極めて高い感染症	原則入院，消毒などの対物措置，直ちに届出，特定感染症指定医療機関または第一種感染症指定医療機関で対応
二類感染症 (6疾患)	急性灰白髄炎，結核，ジフテリア，重症急性呼吸器症候群（SARS），中東呼吸器症候群（MERS），特定鳥インフルエンザ（H5N1，H7N9）	感染力，罹患した場合の重篤性等に基づく総合的な観点からみた危険性が，高い感染症	状況に応じて入院，消毒などの対物措置，直ちに届出，特定，第一種，第二種感染症指定医療機関または結核指定医療機関で対応
三類感染症 (5疾患)	コレラ，細菌性赤痢，腸管出血性大腸菌感染症，腸チフス，パラチフス	感染力，罹患した場合の重篤性等に基づく総合的な観点からみた危険性は，高くないが，特定の職業への就業によって集団発生を起こし得る感染症	特定職種への就業制限，消毒などの対物措置，直ちに届出，一般の医療機関で対応
四類感染症 (44疾患)	E型肝炎，A型肝炎，黄熱，Q熱，狂犬病，炭疽，鳥インフルエンザ（特定鳥インフルエンザを除く．），ボツリヌス症，マラリア，野兎病，その他政令で定めるもの	動物またはその死体，飲食物，衣類，寝具その他の物件を介してヒトに感染し，国民の健康に影響を与えるおそれがある感染症	媒介動物の輸入規制，保菌動物の駆除，消毒などの対物措置，直ちに届出，一般の医療機関で対応
五類感染症 全数把握 (23疾患) 定点把握 (25疾患)	インフルエンザ（鳥インフルエンザおよび新型インフルエンザ等感染症を除く），ウイルス性肝炎（E型およびA型肝炎を除く），クリプトスポリジウム症，後天性免疫不全症候群，性器クラミジア感染症，梅毒，麻疹，メチシリン耐性黄色ブドウ球菌感染症，その他厚生労働省令で定めるもの	国が感染症発生動向調査を行い，その結果等に基づいて必要な情報を国民一般や医療関係者に情報提供・公開することによって，発生や蔓延を防止すべき感染症．疾患によって全数を報告する全数把握疾患と指定医療機関（定点）から定期的に届け出る定点把握疾患がある	感染症発生状況の情報を収集データの分析と結果の公開および提供．全数把握疾患は7日以内に届出，定点把握疾患は定期的に届出，一般の医療機関で対応
新型インフルエンザ等感染症	新型インフルエンザ，再興型インフルエンザ	新たにヒトからヒトに伝染する能力をもつようになったウイルスまたはかつて世界規模で流行したウイルスを病原体とするインフルエンザで，流行により，国民の生命および健康に重大な影響を与えるおそれがあると認められる感染症	一類感染症に準じた対応・措置，特定，第一種または第二種感染症指定医療機関で対応

飛沫感染，接触感染に分けられ，感染経路ごとの感染対策が推奨される．また感染門戸からも，経口感染（便口感染），経皮感染，経気道感染，経粘膜感染，経胎盤感染と分けられる．

近年，医療技術の発達による易感染者（compromised host，感染防御機構機能の低下した患者）の増加に伴い，健常人には感染を起こさない非病原体もしくは弱毒の病原体による易感染者への日和見感染（opportunistic infection）が臨床上問題になっている．病院内で起こった感染症を院内感染（nosocomial infection）としている．患者のみならず医療従事者が罹患するものも含む．CDC では，入院後 48 時間以降に発症した感染と定義している．メチシリン耐性黄色ブドウ球菌（MRSA）や，バンコマイシン耐性腸球菌（VRE）は院内感染の代表的な起因菌であり，日和見感染の代表である．常在細菌は日和見感染の起因菌にもなる．抗菌薬の使用により常在細菌叢のなかでもその抗菌薬に耐性のものや真菌だけが生き残り，菌叢のバランスが崩れて感染症を起こす菌交代症を引き起こすこともある．緑膿菌のような多剤耐性菌による感染症や，*Clostridium difficile* よる偽膜性大腸炎，真菌による深在性感染症などがある．常在細菌のように，宿主に定着している微生物で起こる感染を内因性感染，ほかの患者や医療従事者を介し感

染する水平感染や母から胎児や新生児に感染する垂直感染（母子感染）を外因性感染という．異所性感染は本来の定着場所であれば病原性のない菌が，別の場所に移行して定着増殖し感染を起こすことをいう．

　世界に目を向けると，死亡原因トップ10のなかに下痢性疾患，下気道感染症，AIDS（後天性免疫不全症候群）が含まれるように感染症による死亡者は依然として多い（WHO，2014年ファクトシート）．これらの感染症にはAIDSなどこれまでになかった新たな感染症（新興感染症，emerging infectious disease）や，結核などかつては猛威をふるっていたが，ワクチンや抗菌薬などで制圧されたと考えられていた病原体による感染症（再興感染症，re-emerging infectious disease）も含まれる．感染症は時代とともに様変わりする．わが国においては「感染症の予防及び感染症の患者に対する医療に関する法律」（感染症法）で主な感染症の分類と対応が規定されている．近年では，2011年に薬剤耐性アシネトバクターが五類に，2013年には重症熱性血小板減少症候群（severe fever with thrombocytopenia syndrome, SFTS）ウイルス感染症が四類に，2014年にカルバペネム耐性腸内細菌科細菌感染症が五類に，2016年にジカウイルス感染症が四類に追加された．このように感染症法は感染症に迅速かつ的確に対応するため，常に見直されて改正されている．感染症法による感染症の分類の概要を**表1.8**にまとめた．

3　細菌と感染症

a)　グラム陽性球菌による感染症

SBO　・グラム陽性球菌（ブドウ球菌，レンサ球菌など）について概説できる．

(i) 黄色ブドウ球菌感染症

　黄色ブドウ球菌（*Staphylococcus aureus*）（**図1.36**）は10〜15％の食塩存在下で生育できる．コアグラーゼ産生性やマンニット分解性からほかのブドウ球菌と区別される．病原因子として，宿主組織への定着因子である菌体表層物質のほかに多くの毒素や酵素を産生する．これらの病原因子により組織破壊性の強いさまざまな病態を引き起こす．

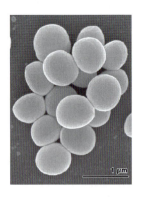

図1.36　黄色ブドウ球菌の走査型電子顕微鏡像
（写真提供　川崎医大微生物・川崎医療福祉大臨床栄養　山田作夫先生）

(1) 化膿性疾患

外傷等皮膚に障害がある場合に感染し、皮膚にフルンケル（せつ，furuncle），癰（よう，carbuncle），伝染性膿痂疹（とびひ，impetigo）をきたす．皮下組織に感染が拡大したものは蜂窩織炎という．尿路感染症，肺炎，心内膜炎，結膜炎，乳房炎，骨髄炎，関節炎等を起こすことがある．

(2) ブドウ球菌性熱傷様皮膚症候群（staphylococcal scalded skin syndrome, SSSS）

表皮剝脱毒素（exfoliative toxin, ET）を産生する株の感染によって起こる．新生児にみられるリッター病（Ritter disease）は紅斑性発疹から始まり全身に水疱を形成し，表皮剝離を生じる．

(3) 毒素性ショック症候群（toxic shock syndrom, TSS）

高熱，嘔吐，下痢，のどの痛みや筋肉痛に始まり，48時間以内に肝・腎機能不全からショック症状に陥る．皮膚に発疹ができ，落屑がみられる．毒素 TSST-1（toxic shock syndrome toxin -1）が関与する．TSST-1 はスーパー抗原の作用をもち，活性化されたリンパ球から大量のサイトカインが放出されてショック症状を起こすとされる．

(4) 食中毒

本菌が産生するエンテロトキシン（腸管毒，enterotoxin）により毒素型食中毒を起こす．エンテロトキシン汚染食品を摂取後，1〜6時間以内に嘔吐と下痢を中心とした急性胃腸炎の症状を示す．予後は良好である．エンテロトキシンは耐熱性タンパク質のため，加熱調理しても失活しない．

(5) メチシリン耐性黄色ブドウ球菌（MRSA）感染症（五類定点把握疾患）

MRSA は *mecA* 遺伝子を有し，新たな細胞壁合成酵素であるペニシリン結合タンパク質 PBP2′（あるいは PBP 2a）を産生することからすべての β-ラクタム系薬に耐性を獲得している．院内で分離される院内感染型 MRSA（HA-MRSA）はほとんどすべての抗菌薬に耐性を示すが，市中感染型 MRSA（CA-MRSA）は多くの抗菌薬に感受性を残している．近年，院内でも CA-MRSA の割合が増えてきている．MRSA は健常人にはほとんど病原性はないが，易感染者には菌交代症や日和見感染症を起こし，院内感染の主要な病原菌となる．消化器系手術時に感染して MRSA 腸炎を起こしたり，敗血症など重篤な症状を起こしたりして患者を死に至らしめることがある．バンコマイシン耐性黄色ブドウ球菌（VRSA）による感染症（五類全数把握感染症）も米国で報告されている．MRSA に対する治療薬については3章 A-12 で述べる．

(ii) 表皮ブドウ球菌感染症

表皮ブドウ球菌（*Staphylococcus epidermidis*）は皮膚の常在菌であり，病原性はほとんどないが易感染者に対し，日和見感染を起こす．特にカテーテル関連血流感染症では主たる起因菌になっている．臨床分離株の多くが *mecA* を獲得したメチシリン耐性表皮ブドウ球菌となっており，注意が必要である．

(iii) 化膿レンサ球菌感染症

レンサ球菌属は血液寒天培地上のコロニーの周りに緑色の不透明溶血環を作る α 溶血型，透明な溶血環を形成する β 溶血型，溶血環を形成しない γ 溶血型に分類される．β 溶血性レンサ球菌では細胞壁に存在する多糖体の抗原性に基づき Lancefield の血清型分類（A-H, K-V）で群別されている．化膿レンサ球菌（*Streptococcus pyogenes*）は β 溶血型で A 群レンサ球菌（group A streptococci, GAS）または A 群溶血性レンサ球菌とも呼ばれる．本菌が産生する菌体外毒素に

より下記の感染症を起こす．

(1) 化膿性疾患

A群溶血性レンサ球菌咽頭炎（五類定点把握感染症）は咽頭痛，発熱，頭痛で始まり，扁桃炎を起こし，咽頭部に発赤，膨張，頸部リンパ節に腫脹がみられる．膿痂疹や皮下組織化膿性感染症である丹毒，産褥熱を起こす．

(2) 猩紅熱

発熱毒素 SPE 産生菌の咽頭部感染による咽頭炎から始まる．毒素が産生され血行性に全身に広がって，皮膚の末梢血管を拡張させて皮膚全体に発赤が出る．イチゴ舌と呼ばれる特徴的な赤い突起が舌にみられる．小児に好発していたが近年症例はまれである．

(3) 劇症型溶血性レンサ球菌感染症（streptococcal toxic shock syndrome, STSS）（五類全数把握感染症）

化膿レンサ球菌感染症が起こった部位から続発する．感染部位の激痛と筋肉痛，悪寒から始まり，皮膚や軟部組織に炎症を起こし，急激に軟部組織の壊死，腎不全などを併発し，発症後数十時間で多臓器不全にいたる．レンサ球菌発熱毒素 A（SPE A）をはじめとする毒素および宿主側の免疫状態も発症に関与する．

(4) 続発性疾患

急性リウマチ熱と急性糸球体腎炎がある．急性リウマチ熱は化膿レンサ球菌感染後2〜3週間後に発症する．心筋炎，関節炎を主徴とする．急性糸球体腎炎は咽頭炎感染後1〜2週間後に浮腫，乏尿，高血圧等の症状で小児に多く発症する．

(iv) B群レンサ球菌感染症

Lancefield の血清型分類でB群（group B streptococci, GBS）とされる．アガラクチア菌（*Streptococcus agalactiae*）とも呼ばれる．腟に10〜30％の割合で常在し，産道感染で新生児髄膜炎や新生児敗血症など新生児B群レンサ球菌感染症を起こす．妊婦健診で保菌が判明したら β-ラクタム系抗菌薬による母子感染予防を行う．

(v) 肺炎球菌感染症

肺炎球菌（*Streptococcus pneumoniae*）は代表的な α 溶血性レンサ球菌であり，市中肺炎の代表的原因である．莢膜多糖体を産生する菌は抗食菌作用をもち，病原性が強い．小児では中耳炎，副鼻腔炎を高齢者ではウイルスによる上気道感染から本菌の二次感染で肺炎を起こすことが多い．本菌が髄液または血液から検出された場合は，侵襲性肺炎球菌感染症（五類全数把握感染症）といい，髄膜炎，菌血症を伴う肺炎，敗血症を呈し，重篤化する．近年ではペニシリン耐性肺炎球菌（penicillin-resistant *S. pneumoniae*, PRSP）による感染症（五類定点把握感染症）が増加してきた．肺炎，髄膜炎ともに予防には肺炎球菌ワクチンが有効である．

(vi) 緑色レンサ球菌感染症

緑色レンサ球菌（viridans streptococci）は α 溶血性レンサ球菌の一種であり，口腔内細菌である．*Streptococcus mutans*, *S. sobrinus* はう蝕の原因となる．その他の緑色レンサ球菌は非病原性であるが，歯科治療後血液に流入し，菌血症から感染性心内膜炎の起因菌となることがある．

(vii) 腸球菌感染症

腸球菌（*Enterococcus faecalis*, *E. faecium*）の病原性はきわめて弱いが，易感染者に対し，尿路感染症，心内膜炎，胆道感染症，敗血症，外傷感染症など日和見感染症を起こす．バンコマイシン耐性腸球菌（vancomycin-resistant enterococci, VRE）（五類全数把握感染症）による院内感染が問題となっている．

b） グラム陽性有芽胞偏性嫌気性桿菌による感染症

> SBO・グラム陽性桿菌（破傷風菌，ガス壊疽菌，ボツリヌス菌，ジフテリア菌，炭疽菌，セレウス菌，ディフィシル菌など）について概説できる．

(i) 破傷風（五類全数把握感染症）

創傷感染した破傷風菌（*Clostridium tetani*）が嫌気的に増殖し，神経毒テタノスパスミンを産生することによる．本毒素はγ-アミノ酪酸（GABA）のような抑制性神経伝達物質の放出を阻害することにより，運動神経系の活動を亢進し，筋肉の痙攣や硬直を引き起こす．3～21日の潜伏期の後，咬筋の麻痺により口を開けにくくなり（開口障害），さらに顔面筋の緊張，硬直によって苦笑するような痙笑といわれる表情を呈する．発作的に強直性痙攣がみられ，弓そり緊張を起こす．呼吸筋の痙攣により死にいたる場合がある．意識障害はなく筋収縮に伴う激烈な痛みがある．できるだけ早期に抗毒素（破傷風免疫ヒトグロブリン）を投与する．沈降破傷風トキソイドによる予防接種が有効である．わが国ではジフテリアトキソイド，百日咳ワクチンと不活化ポリオワクチンとともに四種混合ワクチン（DPT-IPV）として小児期に接種される．

(ii) ボツリヌス症（四類感染症）

ボツリヌス菌（*C. botulinum*）が産生するボツリヌス毒素による．毒素は神経・筋接合部へ結合し，アセチルコリン分泌を抑制し，弛緩性麻痺を起こす．ボツリヌス食中毒（食餌性ボツリヌス中毒）は缶詰や真空パックなど嫌気的条件下の食品中で本菌が増殖し，産生された毒素を摂取することで起こる毒素型食中毒である．発生件数は低いが，毒性が高いため致死率は数十％と高い．易熱性毒素のため，加熱することにより防げる．潜伏期間は数時間から数日であり，悪心，嘔吐，下痢などに引き続き，便秘，散瞳，複視，眼瞼下垂，口渇，嚥下困難をきたす．弛緩性麻痺が進むと呼吸筋麻痺による呼吸困難で死にいたる．乳児ボツリヌス症は生後8ヵ月位までの乳児がハチミツなどから芽胞を摂取することにより起こる．頑固な便秘，弱々しく，長時間眠り続けるなどの運動麻痺症状が現れる．

(iii) ガス壊疽，ウエルシュ菌食中毒

ガス壊疽はウエルシュ菌（*C. perfringens*）が主たる原因菌である．創傷感染し，各種の毒素（特にレシチナーゼ活性をもつα毒素）やガスを産生，組織を破壊する．創傷部位では気泡を伴う急激な筋肉の壊死が起こる．症状は発熱，患部の疼痛，組織の変色，浮腫などのほか，悪臭ガスを発生する．一方，本菌による食中毒は食餌とともに摂取された菌が産生するエンテロトキシンが原因となる．下痢，腹痛を主症状とする．

(iv) ディフィシル菌感染症

抗菌薬の投与により，腸内の常在細菌叢が乱れ，抗菌薬耐性のディフィシル菌（*C. difficile*）が異常増殖することによる菌交代症である．いずれも CD 毒素と呼ばれるエンテロトキシン（トキシン A）と細胞毒（トキシン B）を産生する．抗菌薬関連下痢症はリンコマイシン系や β-ラクタム系抗菌薬投与後2週間以内に発生することが多い．下痢，腹痛，発熱の症状がでる．症状が進むと偽膜性大腸炎となる．

c) グラム陽性有芽胞通性嫌気性桿菌による感染症

(i) 炭疽（anthrax）（四類感染症）

芽胞を形成する炭疽菌（*Bacillus anthracis*）により引き起こされる人畜共通感染症で，莢膜，外毒素が病原因子となる．2001 年には本菌の芽胞を用いたバイオテロが米国で起こり，死者も出た．草食動物との接触により創傷感染し，丘疹，水疱，浮腫，悪性膿疱を形成する皮膚炭疽を起こす．芽胞を吸い込むことで感染する肺炭疽，汚染した食品の摂取で腸炭疽を起こす．肺炭疽，腸炭疽はまれではあるが致死率が高い．

(ii) セレウス菌感染症

セレウス菌（*B. cereus*）は下痢型と嘔吐型の2種類の食中毒を起こす．下痢型は腸管内に感染後，増殖して下痢毒素を産生して起こる感染型食中毒であり，嘔吐型は食品中で増殖し嘔吐毒素（セレウリド）を産生して起こる毒素型食中毒である．一般的に病原性は弱いが，日和見感染で気管支炎や敗血症などの原因となる．

d) グラム陽性無芽胞菌による感染症

(i) ジフテリア（二類感染症）

好気性菌であるジフテリア菌（*Corynebacterium diphtheriae*）が経気道感染後，扁桃，咽頭で増殖して産生する易熱性外毒素により起こる．気道粘膜や上皮細胞や好中球が傷害され，潰瘍や偽膜が形成される．小児では気道閉塞が起こることがある．四種混合ワクチンで予防でき，わが国ではほとんど発生をみない．

e) 抗酸菌による感染症

SBO ・抗酸菌（結核菌，らい菌など）について概説できる．

(i) 結核（二類感染症）

AIDS 患者の増加に伴い，患者数が増加している．世界の人口の3分の1は結核菌を保有しており，年間 800 万人が発症し，160 万人が死亡している．わが国における結核の患者数は先進国のなかでも多く，多剤耐性結核菌も増加しており，問題となっている．

好気性グラム陽性桿菌である結核菌（*Mycobacterium tuberculosis*）の感染による．結核菌の細胞壁はミコール酸と呼ばれる脂質に富み，染色されにくい．いったん染色されると酸やアルコールで脱色できないため抗酸菌と呼ばれる．マクロファージ内で増殖可能な細胞内寄生体である．通常不顕性感染であるが，体力の弱った高齢者や易感染者では発症する．空気感染により，肺に感染巣を作った後，リンパ行性，血行性で全身に広がり感染病巣を作る．すべての臓

器に病巣（結核性髄膜炎，粟粒性結核症，骨・関節結核症，泌尿生殖器結核症，消化管結核など）を作るが，肺結核が最も多い．病変は慢性炎症，肉芽，空洞化，線維化などである．結核に対する治療薬については3章 A-11 で述べる．

(ii) ハンセン病

病原体はらい菌（*M. leprae*）である．本菌は人工培地では生育できず，ヌードマウスやアルマジロなど実験動物の生体内で増殖させる．本菌の病原性は弱く感染してもほとんどが不顕性感染である．発症までの潜伏期間は極めて長く数年から数十年かかることがある．鼻粘膜，創傷皮膚から直接接触感染する．らい菌はリンパ管血行を介して全身に広がり，リンパ節，血管，皮膚，粘膜，神経，肝臓，脾臓などを侵し，慢性的な経過をたどる．皮膚に皮疹，結節ができ，神経を侵して知覚，運動神経症状が出るなど病変が体表部に現れる．わが国においてはジアフェニルスルホン，リファンピシン，クロファジミンを用いる多剤併用療法の確立により患者数は著しく減少した．1996年4月に「らい予防法」が廃止されるまで，隔離や差別など，発症者に対し著しい人権侵害が行われた．

f) グラム陰性球菌による感染症

SBO ・グラム陰性球菌（淋菌，髄膜炎菌など）について概説できる．

(i) 淋病（五類定点把握感染症）

淋菌（*Neisseria gonorrhoeae*）による性感染症である．淋菌が尿道の上皮細胞に感染し，大量の尿道分泌物，排尿障害，排尿痛を伴う尿道炎が主たる症状である．男性においては，淋菌性尿道炎，精巣上体炎，前立腺炎を起こす．女性では淋菌は子宮頸部に感染し，子宮頸管炎を起こすが，無症状も多い．子宮内膜炎，卵管炎，卵巣炎などの骨盤内炎症性疾患に進展し，不妊症や子宮外妊娠にいたる場合もある．新生児には産道感染による淋菌性眼結膜炎（膿漏眼）がみられる．治療では第三世代セフェム系抗菌薬またはスペクチノマイシンが第一選択薬になる．

(ii) 侵襲性髄膜炎菌感染症（五類全数把握感染症）

髄膜炎菌（*N. meningitidis*）の飛沫感染による髄膜炎である．急性化膿性髄膜炎で軽症型では頭痛，発熱，頸部硬直などの髄膜刺激症状がみられるが自然治癒する．重症型では強い髄膜刺激症状のほか，痙攣や昏睡などの意識障害がみられる．菌血症後，さらに親和性の高い髄膜に侵入し，化膿性髄膜炎を起こす．髄膜炎菌性髄膜炎に顕著にみられるのは皮膚病変で，斑状出血や点状出血斑がみられる．劇症型髄膜炎菌血症は髄膜炎症状を伴わず突然発症し，DIC（disseminate intravascular coagulation，播種性血管内凝固症候群）や副腎出血のため急性副腎機能不全によるショック症状を呈する．発症後，数時間のうちに多臓器不全となり，24時間以内にショック死することもある．髄膜炎菌による髄膜炎の第一選択薬はアンピシリンである．

g) グラム陰性通性嫌気性桿菌による感染症

SBO ・グラム陰性桿菌（大腸菌，赤痢菌，サルモネラ属菌，チフス菌，エルシニア属菌，クレブシエラ属菌，コレラ菌，百日咳菌，腸炎ビブリオ，緑膿菌，レジオネラ，インフルエンザ菌など）について概説できる．

(i) 病原性大腸菌感染症

ヒトに病原性を示す大腸菌（*Escherihia coli*）には，腸管病原性大腸菌（enteropathogenic *E. coli*, EPEC），腸管毒素原性大腸菌（enterotoxigenic *E. coli*, ETEC），腸管侵入性大腸菌（enteroinvasive *E. coli*, EIEC），腸管出血性大腸菌（enterohemorrhagic *E. coli*, EHEC），腸管凝集性大腸菌（enteroaggregative *E. coli*, EAggEC）がある．ETEC はコレラ様毒素を産生し水溶性下痢症を起こす．発展途上国で感染し帰国して発症する旅行者下痢症の代表である．腸管出血性大腸菌感染症（三類感染症）は EHEC のうち，O157：H7 の血清型をもつ株によることが多い．志賀様毒素（ベロ毒素 VT1, VT2）により，赤痢様の腹痛を伴う血性下痢が起こる．重症例では溶血性尿毒症症候群（hemolytic uremic syndrome, HUS）を起こすことがある．わが国では 1996 年給食が原因で，堺市などで集団感染が起こっている．小量の菌で発症するため，二次感染も問題となる．

通常病原性をもたない大腸菌でも尿路や髄膜に移行し，異所性感染症を起こすことがある．女性に多い単純性膀胱炎の約 80％は大腸菌を起因菌とする．第一選択薬は第一～第二世代セフェム系抗菌薬となる．単純性急性腎盂腎炎の場合はニューキノロン系抗菌薬や第三世代セフェム系抗菌薬を用いるが，耐性菌に注意する必要がある．大腸菌は髄膜に移行し新生児髄膜炎を起こすことがある．

(ii) 細菌性赤痢（三類感染症）

シゲラ（*Shigella*）属の赤痢菌が病原体である．赤痢菌は 4 つの亜群（A～D 群）に分けられるが，最も強毒性なのは A 群の志賀赤痢菌（*S. dysenteriae*）である．本菌は腸管細胞侵入因子であるⅢ型分泌装置をもち，さらに志賀毒素（ベロ毒素）を産生する．飲食物より小量の菌数でも経口感染する．大腸粘膜細胞に侵入し，細胞破壊，壊死，潰瘍を形成する．潜伏期間は 1～4 日，主症状は発熱，腹痛，膿，粘血便，しぶり腹である．HUS を併発することもある．

(iii) サルモネラ属菌感染症

(1) 腸チフス，パラチフス（三類感染症）

チフス菌（正式な命名法では *Salmonella enterica* subspecies *enterica* serovar Typhi となるが，*S.* Typhi と省略することができる），パラチフス菌（*S.* Paratyphi）による．腸チフスは保菌者の糞便，尿中の菌が経口感染して起こる．菌は小腸回盲部からリンパ組織に至り，増殖し，菌血症から敗血症を起こす．高熱，腹部にバラ疹，浮腫などの症状を呈す．パラチフスは腸チフスに似ているが，軽症である．回復した後も胆嚢内に菌を保有する場合があり，一次保菌者，永久保菌者と呼ばれる．

(2) 急性胃腸炎（サルモネラ食中毒）

ネズミチフス菌（*S.* Typhimurium），腸炎菌（*S.* Enteritidis）などの経口感染により起こる感染型食中毒である．にわとり，ネズミの保有する菌に汚染された食品，卵やペット，保菌者の糞便から大量の菌の摂取したあと，10～72 時間の潜伏期ののちに発熱，下痢，腹痛などの急性胃腸炎を起こす．

(iv) 肺炎桿菌感染症

　肺炎桿菌（*Klebsiella pneumoniae*）の莢膜やO抗原が病原因子となるが，病原性は弱い．易感染者に感染し，肺炎など呼吸器感染症や，尿路感染症を発症し敗血症にいたる．基質拡張型β-ラクタマーゼ（ESBL）を産生する菌の分離頻度が増加しており，院内感染，日和見感染の原因菌として問題となっている．

(v) セラチア属菌感染症

　セラチア属菌（代表菌 *Serratia marcescens*）は病院内の水回りによく生息するが，消毒薬や抗菌薬耐性が強く，肺炎，尿路感染症，敗血症などの菌交代症を起こし，院内感染の原因となる．カテーテルなどにバイオフィルムを形成しやすく，これまでも医原性の感染源によりたびたび院内感染を起こし，死者も報告されている．

(vi) ペスト（一類感染症）

　ペスト菌（*Yersinia pestis*）が感染源となる．ネズミ，リスなどのげっ歯類が感染源．ノミが媒介しヒトに感染し，腺ペストと肺ペストを引き起こす．腺ペストはノミの刺し口から侵入した菌がリンパ節炎を起こす．敗血症を起こし死にいたる場合もある．肺ペストは飛沫感染し，原発性出血性肺炎を起こす．チアノーゼと出血性病変があるため，別名黒死病と呼ばれる．肺ペストは死亡率の極めて高いものである．わが国では1926年を最後に患者の発生はみられていないが一類感染症，検疫感染症として警戒している．*Y. enterocolitica* による食中毒も小児に多くみられる．4℃でも増殖可能な菌で，冷蔵庫中でも増殖する．

(vii) コレラ（三類感染症）

　コレラ菌（*Vibrio cholerae*）が産生するコレラ毒素（cholera toxin, CT）による．O1型および139型では重症化，大流行するのに対し，それら以外は散発的で軽症の下痢症を起こす．O1型とO139型による感染症をコレラとする．経口感染後，コレラ毒素が膜に存在するアデニル酸シクラーゼを活性化し，腸管細胞内のcAMPの濃度を上昇させて，細胞内からのイオンや水の流出を引き起こし米のとぎ汁状の激しい下痢を起こす．

(viii) 腸炎ビブリオ感染症

　腸炎ビブリオ（*V. parahaemolyticus*）による感染型食中毒．本菌は海水と河川水が混じり合う汽水域に生息し，生鮮魚介類を介して経口感染する．悪心，嘔吐，腹痛，発熱，下痢を主症状とする胃腸炎を起こす．食中毒はウサギ血液寒天培地を溶血させる（神奈川現象）耐熱性毒素をもつ菌によるのが一般的であるが，最近は神奈川現象を起こさないものによる食中毒もみられる．

(ix) インフルエンザ菌感染症

　インフルエンザ菌（*Haemophilus influenzae*）は上気道粘膜の常在菌だが，宿主の抵抗力が落ちた際に，ほかの菌やウイルスと重複感染し，呼吸器感染症状を起こす．市中肺炎では肺炎球菌やマイコプラズマとともに分離率が高い．病原性を有するのは莢膜をもつ株である．本菌が血液や髄膜等無菌性検体から検出された場合には侵襲性インフルエンザ菌感染症（五類全数把握感染症）となる．特にb型の莢膜を産生する *H. influenzae* type b（Hib）は小児髄膜炎の起因菌となるため，Hibワクチンが定期接種となった．

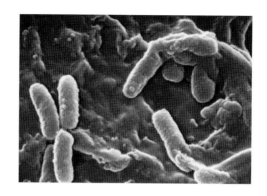

図 1.37　緑膿菌の電子顕微鏡（SEM）像
（出典　CDC Public Health Image Library, ID 232, CDC/Janice H. Carr）

h) グラム陰性好気性（グルコース非発酵性）桿菌による感染症

(i) 緑膿菌感染症

　緑膿菌（*Pseudomonas aeruginosa*，**図 1.37**）は，病原性は低いが，抗菌薬や消毒薬に耐性化しており，菌交代症や日和見感染を起こし，院内感染の原因菌となる．

　皮膚の化膿，尿路感染症，気道感染症，呼吸器感染症，敗血症などを起こす．慢性気道感染症やカテーテル感染症においては緑膿菌（ムコイド産生菌）によるバイオフィルムの形成がみられる．抗貪食作用，抗菌薬抵抗性を示すため，慢性化しやすく，難治性感染症となる場合が多い．また本菌は白人に多い囊胞性線維症（cystic fibrosis, CF）の患者に感染しやすく，致命率が高い進行性の肺炎を起こす．わが国でみられるびまん性汎細気管支炎（diffuse panbronchiolitis, DPB）は慢性気道感染症であり，最終的には難治性緑膿菌感染症へと進展する．緑膿菌がかかわる呼吸器感染症にはマクロライド系抗菌薬の小量長期投与療法が有効である．緑膿菌に有効とされるアミノ配糖体系抗菌薬，ニューキノロン系抗菌薬，カルバペネム系抗菌薬に同時に耐性を獲得したものは多剤耐性緑膿菌（multidrug-resistant *P. aeruginosa*, MDRP）と呼ばれ，MDRP 感染症は五類定点把握感染症で，院内感染対策上問題となる．MDRP の治療にはコリスチンを使う．

(ii) レジオネラ症（四類感染症）

　レジオネラ菌（*Legionella pneumophila*）による（**図 1.38**）．本菌は循環温泉水，給水系，加湿器のような人工環境のなかで極めて良好に増殖する．アメーバなどの原生動物の体内やマクロファージ内で増殖する細胞内寄生菌である．温泉，入浴施設でエアロゾル中の本菌吸引によるレジオネラ肺炎が集団発生している．ヒトからヒトへの感染の報告はない．免疫力の低下した患者では致死率も高く，健常人でも感染し発症することがある．比較的症状が軽いものはポンティアック熱と呼ばれる．レジオネラ症の第一選択薬はニューキノロン系抗菌薬である．

(iii) 百日咳（五類全数把握感染症）

　百日咳菌（*Bordetella pertussis*）が産生する百日咳毒素による．本毒素は ADP リボシルトランスフェラーゼ活性を有し，宿主細胞のアデニル酸シクラーゼを活性化し cAMP 量を増加させる．これにより白血球増多，ヒスタミン遊離が起こる．感染初期のヒトの咳から飛沫感染し，特に

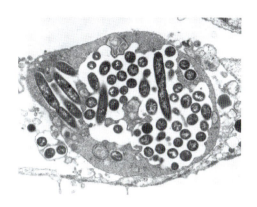

図 1.38　細胞内の *Legionella pneumophila* の電子顕微鏡（TEM）像
菌体の縦断面と横断面が見える．分裂中の菌も観察できる．
（出典　CDC Public Health Image Library, ID 934, CDC/Edwin P. Ewing, Jr.）

乳幼児で著しい症状がみられる．鼻かぜ症状のカタル期（1～2 週間），咳嗽発作の後，百日咳特有の吹笛様吸気（レプリーゼ）やチアノーゼが認められる咳嗽期（2～4 週間），症状が軽減する回復期（2～4 週間）と 3 段階の病態に分かれる．咳嗽発作が約 100 日続くということから病名がついた．四種混合ワクチンで予防する．治療はマクロライド系抗菌薬が第一選択薬となる．

i）グラム陰性らせん菌による感染症

> **SBO**　・グラム陰性らせん菌（ヘリコバクター・ピロリ，カンピロバクター・ジェジュニ/コリなど）およびスピロヘータについて概説できる．

(i) カンピロバクター腸炎

ヒト，ウシ，トリなどの口腔，腸管，泌尿器などに常在するカンピロバクター属（主に *Campylobacter jejuni*）に汚染された食肉，牛乳や飲料水を経口的に摂取後，下痢，腹痛，発熱，全身倦怠感などの症状を伴う急性胃腸炎を引き起こす．わが国では鶏肉からの感染が多く，感染型食中毒として発生件数も増加している．*C. jejuni* の感染後，1～3 週間後に末梢神経障害であるギラン・バレー症候群（Guillain-Barré syndrome）が合併症として起こることがある．

(ii) ヘリコバクター・ピロリ感染症

胃内で生息するヘリコバクター・ピロリ（*Helicobacter pylori*）による．本菌はウレアーゼを産生して尿素を分解してアンモニアを産生し，胃酸を中和する．*H. pylori* の病原因子としてはタイプⅣ型分泌システム，細胞空洞化毒素（VacA），ウレアーゼがある．本菌感染により，炎症性サイトカインが遊離され急性および慢性の胃炎を起こす．胃炎から消化性潰瘍（十二指腸潰瘍，胃潰瘍）に進展するが，これは胃粘膜において炎症細胞の浸潤が起こった状態である．さらには胃 MALT リンパ腫（mucosa-associated lymphoid tissue）から胃がんに進行する可能性が指摘されている．ヘリコバクター・ピロリの検出には迅速ウレアーゼ試験，検鏡法，培養法，抗体測定法，尿素呼気試験，便中抗原測定法が用いられるが除菌対象は内視鏡検査によって胃炎の確定診断がなされた患者となっている．一次除菌はアモキシシリン，クラリスロマイシン，プロトンポンプ阻害薬（PPI，ランソプラゾールなど）の三剤併用による．除菌失敗の場合は

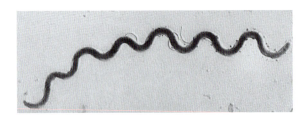

図1.39 梅毒トレポネーマの像
（出典 CDC Public Health Image Library, ID 14969, CDC/Susan Lindsley）

二次除菌としてクラリスロマイシンに変えてメトロニダゾールを用いる．詳細については第3章 A-13 項参照．

(iii) 梅毒（syphilis）（五類全数把握感染症）

スピロヘータ（細長いらせん菌）の梅毒トレポネーマ（*Treponema pallidum*）（**図1.39**）による性行為感染症（sexually transmitted diseases, STD）である．経胎盤感染の場合，先天性梅毒になる．梅毒は三つの病期に大別される．第1期では，性器に感染後粘膜から体内に侵入した菌が感染局所に硬い潰瘍（硬性下疳）をつくり，リンパ節に腫脹を生ずる．第2期は感染後数ヵ月から数年の間で，菌は全身の臓器に広がり，皮膚や粘膜に発疹（バラ疹）が現れる．第3期は感染後数年から10年間で，皮膚に潰瘍ができたり臓器にゴム腫ができたりする．さらに10年以上経過すると心臓血管や神経系が侵され，進行性麻痺などの症状が現れる．近年，梅毒感染者の増加が懸念されている．ペニシリン，アモキシシリンなどβ-ラクタム系が第一選択薬であるが，ペニシリンアレルギーの場合にはドキシサイクリンやミノサイクリンが用いられる．

j) マイコプラズマ，リケッチア，クラミジア

SBO ・マイコプラズマ，リケッチア，クラミジアについて概説できる．

(i) マイコプラズマ肺炎（五類定点把握感染症）

肺炎マイコプラズマ（*Mycoplasma pneumoniae*）により起こる．マイコプラズマは自己増殖できる最小の生物である．細胞壁をもたないのが特徴であり，β-ラクタム系抗菌薬など細胞壁合成阻害薬は無効である．主症状は発熱や乾性咳嗽である．胸部X線ではすりガラス様陰影を呈するが，胸部の聴打診所見に乏しいことから異型肺炎（原発性非定型肺炎，ほかにもクラミジアやウイルスで起こる）といわれる．市中肺炎の主たる原因となる．マクロライド系抗菌薬が第一選択薬となるが，マクロライドに耐性の場合，テトラサイクリン系やニューキノロン系抗菌薬が選択肢となる．

(ii) リケッチア感染症

リケッチア（*Rickettsia*）は人工培地中では増殖不能で，生きた細胞内でのみ増殖する偏性細胞内寄生性のグラム陰性菌である．哺乳動物（リザーバー）に保有されており，ヒトへの感染は接触動物（ベクター）を介して起こる．主な疾患には，発疹チフス，日本紅斑熱，ツツガムシ病がある．

発疹チフス（四類感染症）はコロモジラミをベクターとした発疹チフスリケッチア（*R. prowazekii*）による感染症である．発熱，悪寒，頭痛，筋肉痛で発症，次いで上半身から発疹が出始め全身に広がる．中枢神経障害，循環器障害，腎不全などに発展し，致死率は高い．日本紅斑熱（四類感染症）は日本紅斑熱リケッチア（*R. japonica*）をもつダニに刺された後2～8日の潜伏期間の後，後頭痛，発熱，悪寒で急激に発症する．四肢から紅斑が広がる．同様の紅斑熱として，ロッキー山紅斑熱（四類感染症）も知られている．

ツツガムシ病（四類感染症）はツツガムシ病リケッチア（*Orientia tsutsugamushi*）を保有するツツガムシに刺されて起こる．7～10日の潜伏期の後，発熱，悪寒，リンパ腺腫脹がみられ，次いで発疹が広がる．吸血部位には特徴的な刺し口がみられ，刺し口から感染を診断することができる．

リケッチア感染症の治療にはテトラサイクリン系抗菌薬が著効を示す．

(iii) クラミジアまたはクラミドフィラによる感染症

クラミジア科はクラミジア（*Chlamydia*）属とクラミドフィラ（*Chlamydophila*）属に分けられる．いずれもリボソームが存在し，タンパク質合成を行うが，エネルギー産生ができず，生きた細胞内でしか生育できない偏性細胞内寄生性を示す．クラミジア菌体は基本小体（elementary body, EB）と網様体（reticulate body, RB）という二つの形態をとるのが特徴である．宿主細胞外では代謝活性はないが感染性のある基本小体で存在し，感受性の細胞に吸着・感染すると，貪食されてファゴソーム内に取り込まれる．ファゴソーム内にクラミジア封入体を形成し，その中で増殖能力のある網様体に変化する．網様体は二分裂で増殖後，再び基本小体に変化する．やがて，封入体中の基本小体は宿主細胞を破壊して細胞外に放出され，次の細胞に感染する．宿主細胞への感染から放出までは48～72時間程度である．

トラコーマクラミジア（*Chlamydia trachomatis*）はトラコーマと呼ばれる急性ろ胞性結膜炎を起こすが，角膜への血管侵入により失明することがある．非衛生環境下で起こる．本菌は性器クラミジア感染症（五類定点把握感染症）も起こす．自覚症状が乏しく，感染の拡大が懸念されている．男性の非淋菌性尿道炎の主たる原因である．女性では子宮内膜炎，卵巣炎が不妊の原因となる．産道感染により，新生児に封入体結膜炎や肺炎を起こすこともある．オウム病（四類感染症）は鳥の排泄物中のオウム病クラミドフィラ（*Chlamydophila psittaci*）による感染であり，肺炎，発熱，頭痛などの症状を呈す．クラミジア肺炎（クラミドフィラ肺炎，五類定点把握感染症）は肺炎クラミドフィラ（*Chlamydophila pneumoniae*）により起こる．市中肺炎の主な原因菌の一つである．日本人では抗体保有率が高い．近年，虚血性心疾患や脳卒中など動脈硬化との関連性が指摘されている．クラミジア感染症ではマクロライド系またはニューキノロン系抗菌薬が第一選択薬となる．

4 真菌と感染症

SBO・真菌（アスペルギルス，クリプトコックス，カンジダ，ムーコル，白癬菌など）について概説できる．

真菌の病原性は弱く，細菌に比較するとヒトに対する病原性真菌の種類は少ない．真菌による疾患といえば真菌胞子によるアレルギー性疾患やマイコトキシン中毒および皮膚糸状菌によ

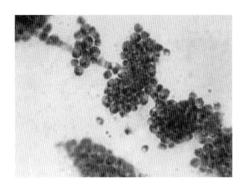

図 1.40 *Candida albicans* の顕微鏡写真
（出典　CDC Public Health Image Library, ID 2918, CDC/Gordon Roberstad）

る皮膚感染症が主流であった．ところが，20 世紀後半以降，真菌による日和見感染症が増加してきている．これらの感染症は高度医療の発展で易感染者が増加したことや大量の抗菌薬が使用されたことによる菌交代症により起こる．真菌症は感染部位により深在性真菌症，深部皮膚真菌症，表在性真菌症（皮膚真菌症）に分けられる．深在性真菌症はがんや臓器移植，膠原病など免疫低下を起こす基礎疾患をもつ患者に起こる日和見感染症である．真菌は全身性に播種して，肺，肝臓，腎臓など深部臓器に病巣を作る．基礎疾患の増悪を招き，死亡率は高い．

a）深在性真菌症

（i）カンジダ症（candidiasis）

　カンジダ属は口腔内，皮膚，腸管や膣内などの常在真菌である．起因真菌としては *Candida albicans*（図 1.40）が最も多いが，近年，アゾール系抗菌薬に低感受性の *C. glabrata* も増加傾向にある．*C. albicans* は二形性であり，寒天培地上では酵母型を感染組織内では菌糸型として存在する．易感染者では深在性カンジダ症を起こす．常在するカンジダが血行性，リンパ行性により全身に播種しカンジダ血症や肺，消化管，肝臓，腎臓，髄膜などさまざまな臓器で播種性カンジダ症を発症する．血管内カテーテル留置はカンジダ血症のリスク因子となる．カンジダ血症ではカンジダ眼内炎を続発する場合が多く，治療開始後 1 週間以内に眼底検査を行う必要がある．カンジダ症の診断はカンジダの培養や β-D-グルカンとカンジダマンナン抗原で行う．深在性カンジダ症の治療にはアゾール系やキャンディン系抗真菌薬が用いられるが，重症例ではアムホテリシン B が推奨される．

（ii）アスペルギルス症（aspergillosis）

　原因となる *Aspergillus fumigatus* は自然環境にも家屋内にも生息する糸状菌である（図 1.41）．湿った環境中では増殖が速く，大量の胞子（分生子）を作り，空気中に放出する．肺アスペルギルス症はこの分生子を経気道的に吸入して起こる．宿主の免疫状態により，アレルギー性気管支肺アスペルギルス症，肺アスペルギローマ，慢性壊死性肺アスペルギルス症や侵襲性肺アスペルギルス症など多彩な病態を呈する．最も多い病態は肺アスペルギルス症で，肺結核で生じた空洞内で分生子が増殖し菌球を形成する．健常人でも発症することがある．侵襲性肺アスペルギルス症は好中球減少時や臓器移植後のステロイド使用時などに発症する日和見感染症である．肺炎，肺膿瘍，胸膜炎，心外膜炎から副鼻腔や脳など全身に広がる播種性感染症となる．

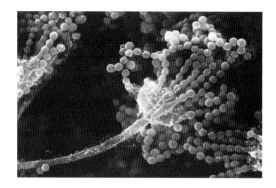

図 1.41　*Aspergillus fumigatus* の電子顕微鏡像
（出典　CDC Public Health Image Library, ID 13367, CDC/Robert Simmons）

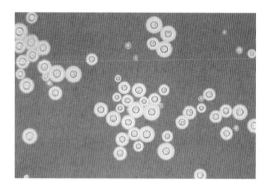

図 1.42　*Cryptococcus neoformans*（莢膜産生菌）の墨汁染色の電子顕微鏡像
（出典　CDC Public Health Image Library, ID 3771, CDC/Leanor Haley）

ガラクトマンナン抗原や β-D-グルカンなど血清診断も行うが，病変組織の生検が確定診断となる．急速に病状が進展するため，経験的治療としてアムホテリシン B を用い，原因真菌確定後，標準治療としてはボリコナゾールが第一選択薬となる．

(iii) クリプトコックス症（cryptococcosis）

　代表的な原因真菌は *Cryptococcus neoformans* である．担子菌類に属する酵母型真菌であり，細胞壁の外側に厚い莢膜をもつのが特徴である．広く自然環境中に存在するが，特にハトやほかの鳥類の糞中で増殖するため，これらの糞に汚染された土壌に多い．健常人の皮膚や消化管，ミルクなどからも検出される．ほかの真菌症と異なり，健常人でも深在性真菌症を発症する頻度が最も高い．空気中に飛散した菌体を吸入し，気道感染により肺クリプトコックス症（肺炎）を起こすことがある．中枢神経に親和性をもち，血行性に髄膜や脳に播種してクリプトコックス髄膜炎を起こす．診断では，髄液検体を用いて墨汁染色で莢膜をもつ酵母を直接観察するか，髄液のクリプトコックス抗原検査を行う（**図 1.42**）．治療は，アムホテリシン B とフルシトシンの併用療法を行う．キャンディン系抗真菌薬は無効である．

(iv) ムーコル症（ムコール）症（zygomycosis）

　接合菌症とも呼ばれる．原因真菌はリゾプス（*Rhizopus*）属（*R. oryzae*），リゾムーコル

（*Rizomucor*）属，アブシディア（*Absidia*）属が多い．これらは，β-D-グルカンをもたない．環境中に浮遊する菌を吸入して起こる日和見型の深在性真菌症であり，発症するのは高度免疫不全者である．糖尿病では鼻脳型，好中球減少時には肺型，播種性型の病態を取る．最も多い鼻脳型ムーコル症では副鼻腔から感染が始まり，鼻粘膜や口蓋に壊死性病変を形成し，脳へ進展する．急速に経過し，予後不良で致死率は高い．外科的治療とアムホテリシンBが投与される．

(v) ニューモシスチス肺炎（Pneumocystis pneumonia）

ニューモシスチス・イロベシ（*Pneumocystis jirovecii*）は，遺伝子解析から真菌に分類されているが，エルゴステロールをもたず，抗真菌薬は無効でほかの病原真菌とは異なる．HIV感染者で罹患率が高い．発熱・乾性咳嗽・呼吸困難が三主徴であり，低酸素血症にいたる．呼吸器不全を起こすと予後が悪い．非HIV感染の免疫不全者のほうが，進展が早く重症化しやすい．本菌はβ-D-グルカンをもつため，血液検査で陽性があれば喀痰のPCR検査を行い診断する．ST合剤が第一選択薬であり，ペンタミジンイセチオン酸塩が第二選択薬で用いられる．

b) 深部皮膚真菌症

スポロトリコーシス（sporotrichosis）と黒色真菌症がある．スポロトリコーシスは土壌中に生息する *Sprothrix schenckii* が皮膚創傷面から体内に侵入，主に顔面と上肢に発症する．近年発症例は少ない．皮下に結節を作り，膿疱化してやがて潰瘍となる．治療はヨードカリ内服またはイトラコナゾールなど経口抗真菌薬が用いられる．また，本菌が高温で生育できないことを利用した局所温熱療法がある．黒色真菌は菌糸や分生子の細胞壁にメラニン色素を含有するため培地上のコロニーが黒色にみえる真菌の総称である．クロモミコーシス（chromomycosis）とファオヒフォミコーシス（phaeohyphomycosis）の二つの病型がある．前者では，皮膚の外傷部から菌が侵入し，皮膚面が盛り上がる扁平隆起病変や慢性肉芽腫性病変を生じる．わが国ではまれである．後者は皮下に膿腫または膿瘍を形成する膿瘍性病変を呈する．わが国ではこの病型が多く，易感染者に発生し，全身性に播種し脳や内臓を侵すこともある．外科的切除や抗真菌薬の経口剤で治療する．

c) 表在性真菌症

皮膚糸状菌症（dermatophytosis）は主に白癬菌とも呼ばれるトリコフィトン（*Trichophyton*）属が原因となるため白癬ともいう．皮膚表面，毛髪，爪の角質に感染するが，感染部位により，頭部白癬，股部白癬，体部白癬，足白癬，手白癬，爪白癬と呼ばれる．その6割は足白癬である．頭部や爪の深部に感染すると抗真菌薬が移行しにくく，再発しやすい．表在性真菌の存在は直接検鏡や培養により確認できる．抗真菌薬の外用剤を用いて治療する．角質増殖がみられる場合には経口剤を使う．爪白癬の治療は専用のアゾール系の外用剤を使用するか，イトラコナゾールを経口投与するパルス療法を行う．

皮膚マラセチア症（dermal malasseziosis）は，頭皮に常在するマラセジア（*Malassezia*）属の真菌が皮脂分泌量の増加に伴い，これを栄養素として増殖することにより起こる癜風とマラセチア毛包炎の総称である．癜風は若年成人の体幹部に豆粒大の褐色（黒なまず）または白色（白なまず）のかゆみを伴う鱗状の皮膚斑を作る．マラセチア毛包炎は毛穴にニキビよりも小型の丘疹や小膿疱を作る．本菌は好脂性のため，皮膚を清潔に保つことが予防になるが，治療が必要なときにはイミダゾール系の外用剤やイトラコナゾールの経口剤を用いる．

表在性カンジダ症では，小児では鵞口瘡とも呼ばれる口腔カンジダ症や，妊娠中や抗菌薬使用時に腟カンジダ症が健常人にも起こる．食道カンジダ症はHIV感染による免疫力低下時にみられ，AIDSの指標疾患にもなっている．治療にはアゾール系の外用剤が用いられる．

5 寄生虫と感染症

> **SBO**・原虫（マラリア原虫，トキソプラズマ，腟トリコモナス，クリプトスポリジウム，赤痢アメーバなど），蠕虫（回虫，鞭虫，アニサキス，エキノコックスなど）について概説できる．

　寄生虫（parasite）による感染症は衛生環境の整備等に伴い，現在，わが国ではほとんどみられることはない．多くは熱帯や亜熱帯地方の発展途上国で起こっているが，これらの国からの食品やペットを介する輸入感染症として，国内でも再び増加し始めている．抗寄生虫薬の多くは特定の病原体に効果をもつもので，作用機序も不明な場合が多い．国内での発症数が少ない寄生虫感染症に使う薬物は国内で未承認のものが多い．その場合は，「熱帯病治療薬研究班」が保管する抗寄生虫薬を用いて，定められた薬物使用機関において治療が行われる．

a）原虫感染症

　感染部位として，消化管に親和性を示す原虫は，赤痢アメーバ，ランブル鞭毛虫，クリプトスポリジウム，血液や組織はマラリア原虫，トリパノソーマ，トキソプラズマである．性器・泌尿器には腟トリコモナスが親和性を示す．感染経路では，大腸バランチジウム，トキソプラズマは食物を媒介し，赤痢アメーバ，ランブル鞭虫症，クリプトスポリジウム，アカントアメーバは水が媒介して感染症を起こす．また，マラリア原虫，トリパノソーマは節足動物が媒介する．性感染症には腟トリコモナス，赤痢アメーバがある．ここでは代表的な原虫感染症を取り上げる．

（i）アメーバ赤痢（五類全数把握感染症）

　根足虫類の赤痢アメーバによる感染症であり，腸管アメーバ症と腸管外アメーバ症に大別される．腸管アメーバ症は赤痢アメーバのシストに汚染された飲料や食物の経口感染で起こる．下痢，腹痛を伴う排便（しぶり腹），イチゴゼリー状の粘血便など赤痢様の症状を示す慢性腸管感染症である．腸管外アメーバ症は赤痢アメーバの栄養型が腸管部から血行性にさまざまな臓器や組織に移行し起こる．アメーバ性肝膿瘍などが知られている．近年，肛門などを介した性行為により，国内での感染の増加が問題となっている．症状がある場合にはメトロニダゾール，無症候性の場合はパロモマイシンが使われる．

（ii）トリコモナス症（trichomoniasis）

　鞭毛虫類の腟トリコモナス原虫による．性行為により栄養型原虫が腟や外陰部に感染し発症する腟炎を起こす性感染症の一つである．女性では，腟，外陰部，子宮頸部に黄色がかった泡状の悪臭のある分泌物が増量し，排尿時の不快感や痒みや疼痛を伴う炎症がみられる．男性では無症候が多いが，尿道炎を起こすこともある．腟の分泌物から虫体が証明されればトリコモナス腟炎と診断される．メトロニダゾール，チニダゾールの経口剤が第一選択薬となる．妊婦

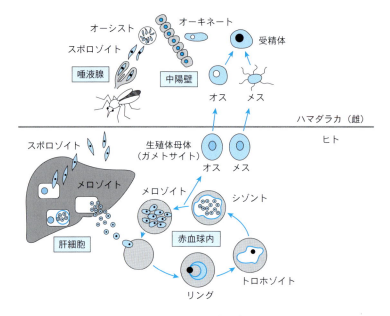

図1.43 マラリア原虫の生活環

には膣剤が用いられる．無症候の場合も性交渉のパートナーも一緒に治療する．

(iii) マラリア（malaria）（四類感染症）

　胞子虫類のマラリア原虫による．ヒトに感染する原虫は4種知られているが，問題となるのは熱帯熱マラリアと三日熱マラリアである．熱帯，亜熱帯に生息するハマダラカが媒介し，経皮感染する．マラリア原虫はヒト体内では無性生殖を行い，ハマダラカでは有性生殖を行う．蚊の吸血に伴いヒト体内に注入された唾液中のスポロゾイト（種虫）は肝細胞内で増殖してメロゾイト（分裂小体）となり，やがて肝細胞を破壊し，赤血球中に侵入し，リング期，トロホゾイト期（成熟栄養体），シゾント期を経て，再びメロゾイトを形成する．赤血球を破壊したメロゾイトは次の赤血球に入り増殖を繰り返す．このように一定の期間を経て赤血球が破壊されるときに，ヒトに発熱が起こる．一部のメロゾイトは生殖母体となり，ハマダラカの吸血に伴ってカの体内に入り有性生殖で受精卵となり発育し，再びスポロゾイトとしてカの唾液腺に溜まって，次の感染が起こる（**図1.43**）．

　マラリアは年間に2億人以上が感染し，約100万人が死亡しているとされる．日本国内での感染例はないが，潜伏期間が2週間前後と長いため，帰国後発症するケースがある．罹患者が多く，重症化する熱帯熱マラリアは治療が遅れると致命的である．発熱，貧血，脾腫が三主徴となる．間欠熱が多く，発熱周期は原虫の分裂に対応して三日熱マラリアで48時間となるが，熱帯熱マラリアは周期がなく，高熱が続く．強い悪寒を伴う周期的な高熱，頭痛が起こる．熱帯熱マラリアの治療にはアトバコン・プログアニルやメフロキンが用いられるが，メフロキンには耐性原虫が報告されている．ほかにもキニーネやクソニンジンから抽出されたアルテミシニン誘導体のアルテメテル・ルメファントリン合剤が使用される．

(iv) トキソプラズマ症（toxoplasmosis）

　胞子虫類のトキソプラズマ原虫の嚢子またはオーシストによる経口感染である．ネコの糞便

中から，または加熱不十分な食肉などから感染する．不顕性感染が多いが，易感染者では脳炎や肺炎，脈絡網膜炎など起こし重症化する．妊婦が初感染すると経胎盤的に胎児が感染し水頭症，視力低下，脳内石灰化，精神運動機能障害を主徴とする先天性トキソプラズマ症を起こす．治療には，葉酸代謝拮抗薬であるピリメタミンとスルファジアジンを併用する．妊婦にはアセチルスピラマイシンを用いる．

(v) クリプトスポリジウム症（五類全数把握感染症）

胞子虫類のクリプトスポリジウムのオーシストによる経口感染である．塩素消毒に耐性をもつため，感染動物の排泄物で水源が汚染されることによりヒトに集団感染を起こす水系感染である．腹痛，悪寒，発熱を伴う激しい水様性の下痢を起こす．

b）蠕虫感染症

(i) 回虫症（ascariasis）

線虫類の回虫の虫卵を経口摂取し，腸管で孵化した幼虫が腸壁に侵入する．幼虫は門脈から肝臓，右心，肺，咽頭，食道，胃，小腸と移行しながら発育する．肺移行時には咳，喘鳴などの症状が起こる．胃痙攣や胆管閉鎖も起こす．糞便中からの虫卵の検出で診断を行う．治療にはアルベンダゾール，メベンダゾール，イベルメクチンが使用できる．ただし，イベルメクチンは幼虫には効果があるが成虫は死滅しない．

(ii) 蟯虫症（oxyuriasis）

線虫類の蟯虫の虫卵を経口的に摂取することで感染し，腸上部で孵化した卵虫は盲腸に移動し盲腸粘膜に寄生する．雌は肛門周囲に卵を産み付け，それらが手指を介し，ほかのヒトへ感染を広げる．わが国では小児の感染率が高く，家族内での感染や再感染，保育園などでの集団感染を起こしやすい．症状は肛門部の痛みや瘙痒感による睡眠不足などである．治療にはメベンダゾール，アルベンダゾール，ピランテルを使用する．

(iii) アニサキス症（anisakiasis）

線虫類のアニサキスの幼虫がヒトの胃壁や腸壁に穿入する幼虫移行症である．アニサキスが感染した魚介類を生食した数時間後に上腹部に悪心や嘔吐を伴う激しい痛みを生ずる急性胃アニサキス症が多い．アニサキス症では下痢を伴わず，一般的な食中毒とは区別される．通常の治療は内視鏡などを使って外科的にアニサキスの幼虫を除去する．死んだ魚やイカでは幼虫が表面に出てくることから，目視で確認できる．加熱（60℃で1分）で死滅し，冷凍（-20℃で24時間以上）することにより感染性が失われる．

(iv) エキノコックス症（echinococcosis）（四類感染症）

単包条虫や多包条虫の幼虫による幼虫移行症であり，肝機能障害などさまざまな症状を引き起こす．キツネなど終宿主の糞便内の虫卵を経口的に摂取することで感染する．感染後，数年から10数年の潜伏期を経て発症する．近年，多包条虫によるエキノコックス症が北海道全域に広がっている．主に肝臓に病巣を形成する．感染組織の生検やCTによって診断する．治療として感染巣の外科的な除去とアルベンダゾールの投与を行う．多包条虫が原因の場合にはメベンダゾールも使用できる．

(v) オンコセルカ症（河川盲目症）（onchocerciasis）

　線虫類の回旋糸状虫を保有し，河川で繁殖するブユに繰り返し刺され経皮的に感染する．熱帯地域，特にアフリカで多い．皮下組織に移行した幼虫のミクロフィラリアにより炎症が起こり，痒みと痛みを伴う皮膚症状が出る．進行すると視覚障害や失明にいたる眼病変を起こすため，河川盲目症と呼ばれる．イベルメクチンはオンコセルカ症の予防や治療に著効を示したが，本症の発生地は貧困地域であり経済的な理由から治療は困難と思われた．開発者らの努力によりオンコセルカ症を撲滅するまでイベルメクチンは無償提供されることになり，のべ数億人の人々に配布されている．イベルメクチンの発見，開発に関わった大村智とメルク社のWilliam C. Campbellは2015年ノーベル生理学・医学賞を受賞した．

〔塩田澄子〕

6　ウイルスと感染症

a) DNAウイルス

> **SBO**・DNAウイルス（ヒトヘルペスウイルス，アデノウイルス，パピローマウイルス，B型肝炎ウイルスなど）について概説できる．

(i) ヘルペスウイルス科

　ウイルス核酸は線状二本鎖DNAでエンベロープをもつ．初感染の後潜伏し，宿主の状況によって回帰感染するという特徴をもつ．

(1) シンプレックスウイルス属

　単純ヘルペスウイルス1型,2型（*Human alphaherpesvirus 1, 2*, Herpes simplex virus type 1, 2）は，唾液や涙液を介した接触感染および性行為感染によって伝播する．両者のゲノムの相同性は高く，抗原性が交差する．主に1型は上半身，2型は下半身の感染症が多い．初感染ではほとんどが不顕性感染である．初感染後，粘膜上皮細胞で増殖したウイルスは三叉神経節や仙髄神経節に潜伏する．回帰感染は，潜伏した神経節の下流で起こり，口唇ヘルペス，性器ヘルペス，角膜ヘルペスなどを発症する．顔面神経麻痺のベル麻痺もこのウイルスの回帰感染である．わが国での成人の潜伏感染率は，1型では50〜80％であるが，2型は10％以下である．

　治療には抗ヘルペスウイルス薬が用いられるが，ウイルスの増殖を抑制する効果しかない．そのため，潜伏しているウイルスDNAを除去することはできない．

(2) バリセロウイルス属

　水痘・帯状疱疹ウイルス（*Human alphaherpesvirus 3*, Varicella-zoster virus）は，ヘルペスウイルス科のなかで唯一飛沫感染または空気感染するウイルスである．経気道感染し，顕性感染率は80％程度と高い．初感染では水痘（水ぼうそう）を起こす．発熱，発疹によって発症し，発疹は発赤→水疱→膿疱→痂皮（かさぶた）と進行する．痂皮化すれば感染性はなくなる．初感染後，知覚神経節に潜伏感染し，回帰感染では帯状疱疹を引き起こす．帯状疱疹は強い神経痛を伴う．回帰感染が顔面で起こると，ラムゼイ・ハント症候群と呼ばれる顔面神経麻痺が起こる．また妊娠初期に妊婦が感染すると，先天性水痘症候群を発症する危険性がある．

　予防には生ワクチンが利用可能である．また抗ヘルペスウイルス薬も有効である．

(3) サイトメガロウイルス属

サイトメガロウイルス（*Human betaherpesvirus 5*, Human cytomegalovirus）への感染は，多くの人が成人までに起こる．母子感染（経産道，経母乳感染）や性行為感染するが，ほとんどは不顕性感染である．全身に潜伏感染するが，再活性化しても通常は疾患を引き起こさない．しかし免疫不全者には間質性肺炎などの日和見感染を引き起こす．胎児期に経胎盤感染が起こると，奇形を伴う先天性サイトメガロウイルス感染症となる．

(ii) アデノウイルス科

ウイルスゲノムは二本鎖DNAでエンベロープをもたない．乾燥や消毒に強く伝染性も高い．飛沫感染および接触感染によって感染する．夏かぜを引き起こす代表的なウイルスである．代表的な疾患は，咽頭炎，気管支炎，咽頭結膜熱（プール熱），流行性角結膜炎，小児急性胃腸炎，出血性膀胱炎である．ワクチンはなく，感染の拡大を防ぐためには次亜塩素酸ナトリウムによる消毒が重要となる．

(iii) パピローマウイルス科

ヒトパピローマウイルス（*Human papillomavirus*, HPV）のウイルス核酸は環状二本鎖DNAでエンベロープをもたない．接触感染するが，特に性行為感染して発病する子宮頸がん（主にHPV16, 18）と尖圭コンジローマ（主にHPV6, 11）がよく知られている．子宮頸がんワクチンによって予防が可能とされているが，副反応の問題から，現在では接種の積極的な推奨が中止されている．

b) RNAウイルス

> **SBO** ・RNAウイルス（ノロウイルス，ロタウイルス，ポリオウイルス，コクサッキーウイルス，エコーウイルス，ライノウイルス，A型肝炎ウイルス，C型肝炎ウイルス，インフルエンザウイルス，麻疹ウイルス，風疹ウイルス，日本脳炎ウイルス，狂犬病ウイルス，ムンプスウイルス，HIV，HTLVなど）について概説できる．

(i) オルソミクソウイルス科

臨床的に問題となるのは，A型，B型あるいはC型インフルエンザウイルス属である．エンベロープ上にスパイク構造を有しており，A型インフルエンザウイルスではヘマグルチニン（hemagglutinin, HA）とノイラミニダーゼ（neuraminidase, NA）の抗原性により亜型に分類される．現在HAは17種，NAは10種が確認されている．ヒトに感染する亜型はいくつかに限られるが，水禽はすべての亜型の感染を受ける．

A型は人獣共通感染症であるが，B型とC型は主にヒトが自然宿主である．スペインかぜに代表されるパンデミックはA型によるものであり，毎冬わが国を含めた温帯地域で起こる流行はA型とB型による．C型による感染は，季節を問わずみられ，ごく軽症である．飛沫感染による急性上気道感染である．1〜2日間の潜伏期間ののち，頭痛・悪寒などの症状の後，高熱を発する．気管支炎，咳，鼻汁に加え腰痛や筋肉痛，関節痛も伴う．3〜4日で回復に向かうが，感染が下気道にまで広がると重篤化する．高齢者や乳幼児では合併症の危険性が高く，肺炎やインフルエンザ脳症が起こりうる．さらに細菌との混合感染や二次感染により死亡率が

増加する.

ウイルスレセプターであるシアル酸は，隣接する糖（ガラクトース）との結合様式により$α2〜3$型と$α2〜6$型に区別される．前者はトリの腸管上皮細胞に，後者はヒトの気道粘膜に多く存在する．この差によって，トリインフルエンザウイルスが簡単にはヒトに感染しない．しかしブタの気道上皮細胞には両方が存在するため，トリ型のウイルスもヒト型のウイルスも結合できる．仮に両者が同時に感染した場合，インフルエンザウイルスのゲノムは分節している（A型，B型では8分節）ため，遺伝子再集合によりまったく新しいタイプのヒトインフルエンザウイルスが出現する可能性がある．

(ii) パラミクソウイルス科

(1) モルビリウイルス属

麻疹ウイルス（*Measles virus*）は，飛沫・飛沫核・接触感染により伝播し，経気道感染する．伝染力は極めて強く，ほぼすべてが顕性感染である．麻疹（measles）では，10〜14日間の潜伏期間後，発熱，気道や粘膜のカタル症状が起こる．口腔粘膜に特徴的なコプリック（Koplik）斑ができる．局所リンパ節で増殖したウイルスによりウイルス血症となり，全身感染へ移行する．発熱はいったんおさまるが再び上昇し，頸部・顔面に出現した発疹は，下降性に全身で出現するようになる．予後は良いが，高確率で合併症（細菌性肺炎，中耳炎，咽頭炎）が起こる．麻疹罹患後数年が経過してから亜急性硬化性全脳炎（subacute sclerosing panencephalitis, SSPE）を発症する場合もある．進行性に脳の機能が侵され，数年以内に死亡する．麻疹に対して特異的な治療法はなく，予防には麻疹・風疹（MR）混合ワクチンが定期接種されている．

(2) ルブラウイルス属

ムンプスウイルス（*Mumps virus*）は唾液を介した飛沫および接触感染により伝播する．気道粘膜で増殖したウイルスはウイルス血症を通じて全身の臓器に広がる．不顕性感染は30％程度である．流行性耳下腺炎（おたふくかぜ，mumps）は，2〜3週間の潜伏期間ののち発熱と耳下腺腫脹により発症する．合併症として無菌性髄膜炎を発症することもある．思春期以降の男性が発症すると精巣炎を伴う場合もあるが，不妊にいたる例はまれである．予後は良好である．弱毒生ワクチンで予防可能である．

(iii) トガウイルス科

ルビウイルス属には風疹ウイルス（*Rubella virus*）が含まれる．風疹（rubella）は，俗に「三日ばしか」と呼ばれ，症状は麻疹に似ているが軽症である．五類全数把握感染症に指定されている．三大病状として発熱・発疹・リンパ節腫脹があげられる．一方，先天性風疹症候群（congenital rubella syndrome, CRS）も五類全数把握感染症であり，先天性心奇形・難聴・白内障を主徴とする重篤な感染症である．

風疹患者の鼻咽頭分泌物を吸い込むことによる飛沫感染である．不顕性感染も多いが，妊婦が初感染した場合，経胎盤感染することで，CRSが発症する．母親が顕性感染した場合のCRSの発症頻度は妊娠週数に関係しており，初期であればリスクは高い．また妊婦が不顕性感染でもCRSは発生しうるとされている．

(iv) フラビウイルス科

フラビウイルス属はいずれも節足動物（カ）媒介性である．ヘパシウイルス属にはC型肝

炎ウイルスが含まれる.

(1) フラビウイルス属

　日本脳炎は四類感染症であり，主症状は高熱と脳炎である．アジアで最も一般的なウイルス性脳炎である．日本脳炎ウイルス（*Japanese encephalitis virus*）の顕性感染率は1％以下と低いが，発症した場合致死率は30％であり，生存者の30〜50％で精神障害や運動麻痺などの重篤な後遺症が残る．自然宿主はブタとトリであり，コダカアカイエカとの間で感染環が維持されている．ヒトは終末宿主である．わが国ではワクチンの普及や水田の減少，養豚場の住宅地との隔離などにより流行はなくなっている．

　デングウイルス（*Dengue virus*）の初感染では軽症のデング熱（dengue fever, DF）（四類感染症）から重症のデング出血熱（dengue hemorrhagic fever, DHF）やデングショック症候群（dengue shock syndrome, DSS）を引き起こす．血清型の異なるウイルスによる二次感染は，重症化のリスクが高い．DFは一過性熱性疾患であり，自然治癒する．DHFでは強い出血傾向と血管からの急速な血漿漏出を伴う．さらにDSSでは，血液量が減少することによるショック，そして血液濃縮を伴うことにより末梢において血液凝固が起こり，播種性血管内凝固症候群へと進行する．ショック状態に陥った場合，致死率は50％程度である．ネッタイシマカおよびヒトスジシマカが媒介し，ヒトと感染環を形成する．

(v) ピコルナウイルス科

　エンテロウイルス属とヘパトウイルス属が含まれる．直径は25〜30nmであり，ウイルスのなかでも最も小さい部類に入る．酸や胆汁酸に抵抗性であるが，エンテロウイルス属のライノウイルスは酸に対して不安定である．ヘパトウイルス属にはA型肝炎ウイルスが含まれる．

(1) エンテロウイルス属

　ICTVの分類ではエンテロウイルス属には計10種が含まれるが，臨床現場では旧名のほうが浸透している．急性灰白髄炎（ポリオ）は二類感染症であり，ポリオウイルス（エンテロウイルスCの一部）が引き起こす．9割以上の感染者は不顕性であるが，ごく一部で無菌性髄膜炎やポリオを発症する．ポリオは四肢の弛緩性麻痺や呼吸麻痺が起こる．4種混合ワクチン（DPT-IPV）で予防が可能である．

　コクサッキーウイルス，エンテロウイルス（ともに旧名）では，ヘルパンギーナ，手足口病，急性出血性結膜炎，無菌性髄膜炎が引き起こされる．ライノウイルスはかぜの原因ウイルスであり，上気道で増殖して炎症を起こす．

(vi) レオウイルス科

　ロタウイルス属にロタウイルス（*Rotavirus*）が含まれる．冬季乳幼児嘔吐下痢症（小児仮性コレラ，白痢）を引き起こす．5歳以下の急性胃腸炎の主要な原因となっている．春先に多い．特徴的なコレラ様白色水様便を呈する．感染経路は糞口および飛沫感染である．脱水に対しての対策が重要であり，二次感染を防ぐために手洗いや消毒も重要となる．わが国では単価弱毒生ワクチンと5価弱毒生ワクチンがあり，いずれも任意接種の経口ワクチンである．

(vii) カリシウイルス科

　ヒトのウイルス性胃腸炎を起こす最も重要なウイルスであるノロウイルスが含まれる．俗に「冬の食中毒」といわれている．厳密にはノロウイルスは属名, ノーウォークウイルス（*Norwalk virus*）が種名であるが，一般的にノロウイルスと総称される．毎年 300 件程度の食中毒が報告され，患者数は最も多い．二枚貝の生食には注意する必要がある．また感染性が高いため，患者の吐物や便の消毒が重要である．アルコール系の消毒は効果が低く，次亜塩素酸および 85℃ 1 分以上の加熱が効果的である．

(viii) レトロウイルス科
(1) デルタレトロウイルス属

ヒト T 細胞白血病ウイルス（*Human T-cell leukemia virus*, HTLV）が含まれる．成人 T 細胞白血病（adult T-cell leukemia, ATL）を引き起こす．潜伏期間は 20〜40 年と長く，発症率はキャリアの 1〜6％である．発病した場合，患者の大部分は 1 年以内に死亡する．CD4 陽性 T 細胞に感染し，がん化して白血病細胞となる．脊髄障害である HTLV-1 associated myelopathy（HAM）や，関節リウマチと同じ症状を示す HTLV-1 associated arthropathy（HAAP）の原因ウイルスでもある．わが国，特に九州地方での有病率は世界的にも高い．キャリアは国内に 110 万人存在するといわれている．母乳を介した母子感染，精液を介した性行為感染が主である．治療にはヒト化モノクローナル抗体であるモガムリズマブが投与される．

(2) レンチウイルス属

ヒト免疫不全ウイルス（*Human immunodeficiency virus*, HIV）は，後天性免疫不全症候群（acquired immunodeficiency syndrome, AIDS）の原因ウイルスである．CD4 陽性 T 細胞に感染することで，宿主の免疫システムを破壊し，AIDS を引き起こす．AIDS を発症すると，種々の日和見感染（ニューモシスチス（カリニ）肺炎，カンジダ症，帯状疱疹など）や，カポジ肉腫を併発し，死にいたる．未治療の場合は予後 2〜3 年といわれる．感染の大多数は性行為感染であるが，母子感染も重要である．

(ix) コロナウイルス科

ベータコロナウイルス属には 21 世紀になって流行が報告されている SARS コロナウイルス（*Severe acute respiratory syndrome coronavirus*），MERS コロナウイルス（*Middle East respiratory syndrome coronavirus*）が含まれる．それぞれ重症急性呼吸器症候群（SARS），中東呼吸器症候群（MERS）の原因ウイルスである．いずれの疾患も二類感染症である．患者との濃厚な接触による飛沫感染もしくは接触感染が有力であるが，詳細については不明な点も多い．

c) 肝炎ウイルス

肝炎ウイルスとは科名や属名ではなく，肝炎を引き起こすウイルスのなかで肝細胞を主たる標的とするものの総称である．このうち，EB ウイルスやサイトメガロウイルスのように全身症状の一部として肝炎を引き起こすものは除外される．

(i) A 型肝炎ウイルス（*Hepatitis A virus*, HAV）

ピコルナウイルス科ヘパトウイルス属に属する．エンベロープをもたない．酸や胆汁酸に抵抗性で，ゲノムは一本鎖（＋）RNA である．潜伏期間約 4 週間の後，発熱，全身倦怠感，嘔吐などが起こり，その後黄疸が発現する．慢性化はせず，通常は 1〜2 ヵ月で治癒する．小児では不顕性感染が多いが，高齢者では重症化率が高い．肝障害はウイルスの直接作用ではなく，感染細胞を排除しようとする免疫機構によるものとされている．感染者の糞便が感染源となり，

汚染された食品（主にカキやシジミなどの貝類）や水を介して経口感染（糞口感染）する．ヒトが唯一の自然宿主であり，感染後は終生免疫を得る．予防には不活化ワクチンが利用できる．特にA型肝炎の流行地への渡航の際は接種が推奨される．また生の食物，生水の摂取を避けることも重要である．

(ii) B型肝炎ウイルス（*Hepatitis B virus*, HBV）

ヘパドナウイルス科に属する．小型球形ウイルスでエンベロープをもつ．ゲノムは不完全な環状二本鎖DNAであるが，ゲノムの複製過程で逆転写酵素が必要である．ビリオンは，ヌクレオカプシド（コア粒子）とエンベロープで構成されている．コア粒子はゲノムDNAとそれを包むHBc抗原から成り立っており，エンベロープにはHBs抗原が存在する．また逆転写酵素も存在する．患者血清中には感染性をもつDane粒子以外に小型球状粒子や管状粒子が多数みられ，コア粒子内の可溶性タンパク質であるHBe抗原も検出される．

HBV自体は肝細胞を障害せず，宿主の免疫反応により肝細胞が破壊されて肝炎が起こる．主な感染経路は，血液感染，母子感染，性行為感染である．3歳以上の水平感染では，感染後約1〜6ヵ月の潜伏期間を経て，急性B型肝炎を発症する．発熱，食欲不振，全身倦怠などの初期症状がみられ，約30%は黄疸がみられる．母子感染および3歳未満での水平感染では感染者の免疫能が未熟なためHBVに対して免疫寛容状態となる．その場合持続感染状態となり，約10〜20年間無症候性キャリアとなる．その後，免疫寛容状態が解消されると肝細胞障害が起こり，慢性B型肝炎（5〜10%程度）となる．さらに，慢性B型肝炎患者のごく一部の患者が肝硬変，肝細胞がんへと進行する．

B型肝炎の予防にはHBVワクチンが有効である．また劇症肝炎や慢性肝炎の場合には抗ウイルス薬が投与される．

(iii) C型肝炎ウイルス（*Hepatitis C virus*, HCV）

フラビウイルス科ヘパシウイルス属に含まれる．エンベロープをもち，ゲノムは一本鎖（＋）RNAである．潜伏期間は6〜8週間である．全身倦怠感に引き続き，食欲不振，悪心，嘔吐や黄疸が認められる例もあるが，一般的に劇症化することは少なく，症状も軽い．しかしB型肝炎とは異なり，免疫能が正常な成人が感染した場合でも慢性化することが多い（55〜85%）．慢性C型肝炎は，10〜20年後に肝硬変に移行し，高確率で肝細胞がんが発生する．肝細胞がんの70〜80%ではHCV陽性である．

ほかのフラビウイルス科のウイルスが節足動物媒介性であるのに対し，HCVは血液感染によって起こるとされている．急性肝炎の15〜20%がC型肝炎である．わが国でのHCV感染者は約150〜200万人とされている．ワクチンはまだない．

7 プリオン

プリオン病とは，プリオンタンパク質により引き起こされる疾患の総称である．プリオンタンパク質は病原体固有のタンパク質ではなく，宿主に由来するタンパク質である．その折りたたみ構造が変化し，異常な形をとったタンパク質（PrPSc）が病原性や感染性を示す．感染性要因や遺伝子異常の有無によって，外部からのPrPScの侵入による感染性プリオン病，プリオン遺伝子の先天性異常によりPrPScに変化しやすくなっている家族性プリオン病，それ以

外を孤発性プリオン病に分けられる．PrPScは核酸を含まないため紫外線やガンマ線照射では不活性化されない．通常のオートクレーブでも失活せず，通常の消毒薬も無効である．

　プリオン病は脳の機能を損ない，知的機能の低下（認知症）や運動失調を示す．発症は主に成人期で，時間とともに悪化し，数ヵ月～数年以内に死にいたる．プリオン病では神経細胞が失脱するため，脳中枢組織が空胞化，海綿状化する．中枢神経組織に異常型プリオンが蓄積し，アミロイド斑やクールー斑が認められることが多い．プリオン病には，クロイツフェルト・ヤコブ病，ゲルストマン・ストロイスラー・シャインカー症候群，致死性家族性不眠症があげられる．

[黒田照夫]

感染症治療薬：総論

第2章

A 化学療法薬の発展の歩み

宿主には害を与えずに病原微生物に対して直接特異的に作用し，その増殖を阻止したり，死滅させたりする化合物を用いることによって感染症を治療することを"化学療法"（chemotherapy）という．この概念は Paul Ehrlich（独，1854～1915 年）により唱えられた．またこの薬物を"化学療法薬"（chemotherapeutic）あるいは"抗微生物物質"（antimicrobial agent, antimicrobic）という．そのうち微生物によって生産される抗微生物物質は特に"抗生物質"（antibiotic）と呼ばれている（Selman Waksman, 1942 年）．さらに化学療法の考えは悪性新生物（がん）の治療にまで拡大され，がん化学療法にまで発展したが，ここでは合成化学療法薬および抗生物質の発展の歩みをながめ，また今後の問題点について述べる．

1 合成化学療法薬の発展の歩み

a) Ehrlich の先駆的研究

人類の歴史をみると経験的に化学療法を行っており，それが現代科学により裏づけを得ているものが多い．例えば中国では吐根をアメーバ赤痢の治療にすでに紀元前 500 年代に使っており，その後この有効成分エメチン（図 2.1）が 1947 年に単離され，1948 年に Robert Robinson により構造が明らかにされた．またヨーロッパでは 17 世紀にシンコーナ（Cinchona, キナ）をマラリアの治療に用いているが，1927 年になってこの主要成分としてキニーネ（図 2.1）が単離され，後に構造が決定され合成も行われている．

化学療法の創始者である Ehrlich はアニリン色素による各種細胞の染色に関する研究中，1891 年に血液中のほかの細胞よりもマラリア原虫のほうがメチレンブルーによってよく染色されることを発見した．このことからヒトの細胞には毒性を示さず，寄生病原体に特異的に作用する物質が存在することを確信し，その発見に情熱を傾けて研究を行った．Ehrlich は，ヒトに対する親和性（臓器親和性，organotropy）が弱く，病原体に対する親和性（寄生体親和性，

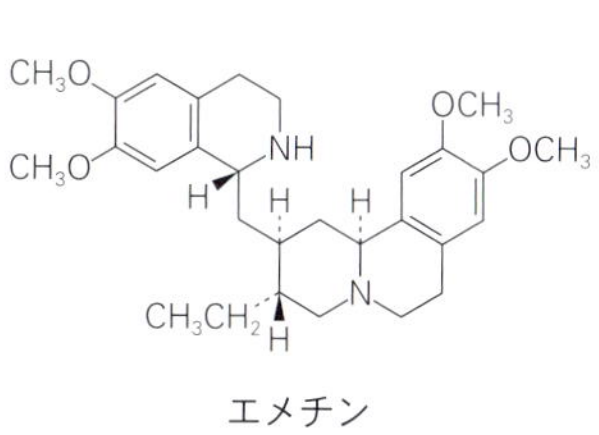

エメチン　　　キニーネ

図 2.1

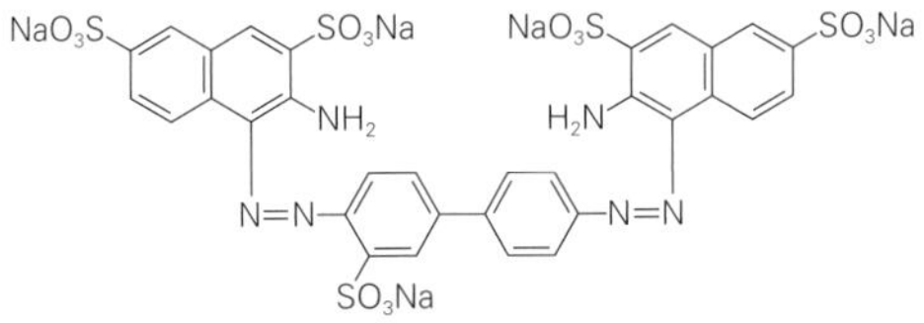

トリパンレッド

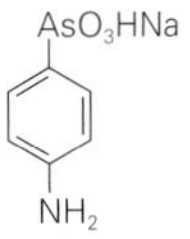

アトキシル

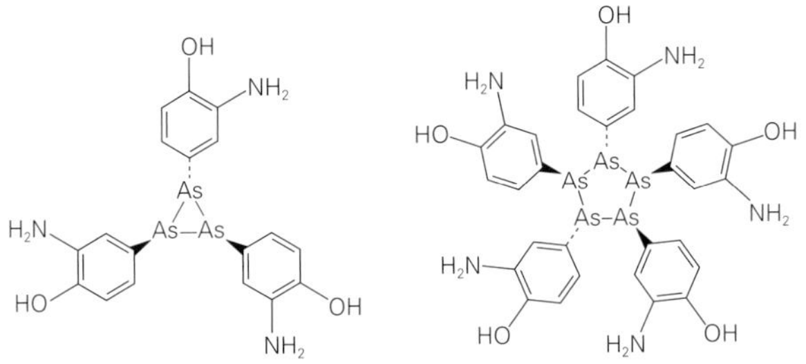

サルバルサン*
(一般名は arsphenamine)

図 2.2
(*この構造が報告される前，サルバルサンの構造として当初二量体が提案されたが，後にポリマーの混合物であることが判明した．)

parasitotropy）の強い化合物があれば，種々感染症の治療に用いることができると考えた．この研究にはわが国の志賀潔（1870〜1957年）および秦佐八郎（1873〜1938年）が共同研究者として一緒に仕事を行い，優れた業績を残している．

　1904年にEhrlichと志賀によって最初の化学療法薬ともいうべきアニリン色素のトリパンレッド（図2.2）の効果が報告された．この物質によってマウスに著しい毒性を示すことなくマウスの実験的トリパノソーマ症が治癒することが見いだされた．

　1905年にはHarold W. Thomas（英）によって，Ehrlichと志賀によって効果がないと報告されていたヒ素化合物アトキシル（図2.2）がマウスの実験的トリパノソーマ症に有効であることが明らかにされた．

　Robert Koch（独，1843〜1910年）はドイツの植民地であった東アフリカにおいてトリパノソーマ症にアトキシルを用いて効果をあげている．これまでにこの原虫に感染することは致死的であったが，アトキシルを初期の段階で用いれば有効であることが判明し，以来，アトキシルはサルファ薬，その他の有効な薬物の出現をみるまで長い間使用され続けた．

　1906年には世界最初の化学療法研究所であるGeorge Speyer Houseが開設された．ドイツの工業化学者George Speyerを記念するために彼の妻が資金を提供して設立したものであるが，ここの初代の所長としてEhrlichが招かれた．Ehrlichはここで多くの化学者，生物学者の協力を得て次々と新しい化合物について実験を行い，梅毒の特効薬サルバルサン（図2.2）を発見した．当時のヨーロッパでは梅毒が蔓延し，特有の悲惨な症状の患者があらゆる階層にみられた．この病原体がスピロヘータの一種 *Treponema pallidum* であることが1905年にErich Hoffmanによってつきとめられたことは，Ehrlichの研究にとって機運がよかったといえる．1909年には北里研究所から，EhrlichにとってKoch研究所時代の友人北里柴三郎の弟子の秦佐八郎が彼の研究所へ行き，二人の共同研究が開始された．秦はウサギを用いる梅毒の実験的移植技術を生かし，研究を進めた．

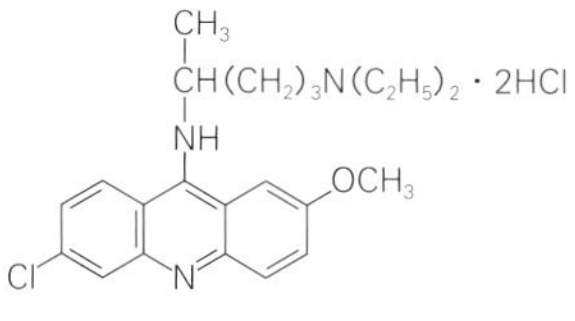

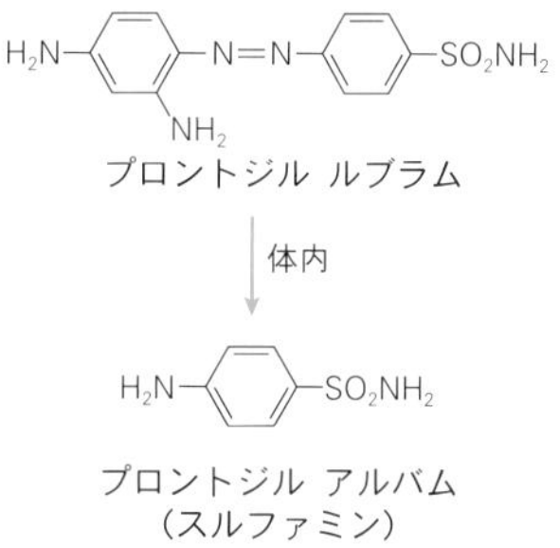

図2.3

はじめは実験的マウストリパノソーマ症，マウス回帰熱，ハトスピロヘータを用いて種々の化合物の効果を調べ，606番目の化合物がこの実験的感染症に有効なことを見いだし，"サルバルサン"と名づけた．これはウサギに実験的に感染させた梅毒にも効果が確かめられた．

1910年にはサルバルサンはヒトの回帰熱に対する有効性が確かめられ，次いでヒトの梅毒に対しても効果が確かめられた．当初はこの薬物はGeorge Speyer Houseで合成され，各地に配られていたが，その後各地の製薬会社から販売されるようになった．

b） サルファ薬，キノロン系薬，アゾール系薬などの合成化学療法薬の発展

1915年のEhrlichの没後も化学療法薬の研究は引き続いて各地で行われた．1932年にはBayer社（独）でマラリアの予防薬アテブリン（atebrin，図2.3）が発見され，1935年にはGerhardt Domagk（独，1895〜1964年）によってプロントジル ルブラム（図2.3）を腹腔投与することにより実験的にレンサ球菌を感染させたマウスが治癒することが見いだされた．しかし，この化合物は，$in\ vivo$ でレンサ球菌に強い活性を示したが，$in\ vitro$ では無効であった．1937年にJacques Trófouël（仏）はこのプロントジル ルブラムが生体内でプロントジル アルバム（スルファミン，図2.3）となり，これが抗菌作用を示すことを見いだした．これを契機としてスルホンアミドを修飾した多種の化合物が合成され，多くのサルファ薬が臨床に登場した（p.116参照）．1947年にDomagkは「プロントジルの抗菌効果の発見」によってノーベル生理学・医学賞を受賞した．ペニシリンが実用化されるまでサルファ薬が細菌感染症治療薬の主座を占めていた．

1962年にGeorge Y. Lesherらにより開発されたキノロン系合成抗菌薬ナリジクス酸は，グラム陰性菌にのみ効果を示し，主として尿路感染症に対する治療薬として臨床で使用されていた．しかし，1980年以降その構造中にフッ素基を導入することにより，グラム陰性菌のみならずグラム陽性菌および緑膿菌にも効果を示す幅広い抗菌スペクトルを獲得したニューキノロン系薬が次々と開発された．

1946年には抗マラリア薬パルドリンがFrancis L. Roseらにより発見された．また1951年にはPeter RussellおよびGeorge H. Hitchings（米）によりピリメタミンが合成され，これはマラリアの治療に週1回の投与で効果を示すとされていたが，現在は単独での効果が十分でないため合剤として用いられている．

抗真菌薬の分野においては，Rockefeller InstituteのDilworth W. Wooley（米，1944）によりベンツイミダゾール系化合物が抗真菌作用を有することが発見されて以来，Heinz P. R. Seeliger（1958），S. Herrling（1959）によりクロルイミダゾールが開発され，さらに1960年代に入り，

イミダゾール系化合物として Bayer AG 社と Janssen Pharmaceutica 社によってクロトリマゾールおよびミコナゾールがそれぞれ合成され，抗真菌薬として開発された（1967）．これを皮切りにさまざまなイミダゾール系およびトリアゾール系抗真菌薬が開発されている．これらのアゾール系抗真菌薬は，当初は浅在性感染に対する外用剤としてのみの使用であったが，現在では深在性感染に対する経口剤および注射剤なども開発され，臨床で広く使用されている．

そのほかにも合成化学療法薬の研究は続けられており，例えば抗ウイルス薬として抗ヘルペス薬のアシクロビルや抗 HIV 薬のジドブジンなどの逆転写酵素阻害薬やインジナビルなどのプロテアーゼ阻害薬なども多数開発され臨床で用いられている．

一方，抗生物質も化学修飾ばかりでなく，合成も活発に行われ，クロラムフェニコール，ピロールニトリンおよびホスホマイシンのように工業的には合成で製造されている抗生物質もみられるようになった．

2 抗生物質発展の歩み

a) 微生物間の拮抗現象

一つの微生物の発育が周辺の微生物の発育を阻止する現象を"拮抗現象"という．Fleming の青カビの研究からさかのぼること 50 年の 1874 年に William Roberts はある種のカビが細菌の発育を抑制することを報告している．また，1876 年に John Tyndall は *Penicillium* と種々の細菌との拮抗現象を発表し，翌 1877 年 Louis Pasteur（仏，1822～1895 年）は炭疽菌が雑菌によって汚染された場合には感染力が低下することを見いだし，この現象が感染症の治療に利用できる可能性を指摘している．しかし，この Pasteur の洞察力のすばらしさが実証されるためには，ペニシリンとストレプトマイシンの発見まで待たなければならなかった．

1885 年 Victor Babes および André V. Cornil は交差培養法（cross streak method）を用いていろいろな細菌間の拮抗現象を見いだしており，彼らもまたこの研究から感染症の治療への発展が可能であろうと推論している．また 1887 年には B. Garré は *Pseudomonas pyocyanea* が可溶性の物質を生産し，これがブドウ球菌を含む種々の細菌の発育を阻害することを見いだした．

1899 年 Rudolph Emmerich と Oscar Low は *Pseudomonas* の培養液から得た培養ろ液がブドウ球菌の発育を抑え，これを局所に用いることにより感染が治癒したと報告し，これが微生物の代謝産物によって感染症を治すという試みの最初のものとなった．

すでに述べたような Ehrlich によるトリパンレッドやサルバルサンなどの化学療法薬の発見に刺激され，次々と見いだされていた拮抗現象を物質による作用と考え，化学療法薬としての利用を考える研究者が現れてきた．

b) ペニシリンの発見

Alexander Fleming（英，1881～1955 年）はブドウ球菌の変異の研究をしていたとき，後に *Penicillium notatum* と名づけた青カビが混入した 1 枚のシャーレに目が止まった．このカビのコロニーの周辺にはブドウ球菌のコロニーが生育できないのをみたのである（1928 年）．この拮抗現象に興味をもった Fleming は *Penicillium* の培養液から菌体を除いた液体が細菌に殺菌的に作用することを見いだした．また彼は実験的感染症にもこの培養液がある程度有効であり，しかもウサギの白血球には無害であることを見いだし，この有効成分をペニシリンと名づけた．しかし，当時の *Penicillium* の生産能は極めて低かったため，この物質の単離には成功しなかっ

たが，この物質は酸性でエーテル抽出されるものであることを明らかにしている．

c) ペニシリンの再発見

ペニシリンの感染症治療への実用化の研究は，このFlemingの研究がHoward W. Floreyにより再開されるまで，10年という空白があった．1938年，Floreyは微生物の生産する抗微生物物質を系統的に研究することを開始し，その最初の物質としてペニシリンを取り上げた．FloreyはErnst B. Chainを中心とする化学者の協力を得て研究を進め，1940年には純品に近いペニシリンの投与によってブドウ球菌およびレンサ球菌による小動物の実験的感染症が劇的に治癒し，しかも副作用は少なく，これまでに用いられていたいかなる化合物より小量で有効であることを見いだした．1941年には戦傷患者に使用され，その治療効果が証明されるにいたった．しかし，第二次大戦中の英国ではこれを実用化できる環境ではなく，この研究は米国に引き継がれた．米国では製薬会社が中心となり，これを国が支援するかたちで進められたが，この研究の当初の目標はペニシリンを大量に供給できるようにするために生産性の高い菌株を得ることと，大量培養に適する発酵法の改良に向けられた．やがてこれらに成功し，まず軍部に向けてペニシリンの供給が開始され，やがて一般にも使用されるようになった．ここで開発された大量培養法（深部撹拌培養法）はその後の抗生物質やその他の発酵生産物の大量培養法の基礎となった．

d) ストレプトマイシンの発見

上述のようなペニシリンの再発見がなされているなかで1939～1941年にRené Dubosは土壌から分離したグラム陽性の桿菌が生産する殺菌性物質グラミシジンとチロシジンを，またA.E.Oxfordは1939年に糸状菌の形態異常を起こす物質（curling factor）グリセオフルビンを*Penicillium griseofulvum*の培養液から分離している．これは後に抗真菌抗生物質として使用されるようになった．

その頃，土壌の細菌叢を研究していたWaksman（米，1888～1973年）はDubosらの研究に興味をもち，放線菌について系統的に抗微生物物質の生産性を調べ，彼は多数の放線菌が抗生物質を生産することに気づいた．まず1940年にアクチノマイシンを発見し，次いで1942年にストレプトスリシンを発見した．翌1943年にニワトリの咽喉から分離した*Streptomyces griseus*の培養液からペニシリンと異なり，グラム陽性菌ばかりでなく，グラム陰性菌や結核菌にも有効なストレプトマイシンを発見した．当時結核は社会的に大問題であったので，これに有効なストレプトマイシンの発見は世の注目を浴びた．

1945年にFleming, ChainおよびFloreyは「ペニシリンの発見およびその種々感染症に対する治療効果」によって，1952年にはWaksmanが「結核に有効な最初の抗生物質ストレプトマイシンの発見」によってノーベル生理学・医学賞を受賞した．

e) 新抗生物質発見の全盛期

ペニシリンとストレプトマイシンの実用化はその後，数多くの抗生物質の研究への引き金となり，次々に新しい抗生物質が発見され，感染症の治療に用いられるようになった．

ペニシリンはグラム陽性菌，グラム陰性球菌に強い活性を示し，ストレプトマイシンはペニシリンが作用しないグラム陰性桿菌に強い活性を有するが，レンサ球菌や破傷風菌に対する作用は弱い．ストレプトマイシンの発見後は各地で，主として放線菌を対象とする新しい抗生物

質の探求が進められ，クロラムフェニコール（Ehrlich ら，米，1947 年），クロルテトラサイクリン（Benjamin M. Duggar，米，1948 年），およびオキシテトラサイクリン（Alexander C. Finlay ら，米，1950 年）など抗菌スペクトル幅が広い，いわゆる"広域抗生物質"が相次いで発見され，これらの抗生物質は経口投与も可能な性質と相まって種々の感染症に優れた治療効果を発揮した．特にクロラムフェニコールは腸チフスに，またクロルテトラサイクリンおよびオキシテトラサイクリンは当時流行していた発疹チフスや，サルファ薬に耐性を示す赤痢菌およびツツガムシ病の治療に有効に用いられた．

　このような新しい抗生物質が発見され，それが奏功すると，今度は過度の乱用もみられ，それらの抗生物質の耐性菌が出現し始めた．そこで次にはこれらの抗生物質に感受性を示さない微生物に加えて耐性菌にも有効な抗生物質が求められた．ペニシリン耐性菌に有効なエリスロマイシン（James M. McGuire ら，1952 年），キタサマイシン（秦ら，1953 年）などやストレプトマイシン耐性菌に有効なカナマイシン（梅澤濱夫ら，1957 年）の発見がその良い例である．また広域抗生物質の使用によって引き起こされるアスペルギルス症およびカンジダ症などの菌交代症も問題になり始めた（後述）．これに対処する薬としてナイスタチン（Elizabeth L. Hazen, 1950 年）およびアムホテリシン B（W. Gold ら，1955 年）などの抗真菌抗生物質が見いだされた．

f) 抗生物質の使用範囲の拡大

　1950 年頃から抗生物質が細菌に選択毒性を示すのと同じように悪性腫瘍は正常細胞とは異なる薬剤感受性をもつという考えのもとに，動物に移植された実験的腫瘍およびがん細胞の組織培養を用いて抗腫瘍性物質の探索が行われるようになり，既知物質の抗腫瘍性が再評価されたり，新しい抗腫瘍抗生物質が発見された．1952 年には Christian Hackmann によりアクチノマイシン C が抗腫瘍性をもつことが見いだされ，梅澤濱夫によるサルコマイシン（1953 年），秦藤樹らによるカルチノフィリン（1951 年），マイトマイシン C（1956 年）をはじめとして，クロモマイシン（立岡末雄ら，1960 年），ネオカルジノスタチン（石田名香雄ら，1964 年），ブレオマイシン（梅澤ら，1965 年），ダウノマイシン（G. Cassinelli, D. Orezzi, 1963 年）およびドキソルビシン（Federico Arcamone, 1968 年）などの発見がなされ，臨床に用いられるようになった．

　シクロスポリンは抗真菌抗生物質として発見された（G. Thiel ら，1970 年）．その後免疫抑制作用が見いだされ（Jean F. Borel, 1972 年），現在では臓器移植の際に広く使われている．その後，タクロリムスやラパマイシンにも同様な作用が認められ，臨床で用いられている．

　第二次大戦後のわが国の食料危機の打開にあたって，主要産物であった稲の三大病であるイモチ病，白葉枯病，紋枯病に対して水銀剤が主に使われていた．しかし，残留水銀の害が問題となり，これに代わって抗生物質が用いられるようになった．稲のイモチ病に有効なブラストサイジン S（米原弘ら，1958 年），カスガマイシン（梅澤ら，1965 年），紋枯病などに有効なポリオキシン（鈴木三郎ら，1965 年）と相次いで実用化された．これは抗腫瘍抗生物質と並びわが国において活発に研究され，成功した分野である．

　家畜の感染症に使用する抗生物質は医薬品として用いられているものとほとんど変わるところはないが，タイロシン（McGuire ら，1961 年）やチオストレプトン（Joseph F. Pagano ら，1955 年）のように家畜だけに用いられているものもある．1978 年に R. W. Burg，大村智らにより発見されたエバーメクチン（アベルメクチン）のジヒドロ体（イベルメクチン）は家畜の

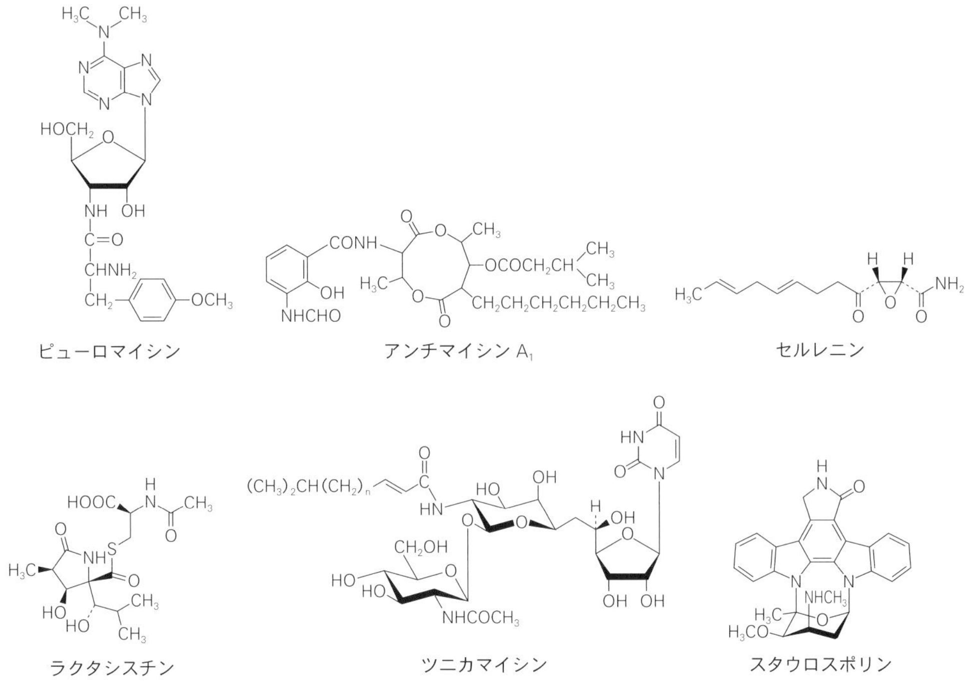

図2.4 生化学分野で使われる抗生物質の例

寄生虫駆除に優れた効果を示し，広く使われている．また，その後アフリカの風土病であるオンコセルカ症（河川盲目症）およびリンパ系フィラリア症（象皮症）に著効を示すことが明らかとなり，WHOによるこれらの撲滅作戦に用いられている（p.58参照）．2015年にCampbellと大村智は「線虫による感染症の新しい治療法の発見」によってノーベル生理学・医学賞を受賞した．

g) 生化学分野での抗生物質の利用

抗微生物物質のうちある物質は微生物の生育に必要な酵素や微生物の構成成分と結合することによって抗微生物活性を発現するが，その作用が微生物に選択的であるものの中から化学療法薬が選ばれる．しかしときには選択毒性が低い物質であっても生体の酵素反応や生物の特定の機能に作用する物質であることが見いだされ，生化学や分子生物学の発展に寄与している物質も少なくない．化学療法薬として使用されている物質は，ほとんどすべてこのような使い方をされているといってよいが，それ以外のものとして，リボソームの機能あるいはタンパク質生合成の研究に用いられているピューロマイシン（J. N. Porterら，1952年，図2.4），電子伝達系の機構解明に用いられるアンチマイシン（Curt Lebenら，1947年，図2.4），脂肪酸および関連物質の生合成研究や細胞膜の機能の研究に利用されるセルレニン（秦ら，1963年，大村ら，1972年，図2.4），生体膜の金属の移動機構の解明に利用されるバリノマイシン（Hans Brockmannら，1955年），微生物，動植物，ウイルスなどの細胞表層複合糖質の構造と機能の研究に利用されるツニカマイシン（田村学造ら，1971年，萩原ら，1975年，図2.4）および多触媒性を示す巨大な分子複合体のプロテアーゼで，極めて広範な生命現象に深く関わっているプロテアソームの機能解明研究に利用されているラクタシスチン（大村ら，1991年，図2.4）

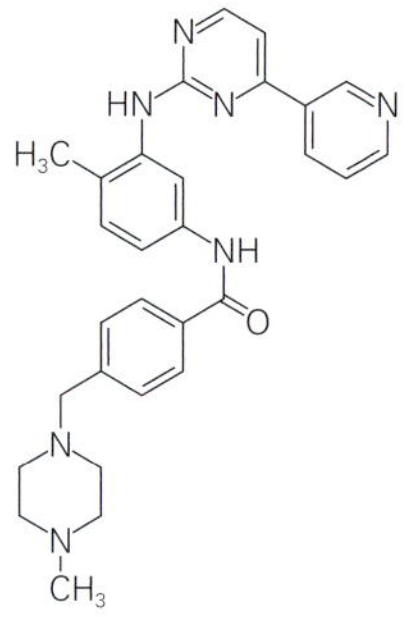

イマチニブ（グリーベック®）

図 2.5

などをあげることができる．

　1960年代より微生物由来の酵素阻害薬の探索研究が，1980年代より受容体作用物質の探索研究が活発に行われ，多くの生物活性物質が発見された．その中から脂質異常症治療薬として用いられているプラバスタチンやシンバスタチンのような医薬品（第5章参照）が出現するとともに，細胞内情報伝達研究に欠かすことのできないプロテインキナーゼ阻害薬スタウロスポリン（大村ら，1977年，図2.4）のような重要な生化学試薬が出現した．さらに抗悪性腫瘍薬の創薬に向けたスタウロスポリンの誘導体に関わる研究が功を奏し，慢性骨髄性白血病に著効を示す分子標的薬イマチニブ（グリーベック®）が開発された（Neil P. Shahら，2003，図2.5）．

3　化学療法薬の今後の課題

　このように抗生物質の用途は拡大され，いろいろな面で利用されているが，感染症のなかにはいまだに抗生物質，あるいは化学療法薬をもってしても治療が困難であったり，不可能であったりするものが多く残されている．ウイルス感染症，がんおよび一部の真菌症に著効を示す化学療法薬に関しては，今後の研究を待たねばならない．一方，化学療法薬の発展に伴い，耐性菌の出現，菌交代症および日和見感染の増加などの新たな問題が生じてきている．

　前述のように，1941年にはサルファ薬が，1947年にはペニシリンがこれに加わって普及し，1950年からはストレプトマイシン，クロラムフェニコール，1952年からはテトラサイクリンなど，広域抗生物質が広く使用されるようになった．グラム陽性菌には1953年からエリスロマイシンなどのマクロライド系抗生物質が加わり，普及した．これらの抗生物質が世に広く使用されるようになると，きまってこれらに対する耐性菌が出現・増加し，その対策が必要になってきた．1960年頃から耐性ブドウ球菌に有効な半合成ペニシリンであるメチシリン，クロキサシリンおよび半合成セファロスポリンであるセファロチン，セファロリジンなどが登場してきた．これらの薬物にも非感受性である緑膿菌を指標にしてセフェム系抗生物質はさらに第二，第三世代と改良が進められたが，その結果，逆にいわゆるMRSA（methicillin-resistant *Staphylococcus aureus*）の増加をみるにいたった．一方，ストレプトマイシンに続く国産のアミノ配糖体系薬としてカナマイシンが1958年に登場して世界的に普及したが，これにも耐性菌が出現・増加した．その耐性菌の生化学的機構が薬物の修飾酵素によるところがわかり，反応基の削除，側鎖改変などによりジベカシン（1975），アミカシン（1977）などが開発され，抗

生物質の耐性菌に対処する一つの方向が得られた．1980年代後半にいたって，β-ラクタム系抗生物質の母核を改変したアズトレオナム（1987）やイミペネム（1987），新しい母核であるニューキノロン系薬が出現，広汎に使用されたが，いずれも耐性菌が現れ，さらなる改良が続いている．以上の経過を通じてさらに注意しなければならないのは，このような薬物に対する感受性菌の耐性化ばかりでなく，化学療法薬の使用によって感染症が変貌してきていることである．

　化学療法薬を使用していると，感受性を示す菌は死滅し，その化学療法薬に非感受性の菌が増殖するようになる．これを"菌交代現象"という．このとき増殖した菌が弱いながらも病原性を有している場合，これによって病状が悪化したり，新たな感染症が引き起こされることになる．これを"菌交代症"と呼ぶ．菌交代症はセフェム系抗菌薬やアミノ配糖体系抗菌薬など，広域抗生物質を使用した際によくみられるものであり，交代菌としては肺炎桿菌，緑膿菌，MRSAなどの細菌のほかに，*Candida*および*Aspergillus*などの真菌が多い．このような交代菌に有効な薬物が少ないので，菌交代症の治療は現在のところ，困難なことが多い．

　感染症の変化のなかでもう一つ重大なものとして日和見感染（opportunistic infection）の出現がある．これは従来非病原性の雑菌といわれていた微生物が抗生物質，副腎皮質ステロイド，免疫抑制薬などの使用により，またはAIDSやがんの末期や大手術の後など，宿主側の感染防御能が低下した際，条件に応じて増殖し，感染症状を引き起こすものである．その原因菌となるものには，幅広い範囲の細菌，真菌，ウイルスおよび原虫などがある．これら日和見感染では従来の抗生物質で効かないものが多く，むしろ顆粒球増殖刺激因子（G-CSF）など宿主の感染防御能を高める薬物が重要となる．

　今後は，従来の化学療法薬のように抗菌，静菌作用を有するものに加え，細菌の病原性をコントロールできる薬物，すなわち細菌毒素の毒素軽減物質や毒素分泌機構に作用する薬物などの開発が期待されている[12]．

　感染症のなかで，現在使用されている抗生物質で治療が困難になっているものに院内感染がある．これは患者から患者へ，直接あるいは医療従事者を通じて伝播し，また菌が医療器具，環境に定着しているもので，1970年代には緑膿菌が，1980年代になってMRSAが話題となった．この院内感染を受けるのは前述の日和見感染と同様，感染に対して抵抗力の低下した患者，すなわち重篤な基礎疾患をもっている患者，大手術の後などの患者が多く，一般に重症である．その原因菌は主に上記2菌種であるが，多剤耐性化している場合が多く，治療を困難にしている．この多剤耐性化は，一つの菌が長い年月をかけて複数の抗菌薬に耐性を獲得した結果である．それらの耐性遺伝子には，外部から導入されたアミノ配糖体不活化遺伝子やβ-ラクタマーゼ産生遺伝子など，多くのものが知られている．一方，化学療法薬の標的が変異することで耐性を獲得した例も多く知られている．これらの耐性菌出現率は，抗菌薬の使用量と使用期間に比例して高まり，新規耐性菌出現と新規抗菌開発とのいたちごっこが続いているのが現状である．このようなことから今後は消毒の徹底など，医療環境の改善が望まれている．輸血に伴うB，C型肝炎も院内感染として問題になったものであるが，これらはいわゆる医原性疾患の一つで，検査法の進歩で予防できたものである．感染症そのものはウイルス性のものであるので，これまでに発見された抗生物質の作用範囲以外になり，AIDSなどほかのウイルス性疾患と同様，有効な化学療法薬の開発が進められている．

参考文献

1) P. Collard: The Development of Microbiology, Cambridge University Press, Cambridge, London, New York, Melbourne (1976).
2) 田中信男, 中村昭四郎：抗生物質大要, 第 4 版, 東京大学出版会, 東京 (1992).
3) 高橋信孝, 丸茂晋吾, 大岳 望：生理活性天然物化学, 東京大学出版会, 東京 (1973).
4) 住木諭介：抗生物質上・下, (1961)；補 I (1970)；補 II (1973), 東京大学出版会, 東京.
5) H. Umezawa: Recent Advances in Chemistry and Biochemistry of Antibiotics, Microbial Chemistry Research Foundation, Tokyo (1964).
6) 八木沢行正：日本抗生物質年鑑, 近代学術出版会, 東京 (1978).
7) 厚生省薬務局：日本抗生物質医薬品基準解説, じほう, 東京 (1993).
8) H. Umezawa: Index of Antibiotics from Actinomycetes Vol. I (1967), Vol. II (1978), University Park Press, University of Tokyo Press.
9) 山口英世：今日の抗生物質, 南山堂, 東京 (1984).
10) E. F. Gale, E. Cundliffe, P. E. Reynolds, M. H. Richmond, M. J. Waring: The Molecular Basis of Antibiotic Action, John Wiley & Sons, New York (1981).
11) H. B. Woodruff: Scientific Contribution of Selman A. Waksman, Rutgers University Press, New Brunswick (1968).
12) 大村 智：抗感染症薬の 21 世紀への展望. 日本細菌学雑誌, **54**(4), 795-813 (1999).

［大村　智］

B　力価と検定法および感受性試験

　感染症治療薬の抗生物質の力価は, 力価の定まった標準原末と比較し測定される. 日本薬局方ではベンジルペニシリンや混合物以外の力価は通常, 質量（μg または mg）で表示される. また, 抗生物質製剤の力価の測定は, 第十七改正日本薬局方の一般試験法, 生物学試験法/生化学的試験法/微生物学的試験法の中の抗生物質の微生物学的力価試験法に基づいて実施される[1]．

　抗生物質の検定法は, 物理化学的方法（physico-chemical assay）と生物学的方法（bioassay）に大別される. 物理化学的方法では高速液体クロマトグラフィー（high-performance liquid chromatography, HPLC）による液体クロマトグラフ法やガスクロマトグラフ法（GC）が利用される. 特に, HPLC は, 近年検出技術の進歩もあって, 精度の高い優れた分析法として, 抗生物質の検定によく利用されている. また, 抗生物質の紫外吸収あるいは可視吸収の吸光度を測定する紫外可視吸光度測定法も利用される. 一方, 生物学的方法は, 検体の純度を問わず適用できるので, 抗生物質の力価検定だけでなく, 抗生物質の探索や応用研究において一般的に広く用いられ, 後述の拡散法, 希釈法などの微生物学的方法が主に用いられる. これらの生物学的方法には多くの改良法が報告されているが, いずれも検定しようとする抗生物質に対し高い感受性を有する試験菌を選び, その抗菌性を利用するものである. 日本薬局方では, 抗生物質の微生物学的力価試験法として試験菌の発育阻止円の大きさを指標とする円筒平板法（カップ法）および穿孔平板法, ならびに試験菌液の濁度の変化を指標とする比濁法が定められている[1]. また, これらの試験を行うにあたってバイオハザード防止に十分留意することも記されている.

　本書では一般的に行われている拡散法として, 円筒平板法, ディスク法および E テスト法など, 希釈法としてカンテン平板希釈法および液体培地希釈法についてふれる.

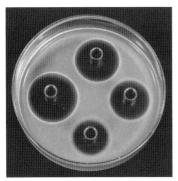
(a) 円筒平板法（カップ法）

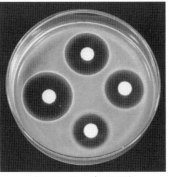
(b) ペーパーディスク法

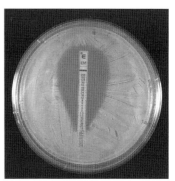
(c) Eテスト法

図 2.6　拡散法による薬剤感受性試験

a) 拡散法 (diffusion method)

拡散法には，カンテン平板を用い，抗生物質の水平拡散を利用する円筒平板法（カップ法）と，その応用である穿孔平板法，ディスク法およびEテスト法がある．いずれも，検定菌をあらかじめ接種したカンテン培地内で抗生物質を拡散させ，抗生物質の抗菌力を利用する定量法である．

図 2.6 に円筒平板法，ペーパーディスク法とEテスト法の実施例をのせた．

(i) 円筒平板法（カップ法）

試験菌を含むカンテン平板上に置かれた円筒（外径 7.9～8.1 mm，内径 5.9～6.1 mm，高さ 9.9～10.1 mm）に含まれる抗生物質が拡散し，試験菌の発育を阻止した部分が透明な円形として観察される．この場合，抗生物質の濃度の対数が阻止円の直径に比例するので，これを利用して抗生物質を定量することができる．円筒平板法による力価の計算は，次に示す関係式を用いる．

円筒内の溶液の力価（P）と阻止円の直径（d）との間には次の関係が成立する．必要に応じ，この関係式が成立することを確認する．

$$d = \alpha \log P + \beta$$
$$\alpha, \beta : 定数$$

この関係式に基づき，採取した試料中の力価を次式により求める．

採取した試料溶液 1 mL 中の力価
　　=A ×高濃度標準溶液 1 mL 中の力価×高濃度試料溶液の希釈倍率

$$\log A = \frac{IV}{W}$$

$I = \log(S_H の力価/S_L の力価)$
$V = \Sigma U_H + \Sigma U_L - \Sigma S_H - \Sigma S_L$
$W = \Sigma U_H + \Sigma S_H - \Sigma U_L - \Sigma S_L$

　　$\Sigma S_H, \Sigma S_L, \Sigma U_H$ および ΣU_L：それぞれ S_H（高濃度標準溶液），S_L（低濃度標準溶液），U_H（高濃度試料溶液）および U_L（低濃度試料溶液）の各阻止円の直径（mm）の和

表 2.1 主要抗生物質の抗菌スペクトル

試験菌			ベンジルペニシリン Benzylpenicillin (U*/mL)	アンピシリン Ampicillin	イミペネム Imipenem	セファゾリン Cefazolin	セフジニル Cefdinir	アズトレオナム Aztreonam	ストレプトマイシン Streptomycin
グラム陽性菌	Staphylococcus aureus	黄色ブドウ球菌	0.02	0.05	≦0.006	0.1〜0.78	0.05〜0.2	>100	0.08
	Streptococcus pneumoniae	肺炎球菌	0.008	0.05		0.1	0.025〜0.05	50	8
	Streptococcus pyogenes	化膿レンサ球菌		0.05	≦0.006	0.1	≦0.006〜0.012	25	12.5
	Corynebacterium diphtheriae	ジフテリア菌	0.02	0.25		0.39	0.012〜0.2	>100	0.39
	Bacillus anthracis	炭疽菌		0.05			1.56		
	Bacillus subtilis	枯草菌	0.01		≦0.006				0.1
	Clostridium tetani	破傷風菌		0.02	0.2	0.2		6.25〜50	>100
	Clostridium perfringens	ウエルシュ菌		0.02	0.39〜0.78				
	Mycobacterium tuberculosis	結核菌	100〜>500	>100					0.2
グラム陰性菌	Neisseria gonorrhoeae	淋菌	0.002	0.1		0.39	≦0.006	0.01	0.8
	Neisseria meningitidis	髄膜炎菌		0.25		0.39	≦0.006	0.03	10〜20
	Escherichia coli	大腸菌	63	5	0.39	1.56	0.1〜0.39	0.03〜0.2	0.3
	Salmonella Typhi	チフス菌	5	0.25	0.39	1.56		≦0.01〜0.025	1
	Shigella dysenteriae	赤痢菌	50〜>500	3.12		1.56		0.1	6.25
	Klebsiella pneumoniae	肺炎桿菌	8	1.25	1.56	6.25	0.1	0.01	0.6
	Proteus vulgaris	プロテウス菌	0.5	6.25	25	3.12	0.39	≦0.01	0.4
	Pseudomonas aeruginosa	緑膿菌	2500	>100	1.56	>100	>100	0.025	2.5
放線菌	Actinomyces bovis	ウシ放線菌	0.008						
真菌	Candida albicans	カンジダ症菌							
	Aspergillus fumigatus	アスペルギルス症菌							
	Trichophyton mentagrophytes	白癬菌							
スピロヘータ	Leptospira interrogans serovar icterohaemorrhagiae	黄疸出血性レプトスピラ							
	Treponema pallidum	梅毒トレポネーマ	0.01						10〜20
原虫	Entamoeba histolytica	赤痢アメーバ							>1000
	Trichomonas vaginalis	トリコモナス	>1000						>1000

数値は MIC (断らない限り μg/mL) を示す. 本表は各種の資料をまとめたもので,同一条件で測定した値ではない. 同一菌種でも菌株によって MIC 値は著しく異なる場合がある.
*1U はベンジルペニシリンカリウム塩 0.63 μg に相当する.

なお標準溶液および試料溶液の高低両濃度は,それぞれ抗生物質について医薬品各条に規定してあり,高低濃度比 (S_H の力価/S_L の力価) は 2 倍または 4 倍である.

試験菌は医薬品各条に規定する試験菌を用いる.例えばストレプトマイシン硫酸塩の検定には *Bacillus subtilis* ATCC 6633, アムホテリシン B の検定には *Saccharomyces cerevisiae* ATCC 9763 が用いられる.試験菌液を加えた円筒カンテン平板は 32〜37℃ で 16〜20 時間培養し,形成された阻止円の直径を,ノギスなど適当な用具を用いて測定する.

(ii) 穿孔平板法

本法は円筒平板法で用いた円筒カンテン平板の代わりに穿孔カンテン平板を用いて得られる試験菌の発育阻止円の大きさを指標として,抗菌活性を測定する方法である.試験菌,カンテ

カナマイシン Kanamycin	ゲンタマイシン Gentamicin	クロラムフェニコール Chloramphenicol	テトラサイクリン Tetracycline	エリスロマイシン Erythromycin	キタサマイシン Kitasamycin	リファンピシン Rifampicin	ナリジクス酸 Nalidixic acid	シプロフロキサシン Ciprofloxacin	アムホテリシンB Amphotericin B	ケトコナゾール Ketoconazole	ミカファンギン Micafungin
0.3	0.03	0.3	0.4	0.1	0.2		12.5~100	0.1~1.56		100	
11.2		0.3	0.18	0.01	0.01		100	0.1~0.39			
50	25	0.3~0.5	0.025	0.07	0.19	0.02	100	0.39		100	
3.12	1.56		0.5	6.25	0.02	0.01					
0.78	0.04	0.75~5	1.25	0.04	0.35	0.01		0.1			
0.25	0.1		2.5	>2	0.02	0.2	0.2				
			0.1	0.3	0.06	1.6	0.006	100	0.1		50
		1.6~50	0.25			1.9	0.002	100	0.39		100
0.4	0.15	6.3	0.2			0.5					
2.5		0.08	1.6	0.01	0.2	0.02	3.13	≤0.006			
2.5	50	0.5~6.25	1.25	0.12		0.02		<0.006			
15.6	1	0.8	1.8	12.5	50	12.5	1.13~12.5	≤0.006~0.05		≥200	
4	0.78	0.6	1.6	62	50	25					
1	0.78	0.7	3.0	31	25	12.5					
1	0.2	0.3	0.6	3.1	3.1	3.12	0.78~3.13	0.0125~0.05		≥200	
15	5	1	4	50	>100	12.5	1.56~3.13	0.0125~0.025		≥200	
2.8	0.2	1	25	>50	>100		50~100	0.05~0.39		≥200	
1~10		5	100~200	0.2	0.25						
		>1000	>100	>50	>100				0.2~0.5	71.6	0.0078~0.0625
									1.9~3.9	10	0.0078~0.0313
>100		>1000		>100	>100				0.9~7.3	5	
		0.8~4		0.001~0.01	0.05						
		2.5~10	2.5~10		0.8	0.5					
		250		500	>100						
		1000~2500	2000	1000							

ン平板の培地や調製法などは先に述べた円筒平板法に準ずる．調製したカンテン平板にカンテン穿孔機や適当な用具を用いて4個の孔を等間隔にあける．カンテン平板の相対する孔に高濃度標準溶液および低濃度標準溶液を等量入れ，また，ほかの相対する孔に高濃度試料溶液と低濃度試料溶液を入れる．

(iii) ディスク法

試験菌を含むカンテン平板上にペーパーディスク（直径6 mmまたは8 mm）に含まれる抗生物質が拡散し，試験菌の発育を阻止した部分が阻止円として観察される．ノギス等で直径を計る．ディスク法は操作が簡単で広く抗生物質の研究に用いられており，多数の試料を短時間に処理できる点や有機溶剤に溶解した試料にも応用できることから抗生物質のスクリーニング

には欠くことのできない検定法の一つといえる．ただし，精度は円筒平板法と比べて劣る．なお，各種の既知抗生物質を一定濃度含ませた感受性ディスク（3濃度ディスクと1濃度ディスクがある）が市販されている．これらは，カンテン平板に病巣から分離した感染菌を塗布し，その上に感受性ディスクを置き生じた阻止円の直径から，その感染菌に対して有効な抗生物質を選んだり，感受性の程度を判断することができる．

(iv) E テスト（E test）

本法は一定量の抗菌薬を含む1濃度ディスクとは異なり，プラスチックストリップに抗菌薬が濃度勾配をつけてコーティングされたスティック状のろ紙を被検菌が塗抹してあるカンテン平板上にのせ，培養後の阻止帯が交差したストリップ上の目盛りを判読し最小発育阻止濃度を簡易的に測定する（**図 2.6**）．これらは先の感受性ディスクと同様，病院の検査室で簡便な感受性測定法として汎用されている．

(v) 比濁法

本法は，液体培地希釈法を力価試験に応用したものであり試験菌の発育阻止に伴う濁度の光学的な変化を指標に，薬物の抗菌活性を測定するものである．試験菌や培地および操作法等は日本薬局方[1]を参考にされたい．

b) 希釈法（dilution method）

液体培地またはカンテン培地を用いて，調べようとする抗生物質を段階的に希釈した系列を作る．この希釈系列に試験菌を接種し，一定時間培養後，試験菌の発育の有無を判定することにより最小発育阻止濃度（minimum inhibitory concentration, MIC）を求めることができる．ここで液体培地で希釈する方法を"液体培地希釈法"という．一方，カンテン培地で希釈する方法は"カンテン平板希釈法"と呼ばれる．各種検定菌を用いてMICの値を求めたものを，"抗菌スペクトル"（antimicrobial spectrum）といい，MIC値が低ければ感受性，高ければ抵抗性（非感受性）とみなすことができる．さらに限られた微生物種に活性を示すことを「抗菌スペクトルが狭い」といい，反対に多くの微生物種に活性を示すことを「抗菌スペクトルが広い」という．このようにMIC値は抗生物質の *in vitro* での評価を行う上で重要な資料となる．ただし，MIC値は使用する培地の種類，試験菌株，接種菌量，培養温度や時間などによって変動することが多い．そこで，測定値にある程度の普遍性をもたせるため，測定法の統一が図られている．国際的な標準法である米国臨床検査標準化協会（Clinical and Laboratory Standards Institute, CLSI）にしたがったカンテン平板希釈法が日本化学療法学会標準測定法の一つとして採用された[2]．また抗真菌薬の感受性測定には日本医真菌学会[3]より標準法が提案されている．これらの方法に従って測定することが望ましい．**表 2.1** に主要抗生物質の抗菌スペクトルを掲げる．

(i) カンテン平板希釈法

本法によるMICの測定は主に次の手順で実施される．試験菌がよく増殖する培地（通常，Mueller-Hinton agar）を用い，倍々希釈の濃度に調製された抗菌薬を含むカンテン平板を用意する．それに増菌用培地で培養した試験菌の培養液を 10^6/mL の菌数に希釈したものを，白金耳あるいは特殊な接種装置を用いて接種する．一般的には37℃，18〜20時間培養（菌種およ

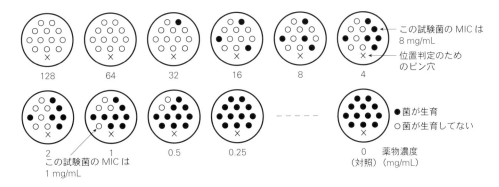

図 2.7　カンテン平板希釈法による最小発育阻止濃度（MIC）測定（37℃，18～20時間培養）
ミクロプランター（佐久間製作所，東京）を用いての実施例．

び薬物により異なる）後，試験菌の増殖が肉眼的に認められない薬物濃度を求め，この値をその菌のその薬物に対するMICとする（図2.7）．本法は1種類の薬物に対し多数の菌株の感受性（耐性）を調べられる利点がある．

(ii) 液体培地希釈法（微量液体希釈法）

　液体培地を用いて抗菌薬の2倍希釈系列を小試験管あるいはプラスチック製の96穴マイクロプレートに作製し，これにあらかじめ菌数を調整した試験菌を接種し37℃で16～20時間培養後，試験菌の増殖の有無を肉眼で判定し試験菌の増殖が認められない最小の抗菌薬濃度をMICとする．また本法は，MICと同時に最小殺菌濃度（minimum bactericidal concentration, MBC）を測定することができる．MBCはMICを測定した後，生育が認められなかった培養液を薬物無添加の培地に移し替えて培養し，菌の増殖が認められなかった元の抗菌薬濃度をMBCとする．MBCの値がMICに近いほど殺菌的な薬物である．

　MICの報告に際しては，微量液体希釈法とカンテン平板希釈法の区別を明記するとされている．そのほか，嫌気性細菌に対するMIC測定法も標準化されている[4]．

　試験管内での抗菌薬の病原微生物に対する抗菌力の評価として，MICが最も汎用される表示法である．しかし，MICの値は *in vitro*（試験管内）での抗菌力の指標であって，必ずしも臨床的な効果を示す値ではない．そこでMICと臨床効果との関連性をもたせるために，先の米国臨床検査標準化協会（CLSI）および日本化学療法学会では，臨床効果を反映するMICの境界値（80％以上の有効率）として化学療法薬のブレイクポイント（breakpoint）が示されている．MICがブレイクポイント以下の菌は感受性とみなし，臨床効果が期待されると判断される．逆にブレイクポイント以上のMICを示す菌は耐性と判断される．

参考文献

1) 日本薬局方解説書編集委員会（編）：第十七改正日本薬局方解説書，廣川書店，東京（2016）
2) 永山在明ほか：抗菌薬感受性測定法検討委員会最終報告（2007年），**56**, 49（2008）
3) 篠田孝子ほか：日本医真菌学会標準化委員会報告（1995～1997）提案 糸状菌の抗真菌薬感受性試験法，日本医真菌学会雑誌，**40**, 243（1999）
4) 日本化学療法学会：抗菌薬感受性測定法検討委員会報告（1992年），*Chemotherapy*, **41**, 183（1993）

［塩見和朗］

C 抗菌薬耐性

> **SBO** ・主要な抗菌薬の耐性獲得機構および耐性菌出現への対応を説明できる．

　ペニシリンの発見以来，人類はさまざまな抗菌薬を開発することで，多くの感染症を克服してきた．黒死病の原因が瘴気と考えられていた時代からは予想もつかないことである．一方で，病原体も手をこまねいているわけではない．ありとあらゆる手段で生き延びようとしている．地球上にはるか昔から厳しい生存競争を勝ち抜いてきている微生物は，新参者である人類にとってかなりの強敵であることは疑う余地もない．

　とはいえ何も対策を立てなければ，いつかは抗菌薬による治療が不可能な時代がくるかもしれない．そうしないためには，細菌がどのように抗菌薬による攻撃を回避しているのか，すなわち抗菌薬耐性について深く知っておく必要がある．

1 耐性菌の現状

　2013年の米国疾病管理予防センター（Centers for Disease Control and Prevention, CDC）の報告によると，米国では年間200万人以上が抗菌薬耐性菌による感染症に罹患し，そのうち少なくとも23000人が死亡していると推測している．世界保健機関（World Health Organization, WHO）は「No Action Today, No Cure Tomorrow」というメッセージを発信し，耐性菌の問題は喫緊の課題であるとしている．

　わが国においても「新規抗菌薬の開発に向けた8学会提言」が感染症関連の8学会から出された．この提言には，①戦略的な耐性菌サーベイランスの実施，②院内感染対策・制御のさらなる徹底，③行政との連携による抗菌薬適正使用支援の推進，④創薬を促進するための施策・連携・協力といった方向性が示されている．この方向性を踏まえた異種分野間の協力が一層必要とされている．

　現在の感染症法において，抗菌薬耐性菌による感染症のうち，カルバペネム耐性腸内細菌科細菌（CRE）感染症，バンコマイシン耐性黄色ブドウ球菌（VRSA）感染症，バンコマイシン耐性腸球菌（VRE）感染症，薬剤耐性アシネトバクター（MDRA）感染症は，五類感染症（全数把握）に指定されている．またペニシリン耐性肺炎球菌（PRSP）感染症，メチシリン耐性黄色ブドウ球菌（MRSA）感染症，薬剤耐性緑膿菌（MDRP）感染症は，五類感染症（定点把握）である．JANIS（Japan Nosocomial Infection Surveillance）の報告によると，全国1400余りの医療機関において年間約37万人の患者から何らかの耐性菌が分離されている．特にMRSAは約17万人であり，対象となるすべての医療機関から分離されている．継続的なサーベイランスを行い，わが国における耐性菌の現状を把握しておくことは極めて重要である．

　一方で世界に目を向けると多種多様な耐性菌が問題となっているうえ，その状況は地理的・文化的・経済的な因子によっても大きく異なっている．この状況を一気に解決する術はまだない．現状では，一つひとつの感染症に対しての対応を地道に行っていくしかない．

2 耐性菌とは

　そもそも耐性菌とはどういうものであろうか．ヒトは同じ *Homo sapiens* であっても，その能力や身体的な特徴が完全に一致しているわけではない．速く走ることができるヒトもいれば，重いものを持ち上げることができるヒトもいる．細菌でも同じことがいえ，たとえ同じ種であっても遺伝子上に何らかの変化（変異）があれば，その性質に違いが生じることもある．さらに同じ株であっても多少の「ゆらぎ」は存在すると考えられるため，一つひとつの細胞をみれば，抗菌薬に対しての強さにばらつきがあることは否めない．

　抗菌薬に対する耐性（感受性）を評価する指標として，最小発育阻止濃度（MIC, p.78 参照）が用いられる．同じ菌種の多くの株についてMICを測定すると，ある濃度を基準として正規分布を示す．ところが，一部の菌（株）ではこの正規分布から高濃度側に外れた値を示す．これが俗にいう耐性菌である．

　この耐性菌という言葉には2つの使用方法が存在する．

　一つ目は，同一種において基準の値からMICが高い値を示す場合である．日本化学療法学会や米国のCLSI（p.78 参照）が，それぞれの抗菌薬とそれぞれの細菌に対する標準的なMICを示している．それに加えて，その測定方法についても詳細に説明している．これは世界中どこで測定が行われようとも，この手段に従って測定されたMICは，示されている標準的なMICと比較が可能であることを意味する．臨床現場ではこの値と比較することで，対象となる菌が耐性菌なのかどうかを判断する．

　もう一つは，そもそもその抗菌薬が効かないことを意味する場合である．研究室内での実験では，抗菌薬を可能な限り高濃度にすれば，いずれかの濃度で細菌は生育することはできなくなる．しかしその濃度を，人体の中で再現できるかがポイントである．また感染部位によっても状況が異なる場合がある．研究室の実験では非常に低濃度のMICを示す抗菌薬であっても，実際に細菌が存在する患者の患部においてその濃度を達成できない場合は，治療不可能ということになり，結果，耐性であるということになる．「この細菌はもともと抗菌薬に耐性をもっており…」という表現をよく聞くが，この場合は，通常使用可能な濃度では治療ができないということを意味しているのである．このことを考慮して治療可能・不可能の境界値としてブレイクポイントというものが設定されている．前述のMICとは異なっている場合もあり，その目的に応じて使い分ける必要がある．

3 抗菌薬開発と耐性菌の歴史（図2.8）

　人類が手に入れたはじめての抗菌薬はサルバルサンである．その後，サルファ薬が合成され，1942年に初の抗生物質としてペンジルペニシリンが開発された．このころからすでに耐性菌の出現は起きていたと考えられる．その後，放線菌からさまざまな抗生物質が発見され，また官能基変更などの半合成の抗菌薬も次々と開発された．メチシリン耐性黄色ブドウ球菌（methicillin-resistant *Staphylococcus aureus*, MRSA）がはじめて見いだされたのは，1961年のことである．開発から約20年かかっての報告であった．しかし臨床現場でさらに多くの抗菌薬が飛躍的に使用されるようになると，その耐性菌の出現速度も高くなっていった．2000年に開発されたリネゾリドに対する耐性菌が報告されたのは，その翌年のことである．俗に抗菌薬の開発と耐性菌の出現が「いたちごっこ」といわれる所以である．

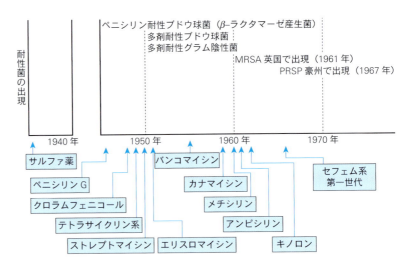

図 2.8 抗菌薬と

MRSA：メチシリン耐性黄色ブドウ球菌，PRSP：ペニシリン耐性肺炎球菌，
BLNAR：β-ラクタマーゼ非産生アンピシリン耐性インフルエンザ菌，

　人類はこのような過去の教訓を生かし，さまざまな対策をとる必要がある．そうでなければ，今後良い抗菌薬が開発されたとしても，長い年月と開発費をかけた抗菌薬がたちまち使用できなくなることが容易に予想できるからである．

4　微生物が耐性となる理由

　微生物は約38億年前から地球上に存在している．この間，地球そのものの変化や生態系の変化などに伴う，微生物を取り巻く環境が大きく変わってきていると考えられる．現存する微生物というのは，そのようななかで生き残ってきた者たちである．微生物のゲノム上には多種多様な環境中でも生き延びられるような遺伝子が存在していると考えることは必然であろう．
　一方で，微生物だけでなくありとあらゆる生物は，自らが生存競争に有利になるようにさまざまな戦略を立てている．微生物においてわれわれがよく用いている「病原性」とは，裏を返せば微生物にとっては有利となる性質である．病原性を発揮し宿主を攻撃することによって，自らの生存の場を獲得し，栄養を調達しているのである．それは宿主側でも同じことがいえ，ヒトが分泌する抗菌ペプチドや，植物が含有するさまざまな抗菌性物質も相手をたたくことで自らを有利にしていると考えることができる．そのような自らを攻撃するような物質に対して抵抗する術を獲得するというのは自然の摂理のなかではごくありふれたことであろう．そしてその矛先は，同じ環境で生存できるであろう他種細菌をも攻撃する．これの最たる例が抗生物質である．
　抗生物質とは，カビや放線菌などの微生物によって作られ，ほかの微生物や生細胞の発育を阻害する有機物質である．抗生物質のなかには，そのままでは自らをも攻撃するような物質も存在している．したがって抗生物質産生微生物は，自身の産生する抗生物質が効かないように耐性を獲得している．

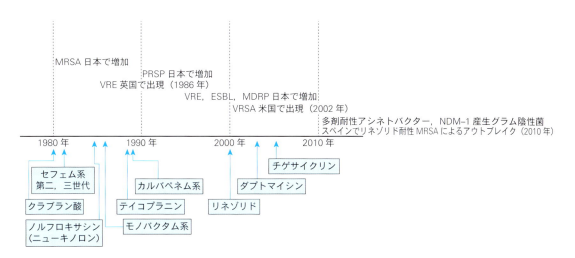

耐性菌の歴史
VRE：バンコマイシン耐性腸球菌，ESBL：基質拡張型 β-ラクタマーゼ，
MDRP：多剤耐性緑膿菌，VRSA：バンコマシン耐性黄色ブドウ球菌

これらの耐性因子は遺伝情報として抗生物質産生微生物が保有している．したがってこれらの遺伝子を感受性細菌が獲得すれば，その細菌は耐性となる．このような状況の下で，細菌は多種多様な物質に対して耐性となっている．

5 抗菌薬耐性菌の出現機構

細菌が抗菌薬に対して耐性を獲得する方法としては次の二つが考えられる．一つは，ゲノム上の突然変異によるものである．例えば，その細菌が潜在的にもってはいるが，発現されていない遺伝子が何らかの変異によって発現するようになることが考えられる．あるいは遺伝子の発現量が小量であったものが，変異によって大幅に上昇したことによって起こることもある．そして抗菌薬が作用するある酵素のアミノ酸配列が変化することによってその抗菌薬が結合できなくなるということもあり得る．一般にこれらの変異の頻度は 10^{-7}〜10^{-8} 程度といわれているが，実際の変異の確率は，どのような耐性を獲得するかに依存する．仮にゲノム上のどの箇所にも等しく変異が生じるとすると，あるタンパク質の機能不全による場合と，機能変化による場合では，前者のほうが圧倒的に起こりやすい．ナンセンス変異やフレームシフトなど，どのような変化であっても機能不全は起こるからである．一方，後者の場合は，特定の箇所のアミノ酸残基がそのタンパク質の機能を保持しながらも抗菌薬が攻撃できないように変化しなければならないため，その可能性は非常に低くなる．

もう一つは，外界からの耐性遺伝子の獲得である．R プラスミドなどの薬剤耐性遺伝子を保持したプラスミドを取り込む場合もあれば，バクテリオファージなどを介して耐性菌から耐性遺伝子が導入される場合もある．プラスミドの場合，そのプラスミドを複製できる細菌であれば同種同属の細菌でなくても伝播しうる．特に broad-host range といわれるプラスミドの場合，かなり多くの属の間で伝播が起こる．接合伝達（p.23 参照）によって伝播する場合は，直接菌

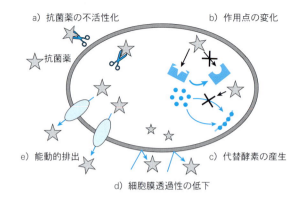

図 2.9　抗菌薬耐性の生化学的機構

同士が受け渡しを行うため，効率は良いと考えられる．また特別な過程を経ずに外界のプラスミドが細胞内に入ることもある．細菌のなかにはもともと外来遺伝子を取り込みやすい種もあり，そのような細菌では形質転換効率は高いとされている．バクテリオファージによる形質導入の場合は，種特異性はある程度厳密ではあるが，同種の細菌間では効率良く遺伝子が導入される．

6　抗菌薬耐性の生化学的機構（図 2.9）

抗菌薬耐性機構は，その抗菌薬によってそれぞれ異なっているが，大きく五つに分類される．それぞれについて例をあげながら述べる．

a)　分解や修飾による抗菌薬の不活性化

細菌が産生する酵素によって抗菌薬を分解，もしくは何らかの修飾を施し，抗菌薬を無効化するものである．酵素活性によるものであるため，化学構造が類似した別の抗菌薬にも作用する．したがって同一の系に分類される抗菌薬にも同時に耐性となるが，化学構造が類似していない場合は耐性とならない．

(i)　β-ラクタム系抗菌薬の分解

β-ラクタマーゼ（β-lactamase）は，β-ラクタム系抗菌薬の β-ラクタム環を加水分解する（図 2.10）．β-ラクタマーゼは，活性中心にセリン残基をもつセリン β-ラクタマーゼと，亜鉛を co-factor とするメタロ β-ラクタマーゼの 2 種類に分けられる．セリン β-ラクタマーゼは，アミノ酸配列の類似性からクラス A, C, D に分類されており，同じ β-ラクタマーゼでも分解できる物質が少し異なっている．クラス A には主にペナム系を分解できるペニシリナーゼ型と，ペナム系および第二世代，第三世代セフェム系を基質とする基質拡張型 β-ラクタマーゼ（extended spectrum β-lactamase, ESBL）が含まれる．クラス C にはセフェム系を基質とするセファロスポリナーゼ型が，クラス D にはペナム系のなかでもペニシリナーゼ抵抗性であるオキサシリンを分解できる OXA 型が含まれる．一方，メタロ β-ラクタマーゼは，クラス B に分類される．モノバクタム系以外のほとんどの β-ラクタム系を分解でき，ほかの種類の β-ラクタマーゼでは分解されにくいカルバペネム系をも分解できるので，カルバペネマーゼ型と呼ばれている．

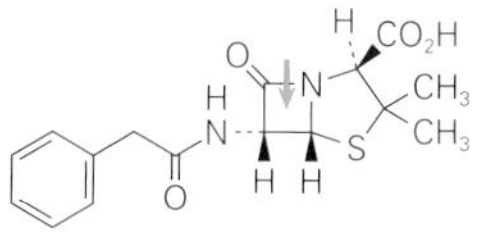

図 2.10 β-ラクタマーゼによる β-ラクタム環の分解
β-ラクタマーゼにより矢印のところが切断される．
β-ラクタム環が開裂すると抗菌活性がなくなる．

　最近，カルバペネム耐性腸内細菌科細菌（carbapenem-resistant enterobacteriaceae, CRE）が問題となっている．CRE が問題となるのは，ほとんどの β-ラクタム系抗菌薬が効かないうえに，β-ラクタム系抗菌薬以外の系統の抗菌薬にも耐性を獲得している場合が多いからである．カルバペネムを分解できるカルバペネマーゼは，クラス A, B, D に含まれる．*Klebsiella pneumoniae* carbapenemase（KPC）型は，クラス A に分類され，文字通り肺炎桿菌によくみられる．米国を中心に拡大している．クラス B では，IMP 型，VIM 型と呼ばれているメタロ β-ラクタマーゼが含まれており，IMP 型は 1991 年に世界ではじめてわが国で分離されている．インドを中心に拡大している New Delhi metallo-β-lactamase（NDM）型もクラス B である．
　β-ラクタム系抗菌薬は，ペプチドグリカンの生合成における架橋反応を阻害する．したがって作用点は細胞膜（グラム陰性菌の場合は内膜）の外側である．このため，β-ラクタマーゼはシグナルペプチドをもつ形で翻訳され，細胞膜の外側に分泌された後，シグナルペプチドが切断され，活性型となる．

(ii) アミノ配糖体系抗菌薬の修飾

　アミノ配糖体系抗菌薬については，分解ではなく種々の修飾が行われる．主に三つの修飾酵素が知られているが，いずれの場合でも作用点であるリボソームの機能を阻害できなくなる．修飾はリン酸化，アセチル化，アデニリル化であり，それぞれ，アミノ配糖体リン酸化酵素（aminoglycoside phosphotransferase, APH），アミノ配糖体アセチルトランスフェラーゼ（aminoglycoside acetyltransferase, AAC），アミノ配糖体アデニリルトランスフェラーゼ（aminoglycoside adenylyltransferase, AAD）によって行われる．例えば，カナマイシンの場合，いずれの酵素によっても修飾され活性を失う（**図 2.11**）．リン酸基とアデニリル基は ATP（アデノシン三リン酸）に由来し，アセチル基はアセチル CoA に由来する．アミノ配糖体系抗菌薬はこれらの修飾酵素で修飾されないように，新しい化合物が創製されてきた．アミカシンはカナマイシンから，アルベカシンはジベカシンから構造変換されたものであるが，いずれも立体障害により酵素による修飾を受けにくくしたものである．

(iii) クロラムフェニコールの修飾

　クロラムフェニコール修飾酵素としてクロラムフェニコールアセチルトランスフェラーゼ（chloramphenicol acetyltransferase）が知られている．この酵素はアセチル CoA のアセチル基をクロラムフェニコールの 3 位の水酸基に転移する（**図 2.12**）．アセチル化されたクロラムフェニコールは抗菌活性を失う．なおこのアセチル基は非酵素的に 1 位の水酸基に転移される．そして再び酵素反応によって 3 位の水酸基がアセチル化される．このようにして最終的に二つの水酸基がアセチル化される．クロラムフェニコールは二つの水酸基が水素結合によって環状構造をとることが抗菌活性に重要であるため，一つの水酸基のアセチル化によって活性を失う．

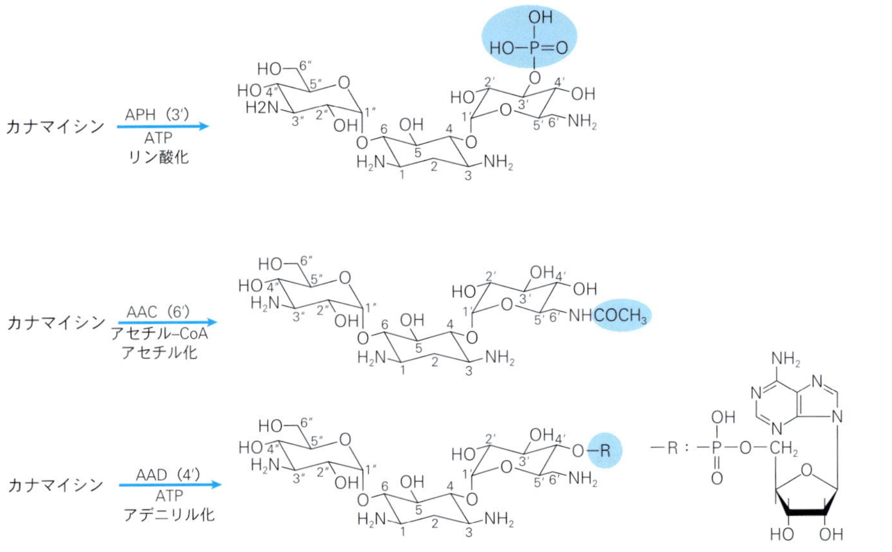

図2.11 修飾酵素によるアミノ配糖体の修飾の例

カナマイシンが3種類の酵素によりそれぞれリン酸化，アセチル化，アデニリル化される例を示す．

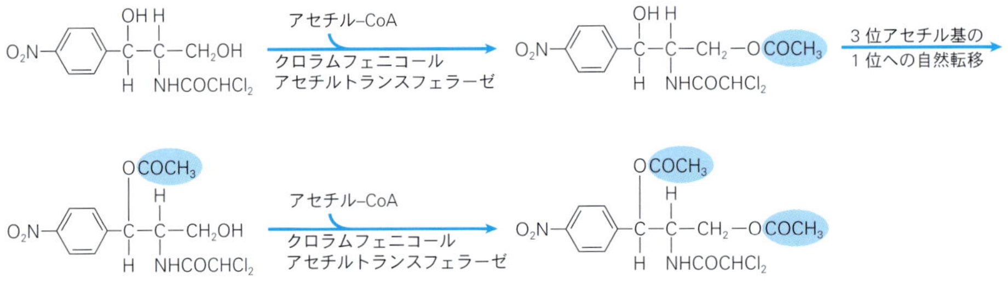

図2.12 クロラムフェニコールのアセチル化による不活性化

クロラムフェニコールは二つの水酸基をもつが，それらがアセチル化される．

また数は少ないがリン酸化による修飾もみつかっている．

(iv) マクロライド系抗菌薬の分解，修飾

マクロライド系抗菌薬の場合には，分解と修飾の両機構が存在する．14 および 15 員環マクロライドのラクトン環の加水分解を行うエステラーゼ［Ere(A), Ere(B)］の遺伝子は，主にグラム陰性菌が有するプラスミドに存在する．またアミノ糖の 2′-OH をリン酸化するマクロライドリン酸化酵素［macrolide 2′-phosphotransferase, MPH(2′)］も報告されている．いずれもマクロライド系抗菌薬に対して高度耐性をもたらす．

(v) その他

ほかにホスホマイシンを不活化するグルタチオン S-トランスフェラーゼなどが知られている．

b) 作用点の変化による抗菌薬の親和性・感受性の低下

このタイプの変異は，確率論で考えた場合には非常に起こりにくい．なぜなら，細菌の生育・生存に必須な酵素（タンパク質）の機能を損なうことなく，抗菌薬の作用を受けないような変異を起こす必要があるからである．したがって構造遺伝子中のどこに変異が起こってもよいというわけではなく，変異後のアミノ酸残基も限定される．しかしひとたびそのような変異が生じると，変異後の酵素のほうが変異前の酵素と比して性質が劣っていない限りは，抗菌薬が存在しない環境におかれても耐性を損なうことはないと考えられる．

(i) DNA ジャイレースとトポイソメラーゼⅣの変化

キノロン系抗菌薬は，細菌の DNA 複製に関与する DNA ジャイレース（DNA gyrase）とトポイソメラーゼⅣ（topoisomerase Ⅳ）を阻害して抗菌活性を示す．キノロン系抗菌薬の主たる作用点はグラム陰性菌の場合は DNA ジャイレース，陽性菌の場合はトポイソメラーゼⅣといわれている．前者は GyrA, GyrB の，後者は ParC, ParE の各二つのヘテロ四量体で構成されている．これらの酵素の場合，ある特定の部位に変異が起きることでキノロン系抗菌薬によって阻害されなくなることが明らかにされており，その箇所はある特定の領域に集中している．この領域をキノロン耐性決定領域（quinolone resistance-determining region, QRDR）と呼んでいる．

(ii) RNA ポリメラーゼの変化

リファンピシンは，抗菌薬のなかで唯一 DNA から RNA への転写を阻害する．標的は RNA ポリメラーゼである．RNA ポリメラーゼは二つのサブユニット（α, β）からなっており，β サブユニットに変異が起こることによって，リファンピシン耐性を獲得する．

(iii) リボソームの変化

翻訳の場であるリボソームは，リボソームタンパク質（ribosomal protein）とリボソーム RNA（rRNA）からなる．アミノ配糖体系抗菌薬の耐性の場合，リボソームタンパク質に変異が起こるものが知られている．リボソームの立体構造がすでに明らかにされており，これらの抗菌薬と相互作用するアミノ酸残基も同定されているが，変異型のリボソームタンパク質の場合，抗菌薬がうまく結合できないような構造をとっている．

一方，マクロライド系抗菌薬の場合，23S rRNA A2058 のジメチル化による耐性が知られている．エリスロマイシンリボソームジメチルトランスフェラーゼ［erythromycin ribosome methylation（Erm）dimethyltransferase］は，S-アデノシルメチオニンのメチル基を A2058 の C6 位の NH_2 基に転移させる．この場合でも抗菌薬はリボソームとうまく結合できない．この反応が 2 回起こってジメチル化されるとマクロライド系抗菌薬だけでなく，リンコマイシン系抗菌薬やストレプトグラミン B にも耐性となる．

(iv) ペプチドグリカン前駆体の変化

バンコマイシンはその作用点から当初は耐性菌は出現しないだろうと考えられていた．バンコマイシンはペプチドグリカン生合成過程の最終段階である重合反応（ペプチドグリカントランスグリコシラーゼ反応）や架橋形成反応（ペプチドグリカントランスペプチダーゼ反応）を阻害するが，その阻害様式はこれら酵素反応の基質であるペプチドグリカン前駆体の dAla-

DAlaへの結合であったためである．したがって基質が変わらない限りはこの阻害を回避できない．実際にバンコマイシンが登場してから耐性菌の出現までの期間は，そのほかの抗菌薬に比べれば長いものであった．

しかし1986年に英国で発生したバンコマイシン耐性腸球菌を皮切りに，バンコマイシン耐性菌は出現している．これらは末端のDAla-DAla部分をDAla-DLactateもしくはDAla-DSerに置き換えることで，バンコマイシンが結合できなくなっている．このバンコマイシン耐性はその遺伝子クラスター上にDAla-DLactateもしくはDAla-DSerを生合成する酵素遺伝子（前者ではvanAおよびvanB，後者はvanCといわれている）だけでなく，もともと存在していたDAla-DAlaを分解する酵素遺伝子も含まれている．バンコマイシンが基質と結合することによってその効力を発揮するということを考えれば，非常に効果的な耐性機構だといえる．

さらにバンコマイシン耐性遺伝子クラスターはプラスミド上に存在するため，伝達されやすいという特徴をもつ．

(v) その他

近年ペニシリン耐性肺炎球菌（penicillin resistant *Streptococcus pneumoniae*, PRSP）の分離頻度が高くなっている．肺炎球菌の場合は，ペプチドグリカン合成の過程で重要であるペニシリン結合タンパク質（penicillin binding protein, PBP）遺伝子の変異によって，ペニシリンが効かなくなっている．肺炎球菌はプラスミド性だけではなく，染色体上の遺伝子も高い確率で取り込み形質転換するという性質があるため，この耐性は容易に伝達されていく．

抗菌薬ではないが，消毒薬においても耐性菌は問題である．現在米国で規制対象となっているトリクロサンは抗菌石けんに含まれている．このトリクロサンの作用点は脂肪酸合成酵素であるFabIであるが，このFabIに変異が生じることによってトリクロサンが結合できなくなり，耐性を獲得する．

c) 阻害を受ける標的酵素の代替酵素の産生

本来，抗菌薬の標的となる生体反応は，その細菌にとって生存に必須な反応であり，かつその反応を触媒する別経路（迂回経路）が存在しないものである．しかしこの別経路の遺伝子を新たに獲得することによって耐性を獲得する場合もある．その代表がMRSAにおけるβ-ラクタム系抗菌薬に対する耐性である．PBPはペプチドグリカン生合成過程の最終段階を担うトランスペプチダーゼとして働く．β-ラクタム系抗菌薬は，PBPと不可逆的に結合することで，ペプチドグリカンの架橋反応を阻害する．黄色ブドウ球菌は本来4種類のPBP（PBP1, PBP2, PBP3, PBP4）をもつが，いずれもβ-ラクタム系抗菌薬によって阻害される．しかし，MRSAは*mecA*という遺伝子を新たに染色体上に獲得している．*mecA*遺伝子の産物はPBP2′もしくはPBP2aと呼ばれ，β-ラクタム系抗菌薬によってほとんど阻害されない．*mecA*遺伝子はもともと黄色ブドウ球菌がもっていたPBPが変異したものではなく外来性であると考えられているが，その起源は明らかになっていない．

サルファ薬とトリメトプリムの耐性株では，阻害されない代替酵素遺伝子を保持するプラスミドとして獲得している．

d) 抗菌薬の細胞膜透過性の低下

ほとんどの抗菌薬は細胞質，すなわち細胞内に存在する酵素を阻害することで抗菌活性を示

す．一部の抗菌薬（β-ラクタム系抗菌薬やグリコペプチド系抗菌薬）は細胞膜の外側で活性を発揮するが，グラム陰性菌の場合ではペリプラズム間隙の外側に存在する外膜を通過して細胞内に入ってくる必要がある．グリコペプチド系抗菌薬であるバンコマイシンは多くのグラム陽性菌には効果を発揮するが，グラム陰性菌には効果がない．これは分子量が大きいために外膜を通過できないからであるとされている．

グラム陰性菌である緑膿菌の外膜には，OprDと呼ばれるポーリン孔が存在する．β-ラクタム系抗菌薬の一つであるイミペネムはこのOprDを通過して作用点にまで到達できる．緑膿菌では，このOprDに変異が生じて機能不全になる，あるいはその発現量が低下することによってイミペネム耐性を獲得している．

大腸菌の場合では，同じく外膜ポーリンであるOmpFが減少することでセフェム系抗菌薬に耐性となることが知られている．

ホスホマイシンは，ムレインモノマーの構成成分であるUDP-MurNAcをUDP-GlcNAcとホスホエノールピルビン酸から生合成する過程を阻害する．ホスホマイシンは細胞膜に存在するヘキソース-6-リン酸輸送系やグリセロール-3-リン酸輸送系を介して細胞内に輸送されているが，これらの輸送系に異常が生じることで耐性を獲得できる．

e）侵入した抗菌薬の細胞外への能動的排出

細胞内の抗菌薬濃度を下げるためには，流入を防ぐか積極的に（能動的に）排出するしかない．前者が上述d）抗菌薬の細胞膜透過性の低下であり，後者が輸送タンパク質を介した抗菌薬の排出機構である．細胞内に一度は流入したものを排出しなければならないため，濃度勾配に逆らった輸送（能動輸送）を行わなければならない．そのため，何らかのエネルギーを利用する必要がある．細菌の場合，そのエネルギーは細胞膜を介したH^+の電気化学的ポテンシャル差を利用するものが多い．一部の輸送タンパク質では，Na^+の電気化学的ポテンシャル差やATPの加水分解エネルギーを利用することもある．

この輸送タンパク質は薬物排出ポンプと呼ばれる．薬物排出ポンプには，基質特異性の低いものと高いものが存在する．前者は化学構造の類似性があまりみられない物質を何種類も輸送できるため，多剤排出ポンプ（multidrug efflux pump）と呼ばれる．一方後者は，特定の抗菌薬，そして同じ系統に分類される抗菌薬のみを排出するため，単剤排出ポンプと呼ばれている．

(i) 多剤排出ポンプ

当初，輸送タンパク質も通常の酵素と変わらず，認識する基質は化学構造上ある程度限定されると考えられていた．しかし多剤排出ポンプの存在が報告され，その機能が明らかになるにつれ，多くの面でその潜在能力に驚かされている．その一つは，基質特異性の幅広さである．後述する単剤排出ポンプの場合，仮に一つの系統の抗菌薬に耐性を獲得したとしても，その他の系統の抗菌薬に対しては感受性のままである．多剤排出ポンプの場合，一つの多剤排出ポンプで複数の抗菌薬を排出するため，このポンプの発現上昇は一気に多剤耐性を細菌に与える．もう一つはその種類の多さである．1995年にあらゆる生物ではじめてインフルエンザ菌（*Haemophilus influenzae*）の染色体の塩基配列がすべて読まれた．その後，大腸菌や枯草菌などさまざまな細菌について解析が進んだ．その結果わかったのは，多剤排出ポンプと推定される遺伝子が非常に多く存在していることである．1個ですら多様な抗菌性物質を排出可能であるのに，それが数十個存在しているのである．その後，これら遺伝子をクローニングしての解析が

進んだが，そのほとんどは普段眠っている遺伝子，すなわち通常の培養条件では発現すらしていないものであった．この発現抑制は，抑制タンパク質（リプレッサー repressor）によって起こっているが，このリプレッサーに機能欠損が生じると，その菌は多剤排出ポンプを容易に発現しうる．

多剤排出ポンプはそのアミノ酸配列の一次構造と利用する共役エネルギーの違いから5種類に分類される（図2.13）．グラム陰性菌において抗菌薬の排出に主要な役割を果たしているのは，RND（resistance nodulation cell division）型多剤排出ポンプである．このポンプは内膜タンパク質，外膜タンパク質およびそれらをつなぐペリプラズムタンパク質の3成分からなっており，H^+の電気化学的ポテンシャル差を利用して抗菌薬を排出する．β-ラクタム系，アミノ配糖体系，マクロライド系，キノロン系，クロラムフェニコールなどの抗菌薬や塩化ベンザルコニウムやクロルヘキシジンなどの消毒薬をも排出し，耐性を与える．抗菌薬ではないが，抗菌活性をもつ色素（エチジウムやローダミンなど）や胆汁酸に対する耐性も付与することができ，その基質をすべて把握することも難しい．大腸菌をはじめ，緑膿菌，ネズミチフス菌，腸炎ビブリオ，カンピロバクター，セラチアなど多種多様なグラム陰性菌で機能解析の結果が報告されている．特に緑膿菌においては，通常の培養条件で常時発現しているMexAB-OprMに加え，MexCD-OprJはニューキノロン系抗菌薬の耐性に，MexXY-OprMはアミノ配糖体系抗菌薬の耐性に深くかかわっている．

グラム陽性菌で最もよく知られているものは，黄色ブドウ球菌のNorAである．MF（major facilitator）superfamilyに属しており，H^+の電気化学的ポテンシャル差を利用する．ニューキノロン系抗菌薬の耐性に深くかかわる．また四級アンモニウム系消毒薬に耐性を与えるQacAを保有する株も見出されている．

ABC（ATP binding cassette）型は，ほかのポンプと異なり，ATPの加水分解エネルギーを利用する．真核細胞ではP糖タンパク質（P-glycoprotein）として有名であるが，細菌では抗菌薬耐性に関与しているものは多くはない．MATE（multidrug and toxic compound extrusion）型については当初生物界ではじめてのNa^+の電気化学的ポテンシャル差を利用するものとして報告されたが，遺伝子破壊株を用いた解析でも大きな表現型の変化はみられていない．SMR（small multidrug resistance）は主にプラスミド性であり，多種細菌への伝播が起こりやすいと考えられるが，基質特異性は限定的である．

多剤排出ポンプの潜在能力で特筆すべき点は，合成抗菌薬など本来自然界には存在しないものをも基質とすることである．すなわち今後新しい抗菌薬を開発したとしても，それすらも排出してしまう可能性がある．

(ii) 単剤排出ポンプ

マクロライド系抗菌薬の排出は，これまでに二つが知られている．一つはABC型のMsr(A)であり，ATPの加水分解エネルギーを利用してマクロライドやストレプトグラミンを排出する．スタフィロコッカス属細菌の保有するプラスミド上にコードされている．もう一つはMF型のMef(A)とMef(E)である．スタフィロコッカス属だけでなくエンテロコッカス属，ストレプトコッカス属やグラム陰性菌でも報告されている．14および15員環マクロライドには耐性を示すが，16員環マクロライド，リンコマイシン系には耐性とならない．

またテトラサイクリンを排出するTetAが知られている．テトラサイクリンは，細胞内で1価のアニオンとなりMg^{2+}をキレートすることで1価のカチオンとなる．TetAはこのキレート

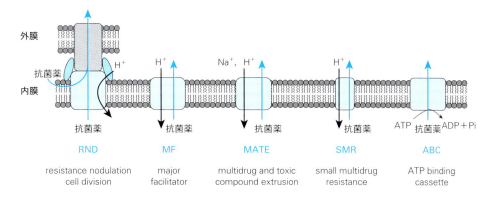

図 2.13 多剤排出ポンプ

表 2.2 主要な抗菌薬の耐性機構

抗菌薬	主な耐性機構
β-ラクタム系	β-ラクタマーゼによる分解 代替酵素（PBP2a など）の産生 ペプチドグリカン合成酵素の変異 多剤排出ポンプによる排出 外膜ポーリンの変異による透過性の低下
テトラサイクリン系	排出ポンプによる排出 リボソームの変化
マクロライド系	エステラーゼによる分解 rRNA のメチル化 多剤排出ポンプによる排出
アミノ配糖体系	修飾による不活性化 リボソームの変異 多剤排出ポンプによる排出
キノロン系	DNA ジャイレースやトポイソメラーゼ IV の変異 多剤排出ポンプによる排出
サルファ薬	標的酵素の変異 代替酵素の産生
グリコペプチド系	ペプチドグリカン前駆体の材料となる DAla-DAla から DAla-DLactate または DAla-DSer への変化
リンコマイシン系	rRNA のメチル化
ストレプトグラミン系	rRNA のメチル化 加水分解やアセチル化による不活性化 多剤排出ポンプによる排出
リネゾリド	リボソームの変異 rRNA のメチル化
クロラムフェニコール	修飾による不活性化 多剤排出ポンプによる排出
ホスホマイシン	修飾による不活性化 標的酵素の変化 細胞内への取り込み低下

体と H^+ を交換輸送する．

以上説明した抗菌薬の耐性機構を**表 2.2** にまとめた．

7 交差耐性と多剤耐性

　交差耐性（cross resistance）とは，ある抗菌薬に対する耐性を細菌が獲得した場合，別の抗菌薬に対しても同時に耐性を獲得する現象のことである．分解や修飾による抗菌薬の不活性化や作用点の変化などは，抗菌薬の構造に強く依存するため，化学構造が類似したものについては交差耐性を獲得しやすい．一方でこれらの共通性が乏しく，作用点も化学構造も異なる抗菌薬に対して耐性を獲得した場合，多剤耐性（multidrug resistance）と呼ぶ．多剤排出ポンプの発現上昇や，複数の耐性遺伝子を保有するプラスミドを獲得した場合に起こりうる．

8 薬剤耐性菌への対策

　薬剤耐性菌の問題は，年々大きくなっている．一昔前は，抗菌薬が多く使用される先進諸国での問題とされていたが，最近では新興国の急成長に伴い，ほぼ全世界での問題となってきている．世界レベルの問題でありながら，国内事情や医療環境などはおのおのの国で異なるため，統一的な対策を立てることは困難を極める．しかし手をこまねいていては，後世に抗菌薬がまったく効果を示さない細菌を生み出す可能性も否定できない．製薬企業や大学研究者だけでなく現場の医療従事者，行政などが共同して取り組んでいかなければならない．
　以下に薬剤耐性菌の問題を克服する方策をいくつかあげる．

(i) 新規抗菌薬の開発

　これまで人類は地球上の多種多様な環境から微生物を採取し，その産生物をスクリーニングに用いてきた．その結果，抗菌活性でなくさまざまな薬理活性を示す物質を単離し，臨床応用に結びつけた．しかし人類が到達できていない場所はもう限られており，これまでの手法ではそのような新規の微生物の単離は難しい．一方で，現在人類が培養できる微生物は10％にも満たないと報告されており，まだまだわれわれがその存在に気付いてさえいない微生物は無数に存在する．これらを発掘することができれば，新規化合物を見出せる可能性は高いと考えられる．そのようななかで，これまでの抗菌薬とは作用点の異なる物質や，作用点が同じでも機序が異なる物質など，スクリーニング系を工夫することによってさまざまな物質を見いだすことも可能となると考えられる．

(ii) 既存抗菌薬の改善

　まったく新しいものを上市することは難しいであろうが，抗菌活性を増大させる，副作用を軽減させる，体内動態を改善する，標的臓器に集積しやすいように工夫するなどの抗菌薬の化学的な変換は，臨床現場における使用のしやすさにもつながる．副作用が軽減できればより高濃度での適用も可能となり，耐性菌選択濃度域（mutant selection window, MSW）を超えることができる．その結果，耐性菌の出現を抑制することができる．

(iii) 耐性系阻害薬の開発

　細菌は上述した五つの生化学的機構によって抗菌薬耐性を獲得している．その耐性機構を阻害できれば，使用できなくなった抗菌薬を復活させることができるようになる．この耐性系阻害薬は，それ自身は抗菌活性をもっていなくてもよい．β-ラクタマーゼ阻害薬であるクラブラ

ン酸はその1例である．最近では多剤排出ポンプ阻害薬の開発も行われてきており，期待されている．

(ⅳ) 抗病原因子薬の開発

この方策は，病原微生物そのものを叩くというよりは，病気を起こさないようにするというものである．われわれヒトに悪さをしない（病原性を発揮しない）のであれば，そこに細菌がいたとしても症状は限りなく抑えられる可能性がある．そのためにはその毒性発揮メカニズムを詳細に明らかにする必要があり，現在多くの病原因子に関して遺伝子レベル，タンパク質レベルで解析が進んでいる．病原因子の一つとして種々の外毒素があるが，これらを直接攻撃する抗毒素と比べて，より安価に製造することができれば開発する余地は十分にある．

(ⅴ) ワクチンの開発

ワクチンの開発も耐性菌対策には有用である．ワクチンが適用できるかどうかは，抗菌薬耐性の有無には依存しないうえ，予防できるのであれば抗菌薬を使用することもなく，新たな耐性菌の出現を阻止できる．生物学的製剤であるため，医薬品としての承認は通常の抗菌薬とは異なっており，品質管理など別の観点の課題はあるものの，ワクチンが利用できる感染症に対しては，選択肢の一つとして有用である．

(ⅵ) 院内における対策

病院内には元来，感染症にかかりやすい「易感染者」が多く存在する．そのため必然的に抗菌薬の使用量や使用機会は多くなる．また侵襲性の高い治療も多いことから，感染の機会は市中と比較してとても高い．易感染者には環境常在菌による日和見感染も起こりやすく，そのような細菌は緑膿菌などもともと抗菌薬があまり効かないものが多い．したがって，病院内では抗菌薬の使用について適切なコントロールが必要である．そのためには適切な処方がカギとなる．例えば，緊急性の高い感染症治療の場合，広域スペクトルをもつ抗菌薬を使用せざるを得ないが，原因菌の特定やその菌の薬剤耐性パターンが判明したときには，狭域抗菌スペクトルをもつ抗菌薬に切り替えることも必要である．デ・エスカレーションというこの方法は，新たな耐性菌を生み出さないという目的に非常に合致している．わが国では比較的抗菌薬が処方されやすい傾向にある．医師・薬剤師が協力し合って，より効果的かつ耐性菌の出現を抑制するような抗菌薬使用方法を考え，取り入れるべきである．

さらに消毒薬耐性を助長させた場合，多剤排出ポンプの発現上昇が起きてしまうと，抗菌薬耐性にもなりうる．この点を理解し，消毒薬の使用方法についても感染制御チーム（infection control team, ICT）を中心に議論すべきであろう．

(ⅶ) 海外における対策

わが国での対策が仮に功を奏したとしても，同じ対策が他国で通用するとは限らない．存在する菌種も違えば，抗菌薬耐性も異なるからである．事実，わが国で抗菌薬を処方箋なしで購入することはできないが，海外をみると町の薬局で症状を伝えるだけで容易に，しかもかなり広域スペクトルをもつ抗菌薬が手に入ることもある．とはいえ，このことだけをもって非難することはできない．それぞれの国にはそれぞれの文化・風習があり，経済状況や社会情勢，医療に関わる行政のあり方も異なる．これらを踏まえたうえで，その国に応じた対策をとる必要

がある．そのためには，これらを総合的に理解できる人材の育成が急務である．そのような人材を他国に派遣することは，わが国をはじめとした先進国に課された義務の一つであると考えられる．

参考文献

1) Y. Cag, H. Caskurlu, Y. Fan, B. Cao, H. Vahaboglu：Resistant mechanisms. *Ann. Transl. Med*. **4**(17)：326-313（2016）.
2) K. Bush, G.A. Jacoby：Updated functional classification of beta-lactamases. *Antimicrob. Agents Chemother*. **54**(3)：969-976（2010）.
3) M.S. Ramirez, M.E. Tolmasky：Aminoglycoside modifying enzymes. *Drug Resist. Updates* **13**(6)：151-171（2010）
4) P. Courvalin：Vancomycin resistance in gram-positive cocci. *Clin Infect Dis*. **42** Suppl 1：S25-34（2006）.
5) R. Hakenbeck, J. Coyette：Resistant penicillin-binding proteins. *Cell Mol. Life Sci*. **54**(4)：332-340（1998）.

［黒田照夫］

D 選択毒性と副作用および相互作用

1 選択毒性

選択毒性（selective toxicity）とは，標的である病原体やがん細胞にだけ「選択的」に「毒性」を示すことを指す．創薬の現場ではいかに選択毒性が高い薬物を開発するかが注視されている．そのような薬物は効果も高く，副作用も少ないため使用できる範囲が極めて広いからである．

選択毒性が発揮される状況には二つの場合が存在する．一つはその化学療法薬の標的が病原体やがん細胞だけに存在し，宿主の細胞や正常細胞には存在しない場合である．β-ラクタム系やグリコペプチド系抗菌薬は細菌細胞のみがもつ細胞壁ペプチドグリカンの生合成を阻害し，高い選択毒性を示す．真菌細胞膜に存在するエルゴステロールの生合成に関わる酵素やウイルスにおける逆転写酵素なども同様である．もう一つは作用点が同じでも親和性が異なる場合である．細菌のリボソームは70Sであるが，ヒトのリボソームは80Sであり，アミノ配糖体系，マクロライド系などは前者に特異的に作用する．キノロン系抗菌薬は細菌のⅡ型トポイソメラーゼ（DNAジャイレースおよびDNAトポイソメラーゼⅣ）を阻害するが，ヒトのトポイソメラーゼⅡには作用しない．

抗悪性腫瘍薬の場合，がん細胞と正常細胞の違いを狙うことが重要となる．しかしその違いは抗菌薬の標的ほどは大きくなく，結果的に選択毒性が低くなる．しかし昨今開発が進められている分子標的薬はがん細胞に特有もしくは大量に発現しているタンパク質を狙うものがあり，選択毒性の高いものも開発されてきているといえる．

2 副作用

副作用の定義は，「好ましくない薬物の作用」である．薬物を投与するということは，高度に精製された化学物質をヒトの体内に入れることであるため，投与されたすべての患者に対して副作用がまったくない薬物というのは存在しないといえる．ここでは特に抗菌薬による副作用に絞り解説する．

a) 副作用の分類

副作用は以下のように分類できる．抗菌薬の副作用はこれら四つが複雑に絡み合って起こりうる．

(i) 薬理学的作用に基づくもの

抗菌薬に限らず，多くの薬物は単一の薬理作用をもっているわけではなく，何らかの別の作用をもっていることがある．例としては，アミノ配糖体系抗菌薬による第8脳神経障害や腎毒性があげられる．一般にこれらの副作用は用量依存的である．薬物濃度の治療域と中毒域にあまり差がなければ，血中濃度の調節も重要となる．副作用の分子レベルでの発生機構についてはわかっていないものも多いが，副作用発現頻度が高いものについては，多くの場合ここに分類することができる．

(ii) 患者の体質に基づくもの

代表例として，アナフィラキシーや発疹などの過敏症があげられる．同じ投与量でも患者によって過敏症が出るかどうかは異なり，これまで投与されたことのない薬物の場合，その予測は難しい．また添付文書に記載されている用量以下でも起こる可能性がある．

患者の基礎疾患に依存するものもここに分類される．腎障害のある患者に，主として腎臓から排泄される抗菌薬を投与した場合，血中濃度が高くなり副作用が発現する．

(iii) 抗菌薬投与の結果，二次的に起こるもの

抗菌薬は病原菌を攻撃し，感染症を治すことができる．一方で本来ヒトに常在している細菌に対しても抗菌活性を示す．腸内細菌叢が変化すると，下痢，胃腸障害やビタミン欠乏症など腸内細菌叢の本来の役割を果たせなくなる場合もあれば，増殖する場所を確保できた病原菌による偽膜性大腸炎や菌交代症が起こる場合もある．特に抗菌薬の長期投与に関しては注意が必要である．

(iv) 薬物相互作用によるもの

抗菌薬が薬物代謝酵素を阻害する，もしくはその発現を誘導する場合に起こる．CYP3A4やモノアミンオキシダーゼなどによる影響が代表例である．これらの場合，その薬物代謝酵素で代謝を受けるすべての薬物が対象となるため，影響が大きい．また薬物同士が直接関係しない場合でも，同種の副作用が起きる薬物でも相互作用は起きる．さらに薬物を細胞外へ排出する薬物輸送タンパク質を阻害することで濃度が上昇する場合もある．表2.3にこれらの酵素や輸送タンパク質に影響を与える抗微生物薬を示す．特にCYP3A4に影響を及ぼす薬物は，相互作用する薬物が非常に多岐にわたるので注意が必要である．

主要な抗菌薬については，表2.4に相互作用，表2.5に副作用をまとめているが，詳細は添付文書を参照してほしい．

表2.3 薬物代謝酵素および薬物輸送タンパク質を介する相互作用

薬　物	基質とするもの	阻害されるもの	発現誘導されるもの
抗菌薬			
エリスロマイシン	3A4, P-gp	3A4, P-gp, OAT	
クラリスロマイシン	3A4	3A4, P-gp, OAT	
アジスロマイシン	P-gp	P-gp	
ノルフロキサシン		1A2	
シプロフロキサシン		1A2	
レボフロキサシン		OCT	
スルファメトキサゾール	2C9, 3A4	2C9	2C9
トリメトプリム		2C8	2C8
キヌプリスチン・ダルホプリスチン		3A4	
クロラムフェニコール		2C19, 3A4	
リファンピシン	P-gp	OAT	1A2, 2B6, 2C8, 2C9, 2C19, 2D6, 3A4, P-gp
イソニアジド	2E1	2C19, 3A4	
抗真菌薬			
ケトコナゾール	3A4	3A4, P-gp	
フルコナゾール		2C9, 2C19, 3A4	
イトラコナゾール	3A4	3A4, P-gp	
ボリコナゾール	2C9, 2C19, 3A4	2C9, 2C19, 3A4	
テルビナフィン		2D6	
抗原虫薬			
メトロニダゾール		2C9	
メフロキン	3A4, P-gp	P-gp	
抗ウイルス薬			
ネビラピン	2B6, 3A4		3A4
エファビレンツ	2B6, 3A4	2B6, 2C9, 2C19	2C19, 3A4
エトラビリン	2C9, 2C19, 3A4	2C9, 2C19	3A4
リルピビリン	3A4		
ラルテグラビル	UGT		
エルビテグラビル	3A4, UGT1A1/3	P-gp	2C9
ドルテグラビル	3A4, UGT1A1		
インジナビル	3A4, P-gp	3A4, P-gp	
サキナビル	3A4, P-gp	3A4, P-gp	
ネルフィナビル	2C9, 2C19, 3A4, P-gp	3A4, P-gp	3A4
リトナビル	3A4, P-gp	2D6, 3A4, P-gp	1A2, 2B6, 2C9, 3A4, P-gp
ロピナビル	3A4	3A4	
アタザナビル	3A4	1A2, 2C8, 3A4, UGT1A1	
ホスアンプレナビル	3A4	2C19, 3A4	
ダルナビル	3A4	3A4	
マラビロク	3A4, P-gp	2D6	
レジパシビル	P-gp, BCRP	P-gp, BCRP	
オムビタスビル	3A4, P-gp	2C8, UGT1A1	
ソホスブビル	P-gp, BCRP		
ダサブビル	3A4, P-gp, OATP1B1	2C8, UGT1A1, OATP1B1, OATP1B3	
テラプレビル	3A4, P-gp	3A4, P-gp	
シメプレビル	3A4, P-gp, OAT	1A2, 3A4, P-gp, OAT	
パリタプレビル	2C8, 2D6, 3A4, P-gp	UGT1A1, OATP1B1	

P-gp：glycoprotein，OAT：organic anion transporter，OCT：organic cation transporter，UGT：UDP-glucuronosyl transferase，OATP：organic anion transporting polypeptide，BCRP：breast cancer resistance protein.

［サンフォード感染症治療ガイド 2015, ライフサイエンス出版を参考に作成］

表 2.4 主な抗菌薬の薬物相互作用

薬　剤	薬物相互作用
アモキシシリン	本　薬：↑プロベネシド 併用薬：↑ワルファリン 　　　　↓経口避妊薬
セフトリアキソン	その他：利尿薬（腎毒性増強）
セファゾリン	併用薬：↑ワルファリン その他：利尿薬（腎毒性増強）
セフメタゾール	併用薬：↑飲酒（ジスルフィラム様作用） その他：利尿薬（腎毒性増強）
カルバペネム系 （メロペネムなど）	併用薬：㊣↓バルプロ酸
バンコマイシン	併用薬：↑全身麻酔薬（副作用発現） その他：腎毒性・聴器毒性を有する薬物（副作用発現）
ダプトマイシン	その他：HMG-CoA 還元酵素阻害薬（CK 上昇）
アミノ配糖体系 （ストレプトマイシンなど）	併用薬：↑麻酔薬・筋弛緩薬（呼吸抑制増強） その他：血液代用薬（腎毒性），ループ利尿薬（腎毒性・聴器障害増強），腎毒性・聴器毒性を有する薬物
クラリスロマイシン	併用薬：㊣↑アスナプレビル，ピモジド，エルゴタミン製剤，アドシルカ，バニプレビル，スボレキサント その他：CYP3A4 阻害*1，P-gp 阻害*2
アジスロマイシン	本　薬：↑ネルフィナビル 併用薬：↑ワルファリン，シクロスポリン，ジゴキシン
ミノサイクリン	本　薬：↓Ca, Mg, Al, Fe, La 併用薬：↑ワルファリン（血漿プロトロンビン活性低下），スルホニル尿素薬，メトトレキサート，ジゴキシン 　　　　↓黄体・卵胞ホルモン配合剤（効果の減弱，不正性器出血発現増大） その他：ポルフィマー（光線過敏症），ビタミン A 製剤・レチノイド製剤（頭蓋内圧上昇）
クリンダマイシン	併用薬：↑末梢性筋弛緩薬
キヌプリスチン・ダルホプリスチン	併用薬：㊣↑キニジン，ピモジド その他：CYP3A4 阻害*1
リネゾリド	本　薬：↓リファンピシン 併用薬：↑セレギニン，アドレナリン作動薬，セロトニン作動薬，チラミン含有食品（MAO 阻害作用）
クロラムフェニコール	本　薬：↓リファンピシン，バルビツール酸系薬 併用薬：↑ワルファリン，スルホニル尿素系薬，インスリン，メトトレキサート，シクロスポリン 　　　　↓シクロホスファミド その他：㊣骨髄抑制を起こす薬物
レボフロキサシン	本　薬：↓Al, Mg 含有制酸薬，鉄剤 併用薬：↑ワルファリン その他：フェニル酢酸系・プロピオン酸系 NSAIDs（痙攣）
シプロフロキサシン	本　薬：↑フェニル酢酸系・プロピオン酸系 NSAIDs，クラス I A・III 抗不整脈薬（QT 延長），シクロスポリン（腎障害増強） 　　　　↓Al, Mg 含有制酸薬，鉄剤，セベラマー，La 併用薬：㊣↑チザニジン 　　　　↑カフェイン，クロザピン，オランザピン，シルデナフィル，テオフィリン，アミノフィリン，ワルファリン，スルホニル尿素系薬，ロピニロール，メトトレキサート，クラス I A・III 抗不整脈薬（QT 延長），シクロスポリン（腎障害増強） 　　　　↓フェニトイン その他：㊣ケトプロフェン（痙攣の恐れ）

表 2.4 つづき

薬　剤	薬物相互作用
スルファメトキサゾール・トリメトプリム	併用薬：↑メトトレキサート（汎血球減少），スルファドキシン・ピリメタミン（巨赤芽球性貧血），ジアフェニルスルホン（血液障害），ラミブジン含有製剤（尿細管分泌低下），スルホニルアミド系薬，スルホニル系薬，ワルファリン，フェニトイン，シクロスポリン（腎障害増強），ジドブジン（毒性増強），ジゴキシン（血中濃度上昇） ↓三環系抗うつ薬
コリスチン	併用薬：↑筋弛緩薬，アミノ配糖体系，ポリミキシン B，エーテル（筋弛緩作用増強） その他：バンコマイシン，アミノ配糖体系（腎障害）
イソニアジド	本　薬：↓水酸化アルミニウム含有製剤 　　　　↑カルバマゼピン（肝毒性増強） 併用薬：↑ワルファリン，抗てんかん薬，降圧薬，交感神経興奮薬，副交感神経抑制薬，三環系抗うつ薬 ↑↓経口糖尿病薬，インスリン（大量で拮抗，小量で上昇） ↓シクロスポリン，イトラコナゾール，レボドパ その他：リファンピシン・ほかの抗結核薬（重篤な肝障害），ジスルフィラム（協調困難・情緒障害発現），サイクロセリン（中枢神経系副作用増強），ペチジン（呼吸抑制，低血圧など）
リファンピシン	併用薬：㊝↓抗 HIV 薬，ボリコナゾール，プラジカンテル，アドシルカ，テラプレビル，シメプレビル，ダクラタスビル，アスナプレビル，バニプレビル その他：CYP3A4 誘導[*1]

「本薬」は本薬に与える影響を，「併用薬」は併用薬に与える影響を，その他はそれ以外を示す．↑：濃度上昇，↓：濃度低下を示す．㊝：併用禁忌．
[*1] 薬物代謝酵素に影響を与えるため，この酵素によって代謝される薬物の濃度に影響が生じる．詳細は添付文書などを参照．
[*2] 薬物排出タンパク質に影響を与えるため，輸送される薬物の濃度に影響が生じる．詳細は添付文書などを参照．

b) 主な副作用と相互作用

(i) β-ラクタム系抗菌薬

　　ペナム系抗菌薬の最も重要な副作用は過敏症である．患者の体質によって反応は異なるため，軽度な発疹から致死的なアナフィラキシーまでさまざまな症状を起こす．IgE が関与するアナフィラキシーショックは即時型（I 型）の反応であり，投与後 1 時間以内に起こる．ペナム系抗菌薬そのものではなくその分解産物（ベンジルペニシリン酸など）が組織のタンパク質と結合することで抗原となる．頻度は高くないが，発症した場合の致死率は 5〜10％である．中毒性表皮壊死症や皮膚粘膜眼症候群（スティーブンス・ジョンソン症候群）など，皮膚や粘膜に障害を引き起こすこともある．その他，腎障害や血液障害，偽膜性大腸炎などがあげられるが，頻度は高くない．天然型ペニシリン以外のペナム系抗菌薬は EB ウイルスによる伝染性単核症患者に対して高確率で発疹を引き起こすため，投与は禁忌である．

　　セフェム系抗菌薬においては，過敏症についてはペナム系ほどは頻度が高くないが，ラタモキセフなど N-メチルテトラゾール基をもつものでジスルフィラム様作用がみられる．これは本剤がアセトアルデヒド脱水素酵素を阻害することで，アセトアルデヒドの体内蓄積による種々の宿酔症状に似た状態が惹起されることによる．本剤の使用時および投与終了後少なくとも 1 週間以内はアルコールの摂取を控える必要がある．*Clostridium difficile* 毒素関連の下痢や腸炎はすべてのセフェム系抗菌薬で起こりうる．

　　カルバペネム系では，リスクは低いが痙攣を引き起こす場合がある．また抗てんかん薬バルプロ酸ナトリウムの血中濃度を下げるため，併用禁忌である．

　　ペナム系およびセフェム系の相互作用として，ワルファリンの作用増強があげられる．これは腸内細菌によるビタミン K の産生が抑制されたことによる．セフェム系では利尿薬との併

表 2.5 主要抗菌薬の主な副作用

抗菌薬	発疹	アナフィラキシー	過敏症	血球・血液系障害	悪心・嘔吐	下痢	胃腸障害	偽膜性大腸炎	肝障害	腎障害	間質性肺炎	末梢神経障害	第8脳神経障害	視神経障害	皮膚障害	その他
アンピシリン	◎			●		○		●	●	●					●	
アモキシシリン		●		●	○			◎	●	●					●	
セファゾリン		●		●					●	●					●	
セフメタゾール		●	○	●○				○	●	●					●	
セフトリアキソン		●		●○				●	●	●					●	
セフジトレンピボキシル	○	●		●				●	●	●					●	
セフカペンピボキシル	○	●		●		○		●	●	●					●	
メロペネム	○	●		●○				●	☆	●	●				●	
バンコマイシン		●	○					◎	●	●						
ダプトマイシン		☆		○				◎	●		●					
ストレプトマイシン		●	◎	●						●	●		☆		●	
クラリスロマイシン	○	●		●	●	○			●	●					●	QT延長
アジスロマイシン	○	●		●	●				●	●					●	QT延長
ミノサイクリン		●		●					●	●					●	光線過敏症, 歯牙着色
クリンダマイシン		●						●	●							
キヌプリスチン・ダルホプリスチン	○	●		☆	○	○			●							溶血性貧血, 肺炎
リネゾリド	◎			☆	●	●			●			☆	☆			骨髄抑制, 代謝性アシドーシス, 低ナトリウム血症
クロラムフェニコール				●		●						●		●		再生不良性貧血, グレイ症候群
レボフロキサシン	○	●		●○	○				●	●○	●				●	
シプロフロキサシン	○	●		●○	○				●	●					●	
スルファメトキサゾール・トリメトプリム		●		●		○			●	●○					●	再生不良性貧血
コリスチン									●	●						
イソニアジド	◎			●					●			☆		●	●	重篤な肝障害, 末梢神経炎
リファンピシン				●○			○		●	●○	●					重篤な肝障害

血球・血液系障害：各種血球の減少，貧血などを含む．肝障害：劇症肝炎，黄疸，肝不全を含む．腎障害：急性腎不全を含む．
皮膚障害：中毒性表皮壊死症（ライエル症候群）や皮膚粘膜眼症候群（スティーブンス・ジョンソン症候群）を含む．
☆：重大な副作用かつ頻度が添付文書に示されている．●：重大な副作用だが頻度不明．◎：高頻度．○：中頻度．

用で腎毒性が増強される．

(ii) アミノ配糖体系抗菌薬

代表的なものは第8脳神経障害と腎障害である．アミノ配糖体系抗菌薬による聴器毒性は，用量制限毒性といわれている．前庭および蝸牛に毒性を示し，早期に投与を中止しないと不可逆的な聴覚消失にまでいたる．初期症状は耳鳴りであるため，この時点で投与中止とすべきである．高周波側が聞こえなくなり次いで低周波側が聞こえなくなるが，高周波側の難聴は気づきにくく，低周波側の難聴に気づいたときには改善は難しい．前庭機能の障害ではめまいや悪心・嘔吐などの臨床症状が起こる．ストレプトマイシン（SM）やゲンタマイシン（GM）は前

庭に，カナマイシン（KM）やアミカシン（AMK）は聴覚機能に影響を及ぼしやすい．トブラマイシン（TOB）は両方である．また腎毒性は8〜26％の患者で起こる可逆的な副作用である．

血液代用薬やループ利尿薬との併用で腎毒性を高める．また後者は聴器毒性も増強させる．そのほかに神経筋遮断作用をもつことから麻酔薬や筋弛緩薬との併用は呼吸抑制を増強させる．この作用はまれではあるが，起これば致命的なものである．

(iii) マクロライド系抗菌薬

エリスロマイシン（EM）は十二指腸や空腸のモチリン受容体を刺激することによって，蠕動運動を起こし，食欲不振や悪心，嘔吐を引き起こす．この作用は同じ14員環のクラリスロマイシン（CAM）や15員環のアジスロマイシン（AZM）では弱い．EM，CAM，AZMともにQT延長を含む不整脈が報告されている．さらにEMでは胆汁うっ血性肝炎が重要な副作用としてあげられる．頻度が高い副作用としては過敏症がある．

マクロライド系抗菌薬はほかの薬物との相互作用が多い．EMとCAMは薬物代謝酵素であるCYP3A4の基質であり，本酵素を阻害する．そのため，CYP3A4の基質であるピモジド（抗精神薬），エルゴタミン製剤（片頭痛薬），アスナプレビル（抗C型肝炎ウイルス薬）の併用により，これらの血中濃度を上昇させる（併用禁忌）．加えてEMとCAMは薬物の細胞外への排出を担うP糖タンパク質（P-gp）の基質でもあるため，薬物の代謝消失を強力に阻害すると考えられる．AZMにはCYP3A4の阻害作用がないが，P-gpの基質であるジゴキシンやシクロスポリンなどの血中濃度上昇には注意が必要である．

(iv) テトラサイクリン系抗菌薬

すべてのテトラサイクリン系抗菌薬は胃腸に対して刺激性をもつ．これにより悪心，嘔吐，下痢が引き起こされる．薬物が吸収されず腸管内に高濃度で存在すると，長期投与の場合には腸内フローラに影響を与え，テトラサイクリンに耐性をもつ細菌群の増殖を引き起こして菌交代症となる．特に重要なのは *C. difficile* による重篤な偽膜性大腸炎やカンジダによる腸炎である．また光線過敏症（光線毒性）を発症し，日光が当たった部位に疼痛および紅斑などの組織障害を引き起こす．爪甲離床症も光線によって起こる．

新生児・乳幼児に対しては，歯牙着色と骨形成不全が重要な副作用となる．これらの副作用はテトラサイクリン-Ca-オルトリン酸が形成されて歯および骨へ蓄積されることによる．乳歯の形成も骨形成は胎児の段階で始まっていることから，妊婦への投与は慎重に行うべきである．さらに妊婦の場合には肝毒性を引き起こすことも報告されている．

本薬は胃や小腸上部で吸収される．制酸薬（Al, Mg）やCa剤，鉄剤との同時服用により，テトラサイクリンの吸収が抑制される．ワルファリンやメトトレキサートとの併用は，これらの薬物の作用を増強させる．

(v) クロラムフェニコール

動物ミトコンドリアにおいてタンパク質の合成を阻害する．その結果，酸化的リン酸化に関わる酵素が産生されなくなり，多くの副作用が引き起こされていると考えられている．

最も重要な副作用は骨髄抑制である．用量依存性に起こる貧血，白血球減少，血小板減少に加え，多くの場合，致死的な汎血球減少症へつながる再生不良性貧血が起こる．後者は遺伝的要因が関係するといわれている．頻度は低いが発症した場合の致死率は高い．新生児に過剰量

が投与された場合，グレイベビー症候群（gray baby syndrome）が引き起こされる．臨床症状は，悪心，吸乳拒否，腹部膨満，チアノーゼであり，2日目には皮膚の色が灰色となる．原因はクロラムフェニコールのUDP-グルクロノシルトランスフェラーゼによる代謝ができないこと，未変化体が腎臓から排出されないことと考えられている．成人の場合は類似するグレイ症候群が起こり，初期症状から2日以内の致死率は40％にも上る．視神経炎，末梢神経炎などの重大な副作用も報告されている．

CYP2C19を阻害するため，ワルファリンなどの血中濃度を上げる．

(vi) キノロン系抗菌薬

副作用はそれぞれのキノロンによってさまざまである．共通した副作用は消化器症状であり，悪心，腹部不快感である．また *C. difficile* 関連の下痢症の主要因である．ガチフロキサシンでは血糖異常（低血糖または高血糖）が知られている．アキレス腱断裂またはアキレス腱炎は高齢者で起こり，ステロイド併用者，移植患者ではリスクが高くなる．

中枢神経での副作用は頭痛やめまい，まれに幻覚，せん妄，痙攣などがあげられる．痙攣の原因は，キノロン系抗菌薬がγ-アミノ酪酸（GABA）の受容体への結合を阻害することによるものと考えられている．そして非ステロイド性抗炎症薬（NSAIDs）はその阻害作用を増強する．ただしキノロン系抗菌薬とNSAIDsの組合せによって痙攣誘発作用に違いがあり，フェニル酢酸系やプロピオン酸系NSAIDsとノルフロキサシン，シプロフロキサシン（CPFX），ロメフロキサシンでは作用があるが，レボフロキサシンではみられない．QT延長はどのキノロンでも起こりうるがリスクは高くなく，むしろQT延長を起こすほかの薬物との併用を避けることが重要となる．特にクラスⅠA・Ⅲの抗不整脈薬とモキシフロキサシンは併用禁忌であり，CPFXおよびガレノキサシンとは併用注意である．その他，発疹や光線過敏症があげられる．

テオフィリンやチザニジン，クロザピン，ロピニロールはCYP1A2によって代謝を受けるが，CPFXやパズフロキサシンはこれを阻害するため，血中濃度が上昇する．

いずれのキノロンもAl, Mg含有制酸剤や鉄剤，Ca製剤と同時に服用すると，キレートを形成することで吸収率が下がる．

(vii) グリコペプチド系抗菌薬

バンコマイシン投与時の頻度の高い副作用としてred neck（red man）症候群があげられる．臨床症状は，顔や首，上肢の紅斑性充血や血圧低下である．これは急速に静脈内投与したときに起こるヒスタミン遊離が原因とされている．60分以上かけての点滴静注が求められる．この副作用はテイコプラニンでは少ないとされている．その他，アナフィラキシーや発疹も起こる．

バンコマイシンは腎毒性や聴器毒性をもつ薬物との併用により副作用が発現する．アミノ配糖体系抗菌薬，シスプラチンなどの白金含有抗悪性腫瘍薬，アムホテリシンB，シクロスポリンなどが対象である．アミノ配糖体系抗菌薬との併用では，バンコマイシンのAUC（area under the curve）が上昇することが報告されており，低投与量でも副作用が発現する濃度域に達してしまうことが原因と考えられる．テイコプラニンの場合は上記に加えて，フロセミドなどのループ利尿薬も併用注意である．

バンコマイシンは神経・筋遮断作用ももつことから，全身麻酔薬との同時投与も注意が必要である．

(viii) リポペプチド系抗菌薬

ダプトマイシンは骨格筋系への毒性が認められる．投与後にクレアチンキナーゼ（CK）が上昇することがあるが，筋障害を疑うような所見がほかにない場合は投与中止とする必要はないとされている．定期的な CK の検査が必要である．そのほかには過敏症，好酸球性肺炎，横紋筋融解症なども報告されている．

HMG-CoA 還元酵素阻害薬との併用で CK が上昇する．したがってプラバスタチンなどの脂質異常症治療薬との併用時に CK 上昇がみられた場合，脂質異常症治療薬の休薬も考慮する必要がある．

(ix) オキサゾリジノン系抗菌薬

貧血，白血球減少症，血小板減少症，汎血球減少症などの骨髄抑制を引き起こす．消化器症状，頭痛，過敏症，乳酸アシドーシス，末梢神経障害，視神経障害も報告されている．

比較的新しい薬物のため，現在さまざまな相互作用の情報が集まってきている．リネゾリドはモノアミンオキシダーゼ（monoamine oxidase, MAO）を阻害するため，MAO 阻害薬のセレギリン，アドレナリン作動薬（ドパミン，アドレナリン），セロトニン作動薬との併用は，これらの作用を増強する．チラミンを含有する食物を過剰摂取すると，チラミンが代謝できず血圧上昇や動悸が起こる可能性がある．

(x) ポリペプチド系抗菌薬

ポリミキシンBやコリスチンの神経毒性はまれだが，神経筋接合部での情報伝達遮断により，筋力低下や無呼吸が起こることがある．そのため，麻酔薬や筋弛緩薬との併用投与には注意を要する．腎毒性は，バンコマイシンやアミノ配糖体系抗菌薬との併用により起こりうる．

(xi) その他

ST 合剤の重大な副作用として，再生不良性貧血，溶血性貧血，巨赤芽球性貧血，メトヘモグロビン血症，汎血球減少，無顆粒球症，血小板減少症，血栓性血小板減少性紫斑病，溶血性尿毒症症候群があげられている．またメトトレキサート（抗悪性腫瘍薬），スルファドキシン・ピリメタミン（抗寄生虫薬），ジアフェニルスルホン（ハンセン病治療薬）との併用により汎血球減少や巨赤芽球性貧血が引き起こされる．一方でクロミプラミンなどの三環系抗うつ薬と併用すると，これらの効果を減弱させる．

抗結核薬ではイソニアジドとリファンピシンは胃腸障害と肝障害，ピラジナミドは肝障害に加えて関節痛や高尿酸血症を引き起こす．リファンピシンは相互作用を起こす薬物が多く，注意が必要である．

参考文献

1) 浦部昌夫, 島田和幸, 川合眞一（編）：今日の治療薬 解説と便覧，南江堂 (2018)
2) D.N. Gilbert, H.F. Chambers, G.M. Eliopoulos, M.S. Saag（編），菊池賢，橋本正良（監）：サンフォード感染症治療ガイド2015, 第45版，ライフサイエンス出版
3) 堀野哲也：キノロン系抗菌薬における相互作用. 化学療法の領域. **31**(10)：63-71 (2015).

［黒田照夫］

E 使い方

近年，多くの感染症治療薬が開発され，臨床応用されている．感染症治療薬には，その対象とする微生物から，抗菌薬，抗ウイルス薬，抗真菌薬，抗結核薬などに分類される．これらの感染症治療薬は，抗菌活性，体内動態，安全性の面などからおのおの特徴を有しており，それらの特徴を把握した上で，感染症治療に使用する必要がある．さらに，効果的に使用するには，体内動態と抗微生物活性とを組み合わせた，いわゆる PK/PD（pharmacokinetic/pharmacodynamic）解析に基づいた用法・用量の設定が重要となる．本項では，抗微生物薬の特徴とともに，抗菌薬を中心として現在行われている用法・用量設定の基本について述べる．

1 感染症の原因微生物を考える

感染症治療薬には多くの種類があるが，いずれもがすべての微生物に効くわけではない．ペナム系薬，セフェム系薬などの β-ラクタム系薬は，ヒトの細胞には存在しない"細胞壁"に作用して増殖を抑えることから，ヒトに対しては安全性の高い抗菌薬といえるが，細胞壁をもたないマイコプラズマやウイルスなどには抗菌活性を発揮しない．原因菌を考慮して治療薬を選択することが重要である．

また，感染症治療薬は，親水性の高いものと，疎水性の高いものとに分けることができる（表 2.6）．親水性の高い薬物は主として細胞外に分布しているが，疎水性の高い薬物は細胞内にまで分布することができる．したがって，分布容積（volume of distribution, Vd）は前者では小さく，後者では大きくなっている．感染症の原因微生物が細胞内に寄生する場合には，細胞内液への移行性の良い治療薬（マクロライド系薬，キノロン系薬など）を選択する必要がある．

2 感染症治療薬の体内動態を考える

感染症治療薬が効力を発揮するためには，感染病巣に十分移行する必要がある．感染病巣に原因菌の MIC（minimum inhibitory concentration，最小発育阻止濃度）以上の濃度が移行しないと，効果を発揮しないばかりか，耐性菌を作り出す要因となる．感染症治療においては，各抗菌薬の組織移行性を考慮して治療薬を選択する必要がある（表 2.7）．

表 2.6 感染症治療薬と親水性・分布の特徴

抗菌薬	ペナム系薬 セフェム系薬 カルバペネム系薬 アミノ配糖体系薬	マクロライド系薬 テトラサイクリン系薬 キノロン系薬 ST 合剤 抗結核薬 抗ウイルス薬
親水性	高い	低い
分布	細胞外液中心に高い	細胞内液にも分布
分布容積	小さい	大きい
細胞内感染微生物に対する抗菌力	なし	あり
対象となる主な微生物	ブドウ球菌，レンサ球菌，腸内細菌科の菌	抗酸菌，非定型抗酸菌，レジオネラ菌，リケッチア属，クラミジア属，ウイルス

表 2.7 注射用抗菌薬の組織移行性の主な特徴

系統	一般名	特徴		組織移行性	
ペナム系薬	ベンジルペニシリン			炎症時のみ髄液へ移行	
	アンピシリン			炎症時以外は呼吸器・髄液への移行は不良	肝・胆汁への移行良好
	ピペラシリン		抗緑膿菌作用＋		
	ピペラシリン/タゾバクタム	β-ラクタマーゼ阻害薬配合	抗緑膿菌作用＋		
セフェム系薬	セファゾリン	第一世代		炎症時でも髄液への移行は不十分	
	フロモキセフ	第二世代		髄液への移行が比較的良好	
	セフトリアキソン	第三世代		髄液・肝・胆汁への移行が比較的良好	
	セフォタキシム			髄液への移行が比較的良好	
	セフタジジム		抗緑膿菌作用＋		
	セフェピム	第四世代	抗緑膿菌作用＋		
	セフォペラゾン/スルバクタム	β-ラクタマーゼ阻害薬配合	抗緑膿菌作用＋	セフォペラゾンは肝・胆汁への移行が良好 炎症時は髄液へ移行	
カルバペネム系薬	メロペネム			髄液への移行は比較的良好 胆汁への移行は低い	
アミノ配糖体系薬	アミカシン			炎症時でも髄液への移行は不十分	
	アルベカシン		抗MRSA作用＋	胆汁への移行は不十分	
グリコペプチド系薬	バンコマイシン		抗MRSA作用＋	炎症時のみ髄液へ移行，胆汁への移行は不十分	
オキサゾリジノン系薬	リネゾリド		抗MRSA作用＋ 抗VRE作用＋	組織移行性良好	
環状リポペプチド系薬	ダプトマイシン		抗MRSA作用＋	炎症時でも髄液への移行は不十分	
キノロン系薬	レボフロキサシン			組織移行性良好，髄液へも移行する	
マクロライド系薬	エリスロマイシン			肺への移行は良好，髄液への移行は極めて不良	
テトラサイクリン系薬	ミノサイクリン			肺・肝・胆汁への移行が良好，炎症時でも髄液への移行は不十分	

　また，代謝された薬物は腎臓あるいは肝臓から排泄される．ペナム系薬，セフェム系薬（セフォペラゾンなどを除く），カルバペネム系薬，アミノ配糖体系薬，グリコペプチド系薬，キノロン系薬などは腎臓から排泄され，マクロライド系薬，テトラサイクリン系薬は肝臓から排泄される．感染症治療薬により排泄経路などに違いがあるので，注意を要する．感染症治療薬の選択に際しては，感染部位への移行性，患者の腎機能や肝機能を考慮する必要があるとともに，その用法・用量を決定する必要がある．

3　感染症治療薬の投与法（用法・用量）を考える

　抗菌薬の菌に対する作用は，大きく殺菌的作用と静菌的作用とに分けることができる．また，抗菌薬は，図 2.14 に示すように，濃度依存的に作用する薬物（トブラマイシン，シプロフロキサシン）と時間依存的に作用する薬物（チカルシリン）に分けることができる．

　感染症治療薬による治療効果は，感染病巣の治療薬の濃度と，原因微生物に対する抗微生物活性のバランスにより規定される（図 2.15）．病巣の治療薬濃度は，薬物のもつ特性に従って分布するので，体内動態パラメータが重要となる．感染症治療薬の投与法（用法・用量）を設

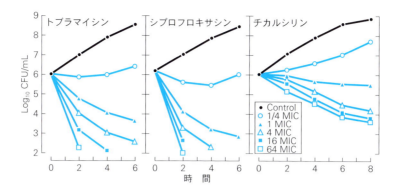

図2.14 抗菌薬とその作用様式

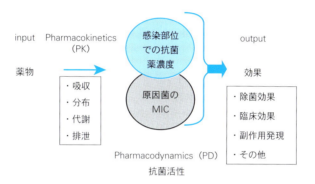

図2.15 感染症治療薬作用発現の模式図

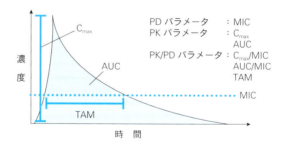

図2.16 感染症治療薬血中濃度推移とPK/PDパラメータ

定する際には,体内動態パラメータと薬理作用(ここでは抗微生物活性)から導かれるPK/PD理論に基づいて設定されるようになってきている.

　PKパラメータとしては血中濃度推移の最高血中濃度(maximum plasma concentration, C_{max}),血中濃度曲線下面積(area under the concentration-time curve, AUC),また,PDパラメータとしては通常(有効性を考える場合には)MICが用いられている.PK/PDパラメータとしては,C_{max}とMICの比(C_{max}/MIC),AUCとMICの比(AUC/MIC)および血中濃度がMICを超えている時間(time above MIC, TAM.通常24時間に対する%で示す)が用いられる(**図2.16**).

表 2.8　PK/PD パラメータと抗菌薬

薬効と関連する パラメータ	C_{max}/MIC	AUC/MIC	TAM
抗菌薬	アミノ配糖体系薬 （キノロン系薬）	マクロライド系薬 キノロン系薬 ケトライド系薬 リネゾリド バンコマイシン	カルバペネム系薬 セフェム系薬 ペナム系薬
殺菌作用	濃度依存性	濃度依存性または 時間依存性	時間依存性
治療への応用	投与量↑	投与量↑	投与間隔調整

　抗菌薬については，その薬物効果（治療効果）と相関を示す PK/PD パラメータが系統により異なっている（同じ系統に属する薬物でも治療効果と相関を示す PK/PD パラメータが異なる場合があるので注意を要する）．C_{max}/MIC と治療効果との間に相関の認められる抗菌薬にアミノ配糖体系薬があり，AUC/MIC と相関の認められるものにキノロン系薬，バンコマイシンなどがある．これらの抗菌薬を用い，治療効果を増大させるには，1 日 1 回投与として，1 回投与量を増大させ最高血中濃度をできるだけ高くするのが効果的である．一方，TAM と相関の認められるものには，ペナム系薬，セフェム系薬，カルバペネム系薬などの β-ラクタム系薬がある．β-ラクタム系薬では，総投与量が同じであれば分割回数を多くして TAM を大きくするのが効果的である．ただし，経口用カルバペネム系薬のテビペネムの PK/PD パラメータは AUC/MIC である（表 2.8）．

4　TDM を実践し最適な投与設計を考える

　薬物血中濃度が有効性や副作用と関連性があり，治療域と副作用発現域が接近している場合や，薬物動態に個体差や個体内変動が大きい場合などにおいては治療薬物モニタリング（therapeutic drug monitoring, TDM）を実践する．アミノ配糖体系薬，グリコペプチド系薬，ボリコナゾールは，効果的かつ安全な使用のために，TDM の診療報酬が認められている．TDM 対象の抗菌薬，抗真菌薬の採血ポイント，有効性からみた目標値，安全性からみた目標値を示した（表 2.9）．

　原則 TDM は定常状態（steady state）で行う．定常状態とは，投与量と排泄量が等しくなり，血中濃度の蓄積がなくなった状態である．定常状態では，投与間隔が変わらない場合，投与量と血中濃度は比例関係にあり，採血点も少なく，推定性が高いからである．採血のタイミングとしては，原則として投与直前（トラフ値）であり，アミノ配糖体系薬については，有効性と安全性の面からトラフ値とピーク値（C_{peak}）を測定する．点滴終了時の採血には，最高血中濃度（C_{max}）と C_{peak} が存在する．点滴終了直後の C_{max} は，組織への薬物分布が十分に終了していないことが多く，必ずしも組織濃度を反映していないことから，組織への分布が完了し，血液-組織間濃度が平衡状態となった時点の濃度である C_{peak} の採血が推奨される．初回は有効性の評価のため C_{peak} として，2 回目の点滴開始 1 時間後（30 分で投与した場合は，終了 30 分後）に採血する．2 回目以降は安全性（腎・耳毒性発現）の評価のため，投与直前に採血（トラフ値）する（表 2.9）．有効性・安全性を確保するために，TDM を十分活用することが重要である．

表 2.9 TDM 対象の抗菌薬・抗真菌薬

系　統	抗菌薬・抗真菌薬	推奨採血ポイント	臨床的・細菌学的効果を目指す目標値	有害事象を防ぐ目標値
アミノ配糖体系薬	アミカシン	2 回目の投与直前（トラフ値）と点滴開始 1 時間後（ピーク値）に採血	ピーク値：MIC＝8 μg/mL または重症の場合 50〜60 μg/mL，MIC≦4 μg/mL または軽・中等症の場合 41〜49 μg/mL	トラフ値：4 μg/mL 未満
	ゲンタマイシン		ピーク値：MIC＝2 μg/mL または重症の場合 15〜20 μg/mL 以上，MIC≦1 μg/mL または軽・中等症の場合 8〜10 μg/mL 以上	トラフ値：1 μg/mL 未満
	トブラマイシン			
	アルベカシン		ピーク値：15〜20 μg/mL	トラフ値：1〜2 μg/mL 未満
グリコペプチド系薬	バンコマイシン	投与開始 3 日目の投与直前に採血	トラフ値：10〜20 μg/mL	トラフ値：20 μg/mL 以下
	テイコプラニン	3 日間投与後，4 日目の投与直前に採血	トラフ値：15〜30 μg/mL	トラフ値：40〜60 μg/mL 未満
トリアゾール系抗真菌薬	ボリコナゾール	投与開始 5〜7 日目以降の投与直前に採血	トラフ値：1〜2 μg/mL 以上	トラフ値：4〜5 μg/mL 未満

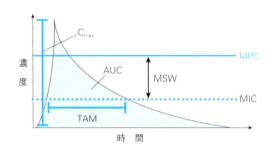

図 2.17　耐性菌発現抑制と血中濃度パラメータ

5　耐性菌出現を抑制する投与法を考える

　感染症治療薬ならびに投与法設定に際しては，薬剤耐性菌の発現を抑制することを念頭に置かなくてはならない．前述のように，感染症治療薬（とくに抗菌薬）の有効性を念頭においた投与法（用量・用法）設定を行う際には，PK/PD パラメータとして，C_{max}/MIC，AUC/MIC，TAM が用いられている．菌の増殖を抑えるためには，MIC より抗菌薬の濃度を高くすればよいが，耐性菌の発現抑制を考える場合には，耐性菌出現抑制濃度（mutant prevention concentration, MPC）を考慮する必要がある（図 2.17）．MIC は感受性のある菌の増殖を阻止する濃度であるが，感受性の低い耐性菌は生き残って増殖することができる．MPC は耐性菌の増殖も阻止できる濃度といえる．MIC と MPC の間の濃度は，耐性菌選択濃度域（mutant selection window, MSW）といわれ，通常の菌は殺菌されるが，耐性菌は生き残る濃度と考えることができる．安全性を重視し過ぎて低用量投与を続けると血中濃度が MSW のなかにある時間が長く，耐性菌が増殖する可能性がある．特に，重症例には投与初期から MPC を超えるような高濃度になるような十分量を短期間投与する必要性があるといわれているが，抗菌薬には副作用もあり，個々の患者の症状や病態に応じて最適な投与量を設定する必要がある．

　また，薬剤耐性菌が感染症治療薬の使用により選択されることを考えると，不要な抗菌薬投

表 2.10 抗菌薬の副作用とその発現様式

	薬 物	副作用	考えられている発現機序
投与量（濃度）非依存的副作用	ペナム系薬 セフェム系薬 カルバペネム系薬	過敏反応	免疫学的機序
	ペナム系薬 セフェム系薬	腎障害（間質性腎炎）	免疫学的機序
投与量（濃度）依存的副作用	アミノ配糖体系薬	腎障害	リン脂質との結合
		第8脳神経障害	リン脂質との結合
	ペナム系薬 セフェム系薬 カルバペネム系薬 キノロン系薬	痙攣	GABA受容体結合の阻害
	セフェム系薬	アンタビュース様作用	メチルチオテトラゾール基によるアセトアルデヒドデヒドロゲナーゼ阻害
		出血傾向	メチルチオテトラゾール基によるビタミンK依存性凝固因子合成阻害
	グリコペプチド系薬	腎障害	
		第8脳神経障害	
	キノロン系薬	血糖低下	β細胞からのインスリン放出の増加

与は慎むべきである．投与期間についても必要期間にしぼり，漫然とした長期投与は避けるべきである．

6 感染症治療薬の安全性を考える

　感染症治療薬の体内動態パラメータと抗菌活性から至適な用法・用量を設定することが行われているが，その結果として，従来の投与法より高用量となる可能性が考えられる．そこで，問題となるのが副作用である．抗菌薬の副作用については本章D-2項，**表2.5**を参照されたい．新しい感染症治療薬が臨床現場で使用可能となる，従来頻度の少なかった副作用の報告頻度が増加するなど，感染症治療薬をめぐる副作用の状況は変化している．副作用に関する情報はつねにアップデートしておく必要がある．

　副作用は，その発現様式から，投与量（濃度）非依存的副作用と投与量（濃度）依存的副作用とに大別することができる（**表2.10**）．前者は，免疫学的機序によると考えられ，原因となる薬物が体内に入ることで発現することが考えられる．β-ラクタム系薬によるショック，アナフィラキシーなどが代表的である．この副作用の発現を予測・防止するには，患者のアレルギー歴，副作用歴を十分確認しておくことが重要であり，被疑薬を投与しないようにすることである．後者は，何らかの理由で原因となる薬物濃度が上昇した際に発現すると考えられているものであり，体内（組織内）蓄積をきたさないように用法・用量を調整する必要がある．また，副作用を重症化させないためには，各副作用の初期症状を患者に説明し，自ら気づいてもらうような服薬指導をすることが重要である．異常を感じた際には，服薬を中止し，医療従事者に連絡をするように指導することも重要である．

　さらに，感染症治療薬を投与する際には，相互作用にも留意する必要がある．ほかの薬物と併用することにより，その薬理作用としての抗微生物活性が影響を受けたり，吸収や代謝，排泄が遅延もしくは加速されたりして，薬物濃度が変化するものがある．薬物相互作用は，体内

表 2.11　腎機能低下と抗菌薬

腎機能障害の程度と投与量	主な薬物
投与量の変更を要しないもの	エリスロマイシン，クリンダマイシン，クロラムフェニコール，ミノサイクリン，セフォペラゾン，リファンピシン，リネゾリド
高度腎障害時に減量を必要とするもの	ベンジルペニシリン，アンピシリン，セフメタゾール，ピペラシリン，イソニアジド，エタンブトール，シプロフロキサシン，ノルフロキサシン
軽度〜中等度腎障害時に減量を必要とするもの	セファゾリン，ストレプトマイシン，カナマイシン，ゲンタマイシン，トブラマイシン，アミカシン，バンコマイシン，テイコプラニン，イミペネム/シラスタチン
腎不全時には投与を控えるもの	テトラサイクリン（ドキシサイクリン，ミノサイクリンを除く），アムホテリシンB

蓄積から副作用増強を招く場合だけではなく，薬物効果が減弱する場合もあるので注意を要する．感染症治療薬の主な相互作用については本章 D-2 項，表 2.4 を参照されたい．

7　腎機能低下時の抗菌薬投与法を考える

　感染症治療薬のなかには，腎臓から尿中に排泄されるものが多い．これらの薬物は，腎機能低下時に体内蓄積を招き，濃度依存的な副作用を発現させる危険がある．したがって，腎機能低下時には，用法・用量を調整する必要が生じてくる．特に，腎臓から排泄され，安全域の狭い薬物では，患者の腎機能低下に伴って，用法・用量をきちんと調整する必要がある．一方，肝排泄型の薬物では，腎機能低下時でも，その用法・用量の調整を必要としない薬物もある．そのため個々の薬物の性質を把握しておく必要がある（表 2.11）．さらに，高齢者は加齢に伴う腎機能の低下があり，腎機能に合わせた治療薬の用量を設定する必要がある．

8　感染症治療薬の投与法を具体的に考える

　ここでは，投与法を理解する上で，代表的な感染症治療薬の投与法とその根拠を考える．実際に使用する際には，医療用医薬品添付文書，各種ガイドラインなどを参照にして，効果的かつ安全な投与法を設定することが望まれる．成人例を下記にあげる．

a)　アモキシシリン（経口）

　投与法：［一般感染症］1 回 250 mg，1 日 3〜4 回経口投与．［ヘリコバクター・ピロリ感染症，ヘリコバクター・ピロリ感染胃炎］1 回 750 mg をクラリスロマイシン 200 mg，プロトンポンプ阻害薬と同時に 1 日 2 回，7 日間経口投与．

　β-ラクタム系薬であるアモキシシリンはアンピシリンの抗菌活性を改善している．有効性は TAM と相関が認められ，有効性の向上を図るためには，投与回数の増加（分割投与）が必要である．

b)　タゾバクタム・ピペラシリン（注射用）

　投与法：［敗血症，肺炎，腹膜炎，腹腔内膿瘍，胆嚢炎，胆管炎，深在性皮膚感染症，びらん・潰瘍の二次感染］1 回 4.5 g，1 日 3 回点滴静注（肺炎では 1 日 4 回に増量可）．［腎盂腎炎，複雑性膀胱炎］1 回 4.5 g，1 日 2 回（1 日 3 回に増量可）．［発熱性好中球減少症］1 回 4.5 g，1 日

4回点滴静注.

β-ラクタム系薬であるピペラシリンと β-ラクタマーゼ阻害薬であるスルバクタムの配合剤（1:8）. ピペラシリンの高用量投与が特徴である. 有効性は TAM と相関があり, 投与回数の増加が必要となる.

c) メロペネム（注射用）

投与法：［一般感染症］1日 0.5〜1 g を 2〜3 回に分割し点滴静注（重症では 1 回 1 g を上限とし, 1日3 g まで）. ［化膿性髄膜炎］1日6 g を 3 回に分割し点滴静注. ［発熱性好中球減少症］1日3 g を 3 回に分割し点滴静注. 腎機能に応じて投与法の調整が必要.

カルバペネム系薬であり, 有効性は TAM と相関が認められている. 1日投与回数を増やすことが有効性を確保する上で重要となる.

d) テビペネム（経口）

投与法：1回4 mg/kg, 1日2回食後に経口投与（1回6 mg/kg まで増量可）. 7日間以内を目安.

小児用経口カルバペネム系薬であり, 現在は細粒のみが使用可能となっている. カルバペネム系薬であるが, その有効性は AUC/MIC と相関が認められている.

e) アルベカシン（注射用）

投与法：1日1回200 mg, 点滴静注（腎機能に応じて投与法の調節が必要. TDM の対象）

アミノ配糖体系薬であるので, 有効性は C_{max}/MIC と相関がある. 血中濃度を上げる必要があり, 投与法が 1 回 100 mg, 1 日 2 回から 1 回 200 mg, 1 日 1 回に変更された. 一方で, 腎障害など体内蓄積により発現すると考えられる副作用も有している. 腎機能に応じた投与法設定が必要であると同時に, 有効性を確保し, 副作用発現を抑制するために TDM を実施する.

f) レボフロキサシン（経口, 注射用）

投与法：1回 500 mg, 1日1回（経口, 注射剤とも）

キノロン系薬であり, 有効性は AUC/MIC と相関が認められている. 1回投与量を増大し, 1日1回投与するのが, 有効性の向上につながる. 従来, 1回 100 mg, 1日 2〜3 回投与であったが, この点を鑑み投与法が 1日 1 回 500 mg に修正されている. なお, 腎機能低下患者では, 投与法を調節する必要がある.

［木津純子・堀　誠治］

感染症治療薬：各論

第3章

A 抗菌薬（抗細菌薬）

1 抗菌薬の作用点による分類

　これまでに発見された抗生物質は6000種を超えるといわれており，これに半合成抗生物質と合成化学療法薬を加えるとその数は膨大なものとなる．そのうち有効性と安全性が確認されて抗菌薬として臨床に用いられているものの数は約150種である．これらのなかから重要なものを取り上げ作用機序による分類を行い概説する．

　図3.1に示すように，β-ラクタム系抗菌薬は動物細胞には存在しない細菌細胞壁のペプチドグリカンの合成を阻害することにより優れた選択毒性を示す．ストレプトマイシンに代表されるアミノ配糖体系抗菌薬は細菌の70Sリボソームによるタンパク質合成のみを阻害するが，動物細胞の80Sリボソームによるタンパク質合成を阻害しない．キノロン系抗菌薬やリファンピシンも細菌の核酸合成のみを阻害することによって選択毒性を示す．しかし，緑膿菌感染症に対する最後の切り札として使用されるポリミキシンBは，すべての生物に必要な細胞膜に作用するが，細菌と動物細胞の細胞膜のわずかな相違点に対して作用するので選択毒性はそれほど高くない．

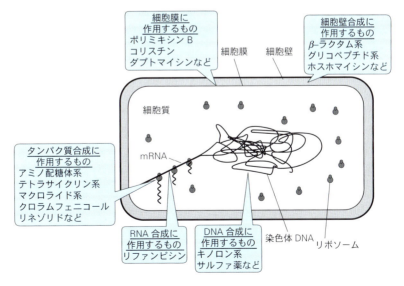

図3.1　細菌の基本構造の模式図と抗菌薬の作用機序

また，すでに第2章DおよびEで述べたように，選択性が優れた抗菌薬でも完全な選択性を示すというわけではないので，副作用や相互作用には十分注意する必要があることはいうまでもない．

a) 細菌の細胞壁合成を阻害するもの

動物細胞の表層はリポタンパク質からなる単位膜によって構成されるが，微生物では一般に細胞膜のさらに外側に細胞壁と呼ばれる構造体がある．細菌の細胞壁は物理的にも化学的にも強固でプロテアーゼに対しても安定なペプチドグリカンと呼ばれる構造体に支えられている．したがって，ペプチドグリカンの生合成を阻害する化学療法薬は細菌のみに選択的に作用するため選択毒性の優れたものが多い．図3.2にペプチドグリカンの生合成経路と阻害薬の作用部位を示す．

(i) β-ラクタム系抗菌薬

β-ラクタム（β-lactam）系抗菌薬は，β-ラクタム環を構造中にもつ抗菌薬の総称である．セフェム系およびペナム系を代表とする多くの半合成抗生物質が開発され，細菌化学療法学の主役となっている．また，これらの抗菌薬は骨格の特徴によっていくつかのタイプ（ペナム系，ペネム系，オキサペナム系，カルバペネム系，セフェム系，オキサセフェム系およびモノバクタム系）に分類できるが，いずれもペプチドグリカントランスペプチダーゼに結合して細菌細胞壁ペプチドグリカンの生合成における架橋反応（transpeptidation）を阻害する．このような作用機序からもβ-ラクタム系抗菌薬は選択毒性の優れた抗菌薬であることがわかる．しかし，ペニシリンショック（アナフィラキシーショック）に代表されるⅠ型アレルギー症状が副作用として現れる場合がまれにあるので，注意する必要がある．

(ii) ホスホマイシン

放線菌から発見されたホスホマイシン（fosfomycin）はホスホエノールピルビン酸の類似構造をもち，細菌の細胞壁合成の初期段階であるUDP-GlcNAc-3-O-エノールピルビン酸エーテルの生合成を阻害する．すなわち，ホスホマイシンのエポキシド環が開環してUDP-GlcNAc-ピルビン酸トランスフェラーゼの活性中心に不可逆的に結合し，この酵素を失活させることにより抗菌作用を示す．

(iii) グリコペプチド系抗菌薬

グリコペプチド（glycopeptide）系抗菌薬は7分子のアミノ酸から構成される母核に2〜7分子の糖がグリコシド結合した一群の抗菌薬の総称である．バンコマイシン（vancomycin）およびテイコプラニン（teicoplanin）をはじめとするこれらの化合物は細菌細胞壁ペプチドグリカン生合成の前駆体であるGlcNAc-MurNAc（-ペンタペプチド-ペンタグリシン）-P-P-lipidのD-アラニル-D-アラニン（DAla-DAla）部分と非共有結合的に複合体を形成し，重合反応（transglycosylation）や架橋反応を阻害する．

(iv) バシトラシン

バシトラシン（bacitracin）はバチルス属細菌から生産されるペプチド系抗生物質の一つである．ペプチドグリカンの基本単位の膜輸送に関わったピロリン酸リピド（P-P-lipid）はピロホ

A 抗菌薬（抗細菌薬）　113

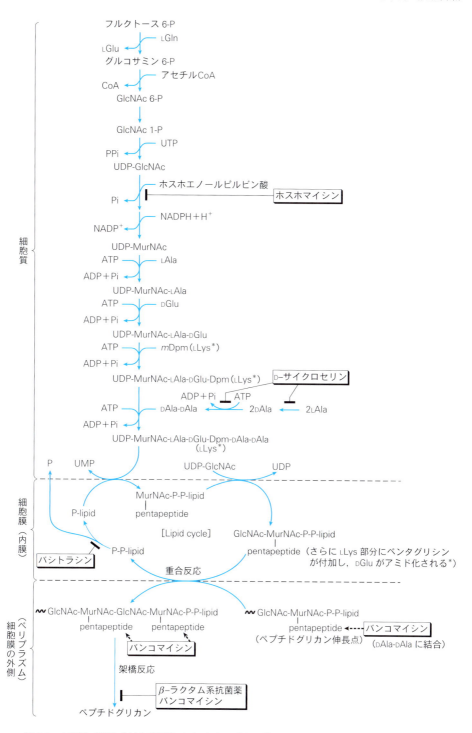

図3.2 大腸菌（黄色ブドウ球菌*）におけるペプチドグリカンの生合成経路と阻害薬の作用部位
GlcNAc：N-アセチルグルコサミン，MurNAc：N-アセチルムラミン酸

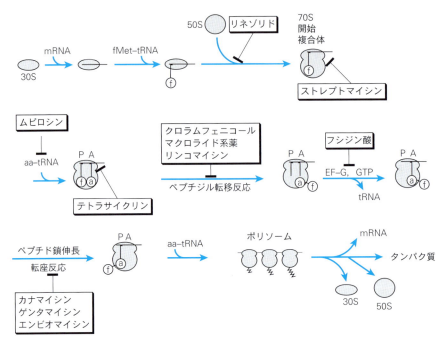

図 3.3 タンパク質合成と阻害薬の作用点
aa-tRNA：アミノアシル tRNA，GTP：グアノシン三リン酸，ⓕ：N-ホルミルメチオニン（fMet），ⓐ：アミノ酸，P：ペプチジルサイト，A：アミノアシルサイト

スファターゼによりリン酸リピド（P-lipid）に変換され，lipid cycle において再利用されるが，バシトラシンは Mg^{2+} を介して P-P-lipid と結合し，脱リン酸化反応を阻害する．それにより，ペプチドグリカン合成が停止する．

（v）D-サイクロセリン

D-サイクロセリン(cycloserine)は放線菌が生産する抗生物質で D-アラニン構造類似体である．D-アラニンと拮抗して細菌細胞壁ペプチドグリカンの生合成前駆体である UDP-MurNAc-ペンタペプチドの生合成の最後のステップで取り込まれる DAla-DAla の合成に関与する 2 種類の酵素（L-アラニンから D-アラニンへの変換を触媒するアラニンラセマーゼおよび DAla-DAla 合成酵素）を阻害する．

b) タンパク質合成を阻害するもの

細菌は沈降定数 70S のリボソームを有し，これは Mg^{2+} の濃度を変化させることにより人為的に 50S と 30S の二つのサブユニットに分けることができる．一方，哺乳類のリボソームは沈降定数 80S（60S と 40S の二つのサブユニットに分かれる）で抗菌薬に対する作用の受け方が細菌と異なり，これらの違いがタンパク質合成に作用する抗菌薬の選択毒性発現に関与している．図 3.3 にタンパク質合成と阻害薬の作用点を示す．

（i）アミノ配糖体系抗菌薬

アミノシクリトールに 1～3 個のアミノ糖または中性糖がグリコシド結合した，塩基性で水溶性の一群の抗生物質をアミノ配糖体（aminoglycoside，アミノグリコシド）系抗菌薬という．

アミノ配糖体系薬のなかで最初に放線菌から発見されたストレプトマイシン（streptomycin）は細菌の70SリボソームにおいてS12タンパク質に結合して，タンパク質合成系の70S開始複合体（fMet-tRNA-mRNA-リボソーム複合体）の崩壊を引き起こし，タンパク質生合成の開始を阻害する．また，mRNA上のコドンの誤読（codon misreading）により正常なタンパク質の生合成を阻害する．

一方，カナマイシン（kanamycin）はリボソームの30Sおよび50Sの両方のサブユニットに結合し，codon misreadingを起こすが，主にペプチド鎖伸長過程の転座反応（translocation）に作用する．ゲンタマイシン（gentamicin）はカナマイシンと同様な作用機序でタンパク質の生合成を阻害する．

(ii) テトラサイクリン系抗菌薬

テトラサイクリン（tetracycline）系抗菌薬は，細菌の70Sリボソームの30Sサブユニットに結合してタンパク質合成を阻害する．テトラサイクリンが30Sサブユニットに結合すると，アミノアシルtRNAがmRNAのコドンに依存してリボソームのA座（aminoacyl site）に結合する過程が阻害される．その他，開始複合体の形成段階でfMet-tRNAのリボソームへの結合や翻訳終了段階で終結因子のリボソームへの結合も阻害する．この作用を示すためにはテトラサイクリンの1, 12a, 11, 10位にカルボニル酸素または水酸基が存在し，Mg^{2+}と錯体を形成できることが必要とされる．

(iii) マクロライド系抗菌薬

多員環ラクトンをアグリコン（aglycone）とするデオキシ糖，アミノ糖またはこれらのメチル化糖のグリコシド（glycoside）をマクロライド（macrolide）系抗菌薬と呼ぶ．現在は14, 15および16員環のマクロライド系薬が使われている．マクロライド系薬は細菌リボソームの50Sサブユニットの23S rRNAに結合することによってペプチジル転移反応を阻害し，タンパク質生合成におけるペプチド鎖の伸長を阻害する．

(iv) クロラムフェニコール

クロラムフェニコール（chloramphenicol）は放線菌が生産する抗生物質で，構造中の二つの不斉炭素に基づく四つの光学異性体が存在するが，D-threo体のみが抗菌活性を示す．細菌リボソーム1個あたり1個のクロラムフェニコールが50Sサブユニットに結合してペプチジル転移反応を阻害することによりタンパク質合成を阻害する．

(v) リンコマイシン系抗菌薬

リンコマイシン（lincomycin）は放線菌の代謝産物として発見された抗生物質で，細菌リボソームの50Sサブユニットに結合してペプチジル転移反応を阻害することによりタンパク質合成を阻害する．マクロライド系抗菌薬とは構造的類似性はないが，作用機序に共通性があるため，一部マクロライド系薬との交差耐性が認められる．

(vi) リネゾリド

リネゾリド（linezolid）はオキサゾリジノン骨格を有する新しい合成抗菌薬で，細菌の70Sリボソームの50Sサブユニットに結合し，70S開始複合体（fMet-tRNA-mRNA-リボソーム複

合体）の形成を阻害する．このような作用は従来のタンパク質合成阻害薬とは異なる作用機序である．

（vii）ムピロシン

ムピロシン（mupirocin）はシュードモナス属細菌により生産される抗生物質で，細菌のタンパク質合成の初期段階における，イソロイシルtRNAシンテターゼ-イソロイシン-AMP複合体の形成を阻害し，イソロイシルtRNAを枯渇させることによりタンパク質合成を抑制する．

（viii）フシジン酸

フシジン酸（fusidic acid）は糸状菌が生産するステロイド骨格をもつ抗生物質で，伸長因子（elongation factor-G, EF-G）に結合し，リボソーム依存性のGTPase活性を阻害する．その結果，リボソーム上のペプチジルtRNAの転座反応（translocation）を阻害し，細菌のタンパク質合成を抑制する．

（ix）エンビオマイシン

放線菌により生産されるペプチド系抗生物質のエンビオマイシン（enviomycin）は，カナマイシンやゲンタマイシンと同様に細菌リボソームの50Sおよび30Sサブユニットの両方に結合して，ペプチド鎖伸長過程の転座反応を阻害する．

c) 核酸合成を阻害するもの

DNA合成を阻害する抗菌薬は，DNAの複製過程を阻害するものと，DNA合成に必要な構成成分の生合成を阻害する2種類が存在する．また，RNA合成を阻害する抗菌薬はRNAポリメラーゼに作用する．

（i）キノロン系抗菌薬

キノロン（quinolone）系抗菌薬は基本骨格としてピリドンカルボン酸（pyridonecarboxylic acid）構造をもつ合成抗菌薬を総称する．キノロン系抗菌薬はDNAジャイレースおよびトポイソメラーゼⅣを標的分子として，細菌DNAの複製を特異的に阻害する．細菌のDNAジャイレースはA, B 2種類のサブユニットがそれぞれ2分子ずつ会合した四量体構造を形成しているが，キノロン系抗菌薬はDNAジャイレースのAサブユニットに作用してDNAの複製を阻害する．

（ii）サルファ薬とトリメトプリム（図3.4）

サルファ（sulfa）薬はスルホンアミド基のアミノ基に種々の置換基を導入した一連の合成抗菌薬の総称である．サルファ薬とトリメトプリム（trimethoprim）はチミンやプリン塩基，メチオニン，セリンなどの生体に必要な物質の生合成に関与する補酵素であるテトラヒドロ葉酸（tetrahydrofolic acid, THFA）の生合成を阻害することにより抗菌作用を示す．図3.4に示すように，THFA生合成経路において，サルファ薬はパラアミノ安息香酸（p-aminobenzoic acid, PABA）と拮抗することによりジヒドロプテリン酸シンターゼを阻害し，トリメトプリムはこの経路の別の酵素であるジヒドロ葉酸レダクターゼに結合してジヒドロ葉酸（dihydrofolic acid）からTHFAへの生成を阻害する．ヒトを含む哺乳動物は葉酸（folic acid）関連物質を主

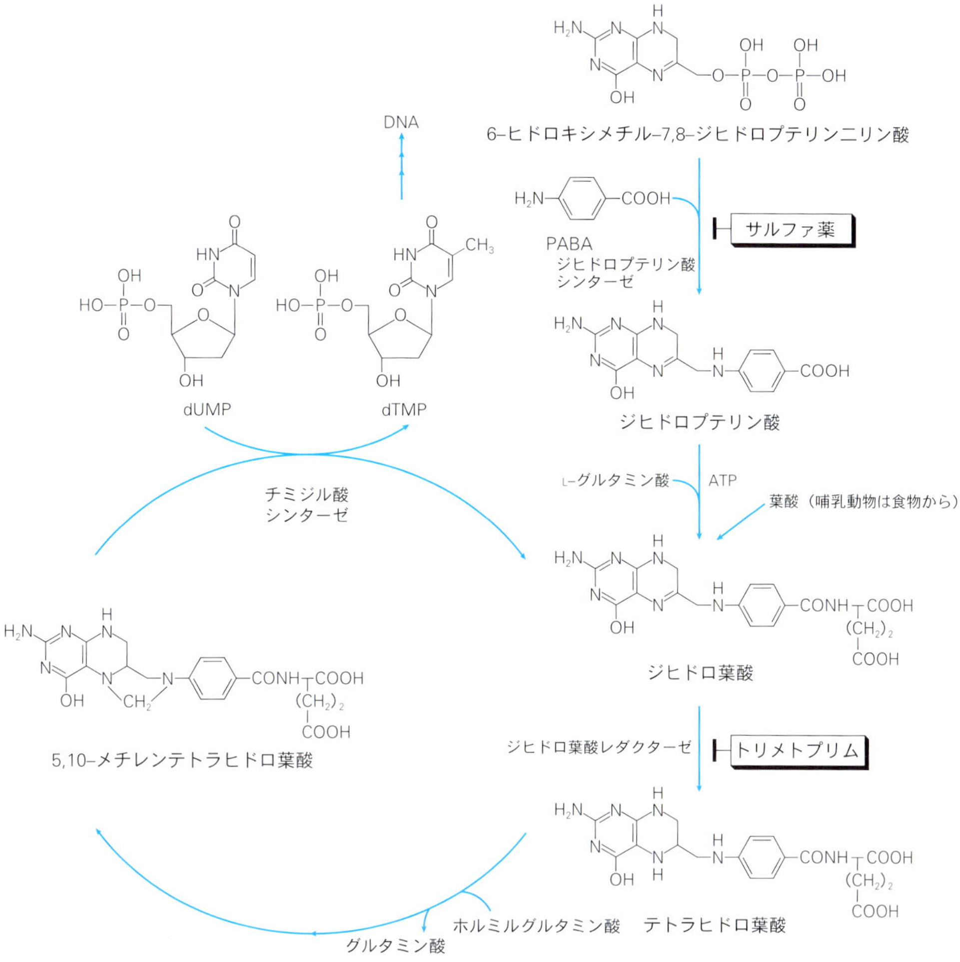

図 3.4　葉酸代謝経路とその阻害薬の作用部位

に食物から得るが，多くの細菌はそれらを自ら合成する．しかし，細菌は葉酸を細胞内に取り込むことができないので，サルファ薬は細菌に対して選択的に抗菌作用を示す．

(iii) リファンピシン

　リファンピシン（rifampicin）は放線菌から発見されたリファマイシンB（rifamycin B）を化学修飾した誘導体である．細菌のDNA依存性RNAポリメラーゼに極めて低濃度で選択的に作用し，RNA合成を阻害するが，動物細胞のDNA依存性RNAポリメラーゼには作用しないため優れた選択毒性を示す．

d) 細菌の細胞膜に作用するもの

　生物の生存に必須である細胞膜は基本的にリン脂質の二重層で構成されている．細菌の細胞膜と動物の細胞膜には大きな違いは認められないので細胞膜に傷害を与える抗菌薬の選択毒性は低い．

(i) グラミシジン S

バチルス属細菌により生産されるペプチド系抗生物質のグラミシジン S（gramicidin S）は界面活性物質様の作用により細菌の細胞膜の機能を阻害し，細胞内容物の漏出を引き起こすことによって抗菌作用を示す．また，真核細胞のミトコンドリアにも作用して，電子伝達系と酸化的リン酸化の共役を遮断する作用を示す．

(ii) ポリミキシン B およびコリスチン

バチルス属細菌から生産されるポリミキシン B（polymixin B）およびコリスチン（colistin）は塩基性水溶性のペプチド系抗生物質でグラム陰性菌の細胞膜の酸性リン脂質に強く結合して，ホスホリパーゼを活性化しリン脂質の分解を促進する．これらは増殖している細菌だけではなく，休止期の菌の細胞内物質の漏出を引き起こして抗菌作用を示す．

［金　容必］

2　β-ラクタム系抗菌薬

SBO
・以下の抗菌薬の薬理（薬理作用，機序，抗菌スペクトル，主な副作用，相互作用，組織移行性）および臨床適用を説明できる．
　β-ラクタム系
・病原微生物・悪性新生物が関わる疾患に用いられる代表的な薬物の基本構造と薬効（薬理・薬物動態）の関連を概説できる．

　β-ラクタム系抗菌薬とは，構造中に β-ラクタム環をもつ一連の抗菌薬の総称である．その母核の基本構造によって，ペナム系（各種ペニシリン），オキサペナム系，ペネム系，カルバペネム系，モノバクタム系，セフェム系（各種セファロスポリンおよびセファマイシン），オキサセフェム系に分類される（**図 3.5**）．β-ラクタム環に接する環が 5 員環（ペナム，オキサペナム，ペネム，カルバペネム）のものをペニシリン系，6 員環（セフェム，オキサセフェム）のものをセファロスポリン系と呼ぶ．これまでに多数の半合成抗生物質が開発され，細菌化学療法薬の主役の一つとなっている．β-ラクタム系薬はいずれもペプチドグリカントランスペプチダーゼに結合して細菌細胞壁ペプチドグリカンの生合成を阻害する（本章 A-1 項参照）．

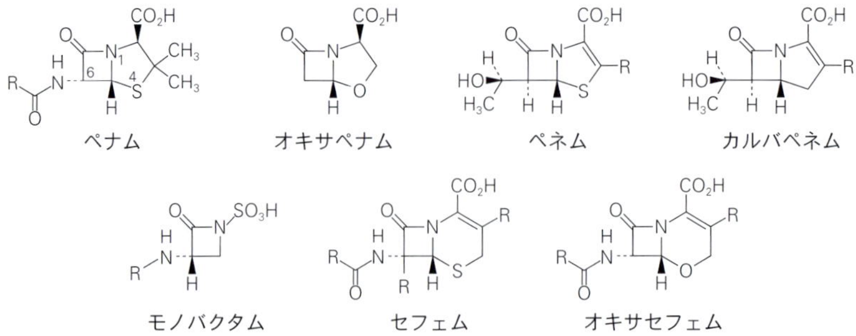

図 3.5　β-ラクタム系抗菌薬の基本構造

ペプチドグリカンは高等動物細胞には存在しないので，β-ラクタム系薬は選択毒性の優れた抗菌薬である．重篤な副作用には少ないが，発疹，発熱，アナフィラキシーショックなどのアレルギー症状が現れる場合がある．

a) ペナム（penam）系抗菌薬

1928年にFlemingによって発見されたペニシリンG（penicillin G，ベンジルペニシリン，benzylpenicillin）は，世界最初の抗菌薬であるが，現在もなおレンサ球菌や淋菌に対する第一選択の抗菌薬として用いられており，選択毒性の優れた抗菌薬である（発見の歴史については第2章A-2項参照）．

ペニシリン（PC）は，α-ケトグルタル酸から生成するL-α-アミノアジピン酸，L-システイン，L-バリンから形成されるトリペプチドを前駆体として生合成される（第6章A-2 d)項参照）．δ(L-α-アミノアジピル)-L-システイニル-D-バリンは閉環してβ-ラクタム環とチアゾリジン環を形成してイソペニシリンNとなり，次いでL-α-アミノアジピル基がフェニルアセチル基と交換されペニシリンGが生合成される．また，セフェム環を有するものはイソペニシリンNから環拡大反応により生合成されることが明らかとなっている．

天然型ペニシリンは主にグラム陽性菌に対して抗菌活性を示すが，抗菌活性の増強や抗菌スペクトルの拡大，酸やペニシリナーゼに対する安定性の増大を目的として，天然ペニシリンの母核である6-アミノペニシラン酸（6-aminopenicillanic acid，6-APA）の6位に種々のアシル基を導入した多数の誘導体が合成された．天然ペニシリンの弱点を補う目的で合成され，臨床で用いられている半合成ペニシリンは，①耐酸性ペニシリン，②ペニシリナーゼ抵抗性ペニシリン，③広域ペニシリン（緑膿菌に無効），④広域ペニシリン（緑膿菌に有効）の4群に分類される（**表3.1**）．

天然型であるベンジルペニシリンは一般にグラム陽性菌に対して用いられるが，淋菌を含むグラム陰性球菌に対しても強い抗菌力を示し，梅毒トレポネーマに対しても有効である．しかし，グラム陰性桿菌やペニシリナーゼを産生するペニシリン耐性菌には無効である．ベンジルペニシリンは酸性で不安定であるため，一般に静注や筋注で用いられ，ベンザチン水和物が経口で用いられる．

耐酸性ペニシリン（分類①）は，胃酸に対して安定であり，消化管からの吸収が優れている．世界で最初に合成されたフェネチシリンはこのグループに分類される唯一のペニシリンであったが，現在は販売中止となっている．

ペニシリナーゼ抵抗性ペニシリン（分類②）は，ペニシリナーゼ産生黄色ブドウ球菌による感染症に使用されたが，セフェム系抗菌薬が開発された後には使用頻度は低くなった．特にメチシリン耐性黄色ブドウ球菌（methicillin-resistant *Staphylococcus aureus*，MRSA）の分離頻度が増加したため，この群のペニシリンは単剤では使用されていない．現在ではイソキサゾール基を側鎖にもつクロキサシリン（cloxacillin）のみが使用されペニシリナーゼ抵抗性であるだけでなく，その活性を阻害することから，グラム陰性桿菌にも有効なアンピシリン（ampicillin）との配合剤として用いられる．

広域半合成ペニシリン（分類③）では，6位に塩基性側鎖が導入されており，抗菌スペクトルが拡大されている．大腸菌やインフルエンザ菌，赤痢菌，サルモネラ菌などのグラム陰性桿菌にも有効であり，肺炎球菌やレンサ球菌，腸球菌（*Enterococcus faecalis*）感染症の第一選択薬として用いられる．この群のペニシリンはセラチアや緑膿菌，バクテロイデス（嫌気性菌）

表3.1 ペナム系抗菌薬

分類	一般名	構造 R¹	構造 R²	生産菌 発見・合成	投与方法と投与量 注射	投与方法と投与量 経口
天然PC	Benzylpenicillin（Penicillin G, PCG）㊞ベンジルペニシリンカリウム，ベンジルペニシリンベンザチン水和物	(ベンジル基)	—H	*Penicillium chrysogenum* A. Fleming (1928)	1回 0.3～0.6 MU*，1日2～4回筋注	ベンザチン塩，1回 0.4 MU*，1日2～4回
耐酸性PC	Pheneticillin（PEPC）㊞フェネチシリンカリウム	(フェノキシエチル基)	—H	Y.G. Perronら (1960)	販売中止	
ペニシリナーゼ抵抗性PC	Methicillin メチシリン	(2,6-ジメトキシフェニル基)	—H	A. Gourvitchら (1960)	販売中止	
ペニシリナーゼ抵抗性PC	Cloxacillin ㊞クロキサシリンナトリウム	(クロロフェニルメチルイソキサゾール基)	—H	H.C. Nayerら (1962)	アンピシリンとの配合剤として使用される	
広域PC（緑膿菌に無効）	Ampicillin（ABPC）㊞アンピシリン水和物	(α-アミノベンジル基)	—H	F.P. Doyleら (1961)	1回 250～1000 mg，1日2～4回，筋注	1回 250～500 mg，1日4～6回
広域PC（緑膿菌に無効）	Bacampicillin（BAPC）㊞バカンピシリン塩酸塩	(α-アミノベンジル基)	(エトキシカルボニルオキシエチル基)	B.A. Ekstromら (1972)		1日 500～1000 mg，3～4回分割
広域PC（緑膿菌に無効）	Amoxicillin（AMPC）㊞アモキシシリン水和物	(p-ヒドロキシ-α-アミノベンジル基)	—H	G.N. Rolinsomら (1968)		1回 250 mg，1日3～4回
広域PC（緑膿菌に有効）	Piperacillin（PIPC）㊞ピペラシリンナトリウム	(ピペラジンジオン基)	—H	才川 勇ら (1976)	1日 2～4 g，2～4回分割，筋注 タゾバクタムとの配合剤として使用される	
複合PC	Ampicillin：Cloxacillin（1：1）アンピシリン・クロキサシリンナトリウム				1日 1.5～3 g，3～4回分割，筋注 1日 1～2 g，1日2回，点滴静注	1回 250～500 mg，6時間ごと，4回分割

には無効である．ペニシリナーゼで分解されるため，アンピシリンやアモキシシリンはクロキサシリンまたはβ-ラクタマーゼ阻害薬のクラブラン酸（clavulanic acid）やスルバクタム（sulbactam）との配合剤として使用されている（p.129参照）．バカンピシリン（bacampicillin）はアンピシリンの2位のカルボキシル基をエステル化したプロドラッグであり，腸管内エステラーゼで加水分解されて活性型に変換される．アンピシリンより腸管吸収性に優れている．アモキシシリン（amoxicillin）はクラリスロマイシン（clarithromycin，マクロライド系抗菌薬）およびランソプラゾール（lansoprazole），オメプラゾール（omeprazole）またはラベプラゾール（rabeprazole）（いずれもプロトンポンプ阻害薬：消化性潰瘍治療薬）と併用してヘリコバクター・ピロリ除菌療法に使用される（p.176参照）．

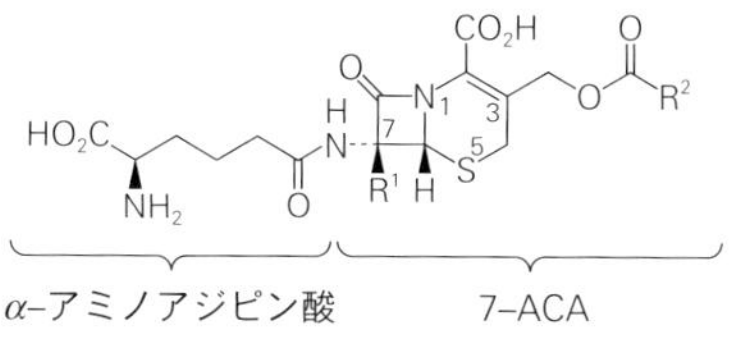

	R^1	R^2
セファロスポリン C	H	CH_3
セファマイシン C	OCH_3	NH_2

図 3.6　天然型セファロスポリン C とセファマイシン C

　広域ペニシリン（分類④）は，③よりグラム陰性桿菌への抗菌スペクトルが拡大し，緑膿菌や変形菌にも有効である．この分類のペニシリンは経口吸収されないため，注射剤として用いられる．ピペラシリン（piperacillin）はアンピシリンの R^1 アミノ基に 4-エチル-2,3-ジオキソピペラジニルカルボニル基を導入したペナム系薬で，緑膿菌やバクテロイデスを含むグラム陰性桿菌に対して優れた抗菌活性を示す．また，アミノ配糖体系抗菌薬との併用で緑膿菌に対する抗菌力が相乗的に増強されることが知られている．ピペラシリンは単剤のほか，タゾバクタム（tazobactam）（β-ラクタマーゼ阻害薬）との配合剤として用いられる（**表 3.5** 参照）．

b）セフェム系抗菌薬

　セフェム（cephem）系抗菌薬にはセファロスポリン類とセファマイシン類が含まれる．セファロスポリン類の最初の発見は，1955 年に Edward P. Abraham らにより真菌 *Acremonium chrysogenum*（旧名 *Cephalosporium acremonium*）の培養液から分離されたセファロスポリン C（cephalosporin C）である．セファロスポリン C はグラム陽性菌とグラム陰性菌の一部に抗菌活性を示し，ペニシリナーゼにより分解されにくい，毒性が低いなど，ベンジルペニシリンに比べ優れた性質をもっていたが，抗菌力が弱いため実用化にはいたらなかった．しかし，セファロスポリン C（**図 3.6**）の母核の 7-アミノセファロスポラン酸（7-aminocephalosporanic acid, 7-ACA）の 7 位と 3 位に種々の置換基を導入した半合成セファロスポリンが合成され，抗菌活性の増強，抗菌スペクトルの拡大，経口吸収性の改善，セファロスポリナーゼ抵抗性の増強が図られた．

　セファマイシン（cephamycin）は，1971 年に R. Nagarajan ら，および 1972 年に E. O. Stapley らによって放線菌の培養液中から発見された．セファマイシン C（**図 3.6**）は真菌由来のセファロスポリン C と類似の構造を有する．セファマイシンはセファロスポリナーゼに抵抗性を示すことから，この母核を有する半合成セファマイシンも多数開発された．セファマイシン系抗菌薬は注射用としてのみ用いられている．

　これらのセフェム系薬は，グラム陽性菌からグラム陰性菌にわたり広い抗菌スペクトルを有し，緑膿菌などのグルコース非発酵菌にも抗菌力を示すものも開発され，各種 β-ラクタマーゼに対してペナム系薬より高い安定性を示す．このような特徴から，セフェム系薬は最も多く臨床で用いられており，さらに改良が続けられている．セフェム系薬の副作用として，アレルギーなどがあるが，ペナム系薬より出現頻度は低くアナフィラキシーショックのような重篤な副作用の頻度は少ない．また，腎障害が問題となることがあり，利尿薬やアミノ配糖体系薬との併用には注意が必要である．現在臨床で用いられているセフェム系薬を**表 3.2** に示した．必ずしも科学的分類とはいえないが，抗菌活性に応じて第一世代から第四世代に分類されている．これらを八木澤の定義に基づいて解説すると次のようになる．

(i) 第一世代セフェム系抗菌薬（表 3.2）

　第一世代のセフェム系抗菌薬の抗菌活性および抗菌スペクトルはセフェム母核自体の性質に基づいており，主として黄色ブドウ球菌，レンサ球菌や肺炎球菌などのグラム陽性菌およびセラチア，クレブシエラ，大腸菌や肺炎桿菌などのグラム陰性菌に対して抗菌活性を示す．ペニシリナーゼには安定であるが，セファロスポリナーゼで分解されやすいのでプロテウス属やインフルエンザ菌などの弱毒のグラム陰性菌にはあまり効かない．また，緑膿菌の外膜を通過しにくいため，抗緑膿菌活性は示さない．注射用と経口用があり，経口用は 7 位側鎖にアミノ基を有することが特徴である．

(ii) 第二世代セフェム系抗菌薬とセファマイシン系抗菌薬（表 3.2, 表 3.3）

　7 位または 3 位の置換基の効果により，グラム陽性菌に対する抗菌力を保ったまま，肺炎球菌，インフルエンザ菌，エンテロバクター，プロテウス属などのグラム陰性菌に対する抗菌力が強化されたものである．7 位側鎖に 2-アミノチアゾール基をもつセフォチアム（cefotiam）はペプチドグリカントランスペプチダーゼに対する親和性が上昇し，その阻害活性が強化されただけでなく，グラム陰性菌の外膜透過性も改善されている．また，7 位にメトキシイミノ基を含む側鎖を導入したセフロキシム（cefuroxime）はセファロスポリナーゼに対する抵抗性が高められている．

　第二世代の経口用セフェムは，注射用第二世代セフェムとして評価が確立されていたセフロキシムとセフォチアムの 2 位カルボキシル基をエステル化し，腸管吸収性を改善したプロドラッグである．

(iii) 第三世代セフェム系抗菌薬（表 3.2）

　第二世代のセフェム系抗菌薬の課題であったグラム陰性菌の外膜透過性の改善，作用点への親和性の増強，β-ラクタマーゼに対する安定性および生体内安定性などを一つの薬物に兼ね備えたものが，第三世代のセフェム系薬である．例えば，7 位に 2-アミノチアゾリルメトキシイミノ基が導入されたセフェム系薬では，β-ラクタマーゼに対する安定性と広い抗菌スペクトルが得られている．経口用第三世代セフェム系薬は，7 位に 2-アミノチアゾリルメトキシイミノ基を含む側鎖を導入して抗菌スペクトルを確保し，3 位側鎖を除去するかまたはビニル基に置換した原体吸収型［セフジニル（cefdinir）］と 2 位のカルボキシル基をエステル化したエステル型とに分類される．

　第三世代セフェム系薬では抗緑膿菌活性をもつものも開発された．7 位に緑膿菌に有効な広域ペニシリンであるピペラシリン様の側鎖を，3 位にメルカプト-N-メチルテトラゾール基を導入したセフォペラゾン（cefoperazone）は，緑膿菌に対して強い抗菌活性を示し，スルバクタム（β-ラクタマーゼ阻害薬）と併用で用いられる．第三世代セフェム系薬は一般に黄色ブドウ球菌に対する抗菌活性が第一世代や第二世代のものより低下したものが多く，このグループのセフェム系薬が大量に使われた結果，MRSA の出現を助長したといわれている．またセフジニルおよび 2 位のカルボキシル基をプロキセチル基あるいはピボキシル基でエステル化したセフポドキシム プロキセチル（cefpodoxime proxetil），セフジトレン ピボキシル（cefditren pivoxil），セフカペン ピボキシル（cefcapene pivoxil）は，グラム陰性菌に対する抗菌力を維持したまま黄色ブドウ球菌に対する抗菌力を増強したもので，いずれも経口で用いられる．3 位にメルカプト-N-メチルテトラゾール基をもつ，セフメノキシム，セフォペラゾンでは副作用として，

表 3.2 セフェム系抗菌薬

分類		適応		一般名	構造			発見・合成	投与方法と投与量, 特徴
		ブドウ球菌	緑膿菌		R^1	R^2	R^3		
第一世代セフェム	注射	あり	なし	Cefalotin (CET) ㊞セファロチンナトリウム	チオフェン-CH₂-	—H	—CH₂OC(O)CH₃	R.R. Chauvetteら (1962)	1日1〜6g, 4〜6回分割, 筋注, 静注, 点滴静注
				Cefazolin (CEZ) ㊞セファゾリンナトリウム	テトラゾール-CH₂-	—H	チアジアゾール-S-	刈米和夫ら (1969)	1日1〜3g, 2〜3回分割, 筋注, 静注, 点滴静注
	経口			Cefalexin (CEX) ㊞セファレキシン	Ph-CH(NH₂)-	—H	—CH₃	R.B. Morinら (1966)	1回 250 mg, 6時間ごと
				Cefroxadine (CXD) ㊞セフロキサジン水和物	シクロヘキサジエニル-CH(NH₂)-	—H	—OCH₃	R. Scartazziniら (1974)	小児用のみ1日 30 mg/kg, 3回分割
				Cefaclor (CCL) ㊞セファクロル	Ph-CH(NH₂)-	—H	—Cl	R.R. Chauvette (1974)	1日 750 mg, 3回分割
第二世代セフェム	注射	あり	なし	Cefotiam (CTM) ㊞セフォチアム塩酸塩	アミノチアゾリル-CH₂-	—H	テトラゾール-S-CH₂CH₂N(CH₃)₂	沼田光雄ら (1974)	1日 0.5〜2g, 2〜4回分割, 筋注, 静注, 点滴静注
	経口			Cefotiam hexetil (CTM-HE) ㊞セフォチアムヘキセチル塩酸塩	アミノチアゾリル-CH₂-	CH(CH₃)OC(O)OC₆H₁₁	テトラゾール-S-CH₂CH₂N(CH₃)₂	西村立雄ら (1983)	1日 300〜600 mg, 3回分割
				Cefuroxime axetil (CXM-AX) ㊞セフロキシムアキセチル	フリル-C(=NOCH₃)-	CH(CH₃)OC(O)CH₃	—CH₂OC(O)NH₂	D.C. Humberら (1980)	1回 250 mg, 1日3回
第三世代セフェム	注射	なし	なし	Cefotaxime (CTX) ㊞セフォタキシムナトリウム	アミノチアゾリル-C(=NOCH₃)-	—H	—CH₂OC(O)CH₃	落合道彦ら (1976)	1日 1〜2g, 2回分割, 筋注, 静注, 点滴静注
				Ceftizoxime (CZX) ㊞セフチゾキシムナトリウム	アミノチアゾリル-C(=NOCH₃)-	—H	—H	高谷隆雄ら (1978)	坐剤, 1日 20〜70 mg/kg, 3〜4回分割
				Cefmenoxime (CMX) ㊞セフメノキシム塩酸塩	アミノチアゾリル-C(=NOCH₃)-	—H	テトラゾール(N-CH₃)-S-CH₂-	落合道彦ら (1976)	1日 1〜2g, 2回分割, 筋注, 静注, 点滴静注耳鼻科用
				Cefodizime (CDZM) ㊞セフォジジムナトリウム	アミノチアゾリル-C(=NOCH₃)-	—H	チアゾール(SCH₃,CH₃)-CH₂-(CO₂H)	W. Durck-heimerら (1978)	1日 1〜2g, 2回分割, 静注, 点滴静注

表3.2 つづき

分類	適応 ブドウ球菌	適応 緑膿菌	一般名	構造 R¹	構造 R²	構造 R³	発見・合成	投与方法と投与量,特徴
第三世代セフェム 注射	あり	なし	Ceftriaxone (CTRX) ㊟セフトリアキソンナトリウム水和物	(2-アミノチアゾール-メトキシイミノ)	—H	(1-メチル-6-ヒドロキシ-5-オキソ-トリアジニルチオ)	R. Reiner ら (1979)	1日1〜2g, 2回分割, 静注, 点滴静注 髄液移行性良好
	なし	あり	Ceftazidime (CAZ) ㊟セフタジジム水和物	(2-アミノチアゾール-カルボキシプロポキシイミノ)	—H	ピリジニウム	C.H. O'Callaghan ら (1979)	1日1〜2g, 2回分割, 静注, 点滴静注
	なし	あり	Cefoperazone (CPZ) ㊟セフォペラゾンナトリウム	(ピペラジンジオン-ヒドロキシフェニル)	—H	(1-メチルテトラゾリルチオ)	才川 勇ら (1976)	1日1〜2g, 2回分割, 筋注,静注, 点滴静注
第三世代セフェム 経口	あり	なし	Cefdinir (CFDN) ㊟セフジニル	(2-アミノチアゾール-ヒドロキシイミノ)	—H	—CH₂(ビニル)	高谷隆雄ら (1982)	1回 100 mg, 1日3回 鉄剤との併用でキレート形成→吸収低下
	あり	なし	Cefpodoxime proxetil (CPDX-PR) ㊟セフポドキシムプロキセチル	(2-アミノチアゾール-メトキシイミノ)	イソプロピルオキシカルボニルオキシエチル およびC*エピマー	—CH₂OCH₃	中尾英雄ら (1981)	1回 100 mg, 1日2回
	あり	なし	Cefditren pivoxil (CDTR-PI) ㊟セフジトレンピボキシル	(2-アミノチアゾール-メトキシイミノ)	ピバロイルオキシメチル	(4-メチルチアゾリルビニル)	A. Tamura ら (1988)	1回 100 mg, 1日3回
	あり	なし	Cefcapene pivoxil (CFPN-PI) ㊟セフカペンピボキシル塩酸塩水和物	(2-アミノチアゾール-ブテニル)	ピバロイルオキシメチル	—CH₂OCONH₂	K. Totsuka ら (1992)	1回 100 mg, 1日3回
	なし	なし	Cefixime (CFIX) ㊟セフィキシム	(2-アミノチアゾール-カルボキシメトキシイミノ)	—H	—CH₂(ビニル)	高谷隆雄ら (1981)	1回 50〜100 mg, 1日2回
	なし	なし	Ceftibuten (CETB) ㊟セフチブテン水和物	(2-アミノチアゾール-カルボキシプロペニル)	—H	—H	Y. Hamashita ら (1985)	1回 200 mg, 1日2回 グラム陰性菌に強い抗菌活性
	なし	なし	Cefteram pivoxil (CFTM-PI) ㊟セフテラムピボキシル	(2-アミノチアゾール-メトキシイミノ)	ピバロイルオキシメチル	(1-エチル-5-メチルテトラゾリル)	H. Sadaki ら (1984)	1回 50〜100 mg, 1日3回

表3.2 つづき

分類	適応 ブドウ球菌	適応 緑膿菌	一般名	構造 R¹	構造 R²	構造 R³	発見・合成	投与方法と投与量,特徴
第四世代セフェム 注射	あり	あり	Cefpirome（CPR）⑩セフピロム硫酸塩	(2-アミノチアゾリル-メトキシイミノ)	−H	(シクロペンテノピリジニウム)	ヘキスト社 (1981)	1日1〜2 g, 2回分割, 静注, 点滴静注
			Cefepime（CFPM）⑩セフェピム塩酸塩	(2-アミノチアゾリル-メトキシイミノ)	−H	(N-メチルピロリジニウム)	N.J. Khanら (1984)	1回0.5〜1 g, 1日2回, 静注, 点滴静注
			Cefozopran（CZOP）⑩セフォゾプラン塩酸塩	(5-アミノチアジアゾリル-メトキシイミノ)	−H	(イミダゾ[1,2-a]ピリジニウム)	A. Bauernfeindら (1991)	1日1〜2 g, 2回分割, 静注, 点滴静注

表3.3 セファマイシン系抗菌薬

分類	一般名	構造 R¹	構造 R²	合成	投与方法と投与量
セファマイシン系	Cefmetazole（CMZ）⑩セフメタゾールナトリウム	NC-CH₂-S-CH₂-	H₃C-テトラゾリル-S-CH₂-	中尾英雄ら (1974)	1日1〜2 g, 2回分割, 静注, 点滴静注
	Cefminox（CMNX）⑩セフミノクスナトリウム水和物	HO₂C-CH(NH₂)-CH₂-S-CH₂-	H₃C-テトラゾリル-S-CH₂-	K. Iwamatsuら (1980)	1回1 g, 1日2回, 静注, 点滴静注

ジスルフィラム（アンタビュース）様作用が現れることがある．これはアセトアルデヒド脱水素酵素が阻害され血中のアセトアルデヒド濃度が上昇するためであり，悪心・嘔吐，頭痛などの症状が現れるので，投与中および投与1週間はアルコール類の摂取を控える必要がある．またメルカプト-*N*-メチルテトラゾール基にはビタミンKサイクルを阻害する作用があるため，血中プロトロンビン量が減少し血液凝固系が抑制され，出血傾向を生じやすいことが報告されている．

(iv) 第四世代セフェム系抗菌薬（表3.2）

第四世代セフェム系抗菌薬には7位に2-アミノチアゾリルメトキシイミノ基あるいは2-アミノチアジアゾリルメトキシイミノ基を，3位に複素環からなる側鎖を導入したセフピロム（cefpirom），セフェピム（cefepim），セフォゾプラン（cefozopran）が含まれる．緑膿菌とともに黄色ブドウ球菌に対する抗菌力が強化されており，注射剤として用いられる．

(v) セファマイシン系抗菌薬（表 3.3）

　セファマイシン系抗菌薬は，3-セフェムの 7 位に α-メトキシ基が付加した構造を母核とした，セフメタゾール（cefmetazole），セフミノクス（cefminox）が含まれる．いずれも 3 位にメルカプト-N-メチルテトラゾール基が導入されており，セフォチアム（第二世代）に類似した抗菌スペクトルを示す．また，セフメノキシムやセフォペラゾン（いずれも第三世代）と同様に，ジスルフィラム様作用が副作用として現れることがある．

c) その他の β-ラクタム系抗菌薬（表 3.4-A, B, C, D）
(i) オキサセフェム系抗菌薬

　オキサセフェム（oxacephem）系抗菌薬はセフェム母核の 5 位の硫黄原子を酸素に置換し，7 位にメトキシ基を導入したものであり，抗菌力の強化と抗菌スペクトルの拡大，β-ラクタマーゼに対する安定性を目標に，理論的に分子設計された化合物である．緑膿菌には適用されないが，ラタモキセフ（latamoxef）はグラム陰性桿菌に対する抗菌力に優れ，フロモキセフ（flomoxef）はグラム陽性菌，グラム陰性菌に対してバランスの良い抗菌力を示すのが特徴である．いずれも注射剤として用いられる．

(ii) カルバペネム系抗菌薬

　1976 年 Jean S. Kahan らによって最初のカルバペネム（carbapenem）であるチエナマイシン（thienamycin）（図 3.7）が放線菌 *Streptomyces cattleya* の培養液から発見されたのに続いて多数のカルバペネム系抗菌薬が発見された．

　チエナマイシンはグラム陽性菌，緑膿菌を含むグラム陰性菌，嫌気性菌に有効であるという幅広い抗菌スペクトルを有するが，非常に不安定な物質であるため，より安定で抗菌力が増強された誘導体が合成された．3 位側鎖に N-ホルムイミドイル基を導入したイミペネム（imipenem）が最初に臨床で用いられ，現在ではパニペネム（panipenem），メロペネム（meropenem），ビアペネム（biapenem）およびドリペネム（doripenem）を加えた 5 剤が注射剤として，またテビペネム ピボキシル（tebipenem pivoxil, TBPM-PI）が経口剤として用いられている．

　カルバペネム系薬はグラム陽性菌の PBP（penicillin binding protein，ペニシリン結合タンパク質）1 に強い親和性を示し，その強さはおおむねパニペネム，イミペネム，ビアペネム，ドリペネム，メロペネムの順である．一方，グラム陰性菌の PBP に対する結合親和性は菌種によって若干異なり，大腸菌ではいずれの薬物も PBP2, 1A，および 1B に対して強い親和性を示す．一方，緑膿菌では 7 種の PBP に対してほぼ同等の親和性を示すが，特に，イミペネムやパニペネム，ビアペネムは PBP2 と 4 に，メロペネムとドリペネムは PBP1A, B, と 3 に強い親和性を示す．その結果として，MIC 濃度付近でイミペネムやパニペネム，ビアペネムに接触した緑膿菌は球形となって溶菌し，メロペネムやドリペネムの場合はフィラメント様の形態に変化する．このようにカルバペネム系薬は PBP に対する親和性の違いがあり，これがグラム陰性菌に対する PAE（postantibiotic effect，p.135 参照）や染色体性セファロスポリナーゼ誘導能な

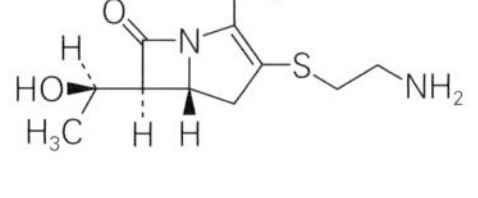

図 3.7　チエナマイシン

A 抗菌薬（抗細菌薬）　127

表 3.4-A　オキサセフェム系抗菌薬

一般名	構造		発見・合成	投与方法と投与量
	R^1	R^2		
Latamoxef（LMOX） ㊖ラタモキセフナトリウム	(構造)	(構造)	成定昌幸ら （1979）	1日 1〜2 g, 2回分割, 静注または点滴静注
Flomoxef（FMOX） ㊖フロモキセフナトリウム	(構造)	(構造)	辻 照二ら （1985）	1日 1〜2 g, 2回分割, 静注または点滴静注

表 3.4-B　カルバペネム系抗菌薬

一般名	構造			発見・合成	投与方法と投与量
	R^1	R^2	R^3		
Imipenem/Cilastatin 1：1配合剤（IPM/CS） ㊖イミペネム	$-CO_2H$	(構造)	$-H$	W.J. Leanza ら（1979）	1日 0.5〜1 g, 2〜3回分割, 点滴静注
		シラスタチン (構造)			
Panipenem/Betamipron 1：1配合剤（PAPM/BP） ㊖パニペネム	$-CO_2H$	(構造)	$-H$	宮寺哲男ら （1981）	1日 1 g, 2回分割, 点滴静注
		ベタミプロン (構造)			
Meropenem（MEPM） ㊖メロペネム水和物	$-CO_2H$	(構造)	$-CH_3$	J.R. Edwards ら（1989）	1日 0.5〜1 g, 2〜3回分割, 点滴静注
Biapenem（BIPM） ビアペネム	$-COO^-$	(構造)	$-CH_3$	K. Ubukata ら （1990）	1回 0.3 g, 1日 2回, 静注
Dripenem（DRPM） ドリペネム水和物	$-CO_2H$	(構造)	$-CH_3$	S. Sasaki ら （1994）	1回 0.25 g, 1日 2回または 3回
Tebipenem Pivoxil（TBPM-PI） テビペネム ピボキシル	(構造)	(構造)	$-CH_3$	T. Abe ら （1995）	1回 4 mg/kg（小児）， 1日 2回, 経口

表 3.4-C　ペネム系抗菌薬

一般名	構造	発見・合成	投与方法と投与量
Faropenem（FRPM） ㊖ファロペネムナトリウム水和物	(構造)	J.M. Woodcock ら（1997）	1回 200〜300 mg, 1日 3回, 経口

表3.4-D　モノバクタム系抗菌薬

一般名	構造	発見・合成	投与方法と投与量
Aztreonam（AZT） ⑩アズトレオナム	(構造式)	R.B. Sykes（1981）	1日1〜2g, 2回分割, 静注, 点滴静注

どの違いに反映されていると考えられる．

イミペネムは腎臓のデヒドロペプチダーゼI（dehydropeptidase I, DHP-I）によってβ-ラクタム環が加水分解されるので，その阻害薬であるシラスタチン（cilastatin）との1:1配合剤が開発された．パニペネムはDHP-I代謝物の腎毒性を軽減するため，有機イオン輸送抑制薬であるベタミプロン（betamipron）との1:1配合剤として用いられる．メロペネム，ビアペネムおよびドリペネムは母核の4位にメチル基を導入して，DHP-Iによる分解を受けにくくした誘導体で，単剤として使用される．テビペネム ピボキシルは母核の2位カルボン酸がピボキシル基でエステル化されたプロドラッグで，経口での吸収性が向上している．テビペネムは注射用カルバペネム系薬と同等の抗菌活性を示し，腸球菌や緑膿菌など一部の菌種を除き，幅広い抗菌スペクトルを示す．特にペニシリン耐性肺炎レンサ球菌（PRSP）やインフルエンザ菌に対しても活性を示す．

カルバペネム系薬はペニシリナーゼやセファロスポリナーゼに安定であり，β-ラクタマーゼ阻害薬としても作用する．しかしその使用量の急激な増加に伴い，カルバペネム系を含むすべてのβ-ラクタム系薬を分解するメタロ-β-ラクタマーゼを産生する緑膿菌，エンテロバクターやアシネトバクターなどの微生物が出現し，国際的な問題となっている．カルバペネム系薬は抗てんかん薬のバルプロ酸ナトリウムと併用すると，バルプロ酸ナトリウムの血中濃度を低下させ，てんかん発作を再発させるおそれがあるため，併用禁忌である．

(iii) ペネム系抗菌薬

ファロペネム（faropenem）はコンピュータによる分子設計の手法で構築されたペネム（penem）系唯一の化合物で，グラム陽性菌，グラム陰性菌（緑膿菌は除く），嫌気性菌に有効であるうえβ-ラクタマーゼに抵抗性であるため，ペナム系薬やセフェム系薬に耐性を示す細菌にも有効な幅広い抗菌スペクトルと強い抗菌力を示す．経口投与で使用される．

(iv) モノバクタム系抗菌薬

シュードモナス属の細菌が生産する単環ラクタム［モノバクタム（monobactam）］構造を有するスルファゼシン（sulfazecin）（図3.8）が，1981年，今田岐らによって，さらにSQ-26823（図3.8）などがRichard B. Sykesらによって発見された．その抗菌活性は弱いものであったが，緑膿菌を含むグラム陰性菌に特異的に効果を示すことから，誘導体化が行われた．置換可能なβ-ラクタム環の3位に，セフェム系薬で有効であった2-アミノチアゾール基とオキシイミノ基を有する置換基を導入したアズトレオナム（aztreonam）が開発された．モノバクタム系抗菌薬はPBP3に対して強い結合親和性を示し，また外膜の透過性に優れている．緑膿菌を含むグラム陰性菌に対して強い抗菌力を示し，その作用は殺菌的である．グラム陽性菌や嫌気性菌

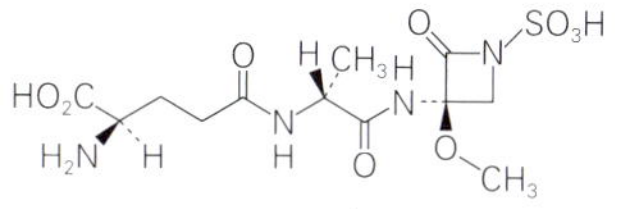

A 抗菌薬(抗細菌薬)　129

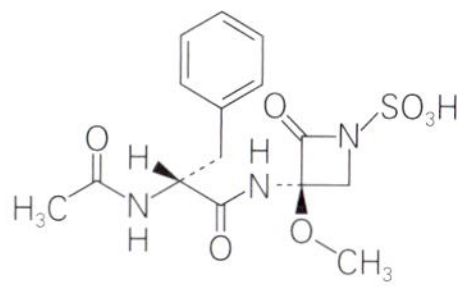

図3.8 細菌により生産されるモノバクタム

表3.5 β-ラクタマーゼ阻害薬

一般名	構　造	発見・合成	投与方法と投与量
Clavulanic acid (CVA) ㊞クラブラン酸カリウム	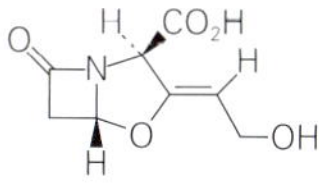	A.G. Brown ら (1976) *S. clavuligerus*	
Clavulanic acid/Amoxicillin (CVA/AMPC) クラブラン酸カリウム・アモキシシリン	1:2配合剤		1日250 mg (AMPCとして), 3～4回分割
Sulbactam (SBT) ㊞スルバクタムナトリウム	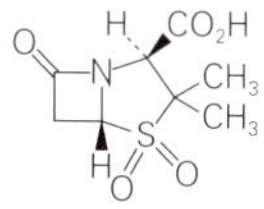	W.E. Barth (1978)	
Sulbactam/Ampicillin (SBT/ABPC) スルバクタムナトリウム・アンピシリンナトリウム	1:2配合剤		1回3 g, 1日2回, 静注, 点滴静注など
Sulbactam/Cefoperazone (SBT/CPZ) スルバクタムナトリウム・セフォペラゾンナトリウム	1:1配合剤		1日1～2 g, 2回分割, 静注, 点滴静注
Tazobactam (TAZ) タゾバクタムナトリウム	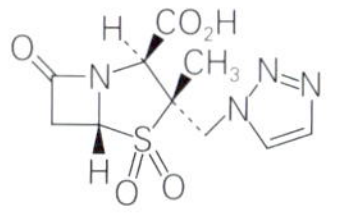	S.C. Aronoff ら (1984)	
Tazobactam/Piperacillin (TAZ/PIPC) タゾバクタムナトリウム・ピペラシリンナトリウム	1:8配合剤		1回4.5 g, 1日3回, 静注, 点滴静注
Sultamicillin (SBTPC) ㊞スルタミシリントシル酸塩水和物	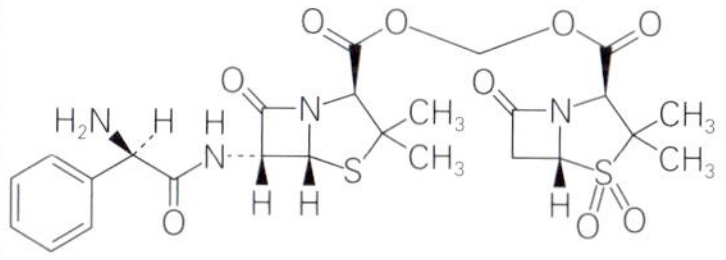	ファイザー社 (1979)	1回375 mg, 1日2～3回, 経口

に対する抗菌力は弱い. また, 各種β-ラクタマーゼに対して安定であり, β-ラクタマーゼ産生グラム陰性菌にも強い抗菌作用を示し, β-ラクタマーゼ産生誘導能もほとんど確認されていない. いずれも注射剤として用いられる.

(v) β-ラクタマーゼ阻害薬（表3.5）

　1974年 Allan G. Brown らによって *Streptomyces clavuligerus* から発見されたクラブラン酸 (clavulanic acid) は, 強力なβ-ラクタマーゼ (β-lactamase) 阻害活性をもつオキサペナム (oxapenam) 骨格の化合物である. クラブラン酸の抗菌力は弱いが, β-ラクタマーゼとの親和性が強く, しかもβ-ラクタム環の加水分解を受けないため, β-ラクタマーゼ阻害薬として用いられている. また, スルバクタム (sulbactam) とタゾバクタム (tazobactam) はペナム骨格をもつペニシラン酸スルホン化合物である. これらのβ-ラクタマーゼ阻害薬はβ-ラクタマーゼの活性中

心に共有結合して安定な複合体を形成し，酵素活性を不可逆的に阻害する．β-ラクタマーゼ阻害薬の各種β-ラクタマーゼに対する阻害活性を比較すると，クラブラン酸はペニシリナーゼとオキシイミノセファロスポリナーゼを低濃度で阻害するが，セファロスポリナーゼは阻害しない．それに対してスルバクタムとタゾバクタムはいずれのβ-ラクタマーゼにも阻害を示す．クラブラン酸はアモキシシリンとの配合剤，スルバクタムはアンピシリンやセフォペラゾンとの配合剤，タゾバクタムはピペラシリンとの配合剤として用いられている．スルタミシリン（sultamicillin）はアンピシリンとペニシリナーゼ阻害薬のスルバクタムをエステル結合した相互プロドラッグであり，腸管内エステラーゼで加水分解されて活性型に変換される．

3 テトラサイクリン系抗菌薬

SBO
- 以下の抗菌薬の薬理（薬理作用，機序，抗菌スペクトル，主な副作用，相互作用，組織移行性）および臨床適用を説明できる．
  テトラサイクリン系
- 病原微生物・悪性新生物が関わる疾患に用いられる代表的な薬物の基本構造と薬効（薬理・薬物動態）の関連を概説できる．

a) テトラサイクリン系抗菌薬

Robert B. Woodward はクロルテトラサイクリン（chlortetracycline）やオキシテトラサイクリン（oxytetracycline, OTC）の構造を決定した際，これらの母核を"テトラサイクリン（tetracycline）"と命名した．製剤としては**表 3.6** に示したものが用いられているが，いずれも黄色の両性物質であり，塩酸塩である．放線菌によって生産される天然型［オキシテトラサイクリン，テトラサイクリン（TC），デメチルクロルテトラサイクリン（demethylchlortetracycline, DMCTC）］と半合成のもの［ドキシサイクリン（doxycycline, DOXY），ミノサイクリン（minocycline, MINO）］があり，いずれも細菌の 70S リボソームの 30S サブユニットに結合してタンパク質合成を阻害する．テトラサイクリンが 30S サブユニットに結合すると，アミノアシル tRNA が mRNA のコドンに依存してリボソームの A 座に結合する過程が阻害される．そのほか，開始複合体の形成段階で fMet-tRNA のリボソームへの結合や翻訳終了段階で終結因子のリボソームへの結合も阻害する．この作用は，テトラサイクリンの 1, 12a, 11, 10 位のカルボニル酸素または水酸基が Mg^{2+} と錯体を形成することに起因している．テトラサイクリンの母核は 1 分子のマロン酸アミド（malonamide）と 8 分子のマロン酸（malonic acid）が縮合して仮想的中間体である"ポリケチド"を経て生合成される（第 6 章 A-2 b）項参照）．テトラサイクリンは極めて広い抗菌スペクトルを示し，グラム陽性菌，緑膿菌を除くグラム陰性菌，スピロヘータ，マイコプラズマ，リケッチア，クラミジアに有効である．しかし，長い間汎用されたため天然型テトラサイクリンに対する耐性菌が増加し，大腸菌や赤痢菌のほとんどが，また，黄色ブドウ球菌や肺炎球菌，レンサ球菌などでも半分以上に耐性化が認められ，その耐性メカニズムは能動的薬物排出機構による耐性とタンパク質合成レベルでの耐性が知られている．そのため，主にマイコプラズマ，リケッチア，クラミジア感染症に用いられる．DOXY は抗菌力が天然型より強く，体内濃度持続性に優れ（血中半減期 20 時間），MINO は抗菌力が強く，天然型テトラサイクリン耐性菌にもある程度の活性を示す．これらは主として経口投与されるが，MINO は注射でも用いられる．

表 3.6 テトラサイクリン系抗菌薬

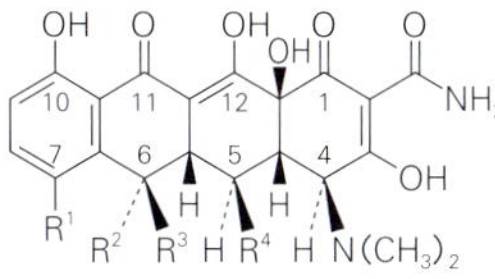

分類	一般名	構造 R¹	R²	R³	R⁴	発見・合成	生産菌	投与方法と投与量
天然	Oxytetracycline（OTC）㊞オキシテトラサイクリン塩酸塩	H	OH	CH₃	OH	A. C. Finley ら（1950）	*Streptomyces rimosus*	外用
天然	Tetracycline（TC）㊞テトラサイクリン塩酸塩	H	OH	CH₃	H	J. H. Boothe ら（1953）	*S. viridofaciens*	経口：1 日 1 g，4 回分割
天然	Demethylchlortetracycline（DMCTC）㊞デメチルクロルテトラサイクリン塩酸塩	Cl	OH	H	H	J. R. D. McCormick ら（1957）	*S. aureofaciens*	経口：1 日 450〜600 mg，2〜4 回分割
半合成	Doxycycline（DOXY）㊞ドキシサイクリン塩酸塩	H	H	CH₃	OH	A. R. English ら（1966）		経口：1 日目 200 mg，1〜2 回分割，2 日目以降 1 日 1 回 100 mg
半合成	Minocycline（MINO）㊞ミノサイクリン塩酸塩	N(CH₃)₂	H	H	H	M. J. Martel ら（1967）		経口，注射：初回 100〜200 mg，以降 12〜24 時間ごと 100 mg

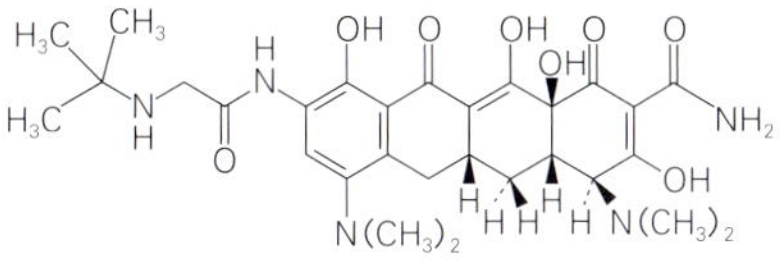

図 3.9　チゲサイクリン

急性毒性は一般に低いが，胃腸障害，過敏症状，菌交代症，ビタミン欠乏症，肝障害，顆粒球減少症などがあり，妊婦では胎児に一過性の骨発育不全や歯牙の着色，エナメル質形成不全をきたすことがある．また，ラットで胎児毒性が認められている．その他，乳幼児の骨発育不全や歯牙着色などがある．また，経口投与時にカルシウムやマグネシウム，アルミニウム，鉄を含む薬剤や食品を服用するとキレートを形成し，吸収が低下する．

b) グリシルサイクリン系抗菌薬

チゲサイクリン（tigecycline）はミノサイクリンの 9 位にグリシルアミノ基を導入したグリシルサイクリン系抗菌薬である（**図 3.9**）．チゲサイクリンは，MRSA を含むグラム陽性菌，グラム陰性菌，嫌気性菌，クラミジア，マイコプラズマに対して広範囲な抗菌力を示し，点滴静注で用いられる．チゲサイクリンはテトラサイクリンの耐性メカニズムに影響されない．欧州では院内・院外感染した複雑性皮膚・皮膚組織感染症（complicated skin and skin structure infection, cSSSI）と複雑性腹腔内感染症（complicated intra-abdominal infections, cIAI）に適応され，注射で用いられている．

4 マクロライド系抗菌薬（図3.10，表3.7）

> **SBO**
> ・以下の抗菌薬の薬理（薬理作用，機序，抗菌スペクトル，主な副作用，相互作用，組織移行性）および臨床適用を説明できる．
>   マクロライド系
> ・病原微生物・悪性新生物が関わる疾患に用いられる代表的な薬物の基本構造と薬効（薬理・薬物動態）の関連を概説できる．

　1957年にWoodwardは，多員環ラクトンをアグリコン（aglycone）とするデオキシ糖，アミノ糖またはこれらのメチル化糖のグリコシド（glycoside）を"マクロライド（macrolide）"系抗菌薬と呼ぶことを提案した．マクロライド系抗菌薬として最初の報告は，1952年にJames M. McGuireらによる14員環マクロライド系抗菌薬であるエリスロマイシン（erythromycin, EM）である．現在，14，15および16員環のマクロライド系抗菌薬が用いられている．16員環マクロライド系抗菌薬としてわが国で最初に発見されたキタサマイシン［kitasamycin，ロイコマイシン（leucomycin）各成分を含む］に関する大村らによる構造研究により16員環マクロライドの化学が確立された．

　マクロライド系薬のアグリコン部分は ^{14}C および ^{13}C 標識前駆物質の取り込み実験から，酢酸やプロピオン酸などの低級脂肪酸から生合成されることが明らかになっている．例えば，EMのアグリコン部分は7分子のメチルマロン酸から構成されている．さらに，EMの生合成遺伝子に関する研究の結果から，アグリコンの生合成に関与するポリケチド合成酵素は真核生物などの脂肪酸合成酵素Ⅰと類似した多機能酵素であることが明らかにされた（第6章A-**2** b）項参照）．

　マクロライド系薬は細菌リボソームの50Sサブユニット中の23S rRNAのドメインⅡに結合してペプチジル転移反応を阻害し，静菌的に作用する．グラム陽性菌，グラム陰性球菌，マイコプラズマ，クラミジアに優れた抗菌力を示す．特に肺組織への移行性がよく，マイコプラズマ肺炎の第一選択薬として用いられる．しかし，EMは酸に対して不安定であり，これは9-ケト型と6,9-ヘミケタール型の平衡状態が存在し，酸性条件下では脱水反応により最終的に6,9,9,12-スピロケタール型となり活性を失う．このため，さまざまな脂肪酸エステル体が開発され，胃酸に対する安定性が高まり，腸管吸収性が改善された．そのほか，EMは消化管蠕動促進作用（モチリン様作用），慢性呼吸器疾患の改善効果など抗菌活性とは異なる作用も報告されている．

　このグループの抗菌薬は互いに交差耐性を示す．毒性は低く副作用も比較的軽微であるが，過敏症状，肝障害，消化器障害などを起こすことがある．14員環マクロライド系薬は肝ミクロソームの薬物代謝酵素シトクロムP450（CYP）3A4で代謝されるが，その代謝物（N-脱メチル化体）はCYP3A4のヘム鉄の第6配位子と安定なマクロライド・ニトロソアルカン複合体を形成してCYP3A4を阻害するため，CYP3A4で代謝されるほかの薬物の代謝を抑制し，作用の増強や副作用の発現を励起することがある．そのため，EM，クラリスロマイシン（clarithromycin, CAM）およびテリスロマイシン（telithromycin, TEL）は抗精神病薬のピモジドとの併用でQT延長，心室性不整脈などの心血管系副作用が報告されており併用禁忌である．

　クラリスロマイシンとロキシスロマイシン（roxithromycin, RXM）はEMと同様の抗菌スペクトルをもつが，抗菌活性が増強されている．また，CAMはEMの6位水酸基をメチル化，

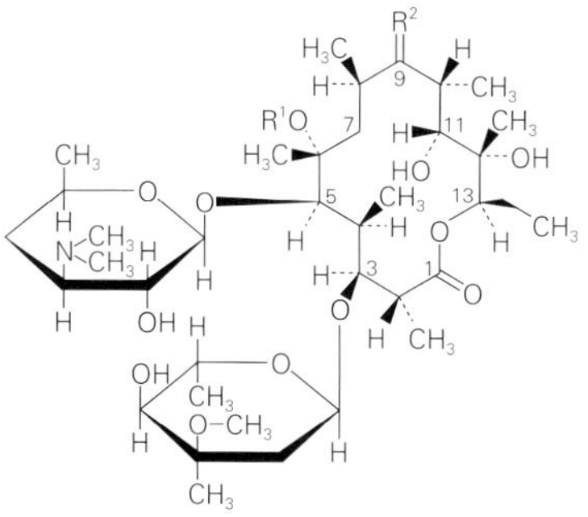

A 抗菌薬（抗細菌薬）

	R¹	R²
エリスロマイシン	H	O
クラリスロマイシン	CH₃	O
ロキシスロマイシン	H	N−O−CH₂−O−CH₂CH₂−O−CH₃

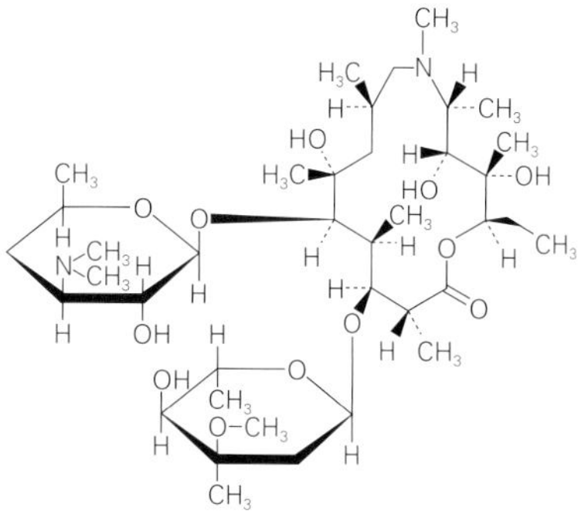

アジスロマイシン

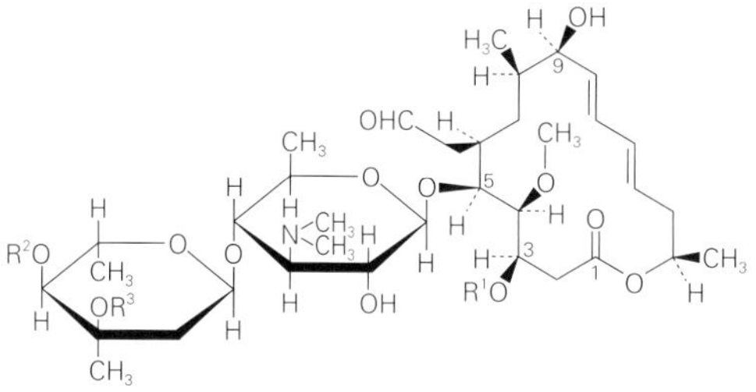

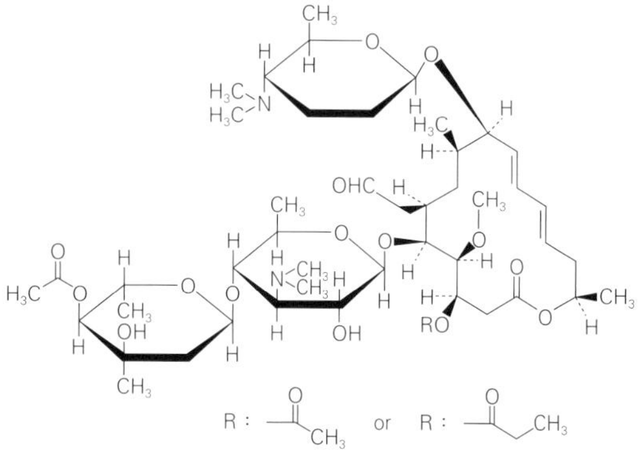

アセチルスピラマイシン
（スピラマイシン酢酸エステル）

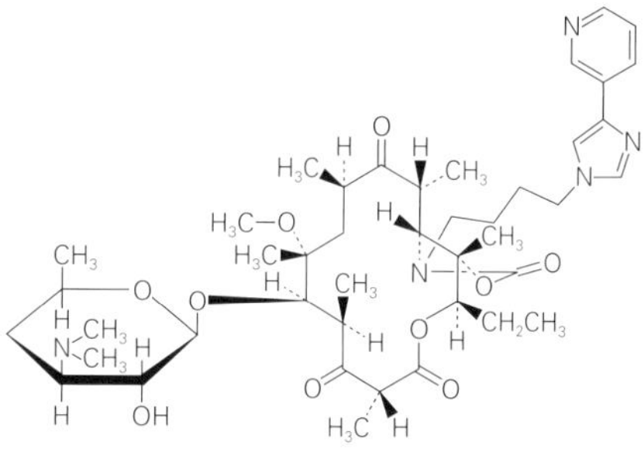

キタサマイシン	R¹	R²	R³
ロイコマイシン A₁	−H	(CH₃)₂CHCH₂C(O)−	−H
ロイコマイシン A₃（＝ジョサマイシン）	CH₃C(O)−	(CH₃)₂CHCH₂C(O)−	−H
ロイコマイシン A₄	CH₃C(O)−	CH₃CH₂CH₂CH₂C(O)−	−H
ロイコマイシン A₅	−H	CH₃CH₂CH₂CH₂C(O)−	−H
ロイコマイシン A₆	CH₃C(O)−	CH₃CH₂C(O)−	−H
ロイコマイシン A₇	−H	CH₃CH₂C(O)−	−H
ロイコマイシン A₈	CH₃C(O)−	CH₃C(O)−	−H
ロイコマイシン A₉	−H	CH₃C(O)−	−H
ロイコマイシン A₁₃	−H	CH₃(CH₂)₅C(O)−	−H

テリスロマイシン

図3.10 マクロライド系抗菌薬

RXM はその 9 位カルボニル基をメトキシエトキシメチルオキシム基で置換することで酸に対する安定性が向上し，高い血中濃度が得られ，組織移行性も改善されている．さらに，経口吸収性の向上により消化器障害の副作用も軽減されている．CAM はヘリコバクター・ピロリに起因する一連の胃疾患に対してプロトンポンプ阻害薬およびアモキシシリン（β-ラクタム系薬）

表 3.7　マクロライド系抗菌薬

分類	一般名	発見・合成	生産菌	投与方法と投与量
14員環マクロライド	Erythromycin（EM） ⑯エリスロマイシン，⑯エリスロマイシンエチルコハク酸エステル，⑯エリスロマイシンステアリン酸塩，⑯エリスロマイシンラクトビオン酸塩	J. M.McGuire ら（1952）	*Saccharopolyspora erythraea*	経口：1日 800～1200 mg，4～6回分割 注射：1日 600～1500 mg，2～3回分割，点滴静注 軟膏
	Clarithromycin（CAM） ⑯クラリスロマイシン	大村貞文ら（1981）		経口：1日 400 mg，2回分割
	Roxithromycin（RXM） ⑯ロキシスロマイシン	J. H. Jorgensen ら（1981）		経口：1日 300 mg，2回分割
15員環マクロライド（アザライド）	Azithromycin（AZM） ⑯アジスロマイシン水和物	S. C. Aronoff ら（1987）		経口：1日 1回 500 mg，3日間など
16員環マクロライド	Kitasamycin（Leucomycin, LM） ⑯キタサマイシン，⑯キタサマイシン酒石酸塩	秦 藤樹ら（1953）	*Streptoverticillium kitasatoensis*	販売中止
	Josamycin（JM） ⑯ジョサマイシン，⑯ジョサマイシンプロピオン酸エステル		*S. narbonensis* var. *josamyceticus*	経口：1日 800～1200 mg，3～4回分割
	Acetylspiramycin（AC-SPM） ⑯スピラマイシン酢酸エステル	宇津ら（1970）		経口：1回 200 mg，1日 3～4回
ケトライド	Telithromycin（TEL） テリスロマイシン	R. N. Jones ら（1997）		販売中止

と併用してヘリコバクター・ピロリ除菌療法に用いられる（本章 A-13 参照）．また，MAC（*Mycobacterium avium* complex）症やレジオネラ菌に対して適応がある．

アジスロマイシン（azithromycin, AZM）は EM のラクトン環に窒素原子を導入した．15員環アザライド系マクロライドに分類され，酸に対する安定性が優れている．従来のマクロライド系薬の抗菌スペクトルを維持しているだけでなく，これまで抗菌活性の弱かったインフルエンザ菌にも活性を示す．また，組織移行性に優れ，さらに半減期が約 60 時間と長く，1日1回 3日間の投与で感受性菌に有効な組織内濃度が維持される．

キタサマイシン（LM）は 16員環マクロライドであるロイコマイシン A_1, $A_{3～9}$，および A_{13} の混合物（主成分は A_5）として使用されたが，現在は販売されていない．ジョサマイシン（josamycin, JM）はロイコマイシン A_3 のみを含み，生産菌を A_3 成分のみを生産するように育種して開発された．

テリスロマイシン（TEL）は EM の3位に存在する糖鎖クラディノースをケトン基に置換した特色を有する 14員環マクロライドであり，ケトライド系抗菌薬と呼ばれた．このケトライド骨格はグラム陽性菌のマクロライド系薬に対する耐性を誘導しないことや，各種耐性菌に対する活性が増強されたことから新しいタイプのマクロライドとして期待された．しかし重症筋無力症患者への投与禁忌，視覚障害や意識消失などの副作用の問題から使用されなくなった．

5　アミノ配糖体系抗菌薬（図3.11，表3.8）

> **SBO**
> ・以下の抗菌薬の薬理（薬理作用，機序，抗菌スペクトル，主な副作用，相互作用，組織移行性）および臨床適用を説明できる．
> 　　　アミノ配糖体（アミノグリコシド）系
> ・病原微生物・悪性新生物が関わる疾患に用いられる代表的な薬物の基本構造と薬効（薬理・薬物動態）の関連を概説できる．

　アミノシクリトール（aminocyclitol）に1～3個のアミノ糖または中性糖がグリコシド結合した，塩基性で水溶性の一群の抗菌薬をアミノ配糖体（aminoglycoside）系抗菌薬という．1944年にWaksmanによって放線菌（*Streptomyces griseus*）の生産物として発見されたストレプトマイシン（streptomycin, SM）が最初のものであり，現在臨床で用いられているものはいずれも放線菌の代謝産物またはその誘導体である．これらの抗菌薬は細菌の70Sリボソームに結合することによってタンパク質合成を阻害し，グラム陽性菌やグラム陰性菌，抗酸性菌に対して殺菌的に作用する．ストレプトマイシンとカナマイシン（kanamycin, KM）は抗結核菌作用を示し，抗結核薬としても用いられている．また，緑膿菌などへ抗菌スペクトルを拡大した誘導体やアミノ配糖体耐性菌が生産する不活化酵素に対する抵抗性を付与した誘導体が開発されているが，嫌気性菌には無効である．腸管からの吸収が悪いため，腸管感染症以外では通常非経口的に用いられる．アミノ配糖体系薬が共通に有する副作用として第8脳神経障害（聴器毒性：聴覚障害＝難聴と前庭機能障害＝耳鳴りやめまい），腎毒性があげられる．第8脳神経障害と腎毒性はほかの同様な副作用を有する薬物との併用で増強される．また，クラーレ様作用があるので全身麻酔薬，筋弛緩薬との併用により神経・筋ブロックを起こすことがあり，呼吸抑制に注意する必要がある．アミノ配糖体系薬は，腎排泄性の薬物であり，かつ血中濃度の安全域が狭い．また，透析により50％強が除去される．したがって，透析患者では投与量の慎重な調整が必要である．

　MIC以上の濃度の抗菌薬に短時間接触するだけでも細菌の再増殖が一定時間抑制されるpostantibiotic effect（PAE）現象が明らかとなり，アミノ配糖体系薬ではこの作用がグラム陽性菌だけでなくグラム陰性菌に対しても比較的明瞭に認められるため，従来の投与間隔を延長して投与しても有効であることが示唆されている．すなわち，1日1回の投与で2回または3回投与とほぼ同等の臨床効果が得られ，腎毒性や聴器毒性の軽減が期待される．

　アミノ配糖体系薬は抗菌スペクトルの特徴から，①抗結核作用を有するもの（ストレプトマイシン，カナマイシン），②抗緑膿菌作用があるもの（カナマイシン，ジベカシン，トブラマイシン，アミカシン，ゲンタマイシン，イセパマイシン）③抗緑膿菌作用がないもの（フラジオマイシン，リボスタマイシン），④ペニシリナーゼ産生淋菌に効くもの（スペクチノマイシン），⑤MRSAに効くもの（アルベカシン）に分類される．

　ストレプトマイシン（SM）は細菌リボソームの30SサブユニットのS12タンパク質に結合して，タンパク質合成系の70S initiation complex（fMet-tRNA-mRNA-リボソーム複合体）の崩壊を引き起こし，タンパク質生合成の開始を阻害する．また，mRNA上のコドンの誤読（miscodingまたはcodon misreading）により正常なタンパク質の生合成を阻害する．高濃度で作用させた場合，細菌細胞膜を傷害して細胞内成分の漏出を引き起こすが，この作用がSMの直接的作用であるか，タンパク質生合成阻害による二次的作用であるのかは明らかでない．臨

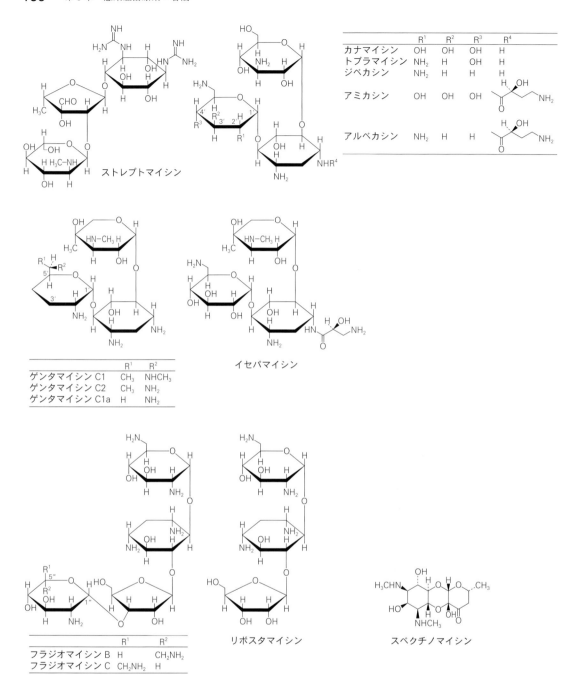

図3.11 アミノ配糖体系抗菌薬

床的には,結核症,MAC症を含む非結核性抗酸菌症,野兎病,ワイル(Weil)病,ペストの治療薬として用いられている.また,ベンジルペニシリンまたはアンピシリンとの併用で細菌性心内膜炎に適応される.

カナマイシン(KM)はリボソームの30Sおよび50Sの両方のサブユニットに結合し,co-don misreadingを起こすが,主に,ペプチド鎖伸長過程の転座反応(translocation)に作用する.すなわち,ペプチジルtRNAをA座に固定することによりP座への転座を阻害すると考えら

A 抗菌薬（抗細菌薬）

表3.8 アミノ配糖体系抗菌薬

作用	一般名	発見・合成	生産菌	投与方法と投与量	有効菌種・適応症
抗結核作用あり	Streptomycin（SM） ㊞ストレプトマイシン硫酸塩	S. A. Waksman ら（1944）	*Streptomyces griseus*	1日1〜2g，1〜2回分割，筋注	結核，細菌性心内膜炎，野兎病，ワイル（Weil）病
	Kanamycin（KM） ㊞カナマイシン硫酸塩	梅澤濱夫ら（1957）	*S. kanamyceticus*	1日1〜2g筋注，1日2〜4g，4回分割，筋注	結核，グラム陽性・陰性菌（緑膿菌を含む）感染症
抗緑膿菌作用あり	Dibekacin（DKB） ㊞ジベカシン硫酸塩	梅澤濱夫ら（1971）		1日100mg，1〜2回分割，筋注，点滴静注	特に緑膿菌，変形菌に有効
	Tobramycin（TOB） ㊞トブラマイシン	W. M. Stark ら（1967）	*S. tenebrarius*	1日120mg，2回分割（尿路感染症），1日180mg，2〜3回分割（その他），筋注，点滴静注	緑膿菌，変形菌，KMを含む多剤耐性クレブシエラ，大腸菌，エンテロバクターのTOB感受性菌
	Amikacin（AMK） ㊞アミカシン硫酸塩	川口 洋ら（1970）		1回100〜200mg，1日1〜2回筋注，1日1回点滴静注	GM耐性の緑膿菌，セラチア，大腸菌，クレブシエラ，エンテロバクター，シトロバクターのうちAMK感受性菌
	Gentamicin（GM） ㊞ゲンタマイシン硫酸塩	M. J. Weinstein ら（1963）	*Micromonospora purpurea*	1日80〜120mg，2〜3回分割，筋注，点滴静注	緑膿菌，変形菌，セラチア，KMを含む多剤耐性ブドウ球菌，大腸菌，クレブシエラ，エンテロバクターでGM感受性菌
	Isepamicin（ISP） ㊞イセパマイシン硫酸塩	M. J. Weinstein ら（1977）		1日400mg，1〜2回分割，筋注，点滴静注	GM耐性の大腸菌などのグラム陰性菌のうちISP感受性菌
抗緑膿菌作用なし	Fradiomycin（FRM） ㊞フラジオマイシン硫酸塩	梅澤濱夫ら（1948）	*S. fradiae*	経口：1日1.5〜3g，腸管手術時の前処理：1日2〜4g，4〜6回分割，1〜4日	毒性が高いため外用剤および腸管感染症に内用剤として使用
	Ribostamycin（RSM） ㊞リボスタマイシン硫酸塩	仁井田太郎ら（1970）	*S. ribosidificus*	1日1g，1〜2回分割，筋注	ブドウ球菌，レンサ球菌，肺炎球菌，淋菌，肺炎桿菌，大腸菌，変形菌
	Spectinomycin（SPCM） ㊞スペクチノマイシン塩酸塩	D. J. Mason ら（1961）	*S. spectabilis*	1回2g，臀部筋注	PCG無効または使用不適の淋菌疾患
抗MRSA作用あり	Arbekacin（ABK） ㊞アルベカシン硫酸塩	近藤信一ら（1973）		1日150〜200mg，2回分割，筋注，点滴静注	MRSAによる敗血症，肺炎に適応

れている．グラム陽性菌，緑膿菌を含むグラム陰性菌，および結核菌（ストレプトマイシン耐性菌を含む）に有効であり，これらの菌による感染症に対して注射で用いられるほか，細菌性赤痢や腸炎に対して経口で用いられる．

　KMは耐性菌の生産する 3′-リン酸化酵素で不活化される．そこで，ベカナマイシン（bekanamycin，別名：カナマイシンB）の 3′- および 4′-水酸基を除去したジベカシン（dibekacin，DKB）が創製され，3′-リン酸化酵素を生産する耐性菌に対する有効性が認められた．主に緑膿菌を含むグラム陰性桿菌に用いられる．天然より得られたトブラマイシン（tobramycin，TOB）はAKMの 3′-水酸基を除いた構造をしており，DKBと類似の抗菌スペクトルを示す．アミカシン（amikacin，AMK）はKMのデオキシストレプタミンの1位アミノ基を 4-アミノ-2-ヒドロキシブチリル基でアシル化したもので，立体障害により不活化酵素による修飾を受けにくく，KMおよびゲンタマイシン（gentamicin，GM）耐性菌にも有効である．

　GMは主成分であるC成分（C1，C1a，C2）の混合物として用いられている．GMはKMと同様の作用機序で細菌の生育を阻害し，その抗菌スペクトルはDKBに類似する．3′位に水酸基をもたないため，KM耐性菌にも有効である．イセパマイシン（isepamicin，ISP）はGMのうち，抗菌力は劣るが毒性の低いB成分の1位アミノ基を 3-アミノ-2-ヒドロキシプロピル化した誘導体で，GM耐性菌にも有効である．腎毒性と聴器毒性が低く，血中濃度を高めることが可能

であるため，1日1回投与が認められている．

　フラジオマイシン（fradiomycin, FRM）は四環性のアミノ配糖体系薬でリボースの3位に結合するアミノ糖の立体異性体であるB成分とC成分の混合物で用いられる．グラム陽性菌，緑膿菌を除くグラム陰性菌に強い抗菌力を示すが，臓器毒性が高いため主として外用剤として用いられる．リボスタマイシン（ribostamycin, RSM）はFRMのリボースに結合したアミノ糖がない三環性のアミノ配糖体で，緑膿菌や結核菌には適応されないが，毒性が低いことが特徴で，筋肉内注射のみに使用される．

　スペクチノマイシン（spectinomycin, SPCM）はアミノシクリトールと中性糖がアセタールとヘミアセタールで結合した特異な構造をもつ二環性のアミノ配糖体で，淋菌に対する抗菌力が強いことから，ペニシリンが無効であるかまたはペニシリンが使用できない淋菌感染症に筋肉内注射のみで用いられる．

　アルベカシン（arbekacin, ABK）はジベカシンの1位アミノ基を4-アミノ-2-ヒドロキシブチリル基でアシル化した構造をもち，各種アミノ配糖体系薬の不活化酵素に対する抵抗性をもつだけでなく，メチシリン耐性黄色ブドウ球菌（MRSA）に対する優れた効果が認められることから，MRSAによる敗血症と肺炎に用いられる．

参考文献
1) 八木澤守正：抗生物質開発の歴史．臨床と微生物，**24**：755（1997）．
2) 日本薬局方解説書編集委員会（編）：第十七改正日本薬局方解説書，廣川書店，東京（2016）．
3) 浦部晶夫，島田和幸，河合眞一（編）：今日の治療薬　解説と便覧，南江堂，東京（2018）．
4) 高久史麿，矢崎義雄（監）：治療薬マニュアル，医学書院，東京（2018）．
5) 医薬品医療機器総合機構ホームページ：http://www.info.pmda.go.jp/index.html
6) 田中信男，中村昭四郎：抗生物質大要—化学と生物活性，第4版，東京大学出版会，東京（1992）．
7) 各医薬品の添付文書

［内田龍児・供田　洋］

6　キノロン系抗菌薬

SBO ・以下の抗菌薬の薬理（薬理作用，機序，抗菌スペクトル，主な副作用，相互作用，組織移行性）および臨床適用を説明できる．
　　キノロン系
・病原微生物・悪性新生物が関わる疾患に用いられる代表的な薬物の基本構造と薬効（薬理・薬物動態）の関連を概説できる．

a)　キノロン系抗菌薬の化学構造

　ピリドンカルボン酸（pyridonecarboxylic acid）構造を基本骨格としてもつ合成抗菌薬を総称してピリドンカルボン酸系抗菌薬，キノロンカルボン酸系抗菌薬またはキノロン系抗菌薬と定義されるが，これらをすべて含めてキノロン系薬と呼ぶことが多い．このグループに属する合成抗菌薬は基本構造から，①1位と8位に窒素を含むナフチリジン環，②1, 6, 8位に窒素を含むピリドピリミジン環，③1位と2位に窒素を含むシノリン環，そして④1位に窒素をもつキノリン環の4種類に分類される（**図3.12**）．これらキノロン系薬の抗菌活性は側鎖に置換

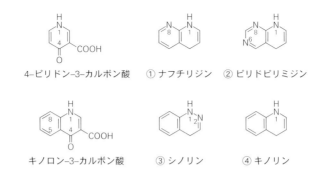

図 3.12 キノロン系抗菌薬の基本構造

基を導入することで改良されているが，3位のカルボキシル基と4位のカルボニル基は共通であり，これらの置換基が抗菌力と密接に関係している．また，6位のフッ素と7位のピペラジン環，ピペラジン環，またはピロリジン環は抗菌スペクトルや経口吸収性，組織移行性に関係していると考えられる（**表 3.9**，**表 3.10**）．

b） キノロン系抗菌薬の抗菌スペクトルと適用

（i） オールドキノロン系抗菌薬

キノロン系抗菌薬は，構造と抗菌スペクトルの特徴から，主にグラム陰性菌に有用な"オールドキノロン"（**表 3.9**）と，構造中にフッ素を含みグラム陰性菌のみならずグラム陽性菌に対しても優れた抗菌力を示す"ニューキノロン"（**表 3.10**）に分類される．ナリジクス酸（nalidixic acid, NA）は1962年にLesherらによって最初に開発されたキノロン系薬であり，経口吸収性があり緑膿菌を除く多くのグラム陰性桿菌に優れた抗菌力を示す．しかし，体内で代謝され組織移行性も低いため，適応は尿路，胆道および腸管の感染症に限られる．シノキサシン（cinoxacin, CINX）はNAと類似の抗菌スペクトルを示すが，体内ではほとんど代謝されず，大部分が未変化体として尿中に排泄される．ピロミド酸（piromidic acid, PA）とピペミド酸（pipemidic acid, PPA）はピリドピリミジン環を母核とする化合物で7位側鎖にそれぞれピロリジン基とピペラジン基が導入されている．これらの化合物はNAに比べ抗菌スペクトルが拡張され，PAは黄色ブドウ球菌，PPAは緑膿菌に適応がある．またPPAは組織移行性が改善され，適応が拡大されている．

（ii） ニューキノロン系抗菌薬（表 3.10）

ノルフロキサシン（norfloxacin, NFLX）はキノリン環を有する化合物で，最初に開発されたニューキノロン系薬である．6位側鎖にフッ素と7位側鎖に複素環をもつことが特徴で，ブドウ球菌，レンサ球菌，腸球菌，肺炎球菌などのグラム陽性菌にも抗菌力を示す．エノキサシン（enoxacin, ENX）はNAの6位側鎖にフッ素を導入し，7位のメチル基をピペラジン基に置換したもので，NFLXと比べて経口吸収性が優れている．オフロキサシン（ofloxacin, OFLX）はピリドベンゾキサジン骨格にピペラジン基をもち，経口吸収性，組織移行性に優れている．OFLXはハンセン（Hansen）病の原因菌であるらい菌（*Mycobacterium leprae*）に対して有効で，ハンセン病治療薬としても使用される．レボフロキサシン（levofloxacin, LVFX）はOFLXの3位メチル基のS-(-)体で，OFLXに比べて抗菌力が2倍に増強され，中枢性作用も軽減され

表 3.9 オールドキノロン系抗菌薬

一般名	合成(年)	構造	適応症	投与方法・投与量	特徴	副作用・相互作用*
Nalidixic acid（NA）⑯ナリジクス酸	1962		緑膿菌を除くグラム陰性菌による尿路，胆道，腸管感染症	1日1〜4g，2〜4回分割，経口投与	体内で代謝されやすい組織移行性低い	ショック，痙攣，溶血性貧血
Cinoxacin（CINX）⑯シノキサシン 販売中止	1973		緑膿菌を除くグラム陰性菌による尿路感染症	1日400〜800 mg，2回分割，経口投与	NAより体内で代謝されにくい	
Piromidic acid（PA）ピロミド酸 販売中止	1970		緑膿菌を除くグラム陰性菌およびブドウ球菌による尿路，胆道，腸管感染症	成人1日1.5〜3.0 g，3〜4回分割，経口投与 小児1日約50 mg/kg，3〜4回分割，経口投与	ブドウ球菌に有効	急性腎不全 禁忌：重篤な腎障害患者
Pipemidic acid（PPA）⑯ピペミド酸水和物	1973		緑膿菌を含むグラム陰性菌による尿路，胆道，腸管感染症，中耳炎，副鼻腔炎	1日500〜2000 mgを3〜4回分割，経口投与	緑膿菌にも有効	ショック，皮膚粘膜眼症候群

*共通する副作用・相互作用については本文に記載した．

表 3.10 ニューキノロン系抗菌薬

一般名	合成(年)	構造	投与方法・投与量	特徴	副作用・相互作用*
Norfloxacin（NFLX）⑯ノルフロキサシン	1978		1回100〜200 mg，1日3〜4回，経口投与 外用	グラム陽性菌にも有効	併禁：フェンブフェン，フルルビプロフェン アキセチル，フルルビプロフェン→痙攣誘発
Enoxacin（ENX）⑯エノキサシン水和物	1979		1日300〜600 mg，2〜3回分割，経口投与	経口吸収性優良．ナリジクス酸の誘導体	併禁：フェンブフェン，フルルビプロフェン，フルルビプロフェン→痙攣誘発
Nadifloxacin ナジフロキサシン	1980		外用		
Ofloxacin（OFLX）⑯オフロキサシン	1981		1日300〜600 mg，2〜3回分割，経口投与 外用	経口吸収性・組織移行性優良．ペプトストレプトコッカス属，らい菌，腸チフス，パラチフスにも有効	
Levofloxacin（LVFX）⑯レボフロキサシン水和物	1987		1回500 mg，1日1回，経口投与	OFLXの光学活性体（3位メチル基のS(−)-体）	

A 抗菌薬（抗細菌薬）　141

表3.10　つづき

一般名	合成(年)	構造	投与方法・投与量	特徴	副作用・相互作用*
Ciprofloxacin（CPFX）⑯シプロフロキサシン塩酸塩	1983		1回100〜200 mg, 1日2〜3回, 経口投与. 1回300 mg, 1日2回, 点滴静注. 炭疽菌に対して1回400 mg, 1日2回, 経口投与	緑膿菌を含むグラム陰性桿菌に対する抗菌力が増強	併禁：ケトプロフェン→痙攣誘発 併禁：チザニジン→血圧低下
Lomefloxacin（LFLX）ロメフロキサシン塩酸塩	1983		1回100〜200 mg, 1日2〜3回, 経口投与	6位と8位にフッ素を導入. 肺炎球菌に対する抗菌力増強	併禁：フェンブフェン, フルルビプロフェン アキセチル, フルルビプロフェン→痙攣誘発
Tosufloxacin（TFLX）⑯トスフロキサシントシル酸塩水和物	1985		1日300〜450 mg, 2〜3回分割, 経口投与	グラム陽性菌に対する抗菌力が増強. バクテロイデス属にも有効	
Fleroxacin（FLRX）フレロキサシン 販売中止	1983		1回200〜300 mg, 1日1回, 経口投与	6位と8位にフッ素を導入. 血中半減期が長い	
Sparfloxacin（SPFX）スパルフロキサシン 販売中止	1987		1日100〜300 mg, 1〜2回分割, 経口投与	6位と8位にフッ素を導入. 血中半減期が長い. 肺炎球菌に対する抗菌力増強	併禁：ジソピラミド, アミオダロン→QT延長
Gatifloxacin（GFLX）ガチフロキサシン水和物	1987		外用	8位にメトキシ基を導入. 肺炎球菌やマイコプラズマ, クラミジアに対する抗菌力が増強	
Pazufloxacin（PZFX）パズフロキサシンメシル酸塩	1989		1日1000 mg, 2回分割, 点滴静注		
Prulifloxacin（PUFX）プルリフロキサシン	1989		1日264.2 mg, 1日2回, 経口投与	側鎖ピペラジン環4位が修飾されたプロドラッグ. 経口吸収性優良	併禁：フェンブフェン, フルルビプロフェン アキセチル, フルルビプロフェン→痙攣誘発
Moxifloxacin（MFLX）モキシフロキサシン塩酸塩	1989?		1回400 mg, 1日1回, 経口投与	8位にメトキシル基を導入. 肺炎球菌, マイコプラズマ, クラミジアに対する抗菌力が増強	併禁：ジソピラミド, アミオダロン→QT延長

表3.10 つづき

一般名	合成(年)	構造	投与方法・投与量	特徴	副作用・相互作用*
Sitafloxacin（STFX）シタフロキサシン水和物	1992		1回50 mg，1日2回または1回100 mg，1日1回，経口投与	7位にスピロ型アミノピロリジン基，1位にフルオロシクロプロピル基を導入，抗菌活性の増強，薬物相互作用や毒性の低減	
Garenoxacin（GRNX）ガレノキサシンメシル酸塩水和物	1996		1回400 mg，1日1回，経口投与	6位のフッ素をもたない，ペニシリン耐性肺炎球菌や多剤耐性肺炎球菌に有効	

*キノロン薬に共通する副作用・相互作用については本文に記載した．

ている．NFLXの1位側鎖をシクロプロピル基に置換したシプロフロキサシン（ciprofloxacin, CPFX）は，緑膿菌を含むグラム陰性桿菌に対する抗菌力が増強されている．ロメフロキサシン（lomefloxacin, LFLX）とスパルフロキサシン（sparfloxacin, SPFX）とフレロキサシン（fleroxacin, FLRX）は母核の6位と8位にフッ素が導入されており，抗菌力が増強されている．また，LFLXとSPFXは側鎖のピペラジン環にメチル基を導入しており，肺炎球菌に対する抗菌力を高めている．FLRXとSPFXは血中半減期が長く1日1回投与で有効である．トスフロキサシン（tosufloxacin, TFLX）はENXと同じ母核の1位にジフルオロフェニル基と7位にピロリジン基が導入され，肺炎球菌を含むグラム陽性菌に優れた抗菌活性を示す．ガチフロキサシン（gatifloxacin, GFLX）とモキシフロキサシン（moxifloxacin, MFLX）は8位にメトキシ基が導入され肺炎球菌やマイコプラズマ，クラミジアに対して従来のニューキノロン系薬より優れた抗菌活性を示す．7位にスピロ型アミノピロリジン基，1位にフルオロシクロプロピル基が導入されたシタフロキサシン（sitafloxacin, STFX）は抗菌活性が増強し，薬物相互作用や毒性は低減している．ほかのニューキノロン系薬とは異なりキノロン骨格の6位にフッ素原子をもたないガレノキサシン（garenoxacin, GRNX）は，ほかの抗菌薬が効きにくいペニシリン耐性肺炎球菌や多剤耐性肺炎球菌に対して強い抗菌活性を示す．肺炎球菌に強い抗菌活性を示し，呼吸器への移行性が良好なTFLX，GFLX，MFLX，LVFX（高用量），STFXは，レスピラトリーキノロン（respiratory quinolone）と呼ばれ，呼吸器感染症に対する治療効果が期待される．パズフロキサシン（pazufloxacin, PZFX）はCPFXに次いでわが国で2番目に承認された注射用ニューキノロン系薬である．

c）キノロン系抗菌薬の作用機序

キノロン系抗菌薬はDNAジャイレースおよびトポイソメラーゼⅣを標的分子として，細菌DNAの複製を特異的に阻害する．Ⅱ型トポイソメラーゼに分類されるDNAジャイレースは，DNAの複製や組換え過程におけるDNAのトポロジーを制御すると考えられている．DNAジャイレースは，弛緩構造をとった閉環状二本鎖DNAに作用して，ATPとMg^{2+}存在下でDNA鎖の切断と再結合を繰り返し行い，負の超らせん構造（negative supercoil）に変換する（図3.13）．大腸菌のDNAジャイレースはA, B 2種類のサブユニットがそれぞれ2分子ずつ会合した四量体構造を形成している．AサブユニットはDNAに作用してDNA鎖の切断-結合活性をもつ．この

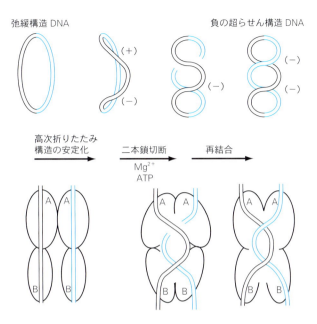

図 3.13　DNA ジャイレースによる弛緩構造 DNA の超らせん構造への変換

反応には ATP が必要とされ，B サブユニットがもつ ATPase 活性が共役してエネルギーを供給している．キノロン系抗菌薬は DNA ジャイレースの A サブユニットに作用して DNA の複製を阻害する．トポイソメラーゼⅣは細菌がもつもう一つのⅡ型トポイソメラーゼで，複製が終了した 2 分子の二本鎖 DNA を分離する段階（デカテネーション）に関与していると考えられる．

d) **キノロン系抗菌薬の副作用と相互作用**（表 3.9, 3.10）

　一部のキノロン系抗菌薬は GABA 受容体阻害作用があり，これが痙攣などの副作用の原因となる．特にてんかんなど痙攣性の疾患をもつか，また既往歴のある患者では注意が必要である．さらに，非ステロイド性抗炎症薬（NSAIDs）との併用によりこの作用が増強される場合があるため，NFLX，ENX，LFLX および PUFX はフェンブフェン，フルルビプロフェンおよびフルルビプロフェン アキセチルとの併用，CPFX はケトプロフェンとの併用が禁忌である．また，CPFX は中枢性筋弛緩薬チザニジンとの併用により著しい血圧低下を引き起こすことがあるため併用禁忌である．SPFX や MFLX はジソピラミドやアミオダロンなどの不整脈治療薬と併用した場合，相加的な QT 延長を起こすことがあるため併用禁忌である．GFLX は重篤な低血糖・高血糖を引き起こすことがある．糖尿病患者には禁忌であるが，糖尿病でない患者にも低血糖・高血糖が発現することがあり注意が必要である．その他の副作用としてアナフィラキシー様症状，光線過敏症などのアレルギー，アキレス腱炎，横紋筋融解症，偽膜性大腸炎，腎機能障害が知られている．

　一部のキノロン系薬はテオフィリンの肝臓での代謝を抑制し，血中濃度を上昇させることが知られている．この作用は ENX，CPFX，TFLX，PPA で頻度が高く注意が必要である．ニューキノロン系薬は 2 価金属イオンとキレートを形成することが知られている．したがって，制酸薬などのアルミニウムまたはマグネシウムを含有する製剤や鉄剤，カルシウムを含有する製剤と同時に服用するとキノロン系薬の吸収が阻害される．

7 サルファ薬

> **SBO**
> ・以下の抗菌薬の薬理（薬理作用，機序，抗菌スペクトル，主な副作用，相互作用，組織移行性）および臨床適用を説明できる．
> 　　サルファ剤（ST 合剤を含む）
> ・病原微生物・悪性新生物が関わる疾患に用いられる代表的な薬物の基本構造と薬効（薬理・薬物動態）の関連を概説できる．

a) サルファ薬の化学構造

サルファ薬はパラアミノベンゼンスルホンアミド（p-aminobenzenesulfonamide）の誘導体でスルホンアミド基のアミノ基に種々の置換基を導入した一連の合成抗菌薬の総称である（**表 3.11**）．サルファ薬はスルホンアミドのパラ位に遊離アミノ基をもつ化合物のみが抗菌活性を示す．

サルファ薬は，その血中濃度半減期から，短時間作用型のスルフイソキサゾール（sulfisoxazole，血中半減期[$T_{1/2}$]＝6 hr）など，中間型のスルファメトキサゾール（sulfamethoxazole，$T_{1/2}$：10 hr）など，長時間作用型のスルファモノメトキシン（sulfamonomethoxine，$T_{1/2}$：24 hr）やスルファジメトキシン（sulfadimethoxine，$T_{1/2}$：＞24 hr）などに分類される（**表 3.11**）．近年では，サルファ薬耐性菌の増加やほかの優れた抗菌薬の躍進によって，サルファ薬の適応は髄膜炎，尿路感染症，上気道感染症などに限られている．現在国内で使用されているものは持続型であり1日1回または2回投与で用いられる．

b) サルファ薬と ST 合剤の作用機序

サルファ薬はテトラヒドロ葉酸（tetrahydrofolic acid，THFA）の生合成を阻害することで，抗菌作用を示す．THFA はチミン，プリン塩基，メチオニン，セリンなどの生体に必須な核酸塩基やアミノ酸の生合成に関与する補酵素である．サルファ薬は，パラアミノ安息香酸（p-aminobenzoic acid，PABA）と拮抗し，ジヒドロ葉酸（dihydrofolic acid，DHFA）の生合成を阻害する．哺乳類は葉酸（folic acid）および関連化合物を食物などとして外部から摂取する．一方，多くの細菌は葉酸とその関連化合物を自ら生合成することができるが，外部から取り込むことができない．したがって，サルファ薬は細菌に対して選択的に毒性を示す．

この経路の別の酵素を阻害する抗菌薬としてトリメトプリム（trimethoprim）がある．トリメトプリムはジヒドロ葉酸レダクターゼ（dihydrofolate reductase）に結合して DHFA から THFA の生成を阻害する．その結果，一炭素転移反応サイクルが停止し，プリン，ピリミジンが欠乏して DNA 合成が阻害される．動物のジヒドロ葉酸レダクターゼはトリメトプリムに対する親和性が低くほとんど阻害されないため，トリメトプリムは細菌に対して選択的な毒性を示す．スルファメトキサゾールとトリメトプリムを 5：1 に配合した ST 合剤は，葉酸代謝経路に関与する二つの酵素を阻害することによって相乗的な抗菌作用を示す．また，耐性菌の出現も起こりにくいとされている．

c) サルファ薬の抗菌スペクトルと適用

一般に，サルファ薬は，グラム陽性球菌，グラム陰性球菌および一部のグラム陰性桿菌（大腸菌や赤痢菌）に対して有効である．現在では髄膜炎や大腸菌による尿路感染症（腎盂腎炎，

A 抗菌薬（抗細菌薬） 145

表3.11 主なサルファ薬

一般名	構造（R）	適応症	投与方法・投与量	特徴
Sulfisoxazole ⑩スルフイソキサゾール 販売中止		外用：トラコーマ，結膜炎，角膜潰瘍，角膜炎，涙嚢炎	1回2〜3滴，1日3〜4回，点眼	
Sulfamethoxazole ⑩スルファメトキサゾール 販売中止		経口：丹毒，猩紅熱，腎盂腎炎・膀胱炎（本剤感受性大腸菌によるもの），扁桃炎・咽頭炎・喉頭炎（本剤感受性溶血性レンサ球菌によるもの）	1日2回（12時間ごと） 2g（1回1gずつ，初回のみ2g）	$T_{1/2}$：10.2 hr
Sulfamonomethoxine ⑩スルファモノメトキシン水和物 販売中止		経口：腎盂腎炎・膀胱炎（本剤感受性大腸菌によるもの），扁桃炎・咽頭炎・喉頭炎（本剤感受性溶血性レンサ球菌によるもの）	1日1〜2回 初日1〜2g，2日目以降0.5〜1g	$T_{1/2}$：24 hr
Sulfadimethoxine スルファジメトキシン水和物		経口：軟性下疳，髄膜炎（本剤感受性髄膜炎菌によるもの），腎盂腎炎・膀胱炎（本剤感受性大腸菌によるもの），扁桃炎・咽頭炎・喉頭炎（本剤感受性溶血性レンサ球菌によるもの） 注射：髄膜炎（本剤感受性髄膜炎菌によるもの），腎盂腎炎・膀胱炎（本剤感受性大腸菌によるもの）	経口 1日1回 初日1〜2g，2日目以降0.5〜1g 注射（静注） 1日1回 初日1〜2g，2日目以降0.5〜1g	$T_{1/2}$：>24 hr
Sulfamethoxazole: Trimethoprim （5:1）ST合剤	Sulfamethoxazole スルファメトキサゾール	経口：慢性気管支炎，肺炎，慢性呼吸器疾患，慢性膀胱炎，慢性腎盂腎炎，細菌性赤痢，腸チフス，パラチフス 注射：ニューモシスチス肺炎	経口 顆粒：1日2回4g 錠剤：1日2回4錠 注射（点滴静注） 1日3回トリメトプリムとして15〜20 mg/kg	顆粒：1g中スルファメトキサゾール(S)400 mg，トリメトプリム(T)80 mg 錠剤：1錠中(S)400 mg，(T)80 mg 注射：5 mL中(S)400 mg，(T)80 mg
	Trimethoprim トリメトプリム			

膀胱炎），溶血性レンサ球菌による上気道感染症（扁桃炎，咽頭炎，喉頭炎）などに適応が限られている．スルファメトキサゾールはST合剤として，上気道および尿路感染症のうちではかの薬物が無効，あるいは使用不能の場合に用いられる．また，腸チフス・パラチフスの治療に経口剤として使用される．注射剤として，AIDSや白血病患者のニューモシスチス肺炎の予防，治療にも用いられる（表3.11）．

d) サルファ薬の副作用・使用上の注意

サルファ薬の共通した副作用として，血液障害（再生不良性貧血，溶血性貧血），皮膚障害［皮膚粘膜眼症候群（スティーブンス・ジョンソン症候群），中毒性表皮壊死症（ライエル症候群）］があげられる．また，サルファ薬は血清アルブミンに結合したビリルビンを解離させてビリ

ビン代謝を阻害するため，新生児黄疸を増強する可能性がある．したがって，妊娠末期や新生児への投与は禁忌である．また，溶血を起こすおそれがあるため，グルコース-6-リン酸脱水素酵素（G-6-PD）欠乏患者へのST合剤の投与も禁忌である．サルファ薬は，スルホニルアミド系およびスルホニルウレア系経口糖尿病用薬の肝代謝や血漿タンパク結合を低下させ，血糖降下作用を増強して低血糖を引き起こすことがある．そのため，併用時には，頻回に血糖値を測定し必要に応じて糖尿病用薬を減量する．

［西谷直之］

8 グリコペプチド系抗菌薬

SBO
・以下の抗菌薬の薬理（薬理作用，機序，抗菌スペクトル，主な副作用，相互作用，組織移行性）および臨床適用を説明できる．
　グリコペプチド系
・病原微生物・悪性新生物が関わる疾患に用いられる代表的な薬物の基本構造と薬効（薬理・薬物動態）の関連を概説できる．

アミノ酸7分子の酸アミド結合による環状母核に糖が2〜7分子結合した構造をもつ．放線菌 *Amycolatopsis orientalis*（旧名 *Streptomyces orientalis*）から発見されたバンコマイシン（vancomycin, VCM）や，*Actinoplanes teichomyceticus* が産生するテイコプラニン（teicoplanin, TEIC）が知られている（**図3.14**，**表3.12**）．

グリコペプチド系抗菌薬（glycopeptides）は，ペプチドグリカンの生合成過程において，ペプチドグリカン前駆体のペンタペプチド末端のDAla-DAlaに結合することで，重合反応（transglycosylation）や架橋反応（transpeptidation）を阻害する．

本剤は消化管からの吸収は悪く，点滴静注によって投与される．多くのグラム陽性菌に対して抗菌活性を示すが，グラム陰性菌やマイコバクテリウム属には効かない．MRSA感染症の第一選択薬であり，MRSAによる敗血症，心内膜炎，骨髄炎，化膿性髄膜炎や，ペニシリン耐性肺炎球菌（penicillin-resistant *S. pneumoniae*, PRSP）による敗血症，肺炎，化膿性髄膜炎に使用される．しかし急速に静脈内投与すると，大量のヒスタミン遊離に起因する，顔や首，上肢の紅斑性充血や血圧低下などの症状を示す red neck（red man）症候群が起こるため，1時間以上かけて投与する．*C. difficile* による偽膜性大腸炎に対し，また骨髄移植時の消化管殺菌の目的で経口投与される．血中半減期はVCMで約4時間，TEICで約50時間とされており，いずれもTDMの対象抗菌薬である．副作用として，アナフィラキシー，ショック，第8脳神経障害，肝障害，腎障害があげられる．

グリコペプチド系抗菌薬に対する耐性は，標的であるペンタペプチド末端のDAla-DAlaがDAla-D-lactate もしくは DAla-DSer に置換されていることによって生じる（**図3.15**）．これらの置換は主にプラスミド上に存在する *van* gene cluster によってもたらされる．これまでに10種類の存在が確認されているが，臨床現場で多い型はVanA型とVanB型である．VanA型はVCMもしくはTEIC存在下で誘導され，VCMおよびTEICに耐性となる．一方VanB型は恒常的に遺伝子を発現させ，VCMのみに耐性を与える．VanA, VanB, VanD, VanF, VanM, VanI型は

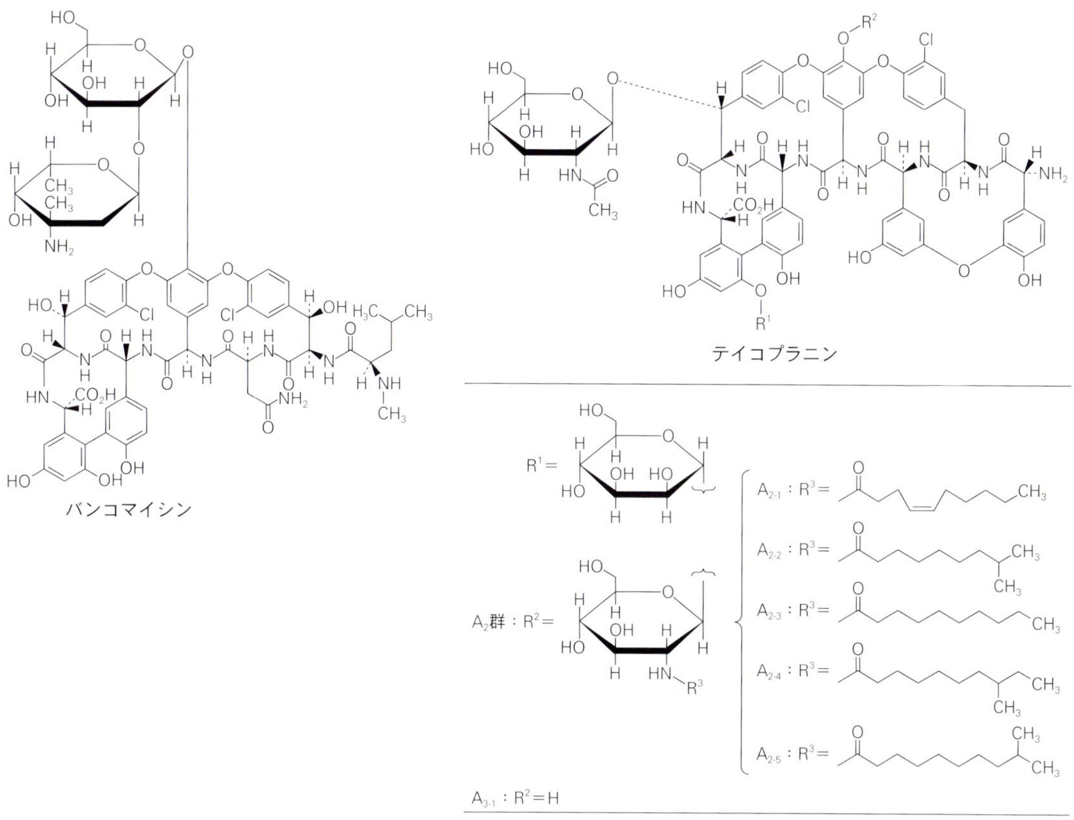

A 抗菌薬（抗細菌薬）

バンコマイシン

テイコプラニン

図 3.14　グリコペプチド系抗菌薬

表 3.12　グリコペプチド系抗菌薬

化合物	発見・合成	生産菌	抗菌活性	投与方法と投与量	副作用
Vancomycin（VCM）バンコマイシン	1955	*Amycolatopsis orientalis*	MRSA（経口）*C. difficile*（注射）PRSP, MRCNS	経口：1回 0.5 g，1日 4〜6回 点滴静注（60分以上かけて）：1日 2 g，2または4回に分割	ショック・アナフィラキシー，腎障害，肝障害，第8脳神経障害，皮膚粘膜眼症候群，中毒性表皮壊死症，偽膜性大腸炎
Teicoplanin（TEIC）テイコプラニン	1978	*Actinoplanes teichomyceticus*	MRSA	点滴静注（30分以上かけて）：初回1日 400 mgまたは 800 mgを2回に分けて，以降1日1回 200 mgまたは 400 mg	

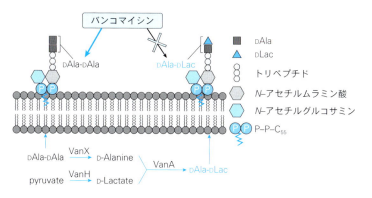

図 3.15　バンコマイシン耐性機構（VanA 型）

DAla-D-lactate への，VanC, VanE, VanG, VanL, VanN 型は DAla-DSer への置換を引き起こす．主に腸球菌（*E. faecium*, *E. faecalis*）でみられる．

また最近ではバンコマイシン中程度耐性黄色ブドウ球菌（vancomycin-intermediate *S. aureus*, VISA）において新しいタイプの耐性機構が報告されている．分厚い細胞壁と標的である DAla-DAla が増加していることによって，VCM の効果が減弱していると考えられている．2002 年にはバンコマイシン耐性黄色ブドウ球菌（vancomycin-resistant *S. aureus*, VRSA）も報告されており，耐性菌を生み出さないような適正使用が求められている．

9 その他の抗菌薬

> **SBO**
> - 以下の抗菌薬の薬理（薬理作用，機序，抗菌スペクトル，主な副作用，相互作用，組織移行性）および臨床適用を説明できる．
>   その他の抗菌薬
> - 病原微生物・悪性新生物が関わる疾患に用いられる代表的な薬物の基本構造と薬効（薬理・薬物動態）の関連を概説できる．

表 3.13 にその他の抗菌薬についてまとめて示す．

a) リポペプチド系抗菌薬

ダプトマイシン（daptomycin, DAP）は 13 個のアミノ酸からなる環状ペプチドにデカン酸が結合した構造をとる（図 3.16）．*Streptomyces roseosporus* によって産生される抗生物質であり，1980 年代に主にグラム陽性菌に対して臨床で使用されるようになった．当初は骨格筋への副作用が多かったが，1 日単回投与としたことにより改善された．MRSA による敗血症や心内膜炎に適用があり，リネゾリド耐性菌にも抗菌活性を有する．

作用機序については完全には明らかとされていない．Ca^{2+} と結合した DAP が細胞膜のリン脂質と相互作用して挿入され，細胞膜の恒常性に影響を与えることにより殺菌効果を示す．一部の菌では急激な脱分極が引き起こされることがわかっていることから，さまざまな細胞膜の機能に悪影響を与えていると予想される．

細胞膜のストレス応答に関与する遺伝子やホスファチジルグリセロールのリジル化などに関与する遺伝子の変異によって耐性がもたらされるが，その詳細についてはわかっていない．

消化管吸収は良くなく，30 分かけて点滴静注される．

b) リンコマイシン系抗菌薬

クリンダマイシン（clindamycin, CLDM）は，放線菌 *Streptomyces lincolnensis* が産生するリンコマイシン（lincomycin, LCM）を化学修飾したものである（図 3.17）．この修飾により抗菌作用も強く経口吸収率も増大した．グラム陽性菌に抗菌活性を示すが，嫌気性菌に対してはエリスロマイシンやクラリスロマイシンよりも強い活性を示す．50S リボソームに結合してペプチジル転移反応を阻害するが，マクロライド系抗菌薬と作用点が同一であるため，交差耐性を示す．マクロライド系と同様に，リボソームのメチル化によって耐性となる．

高頻度（2〜20％）で下痢が起こるという報告があり，注意を要する．偽膜性大腸炎も重要な副作用である．

c) ストレプトグラミン系抗菌薬

ストレプトグラミン類は構造上2つのグループに分けられる（**図3.18**）．グループAに属するものがダルホプリスチン（dalfopristin, DPR）であり，グループBに属するものがキヌプリスチン（quinupristin, QPR）である．両者とも放線菌 *Streptomyces pristinaespiralis* が産生する pristinamycin から半合成されたものである．いずれも環状ペプチド構造を有するが，グループ

表3.13 その他の抗菌薬

分類	一般名	発見・合成	生産菌	抗菌活性	投与方法と投与量	重大な副作用
リポペプチド系	Daptomycin（DAP）ダプトマイシン	1986	*Streptomyces roseosporus*	グラム陽性菌，MRSA	点滴静注（30分かけて）：1日1回 350 mg	ショック・アナフィラキシー，横紋筋融解症，好酸球性肺炎，末梢性ニューロパチー，腎不全，偽膜性大腸炎
リンコマイシン系	Lincomycin（LCM）リンコマイシン	1964	*S. lincolnensis*	グラム陽性菌（注射）嫌気性菌	経口：1日 1.5〜2 g，3〜4回分服 筋注：1回 300 mg，1日2〜3回または1回 600 mg，1日2回 点滴静注（60分以上かけて）：1回 600 mg，1日2〜3回	偽膜性大腸炎，ショック・アナフィラキシー，間質性肺炎，血液障害
	Clindamycin（CLDM）クリンダマイシン	1969			経口：1回 150 mg，6時間ごと 点滴静注：1日 600〜1200 mg，2〜4回分割	
ストレプトグラミン系	Quinupristin/Dalfopristin（QPR/DPR）キヌプリスチン/ダルホプリスチン	1991	*S. prostinaespiralis*	VRE（*E. faecium*）	点滴静注（60分以上かけて）：1回 7.5 mg/kg，1日3回	ショック・アナフィラキシー，血液障害，肝障害
オキサゾリジノン系	Linezolid（LZD）リネゾリド	1997		グラム陽性菌，MRSA，VRE	経口：1日 1.2 g，2回（12時間ごと） 点滴静注（30分〜2時間かけて）：1日 1.2 g，2回（12時間ごと）	骨髄抑制，低ナトリウム血症，代謝性アシドーシス，腎不全，間質性肺炎
ポリペプチド系	Bacitracin（BC）バシトラシン	1945	*Bacillus licheniformis*	グラム陽性菌	（フラジオマイシンとの配合剤として）軟膏：1日1〜数回塗布	ショック・アナフィラキシー
	Polymyxin B（PL-B）ポリミキシンB	1947	*B. polymyxa*	グラム陰性桿菌（特に緑膿菌）	経口：1回 100万単位，1日3回	ショック，難聴，呼吸抑制
	Colistin（CL）コリスチン	1950	*B. colistinus*	（ほかの抗菌薬に耐性を示した）大腸菌，緑膿菌，アシネトバクター	経口：1回 300〜600万単位，1日3〜4回 点滴静注（30分以上かけて）：1回 1.25〜2.5 mg/kg，1日2回	点滴静注：腎障害，呼吸抑制 （経口：過敏症）
その他	Chloramphenicol（CP）クロラムフェニコール	1947	*S. venezuelae*	グラム陰性菌，グラム陽性菌，リケッチア，クラミジア	経口：1日 1.5〜2 g，3〜4回分服 塗布：2%，1日1〜数回 膣：1日 100 mg 静注：1回 0.5〜1 g，1日2回	経口・静注：再生不良性貧血，グレイ症候群，視神経炎，末梢神経炎 膣：ショック・アナフィラキシー
	Fosfomycin（FOM）ホスホマイシン	1969	*S. fradiae* など	グラム陽性菌，グラム陰性菌	経口：1日 2〜3 g，1日3〜4回分服 点滴静注：1日 2〜4 g，2〜4回分割	ショック・アナフィラキシー，偽膜性大腸炎，血液障害，肝障害
	Mupirocin（ムピロシン）	1971	*Pseudomonas fluorescens*	MRSA	塗布：鼻腔用軟膏 2%，1日3回（3日まで）	（軽度の局所反応）
	Fusidic acid フシジン酸	1962	*Fusidium coccineum*	黄色ブドウ球菌	塗布：2%軟膏，1日数回	（発疹，疼痛）

副作用の欄でカッコで示したものは，重大ではないがインタビューフォームに記載があるもの．

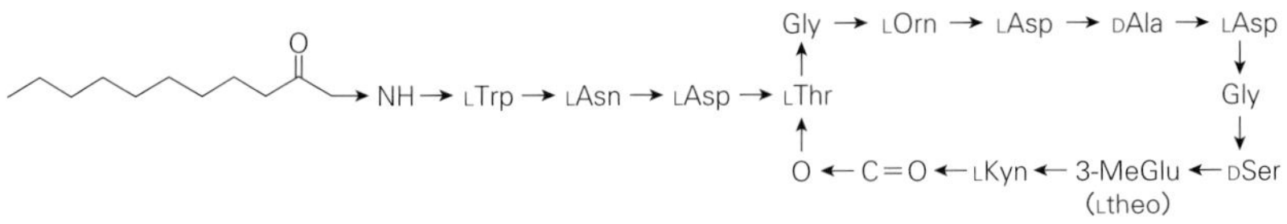

図3.16　ダプトマイシン

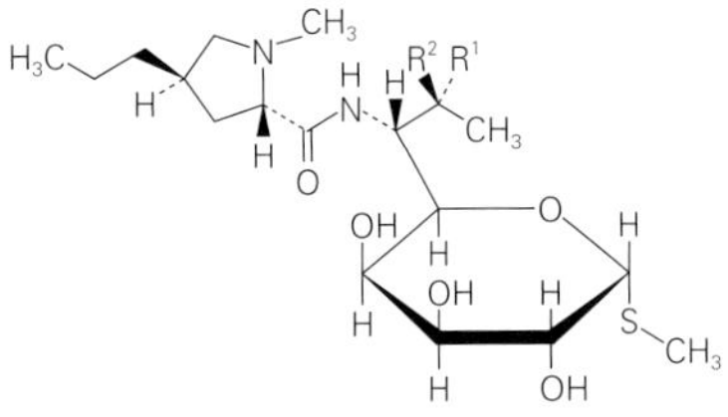

図3.17　リンコマイシンおよびクリンダマイシン

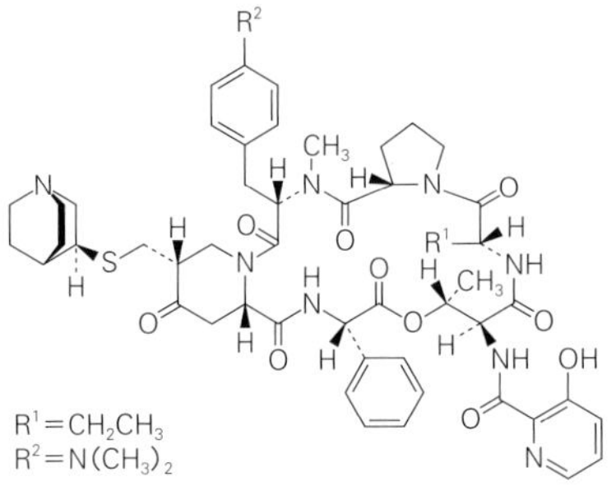

	R¹	R²
リンコマイシン	OH	H
クリンダマイシン	H	Cl

図3.18　ストレプトグラミン系抗菌薬

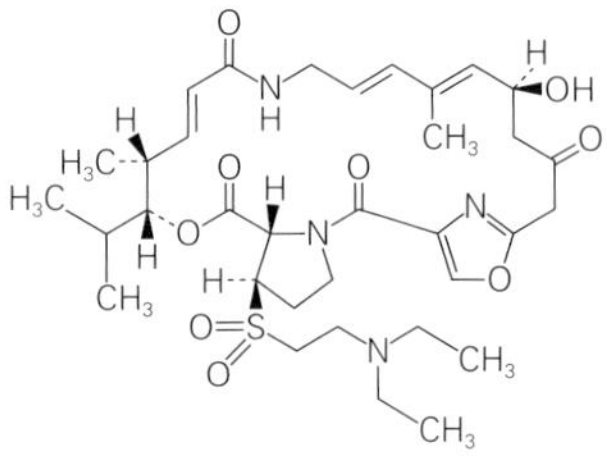

キヌプリスチン

$R^1 = CH_2CH_3$
$R^2 = N(CH_3)_2$

ダルホプリスチン

Aでは不飽和ラクトン環を，グループBでは環状ヘキサデプシペプチド構造をもつ．医薬品としてはQPRとDPRが3：7で混合されたものが用いられる．グラム陽性菌に抗菌活性があるが，主にVRE（ただし*E. faecium*のみ）感染症に用いられる．

　QPRもDPRもタンパク質の翻訳を阻害し，単一で作用させた場合は静菌的に働くが，併用させた場合には殺菌的に働くことが知られている．ペプチドはリボソーム内の peptidyl transferase center（PTC）におけるペプチジル転移反応によって結合され，そのペプチドはトンネル（exit tunnel）を通ってリボソーム外へと向かう．近年の立体構造の解析から，QPRとDPRは23S rRNAのA2062付近に結合するとされている．この領域はPTCからexit tunnelへの入口に相当する．これらの結合の結果，リボソーム内の立体構造が変化し，翻訳がストップ（arrestとも呼ばれる）することで抗菌活性を示す．QPRはペプチドの伸長を阻害し，タンパク質合成の早期終結を引き起こす．DPRがその付近に結合することで，50Sリボソームの立体構造の変化が起こり，QPRの結合の促進によって相乗効果が発揮される．

　QPRの耐性機構はリボソームのメチル化やラクトン環の加水分解，DPRの耐性機構はアセチルトランスフェラーゼによる不活性化やABC型多剤排出ポンプによる排出が知られている．

　投与は点滴静注であるが，水溶性が低いため，1時間かけて行う．副作用は静注部位での静脈炎や関節痛，筋肉痛があげられる．また重篤な肝障害のある患者への投与は原則禁忌である．CYP3A4を阻害することからCYP3A4によって代謝される薬物の血中濃度は上昇する．不整脈薬であるキニジン，抗精神薬であるピモジドとは併用禁忌である．

d）オキサゾリジノン系抗菌薬

　リネゾリド（linezolid, LZD）は合成化合物であり（図3.19），翻訳における初期の過程である開始複合体の形成を阻害する．50Sのなかの23S rRNAに結合することで，mRNA, fMet-

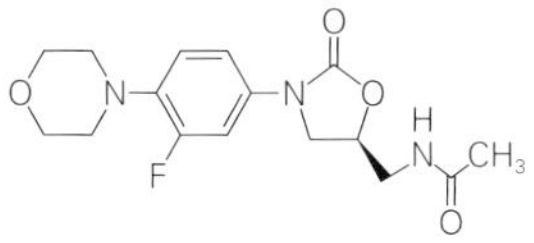

リネゾリド

図 3.19 オキサゾリジノン系抗菌薬

tRNA および 30S の複合体に 50S が結合できなくなり，翻訳が開始されない．LZD の結合部位はクロラムフェニコールや LCM との結合部位と近く，LZD はこれらの抗菌薬の結合と競合する．しかし阻害様式が異なるため，交差耐性が生じる確率は高くない．LZD はグラム陽性菌には抗菌作用を発揮するが，グラム陰性菌には無効である．MRSA や VRE 感染症に用いられる．

LZD は腸管からの吸収が良く，最高血中濃度に投与後約 1 時間で達する．経口剤としても注射剤としても同用量の投与が可能である．血中半減期は 4〜5 時間であり，尿中排泄は約 30% 程度である．

LZD の分解による耐性は報告されていない．作用点である 23S rRNA の変異により耐性度が上昇する．通常，細菌は複数の rRNA 遺伝子をもっているが，変異型（最も多い変異は 23S rRNA G2576T）の rRNA 遺伝子の数が多いほど MIC は高い．リボソームタンパク質 L3 および L4 の変異も報告されている．一方で，外来性のメチルトランスフェラーゼ（Cfr）の獲得により A2503 がメチル化を受けて耐性となることも報告されている．

血小板減少や貧血などの骨髄抑制が重大な副作用である．またモノアミンオキシダーゼ（MAO）の阻害作用があり，MAO によって代謝される薬物との相互作用には注意が必要である．

e）ポリペプチド系抗菌薬

（i）バシトラシン

バシトラシン（bacitoracin, BC）は細菌 *Bacillus subtilis*，*Bacillus licheniformis* などの培養液から得られるポリペプチド系抗生物質で 9 種のバシトラシン類の混合物であり，主成分はバシトラシン A である（図 3.20）．

細胞質で生合成されたペプチドグリカン前駆体（UDP-MurNAc-pentapeptide）は，ウンデカプレニルリン酸（P-undecaprenol, P-C55）に結合後，GlcNAc と結合してリピド中間体（GlcNAc-MurNAc-(pentapeptide)-P-P-C55）となる．フリッパーゼによって細胞膜の外側へ移動すると，切り離された前駆体部分はペプチドグリカンの生合成に用いられる．BC はここで生成する P-P-C55 に結合し脱リン酸化反応を阻害する．その結果，再利用されるべき P-C55 が供給できなくなり，ペプチドグリカン合成が停止する．またいくつかのプロテアーゼを阻害するという報告もあるほか，細胞膜の機能障害をもたらすともされている．

非経口投与時の重篤な腎毒性のため，現在は局所的な使用に限定されている．化膿性皮膚疾患の際に BC とフラジオマイシンが配合された軟膏が使用される．

（ii）ポリミキシン B/コリスチン

ポリミキシン B（polymyxin B, PL-B）は *Bacillus polymyxa*（*Paenibacillus polymyxa*）が，コリスチン（colistin, CL, ポリミキシン E）は *Bacillus colistinus*（*Aerobacillus colistinus*）が産生するカチオン性の抗生物質である（図 3.20）．

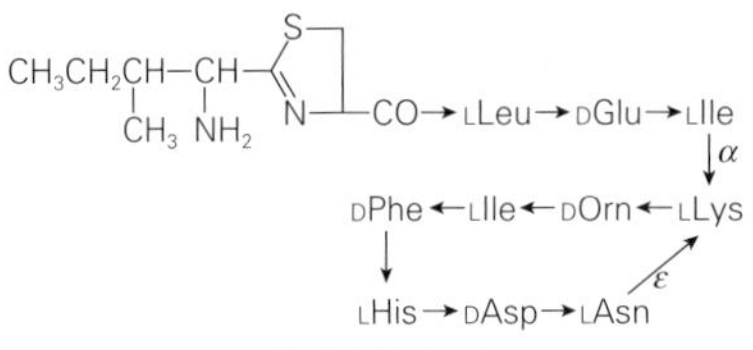

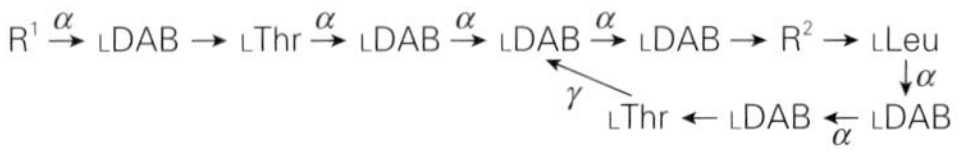

	R^1	R^2
ポリミキシン B_1	6-メチルオクタン酸	DPhe
ポリミキシン B_2	6-メチルヘプタン酸	DPhe
コリスチン A	6-メチルオクタン酸	DLeu
コリスチン B	6-メチルヘプタン酸	DLeu

図 3.20　ポリペプチド系抗菌薬

DAB：α, γ-ジアミノブチル酸

いずれもグラム陰性菌に抗菌活性を示し，特に CL は緑膿菌やアシネトバクターにも効果がある．最初にグラム陰性菌の外膜に存在するアニオン性の LPS にカチオン性の CL が結合し，乱れを生じさせる．LPS を安定化させていた Mg^{2+} や Ca^{2+} を追い出すことで LPS を不安定化させ，細胞膜の透過性を上昇させる．その結果，細胞内容物の流出や脱分極が引き起こされ，殺菌的な作用を示す．

PL-B と CL は交差耐性を示す．PL-B 耐性緑膿菌では外膜における LPS の減少，Mg^{2+} や Ca^{2+} の減少，脂質の変化が起こっていることがわかっている．

PL-B は，腎障害のため全身投与はされない．消化管吸収がほとんどないことから，白血病治療時などの腸管内殺菌に使用される．また外傷・熱傷・手術創などの二次感染や膀胱炎，副鼻腔炎，中耳炎，骨髄炎，結膜炎などには，水または生理食塩水で溶解後局所投与される．CL も同様に腎障害の発生頻度が高く，CL しか効かないような感染症に限定して使用される．

f)　クロラムフェニコール

クロラムフェニコール（chloramphenicol, CP）は，*Streptomyces venezuelae* が産生する抗生物質であるが，現在では合成的に供給されている（**図 3.21**）．50S リボソームに可逆的に結合し，ペプチジル転移反応を阻害することでタンパク質合成を阻害する．その結合部位はマクロライドやクリンダマイシンと近く，これらの薬物の結合と競合する．

抗菌スペクトルはとても広く，グラム陰性菌，陽性菌，リケッチア，クラミジアなどに有効であるが，緑膿菌には無効である．消化管からの吸収もよく，脳脊髄液や胆汁，乳汁，胎盤液中にも移行する．主な代謝は肝臓でのグルクロン酸抱合である．

かつては広く用いられていたが，動物ミトコンドリアにおけるタンパク質合成阻害がみつかり現在では使用が制限されている．また造血機能にも障害を受け，再生不良性貧血の危険性も高い．そのほかグレイ症候群や視神経炎，末梢神経炎などの重大な副作用も報告されている．腸チフスや細菌性髄膜炎の治療において，ほかの抗菌薬が使用できない場合に限り投与される．CYP2C19 を阻害するため，ワルファリンなどの血中濃度を上げる．

アセチルトランスフェラーゼによる CP の不活性化が最も知られている耐性機構である．

g)　ホスホマイシン

ホスホマイシン（fosfomycin, FOM）は *Streptomyces fradiae* の培養液から見出されたエポキシドをもつ抗生物質である（**図 3.21**）．現在は化学合成されている．ペプチドグリカン生合成の初期段階において *N*-acetylglucosamine enoylpyruvyl transferase（MurA）を阻害することで，*N*-アセチルグルコサミンとホスホエノールピルビン酸からの *N*-アセチルムラミン酸の形成を

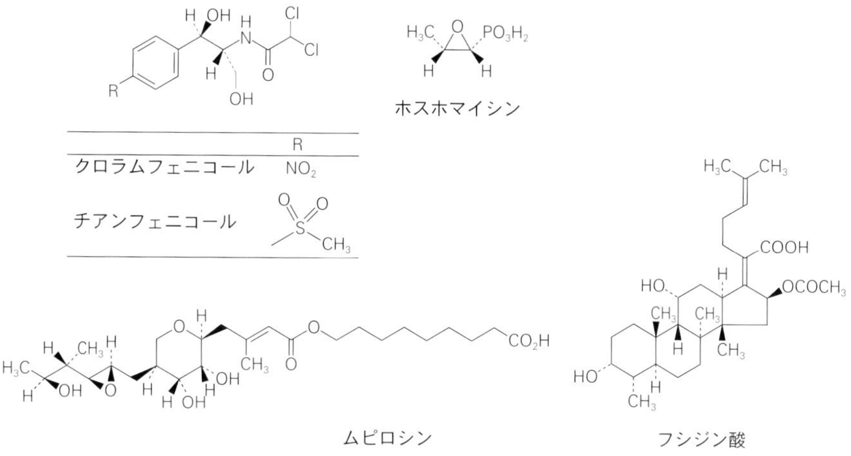

図 3.21 その他の抗菌薬

停止させる．殺菌的であり，抗菌スペクトルも広い．特に大腸菌などによる尿路感染症に有効で，ESBL 産生菌にも効果を示す．経口でも静注でも投与できる．作用機序が特殊であるため，ほかの抗菌薬との併用投与で多剤耐性菌感染症の治療に用いられることもある．

FOM は細菌がもつグリセロール三リン酸輸送タンパク質（GlpT）やヘキソースリン酸輸送タンパク質（UhpT）により細胞内に取り込まれるため，これら遺伝子の欠損や発現低下によって耐性となる場合がある．また MurA の変異（C115D）による感受性低下やグルタチオン S-トランスフェラーゼによるエポキシドの開環による分解も報告されている．

h）ムピロシン

ムピロシン（mupirocin）は細菌 *Pseudomonas fluorescens* の発酵産物から見出された抗生物質である（図 3.21）．イソロイシル tRNA シンテターゼを阻害してタンパク質合成を阻害する．血清中のタンパク質と結合しやすいため，外用で用いられる．特に鼻腔用 MRSA 除菌薬として軟膏が市販されている．耐性はムピロシンに対する感受性が低い代替酵素遺伝子の獲得によってもたらされる．

i）フシジン酸

フシジン酸（fusidic acid）はステロイド骨格をもつ特徴的な抗菌薬であり（図 3.21），タンパク質合成を阻害する．しかし作用機序が特殊であるため，ほかの抗菌薬と交差耐性を示さない．リボソームにおけるペプチド伸長過程において，フシジン酸はリボソームに結合した GDP 結合型 EF-G に結合する．EF-G はペプチジル転移反応の後に起こるペプチジル tRNA の転位（translocation）を担う因子である．フシジン酸が結合することにより，EF-G は GDP を解離できなくなり，リボソームはその状態で固定される．その結果，次のアミノアシル tRNA の A 座への結合が起こらない．EF-G をコードする *fusA* の変異により高度耐性を得る場合がある．古くから使用されている抗菌物質であるが，黄色ブドウ球菌に対しては MIC_{90} も 0.25 μg/mL といわれており，十分に使用可能である．わが国では黄色ブドウ球菌による皮膚感染症や，外傷・熱傷および手術創などの二次感染に対して軟膏で使用される．

参考文献

1) T.T. Tran, J.M. Munita, C.A. Arias：Mechanisms of drug resistance：daptomycin resistance. *Ann. N. Y. Acad. Sci.*, **1354**：32-53（2015）.
2) C. Cocito, M.D. Giambattista, E. Nyssen, P. Vannuffel：Inhibition of protein synthesis by streptogramins and related antibiotics. *J. Antimicrobial. Chemother.*, **39**, Suppl. A：7-13（1997）.
3) J. Noeske, J. Huang, N.B. Oliver, R.A. Giacobbe, M. Zambrowski, J.H.D. Cate：Synergy of streptogramin antibiotics occurs independently of their effects on translation. *Antimicrobial. Agents Chemother.*, **58**(9)：5269-5279（2014）.
4) R.E. Mendes, L.M. Deshpande, R.N. Jones：Linezolid update：Stable *in vitro* activity following more than a decade of clinical use and summary of associated resistance mechanisms. *Drug Resist. Updates*, **17**：1-12（2014）.
5) W.A. Toscano, Jr., D.R. Storm：Bacitracin. *Pharmac. Ther.*, **16**：199-210（1982）.
6) L.J. Ming, J.D. Epperson：Metal binding and structure-activity relationship of the metalloantibiotic peptide bacitracin. *J. Inorg. Biochem.*, **91**：46-58（2002）.
7) M.E. Falagas, S.K. Kasiakou：Colistin: The revival of polymyxins for the management of multidrug-resistant Gram-negative bacterial infections. *Clin. Inf. Dis.*, **40**：1333-1341（2005）.
8) S. Sastry, Y. Doi：Fosfomycin: Resistance of an old companion. *J. Infect. Chemother.*, **22**：273-280（2016）.
9) P. Fernandes：Fusidic acid: A bacterial elongation factor inhibitor for the oral treatment of acute and chronic staphylococcal infections. Cold Spring Harb. *Perspect. Med.* **6**(1)：a025437（2016）.

［黒田照夫］

10 生物学的製剤

SBO・細菌感染症に関係する代表的な生物学的製剤（ワクチン等）をあげ，その作用機序を説明できる．

わが国における医薬品の製造，販売，基準・検定等は「医薬品，医療機器等の品質，有効性及び安全性の確保等に関する法律」（医薬品医療機器等法と略される）により規定されているが，医薬品医療機器等法には「生物学的製剤」という表現はない．

現在の医薬品医療機器等法では，「人その他の生物（植物を除く．）に由来するものを原料又は材料として製造（小分けを含む．以下同じ．）される医薬品，医薬部外品，化粧品又は医療機器のうち，保健衛生上特別の注意を要するものとして，厚生労働大臣が薬事・食品衛生審議会の意見を聴いて指定するもの」として，「生物由来製品」を定めている（医薬品医療機器等法第2条）．

生物由来製品には，ワクチン，抗毒素，血液製剤，診断用製剤，化粧品，遺伝子組換えサイトカイン，ホルモン製剤などが含まれ，遺伝子組換え医薬品，組織細胞由来製品，生物由来の原料を使用した医療機器を含めて，広く「生物由来製品」として定義している．また，医薬品医療機器等法第42条（医薬品等の基準）により，「厚生労働大臣は，保健衛生上特別の注意を要する医薬品につき，中央薬事審議会の意見を聞いてその製法・性状・品質・貯法等に関し，必要な基準を設けることができる」とある．この規定により日本薬局方とは別に，「生物学的製剤基準」が定められている．「生物学的製剤」は，「生物学的製剤基準」に準じて調製された製剤であり，ワクチン，トキソイド，抗毒素製剤，および血液製剤に限定されている．

a) 生物学的製剤の種類

表3.14に，現在わが国で用いられている主な生物学的製剤を示す．細菌およびウイルス感染症に対しては，予防あるいは治療，症状の軽減を目的として体内に「免疫」を賦与するため

に生物学的製剤の投与が行われることがある．ワクチンおよびトキソイドは，抗原を接種することで，体内の免疫系を活性化する，いわゆる能動免疫を誘導する．それに対し，抗毒素およびヒト免疫グロブリンの投与は，ほかの個体から調製された抗体を移入することで働く受動免疫を誘導する．

(i) ワクチン

無毒化あるいは弱毒化した細菌やウイルスを小量投与することで，生体内の液性免疫応答および細胞性免疫応答を誘導することができる．誘導された免疫応答は免疫学的記憶として維持され，再度，同じ細菌やウイルスが侵入してくると，速やかに，強い免疫反応が惹起して再侵入した細菌やウイルスを排除し感染症の発症を防ぐのがワクチンである．

ワクチン (vaccine) の語源は，ラテン語の Vacca (雌牛) と Vaccina (牛痘) に由来している．Jenner は牛痘をヒトに接種することで，猛威をふるっていた天然痘 (痘瘡) が予防できることを発見した (後に Pasteur により，接種する弱毒化微生物がワクチンと呼ばれるようになった)．ワクチンは，感染症を引き起こす細菌やウイルスを不活化 (無毒化) した不活化ワクチンとこれらを弱毒化した弱毒生ワクチン，細菌やヘビなどが産生する毒素を不活化したトキソイドに

表3.14 主な生物学的製剤

対象となる疾病	分類	生物学的製剤
細菌感染症	不活化ワクチン	コレラワクチン ワイル病秋やみ混合ワクチン 肺炎球菌ワクチン[*] 百日咳ワクチン[*] インフルエンザ菌 b 型 (Hib) ワクチン[*]
	弱毒生ワクチン	BCG ワクチン
	トキソイド	破傷風トキソイド ジフテリアトキソイド
	抗毒素	ガス壊疽ウマ抗毒素 ジフテリアウマ抗毒素 ボツリヌスウマ抗毒素 破傷風ウマ抗毒素
	ヒト免疫グロブリン	抗破傷風ヒト免疫グロブリン
ウイルス感染症	不活化ワクチン	日本脳炎ワクチン 狂犬病ワクチン A 型肝炎ワクチン B 型肝炎ワクチン[**] ポリオワクチン インフルエンザ HA ワクチン[*] ヒトパピローマウイルス (HPV) ワクチン[**]
	弱毒生ワクチン	麻疹ワクチン 風疹ワクチン おたふくかぜワクチン 水痘ワクチン 黄熱ワクチン ロタウイルスワクチン
	ヒト免疫グロブリン	抗 HBs ヒト免疫グロブリン
毒ヘビによる咬傷	トキソイド	はぶトキソイド
	抗毒素	はぶウマ抗毒素 マムシウマ抗毒素
一般の輸血	血液製剤	人全血液

[*]成分ワクチン，[**]遺伝子組換え成分ワクチン

分類される．ワクチンで感染症を予防することを予防接種という．

(1) 不活化ワクチン

不活化ワクチンは，細菌やウイルスを大量に培養し，分離・精製した後，感染防御を担う抗原に影響を及ぼさないようなホルマリンやフェノール，β-プロピオラクトンなどによる薬剤処理，あるいは紫外線照射や加熱などによる物理化学的処理をほどこして，免疫原性を残したまま感染性や病原性を消失させたワクチンである．不活化細菌ワクチンとしてはコレラワクチンや沈降精製百日咳ワクチン，ワイル病秋やみ混合ワクチン，肺炎球菌ワクチンなどがある．また，不活化ウイルスワクチンとしては日本脳炎ワクチン，狂犬病ワクチン，A型肝炎ワクチン，B型肝炎ワクチン，インフルエンザHAワクチンなどがある．

細菌の全菌体やウイルスの全粒子をワクチンとして用いるワクチンには，さまざまな抗原が含まれており，不純物などで副反応を引き起こす可能性がある．これら抗原のうちワクチンとしての有効成分である特定の抗原（防御抗原）が同定されていれば，その部分だけを分離精製し，副反応を起こす部分を除くことにより，より安全性と有効性の高いワクチンが可能となる．このようなワクチンを成分ワクチン（コンポーネントワクチン）あるいはサブユニットワクチンという．全菌体ワクチンは，コレラワクチンなどの一部のワクチンを除き，現在はあまり用いられていない．精製百日咳ワクチンやインフルエンザHAワクチン，B型肝炎ワクチンなどが成分ワクチンにあたる．B型肝炎ワクチンは，遺伝子組換え技術を用いて酵母でB型肝炎ウイルス表面の防御抗原を発現して作製したワクチンであり，遺伝子組換えワクチンと呼ばれることもある．ヒトパピローマウイルス（HPV）の持続感染は，子宮頸がんの発生につながるとされている．2009年にわが国初のがん予防ワクチンとして，発がん性HPVのDNAを含まないL1タンパク質で形成されたウイルス様粒子（virus-like particle, VLP）をアジュバントと結合させた遺伝子組換え成分ワクチンが認可された．

不活化ワクチンや後述するトキソイドは，増殖能をもたない病原体や無毒化した毒素を接種し，主に液性免疫（抗体産生）を誘導するワクチンであり，効果が持続する期間は比較的短い．そのため，免疫を持続するためには，ある一定間隔で数回摂取し，以後一定の期間をおいての追加免疫が必要になる．

(2) 弱毒生ワクチン

病原細菌や病原ウイルスを，ヒトへの感染性と感染防御に必要な抗原（防御抗原）を維持した状態で病原性を弱めた安定な弱毒株を接種することで生体に免疫を誘導するワクチンを弱毒生ワクチンという．細菌感染症に対しては，BCGワクチンが，ウイルス性弱毒生ワクチンとしては，麻疹ワクチン，風疹ワクチン，おたふくかぜワクチン，水痘ワクチン，黄熱ワクチンなどがある．

BCGワクチンは，弱毒ウシ型結核菌（*Mycobacterium bovis*）を13年間230代培養することによって弱毒化されたものであり，ヒト型結核菌（*Mycobacterium tuberculosis*）の感染を予防する．ウイルス性弱毒生ワクチンは，病原ウイルスを初代培養細胞または培養細胞などで数十代以上にわたり継代培養を繰り返すことにより作製する．天然痘ワクチンが牛痘ウイルスであるように，弱毒生ワクチンにはヒト以外の動物を自然宿主とするウイルスを用いることもある．

弱毒生ワクチンは，病原性は消失していても感染力は保持されているので，細菌やウイルスが自然感染したときのように持続的で強い免疫が誘導できる．摂取量も比較的小量で，体液性免疫とともに，細胞性免疫も誘導できることが多く，免疫の効果も比較的長い．生きた細菌やウイルスを投与するので，本来の病原性に由来する感染様症状を示すことがある．また，毒力

復帰や変異に対する安全性の確保が必須となる．

(3) トキソイド

病原体が増殖する過程で産生される細菌毒素（トキシン）やヘビ毒をホルマリンなどで処理し免疫原性を失わせず無毒化したものをトキソイドという．トキソイドは，体内に侵入した細菌が産生する毒素や咬傷口から生体に入ったヘビ毒を中和する抗体の産生を誘導することから，感染予防というよりは，発症予防を目的としたワクチンといえる．トキソイドは定期的に接種することで発症予防効果が認められる．細菌感染症に対しては，破傷風トキソイド，ジフテリアトキソイドなどが，毒ヘビの咬傷に対しては，はぶトキソイドがある．

(4) ワクチン製剤の特徴

異なる複数のワクチンを混合して，同時に複数の疾病に対するワクチンとして接種することがある．このようなワクチンを混合ワクチンという．沈降精製百日咳ジフテリア破傷風不活化ポリオ混合ワクチン（DPT-IPV），沈降ジフテリア破傷風混合トキソイド（DT），弱毒生麻疹風疹混合ワクチン（MR）などが混合ワクチンに相当する．

不活化ワクチンやトキソイドには，免疫を増強するための免疫補助物質（アジュバント）として水酸化アルミニウムが添加されていることがある．生きたウイルスを接種する「生ワクチン」の場合，アジュバントは必要ないとされている．

不活化ワクチンは，液状製剤と凍結乾燥製剤があるが，多くは液状製剤である．弱毒生ワクチンや抗毒素は保存性を考慮して粉末状に凍結乾燥したものが多い．

(ii) 抗毒素

抗毒素とは，細菌毒素やマムシ，はぶなどの毒素に対して，その毒性の病原性を中和する免疫抗体（中和抗体）を含む製剤をいう．ワクチンが，免疫力を賦与することで感染症から守る手段として使われる（予防薬）のに対して，抗毒素は，細菌が感染後にヒトの生体内で産生した細菌毒素やヘビの咬傷によって生体内に入ったヘビ毒などの毒作用を中和するもので，その疾患に罹患したときの治療や発症予防のために使用されることが多い（治療薬）．抗毒素による感染症の治療は血清療法と呼ばれる．細菌感染症に対する抗毒素にはガス壊疽ウマ抗毒素，ジフテリアウマ抗毒素，ボツリヌスウマ抗毒素，破傷風ウマ抗毒素（最近ではヒト免疫グロブリン製剤が用いられるようになり，従来用いられてきた破傷風ウマ抗毒素は使用されなくなった）がある．これらの抗毒素は，その名前が示すように，細菌が産生する毒素または不活化したトキソイドを小量ずつウマに投与して，十分な中和抗体を誘導したウマ血清からタンパク質分解酵素処理，塩析法，イオン交換体による精製，または有機溶媒分画法などの手法で精製されたウマ免疫グロブリン製剤である．ヘビ毒に対しては，マムシウマ抗毒素，はぶウマ抗毒素などがあり，同様にウマ免疫グロブリン製剤である．抗毒素は，生体内の遊離毒素をほぼ完全に中和することができるが，毒素が標的となる組織や細胞に結合した後では無効である場合もあることから，できるだけ早期に抗毒素を接種することが必要とされている．

(iii) ヒト免疫グロブリン

ヒト免疫グロブリンとは，B型肝炎ウイルス（HBV），C型肝炎ウイルス（HCV），ヒト免疫不全ウイルス（HIV-1, HIV-2）に対する抗体と抗原が検出されない血漿プールに適切な濃度のエタノールを加えて生じた沈殿を除いた上清（Chonのエタノール分画）から調製された免疫グロブリン製剤をいう．本剤には国内の献血由来の血漿を原料とした献血製剤と，輸入血漿を

原料とした非献血製剤がある．この製剤は多人数の血漿から作られるためにさまざまな病原微生物に対する抗体が含まれており，無ガンマグロブリン血症や低ガンマグロブリン血症など，先天的あるいは後天的に抗体産生に不全を有する疾患や，麻疹ウイルス，A型肝炎ウイルス，ポリオウイルスなどへの曝露後の発症予防や症状の軽減に使用される．

特殊免疫グロブリンに分類されるヒト免疫グロブリンに抗破傷風ヒト免疫グロブリン（tetanus immunoglobulin, TIG）と抗HBsヒト免疫グロブリン（hepatitis B immunoglobulin, HBIG）がある．TIGは，高力価の破傷風抗毒素を含有するヒト血漿を原料とし，破傷風トキソイドの予防接種歴がない者が，挫傷や刺傷などで重症の外傷を負ったときに破傷風の発症予防ならびに発症後の症状軽減のための治療に用いられる．また，HBIGは，HBs抗原陽性血液汚染事故後のB型肝炎の発症予防や，HBs抗原陽性の母親から生まれた新生児のB型肝炎の発症予防に用いられる．

b）予防接種

感染症の予防策として，ワクチンやトキソイドを接種して，体内に免疫を賦与することを予防接種という．わが国では，予防接種法に基づき，すべての人に接種を勧めている定期接種（規定の年齢の範囲であれば費用は自治体が負担）と，法律では接種が規定されていないが必要に応じて接種が可能な任意接種（費用は個人負担，定期接種のワクチンでも規定の年齢をはずれると任意接種の扱いとなる）とに分類される．わが国で接種可能なワクチンを**表3.15**に示す．1994年の予防接種法の改正以降，法律上は努力義務を規定しているが予防接種を受けるか否かは対象者本人（あるいは保護者）の意思が尊重されるようになった．

表3.15　わが国で接種可能なワクチン

2020年10月1日現在

定期接種	生ワクチン	BCG 麻疹・風疹混合（MR） 麻疹 風疹 水痘 ロタウイルス（1価，5価）
	不活化ワクチン トキソイド	百日咳・ジフテリア・破傷風・ポリオ混合（DPT-IPV） ポリオ（IPV） 日本脳炎 インフルエンザ菌b型（Hib） 肺炎球菌（13価結合型（小児用）） B型肝炎 ヒトパピローマウイルス（HPV）：2価，4価 インフルエンザ（高齢者対象） 肺炎球菌（23価多糖体（成人用），高齢者対象） ジフテリア・破傷風混合トキソイド（DT）
任意接種 [定期接種を対象年齢以外で受ける場合も任意接種となる]	生ワクチン	流行性耳下腺炎（おたふくかぜ） ロタウイルス（1価，5価） 黄熱
	不活化ワクチン トキソイド	A型肝炎 狂犬病 髄膜炎菌：4価 破傷風トキソイド 成人用ジフテリアトキソイド 帯状疱疹

予防接種の第一の目的は，接種者自身を感染あるいは重症化から守ることである．しかし，多くの人が予防接種を受けることで，感染の拡大を抑え，結果的に予防接種を未接種の人や高齢者，免疫力が弱っている人などに対する感染を防ぐことにもつながる（集団免疫）．集団免疫の視点からも定期接種は重要であると考えられている．

(i) 定期接種ワクチン

予防接種法による定期接種として対象となる疾患は，感染力の強さ，罹患時の症状，公衆衛生学的観点などからA類疾病とB類疾病に分類される．A類疾病にはインフルエンザ菌b型（Hib）感染症，小児の肺炎球菌感染症，B型肝炎，ロタウイルス感染症，ジフテリア，百日咳，破傷風，急性灰白髄炎（ポリオ），結核（BCG），麻疹，風疹，水痘，日本脳炎，ヒトパピローマウイルス（HPV）感染症が，B類疾病には高齢者のインフルエンザと肺炎球菌感染症が規定されている．定期接種の実施は各市町村長（東京都では特別区長）を主体として行われる．予防接種法では，予防接種による，あるいは予防接種が原因であることが否定できないと認定された健康被害については，国による被害救済を定めている．

表 3.16 に示すように，定期接種には接種対象者や接種期間に一定の基準が設けられている．

表 3.16 予防接種法に基づく定期予防接種スケジュール

2020年10月1日現在

Hib：インフルエンザ菌b型，HPV：ヒトパピローマウイルス
*1 2016年10月から定期接種導入．2016年4月以降に生まれた者が対象．
*2 2020年10月から定期接種導入．2020年8月以降に生まれた者が対象．
*3 原則としてMR混合ワクチンを使用するが，希望する者は単抗原ワクチンの選択も可．
*4 2013年6月より，積極的な奨励は差し控えられている．ただし，定期接種としては接種可能．
*5 60歳以上65歳以下の者であって，一定の心臓，腎臓もしくは呼吸器の機能またはヒト免疫不全ウイルスによる免疫の機能障害を有する者．
*6 当該年度内に65歳，70歳，75歳，80歳，85歳，90歳，95歳，100歳になる者．未接種の場合，定期接種として1回接種可能．

表 3.17 任意接種ワクチンの対象疾病と接種のスケジュール

2016 年 10 月 1 日現在

疾 病	接種時期
B 型肝炎 （母子感染予防）	生後 12 時間以内を目安に皮下接種（被接種者の状況に応じて生後 12 時間以降とすることも可能であるが，その場合も生後できるだけ早期に行う）．さらに，初回接種の 1 ヵ月後および 6 ヵ月後の 2 回接種．ただし，能動的 HBs 抗体が獲得されていない場合には追加接種．
ロタウイルス（1 価，5 価）	初回接種は生後 14 週 6 日までに行う．1 価で 2 回接種，5 価で 3 回接種のいずれかを選択．
流行性耳下腺炎 （おたふくかぜ）	生後 12 ヵ月以降，おたふくかぜの既往歴のない者を対象に 1 回接種．
A 型肝炎	2～4 週間隔で 2 回接種し，1 回目から 24 週を経過した後に 1 回，合計 3 回接種．
髄膜炎菌：4 価	国内臨床試験は 2 歳～55 歳を対象として実施されていることから，2 歳未満の小児等に対する安全性および有効性は確立していない．筋肉内接種．
黄熱	一般医療機関での接種は行われておらず，検疫所での接種．生涯有効．
狂犬病	曝露前免疫：4 週間隔で 2 回接種し，さらに 6～12 ヵ月後 1 回追加接種． 曝露後免疫：1 回目を 0 日として以降 3, 7, 14, 30, 90 日の計 6 回接種．
帯状疱疹	50 歳以上の成人に 2 ヵ月以上あけて（～6 ヵ月以内に）2 回接種（筋肉内接種）．

A 類疾病の対象疾病は特に幼児期に罹患することが多い．したがって，これらに対する予防接種も基本的に生後 3 ヵ月～90 ヵ月（7 歳 6 ヵ月）を接種期間としているものが多い（ヒトパピローマウイルスワクチンは 11 歳～17 歳）．また，接種時期の目安とする標準的な接種年齢が示されているが，この時期に接種できない場合でも，接種が定められている期間内なら定期接種となる．定期接種ワクチンでも規定された時期以外に接種される場合には任意接種ワクチンとなる．

(ii) 任意接種ワクチン

わが国で接種できる定期接種以外の予防接種を任意接種ワクチンという．任意接種ワクチンは，希望者各自が医療機関で受け，接種費用は全額自己負担となる．任意接種においても予防接種を受けたことにより健康被害が起きた場合には，医薬品副作用被害救済基金法による救済制度が適用される．主な任意接種ワクチンの対象疾病と接種時期を**表 3.17** に示す．

(iii) ワクチンの接種間隔

2020 年 10 月から異なる種類のワクチンを接種する際の接種間隔に関する規定が改正された．改正後の規定では，注射生ワクチンから次の注射生ワクチンの接種を受けるまでには 27 日以上の間隔をおくこと（変更なし），他のワクチンの組み合わせについては，前のワクチン接種からの間隔にかかわらず次のワクチンの接種を受けることができると変更された（**図 3.22**）．ただし，同じ種類のワクチンの接種を複数回受ける場合はワクチンごとに決められた間隔を守る必要がある．

医師が特に必要と認めた場合には，2 種類以上のワクチンを同時に接種することができる．同時接種については，日本小児科学会が次の留意点をあげている．①複数のワクチンを 1 つのシリンジに混ぜて接種しない．②皮下接種部位の候補場所として，上腕外側ならびに大腿前外側があげられる．③上腕ならびに大腿の同側の近い部位に接種する際，接種部位の局所反応が出た場合に重ならないように，少なくとも 2.5 cm 以上あける．

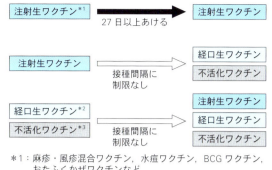

図 3.22　異なる種類のワクチン（予防接種）を接種する場合の間隔

(iv) 予防接種による副反応

　ワクチン（予防接種）は，生体に異物を接種することで特異的な免疫応答を誘導するものであるため，接種当日あるいは数日中に免疫応答としての軽度の局所反応（発赤，腫脹，疼痛など）や発熱反応がみられることがある．このように，ワクチン接種に伴う免疫の付与以外の反応のことを副反応という．一般の治療薬の場合は，投与目的と異なる作用を副作用と呼ぶが，ワクチンの場合は投与目的（免疫付与）以外の反応も生体の免疫応答に起因することが多いため，副反応と呼び，副作用と区別している．ワクチンによる副反応は抗原に用いたワクチン株自体に起因するものと，ワクチン製造過程で除去しきれない培養試料由来のタンパク質成分やアジュバントなどの添加物に起因する場合がある．

　弱毒生ワクチンは前述したように，病原性は消失しているが，ヒトに対する感染性は維持している．そのため，弱毒生ワクチンでは，接種後数日から 1, 2 週間でごく軽度の対象疾患の感染様症状が認められる場合がある．これらの症状のほとんどは，通常，数日で消失し，健康上問題になることはない．しかしながら，極めてまれに，これらの反応が異常に強く出現したり，痙攣，麻痺，意識障害などの重篤な症状を呈する場合がある．不活化ワクチンでは細菌由来のリポ多糖（lipopolysaccalide, LPS）によるエンドトキシンショック，トキソイドでは毒素タンパク質に対するアレルギー反応などの副反応の可能性がある．

　ワクチンによるアレルギー性副反応では，全身性の蕁麻疹やアナフィラキシーなどの即時型反応などの症状を呈することがある．アナフィラキシーの原因物質の一つとして添加物に用いたゼラチンが同定されたが，ワクチンの改良によりゼラチンの除去が進み，現在使用されている定期接種ワクチンでは，ポリオ生ワクチンのみがゼラチンを含んでいる．

　インフルエンザウイルスや黄熱ウイルスの培養に用いる卵成分や抗生物質，保存剤に用いられるチメロサールもアレルギー性副反応への関与が報告されている．卵アレルギーやワクチン接種によるアナフィラキシーの既往のある接種対象者は十分に注意する必要がある．

(v) 予防接種不適当者

　予防接種不適当者とは，予防接種を受けることが適当でない者を指し，これらの者には接種を行ってはならない．予防接種法施行規則では以下の項目に該当する者を予防接種不適当者と

している.
　①当該予防接種に相当する予防接種を受けたことのある者で当該予防接種を行う必要がない
　　と認められる者
　②明らかに発熱を呈している者（通常37.5℃以上）．
　③重篤な急性疾患にかかっていることが明らかな者
　重篤な急性疾患に罹患している場合には，病気の進行状況が不明であり，予防接種を行うことはできない．急性疾患であっても軽症と判断できる場合には接種を行うことができる．
　④当該疾病に係る予防接種の接種液の成分によって，アナフィラキシーを呈したことが明ら
　　かな者
　百日咳ジフテリア破傷風混合ワクチン，ジフテリア破傷風混合ワクチン，日本脳炎ワクチンなど，繰り返し接種を予定している予防接種により，アナフィラキシーを呈した場合には，同じワクチンの接種を行わない．また，鶏卵，鶏肉，カナマイシン，エリスロマイシン，ゼラチン等でアナフィラキシーショックを起こした既往歴のある者は，これを含有するワクチンの接種は行わない．
　⑤麻疹および風疹に係る予防接種の対象者にあっては，妊娠していることが明らかな者
　一般に生ワクチンは，胎児への影響を考慮して，全妊娠期間を通じて接種は行わない．風疹では接種後2ヵ月間は避妊が求められている．不活化ワクチン，トキソイドの接種が胎児に影響を与える確証はないため，これらは予防接種を受けることが適当でない者の範囲には含められていない．
　⑥結核に係る予防接種の対象者にあっては，結核その他の疾病の予防接種，外傷等によるケ
　　ロイドの認められる者
　⑦B型肝炎に係る予防接種の対象者にあっては，HBs抗原陽性の者の胎内または産道にお
　　いてB型肝炎ウイルスに感染したおそれのある者であって，抗HBsヒト免疫グロブリン
　　の投与にあわせて組換え沈降B型肝炎ワクチンの投与を受けたことのある者
　⑧肺炎球菌感染症（高齢者がかかるものに限る）に係る予防接種の対象者にあっては，当該
　　疾病に係る法（市町村の保健所長の指示による接種）の規定による予防接種を受けたこと
　　のある者
　⑨②〜⑧までにあげる者のほか，予防接種を行うことが不適当な状態にある者

参考文献
1) 国立感染症研究所ホームページ（http://www.nih.go.jp/niid/index.html）
2) 渡邉治雄（編）：生物学的製剤基準　解説2007年版，じほう，東京．
3) 国立感染症研究所感染情報センターホームページ（http://www.nih.go.jp/niid/ja/from-idsc.html）
4) 公益財団法人 予防接種リサーチセンターホームページ（http://www.yoboseshu-rc.com）

［菊池雄士］

11 抗結核薬

> **SBO**
> ・以下の抗菌薬の薬理（薬理作用，機序，抗菌スペクトル，主な副作用，相互作用，組織移行性）および臨床適用を説明できる．
> 　抗結核薬
> ・病原微生物・悪性新生物が関わる疾患に用いられる代表的な薬物の基本構造と薬効（薬理・薬物動態）の関連を概説できる．

　結核菌はほかの一般細菌と比べて非常にゆっくり増殖するため，最短でも6ヵ月の長い治療期間となる．治療期間が長いことは副作用の発現や治療の中断や不規則な服薬を招きやすい．そして，治療の中断や不規則な服薬は耐性菌を誘発することになりかねない．そのため，結核の治療では患者が抗結核薬の服用を継続し，治療を完遂できるように直接服薬確認法（DOTS）を軸とした服薬支援が行われている．近年わが国の製薬会社が60年ぶりに新しい抗結核薬（デラマニド，DLM）を開発し，多剤耐性結核の治療薬として使用されている．現在わが国では未承認であるが，世界ではDLMのほかに新薬のベダキリンも結核治療に使用されている．DLMに加えてレボフロキサシン（LVFX）も抗結核薬に加えられた（「結核医療の基準の一部を改正する件」平成28年1月29日厚生労働省告示第16号）．結核はほかの感染症と異なり法律で化学療法の薬物の種類や使用方法が明記されている特異な感染症である．医療は日々進歩することから，厚生労働省は進歩に応じて学会からの見解を得て結核の治療「結核医療の基準」（平成26年9月16日厚生労働省告示第356号）に反映させている．本項では抗結核薬の種類と使用方法，用法・用量について結核病学会の結核診療のガイドラインに準拠して記載した．

a）結核の化学療法の基本的な考え方

　1947年のBritish Medical Research Councilの報告では，ストレプトマイシン（SM）単独での治療を4ヵ月間行った結果，再発した患者の菌の85％が耐性菌であった．活動性結核（排菌されている状態）でのマクロファージ内の結核菌数はおよそ10^5，肺に空洞病変を形成したときの一つの空洞内には10^8存在すると推定されている．結核菌には抗結核薬に対して10^{-6}～10^{-8}の自然耐性菌があり，単剤治療では耐性菌が再び増殖する可能性があるため単剤治療は禁忌である．薬剤感受性検査に基づいて有効な抗結核薬（表3.18）の3剤もしくは4剤を併用する．ただし，潜在性結核［ツベルクリン検査やインターフェロンγ遊離試験（IGRA）で結核の感染が確認されても発病していない状態］では体内の菌数が少ないので原則として単剤での治療を行う．また，菌の増殖が活発で菌数の多い活動性結核では抗菌薬を1剤ずつ追加・変更してはならない．

　抗結核薬にはそれぞれに副作用や薬物相互作用がある（表3.18）．治療中は副作用の発現の有無を十分に注意し，患者の年齢，体重などを考慮して適切な薬物の種類と使用方法を決める．結核の標準治療の初期に使用されるSMやエタンブトール（EB）は長期に使用すると副作用が現れる危険性が高くなるので，原則として3ヵ月目以降の服薬は中止する．わが国では高齢者の結核が多く，高齢者では加齢により肝機能，腎機能が低下するため，一日あたりの最大投与量の減量も考慮する必要がある．リファンピシン（RFP）は強力な薬物代謝酵素CYP3Aの誘導活性があることから，CYP3Aによって代謝される薬物を服用している場合にはこれらの薬物の投与量を増やす必要がある．また，イソニアジド（INH）は抗てんかん薬であるフェニ

表 3.18 「結核医療の基準」に掲載されている抗結核薬

一般名	成人の投与量 標準量(mg/kg/日) 最大量(mg/body/日) 剤形	1) 禁忌・相互作用・主な副作用	薬剤耐性関連遺伝子	2) 耐性基準濃度(μg/mL)	耐性菌が存在する確率
1) 一次抗結核薬 **a) 最も強力な抗菌力をもつ**					
Isoniazid (INH) ㊷イソニアジド	標準量 5 間欠療法時 10 最大量 300 間欠療法時 900 錠，散，注射液 連日投与 1日1回または2回分割．必要に応じ筋肉内注射，静脈内注射または局所注射	禁忌：重篤な肝障害がある患者 相互作用：(併用注意) ワルファリン，フェニトイン，カルバマゼピン，インスリン，降圧薬，交感神経興奮薬，副交感神経抑制薬，三環系抗うつ薬，レボドパ，水酸化アルミニウム含有制酸薬，ペチジン塩酸塩，ヒスチジンを多く含む魚，チラミンを多く含む食物 主な副作用：肝障害，末梢神経炎，皮膚粘膜眼症候群	inhA katG	0.2, 1.0	10^{-8}
Rifampicin (RFP) ㊷リファンピシン	標準量 10 最大量 600 カプセル 連日投与 1日1回，原則として早朝の空腹時に経口投与．必要に応じ局所注射	禁忌：胆道閉塞症または重篤な肝障害のある患者，HIV感染症治療薬，ボリコナゾール，プラジカンテル，タダラフィル，テラプレビル，シメプレビル，ダクラタスビル，アスナプレビルまたはバニプレビルを投与中の患者 相互作用：(併用禁忌) HIV感染症治療薬，リルピビリン，ボリコナゾール，プラジカンテル，タダラフィル，テラプレビル，シメプレビルナトリウム，ダクラタスビル，アスナプレビル，バニプレビルバニヘップ (併用注意) CYP3A4等で代謝される薬物（例：エタンブトール，イソニアジド，アセトアミノフェン，レフルノミド，ピタバスタチン，リネゾリド，ダビガトラン，アトバコン，ドルテグラビル，カスポファンギン酢酸塩，クマリン系抗凝固薬，経口糖尿病薬，副腎皮質ステロイド，シクロスポリン，テオフィリン，ジギタリス，抗不整脈薬，カルシウム拮抗薬，プナゾシン，β遮断薬，高脂血症薬，アゾール系抗真菌薬，抗てんかん薬，抗精神薬，ベンゾジアゼピン系薬，不眠症治療薬，三環系抗うつ薬，抗悪性腫瘍薬のうちCYP3A4で代謝されるもの) 主な副作用：重篤な肝障害（ほかの抗結核薬で増強される）	rpoB	40	10^{-10}
Rifabtin (RBT) ㊷リファブチン	標準量 5 最大量 300 カプセル 連日投与 1日1回経口投与 多剤耐性結核症には300 mg〜450 mgを1日1回経口投与	禁忌：リファマイシン系薬に対し過敏症のある患者，ボリコナゾールを投与中の患者 相互作用：(併用禁忌) ボリコナゾール (併用注意) リトナビル，アタザナビル，インジナビル，ダルナビル，ホスアンプレナビル，エトラビリン，デラビルジン，ネビラピン，マラビロク 主な副作用：白血球減少症，貧血，血小板減少症，肝機能異常	rpoB	−	−
Pyrazinamide (PZA) ㊷ピラジナミド	標準量 25 最大量 1500 散剤 連日投与 1日1回または2回分割	禁忌：肝障害のある患者 相互作用：(併用注意) 肝障害を起こしやすい薬物 主な副作用：重篤な肝障害，間質性腎炎，関節痛，高尿酸血症	pncA	−	10^{-3}

A 抗菌薬（抗細菌薬）

表3.18のつづき

一般名	成人の投与量 標準量(mg/kg/日) 最大量(mg/body/日) 剤形	[1)]禁忌・相互作用・主な副作用	薬剤耐性関連遺伝子	[2)]耐性基準濃度(μg/mL)	耐性菌が存在する確率
b) a)との併用で効果が期待される（SMは殺菌的，EBは静菌的に作用する）					
Streptomycin（SM） ㊞ストレプトマイシン硫酸塩	標準量 15 最大量 750（1000） 注射剤 初期2ヵ月は毎日投与してよいが，その場合に最大量は750 mg/日，週3回投与の場合は1g/日まで	禁忌：アミノ配糖体系抗菌薬，バシトラシンに対し過敏症の既往歴のある患者 原則禁忌：アミノ配糖体系抗菌薬による難聴またはその他の難聴のある患者 相互作用：（併用注意）腎障害を起こすおそれのある血液代用剤，ループ利尿薬，腎毒性および聴器毒性を有する薬物，麻酔薬 主な副作用：第8脳神経障害，呼吸抑制，電解質異常，腎障害，口唇のしびれ，発熱，発疹	rpoL rrs strA s12	10	10^{-8}
Ethambutol（EB） ㊞エタンブトール塩酸塩	標準量 15（20） 最大量 750（1000） 錠剤 初期2ヵ月は20 mg/kg/日としてよい 3ヵ月目以降も継続する場合には15 mg/kg/日，1日最大750 mg	禁忌：本剤に対して過敏症の既往歴のある患者 原則禁忌：視神経炎のある患者，糖尿病患者，アルコール中毒患者，乳・幼児 相互作用：（併用注意）リファンピシン，その他の抗結核薬（イソニアジドなど） 主な副作用：視力障害，視野狭窄，肝障害，発疹，発熱，末梢神経障害（四肢のしびれ）	embA embB embC	2.5	10^{-7}
2) 二次抗結核薬：抗菌力は劣るが多剤併用で効果が期待できる					
Levofloxacin（LVOX） ㊞レボフロキサシン	1日量 500 mg 錠，細粒，注射液	主な副作用：アナフィラキシーショック，中毒性表皮壊死症，皮膚粘膜眼症候群，痙攣，QT延長	gyrA	1.0	—
Kanamycin（KM） ㊞カナマイシン硫酸塩	ストレプトマイシンと同じ	主な副作用：第8脳神経障害，呼吸抑制，電解質異常，腎障害	rrs	20	10^{-6}
Ethionamide（ETH） ㊞エチオナミド	標準量 10 最大量 600 錠剤 200 mg/日から漸増	主な副作用：重篤な肝障害（ほかの抗結核薬で増強される） 胃腸障害	inhA, ethA	20	10^{-3}
Enviomycin（EVM） ㊞エンビオマイシン硫酸塩	標準量 20 最大量 1000 注射液 初期2ヵ月は毎日投与，その後週2～3回	主な副作用：第8脳神経障害，呼吸抑制，電解質異常，腎障害	gidB	20	10^{-3}
p-Aminosalicylate（PAS） ㊞パラアミノサリチル酸カルシウム	標準量 200 最大量 12000 顆粒	主な副作用：無顆粒球症，溶血性貧血，肝炎，黄疸	thyA trpE2, entC	0.5	10^{-8}
Cycloserine（CS） ㊞サイクロセリン	標準量 10 最大量 500 カプセル	主な副作用：精神錯乱，てんかん様発作，痙攣，不眠	alrA ddl	30	10^{-10}
Delamanid（DLM） ㊞デラマニド	1日量 200 mg 錠剤	主な副作用：QT延長，不眠	F420?	—	—

[1)] 一次抗結核薬については禁忌・相互作用を記載した．[2)] 1%小川培地を用いた方法

トインやカルバマゼピンの代謝を阻害するため，中毒症状に注意する．ただし，安易に抗結核薬の種類を変更することは，抗菌力の違いによる治療成績への影響や，服用を中止した薬物の耐性菌の発現につながる可能性があるので，慎重に検討する．

　結核の治療は長期にわたるため，患者の服薬継続を支援し結核治療を完遂させることを目的とし服薬指導と確認を確実に行う．服薬確認は副作用の早期発見，早期対応にもつながる重要なことである．

b) 抗結核薬の選択

(i) 抗結核薬の種類

　わが国では 13 の薬物が使用されている（**表 3.18**）．抗菌力と特性により一次抗結核薬(a)（最も強力な抗菌力をもつ），一次抗結核薬(b)（一次抗結核薬(a)との併用効果が期待される），二次抗結核薬（抗菌力は劣るが多剤併用で効果が期待される）に分けられる．

(ii) 抗菌薬選択の順番

　優先順位の高いものからイソニアジド(INH)，リファンピシン(RFP)［またはリファブチン(RBT)］，ピラジナミド(PZA)，ストレプトマイシン(SM)，エタンブトール(EB)，レボフロキサシン(LVFX)，カナマイシン(KM)，エチオナミド(TH)，エンビオマイシン(EVM)，パラアミノサリチル酸(PAS)，D-サイクロセリン(CS)，デラマニド(DLM) である（**表 3.18** の順番と同じ）．

(iii) 抗結核薬選定における留意事項

　RBT は重篤な副作用もしくは薬物相互作用のために RFP が使用できない場合に RFP に代えて使用する．例として HIV 感染者で抗ウイルス薬の投与が必要な場合には RFP に代えて RBT を使用する．SM，KM と EVM のうち 2 剤以上を併用してはならない．DLM は INH 耐性および RFP 耐性の場合に限って使用する．

c) 結核の治療の実際

(i) 肺結核

　治療開始 2 ヵ月間は INH，RFP，PZA に EB または SM を加えた 4 剤で行い，以後 4 ヵ月間を INH と RFP の 2 剤の標準治療 A を原則とする．PZA が使用できない場合として，80 歳以上の高齢者，慢性肝障害，痛風，妊婦がある．PZA が使用できない場合には標準治療法 B を選択する（**図 3.23**）．

(ii) 腎不全および血液透析時の用法・用量

　腎不全および透析時の抗結核薬の標準投与量を**表 3.19** に示した．腎機能障害時には適切な血中濃度を得るためには 1 日投与量の減量よりも投与間隔を空けることが望ましい．SM，KM，EBM は腎不全の場合には使用を避けるべきであるが，血液透析患者では透析により排除されるので，透析後に投与する．INH と RFP については通常量を毎日投与する．

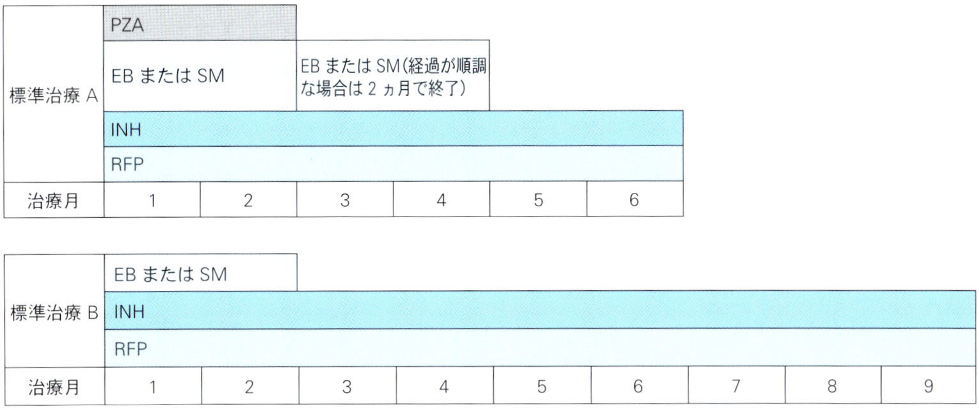

標準治療 A	PZA					
	EB または SM		EB または SM（経過が順調な場合は2ヵ月で終了）			
	INH					
	RFP					
治療月	1	2	3	4	5	6

標準治療 B	EB または SM								
	INH								
	RFP								
治療月	1	2	3	4	5	6	7	8	9

図 3.23　結核の標準治療

注1）リファンピシン(RFP)またはイソニアジド(INH)が使用できない場合には，カナマイシン(KM)，エチオナミド(ETH)，エンビオマイシン(EVM)，パラアミノサリチル酸(PAS)から有効な薬剤を選び4剤併用とする．
注2）ストレプトマイシン(SM)，KM，EVMからの2剤以上の併用は禁忌．EVMよりKMを先に使用する．
注3）RFPを使用できない場合の治療期間は2年ないし3年とする．INHが使用できない場合は9ヵ月ないし12ヵ月とする．
注4）粟粒結核などの重症例，3ヵ月を超える培養陽性例，糖尿病，じん肺，ステロイド・免疫抑制薬併用例などは，病状および経過を考慮して3ヵ月間延長できる．

表 3.19　腎不全および血液透析時の主な抗結核薬の用法・用量

薬物名	主な排泄経路	1日投与量，投与間隔（時間）				透析外液への移行
		正常時	腎不全時		透析時	
			Ccr 30 mL/min 以上	Ccr 30 mL/min 未満		
リファンピシン	肝	毎日 600 mg	正常時と同じ	正常時と同じ	正常時と同じ	一部 (1.8〜7.8%)
イソニアジド	腎 肝で代謝	毎日 300 mg	正常時と同じ	正常時と同じ	正常時と同じ	一部 (2.4〜18.4%)
ピラジナミド	腎 肝で代謝	毎日 1500 mg	毎日 減量	隔日または週3回，1500 mg	透析後 1500 mg	あり (30〜76.5%)
エタンブトール	腎，一部腸管	毎日 1000 mg	毎日 減量	隔日または週3回，1000 mg	透析後 750 mg	一部 (0.9〜4.2%)
ストレプトマイシン カナマイシン	腎	週2〜3回 1000 mg	使用は勧めない	使用は勧めない	透析後 750 mg	あり
レボフロキサシン	腎	毎日 500 mg	Ccr 50 mL/min 未満減量	隔日または週3回 500 mg	透析後 500 mg	なし

体重60 kgの場合の標準的投与量を示した．表3.18を参考に，体重および年齢を考慮して用量を調整する．
Ccr：クレアチニンクリアランス

(iii) 潜在性結核

原則としてINHの単独投与を6ヵ月間行い，必要に応じて3ヵ月間行う．ただし，INHが使用できない場合にはRFPの単独療法を4〜6ヵ月間行う．

(iv) 治療期間についての留意事項

治療開始後2ヵ月を経過しても結核菌培養検査が陰転しない，糖尿病，じん肺，HIV感染症，副腎皮質ステロイドや免疫抑制薬を長期に渡って服用しているような場合では，患者の病状，経過を考慮して治療期間を3ヵ月間延長することができる．再治療の場合には，結核の再発防止のために初回治療より3ヵ月間延長できる．

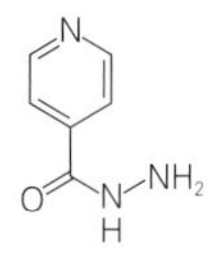

イソニアジド 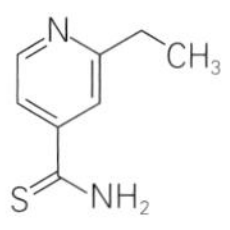　エチオナミド

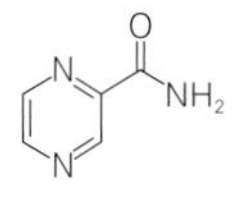

ピラジナミド 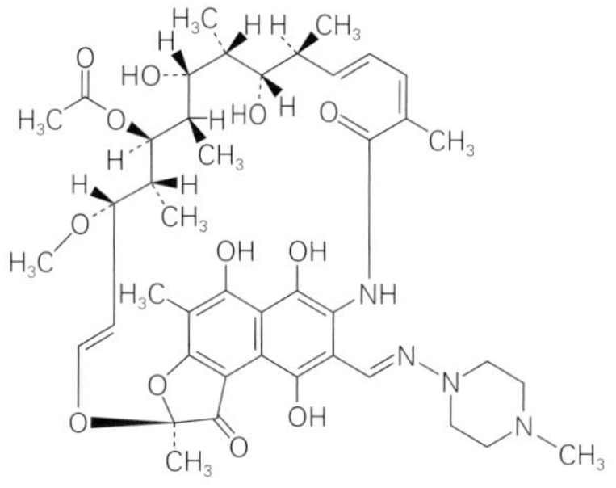　リファンピシン 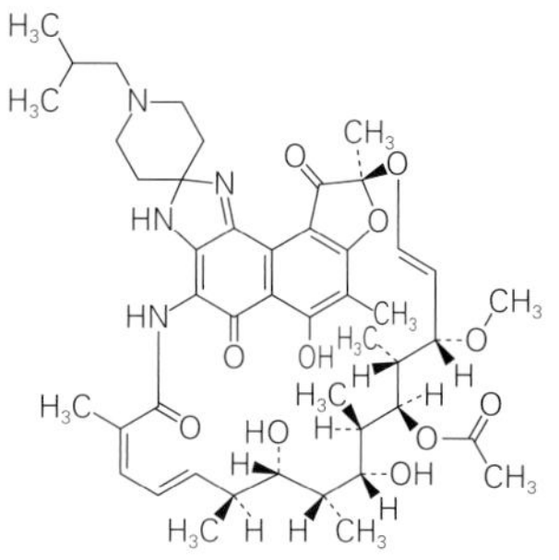　リファブチン

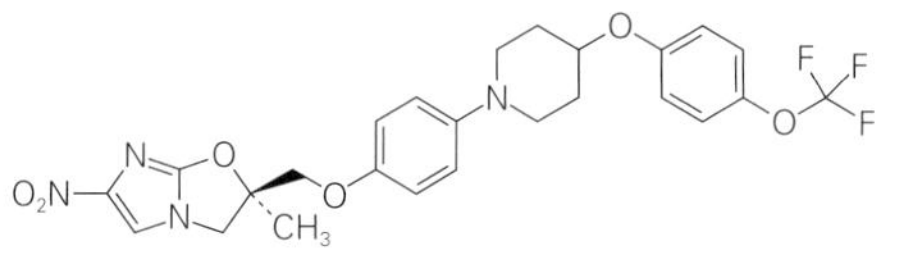

デラマニド

図 3.24　殺菌的な作用を示す抗結核薬

d) 抗結核薬の特徴と投与および副作用

(i) 殺菌的な作用を示す抗結核薬（図 3.24）

(1) イソニアジド（INH），エチオナミド（ETH），デラマニド（DLM）

イソニアジド（isoniazid；イソニコチン酸ヒドラジド，INH）はリファンピシンと並ぶ優れた抗結核作用を示す．対数増殖期にある結核菌に最も強い抗菌作用を発揮するが，分裂を停止している静止期の菌には効力を示さない．副作用が少なく投与が経口投与と容易であるために予防投与にも使用される．また，注射剤としても用いることができる．最小増殖（発育）阻止濃度（MIC）は 0.05〜0.20 μg/mL である．ほかの抗酸菌 *Mycobacterium kansasii* に対しても有効であることが多い．腸管からの吸収が良好であり，経口投与後 1〜2 時間で血中濃度がピークに達する（3〜5 mg/kg の投与量で血中濃度のピークがおよそ 5 μg/mL）．体液や感染組織内への移行も良好で，血中濃度に近い濃度が維持されるといわれている．INH の代謝は 24 時間以内に大部分がアセチル化されて尿中に排泄される．ほかの抗結核薬との交差耐性を生じない．INH はプロドラッグであり，結核菌のもつカタラーゼ/ペルオキシダーゼ（catalase/peroxidase, KatG）によって活性化され，これと NAD 付加体が C_{25}〜C_{56} の長鎖脂肪酸の生合成に関与している脂肪酸合成酵素 II（FAS II）のエノイル ACP レダクターゼ（enoyl-acyl carrier protein reductase, inh A）に結合して，結核菌細胞壁成分の主要成分であるミコール酸の生合成を阻害する（図 3.25）．最も副作用の少ない抗結核薬であるが，劇症肝炎など重篤な肝機能障害の報告もある．ときに末梢神経炎，肝機能障害，痤瘡様発疹，発熱，食欲不振などを呈する．まれな副作用としては，皮膚紅斑，全身性エリテマトーデス（systemic lupus erythematosus, SLE）様症状，関節炎症状，白血球減少症，痙攣，ほかの精神・神経症状などの報告もある．末梢神経炎の予防と治療にはビタミン B_6（vitamin B_6）の投与が有効である．

エチオナミド（ethionamide, ETH）の作用点は INH と同じであるが，カタラーゼ/ペルオキシダーゼとは別の異なる酵素で活性化されると考えられており，INH とは交差耐性を示さない．抗菌力は INH の 1/5〜1/10 である．経口投与が困難な場合は同量の注射も可能である．副作用としては，胃腸障害（食欲不振，悪心・嘔吐）や肝機能障害が高率に出現するため，投与量

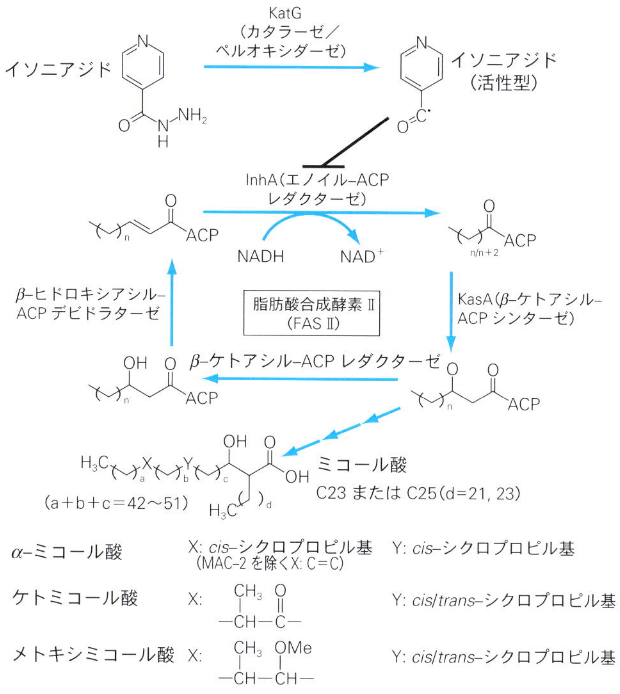

図 3.25 イソニアジド（INH）の作用機序

を増やすのが困難であることが多い．

デラマニド（delamanide, DLM）はニトロ-ジヒドロイミダゾ-オキサゾール誘導体であり，作用機序はミコール酸の生合成阻害である．結核菌に対して殺菌効果を示す．DLM は 2014 年 7 月に「多剤耐性肺結核」を適応症として製造販売が承認された．重大な副作用として QT 延長が現れることがある．

(2) リファンピシン（RFP），リファブチン（RFB）

リファンピシン（rifampicin, RFP）はわが国では結核にのみ適応が認められている．*M. kansasii* や種々のグラム陽性，陰性菌にも有効である．海外では結核症以外に処方されていることが多く，そのため，結核菌の初回耐性がついていることがあるので留意する．RFP は細菌の DNA 依存性 RNA ポリメラーゼの β サブユニットに作用して，RNA 合成を阻害することによって抗菌活性を示す．ハンセン（Hansen）病やレジオネラ感染症の治療にも用いられる．INH に匹敵する抗菌力を有し，比較的副作用も少ないため，結核化学療法の中核となる薬物である．RFP は持続生存菌（INH では無効）に対しても優れた殺菌力を示すため INH との併用により，画期的な進歩をもたらした．

RFP の動態は胃腸から吸収され，速やかに胆汁に排泄され，再び腸より吸収される腸肝循環が行われる．生体内では脱アセチル化，脱メチル化が行われるが，これらによる代謝産物もかなりの抗菌活性を有している．尿中にも一部排泄されるが，主に胆汁中に排泄されるため，腎機能障害患者にも用量を減じることなく投与可能である．INH と同様に体液や感染組織内への移行は良好である．RFP 服用患者の糞尿ははじめ，ときに唾液，涙，汗が橙赤色を帯びることがある．

RFP を使用する場合には薬物相互作用を確認することが必要である．RFP は薬物代謝酵素

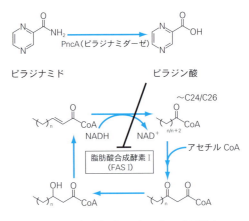

図 3.26 ピラジナミド（PZA）の作用機序

の CYP3A4 を誘導するため，この酵素で代謝される薬物の血中濃度を低下させ，この酵素で代謝される薬物が効きにくくなる．

RFP の副作用頻度は数％と少ないが，胃腸症状，肝機能障害，アレルギー反応などがみられる．アレルギー反応としては，発疹，インフルエンザ様症状（発熱，筋肉痛，関節痛など），白血球数減少，血小板減少，溶血性貧血，極めてまれであるがショックもある．基礎に胆道閉塞や重篤な肝機能障害を有する患者への投与は慎重な配慮を要する．妊婦への投与は禁忌とされている．

リファブチン（rifabtin, RFB）は RFP に比べ肝ミクロゾーム酵素阻害作用が弱いことから 1990 年代前半に，ヒト免疫不全ウイルス（HIV）陽性患者における結核症の治療薬として承認・発売されている．RBT は RFP と同様に RNA ポリメラーゼに作用し，RNA 合成を阻害することで抗菌活性を示す．

(3) ストレプトマイシン（SM），カナマイシン（KM），エンビオマイシン（EVM）

アミノ配糖体系薬は p.135，ペプチド系薬は p.116 を参照．

(4) ピラジナミド（PZA）

ピラジナミド（pyrazinamide, PZA）は結核菌のピラジナミダーゼ（PncA）によってピラジン酸に変換され，これが脂肪酸合成酵素 I（FAS I）に作用してアシル CoA から C_{24}～C_{26} までの脂肪酸の生合成を阻害する（図 3.26）．酸性環境下で結核菌に対する抗菌活性が著しく増す．また，分裂初期の旺盛な細胞外の菌よりも宿主の細胞内に存在する代謝の低下した結核菌に有効であり，RFP との併用によって抗菌活性が増す．このような利点から治療期間の短縮をはかる目的で初回標準治療に使用されている．副作用として重篤な肝障害を起こすことがある．また，活性代謝物のピラジン酸は腎尿細管での尿酸分泌を阻害する．投与中は肝機能と血清尿酸値の定期検査が必要である．

(5) レボフロキサシン（LVFX）

ニューキノロン系薬は p.139 を参照．

(ii) 静菌作用を有する抗菌薬（図 3.27）

(1) エタンブトール（EB）

エタンブトール（ethambutol, EB）は結核菌に対しては増殖期に静菌的に作用する．作用点

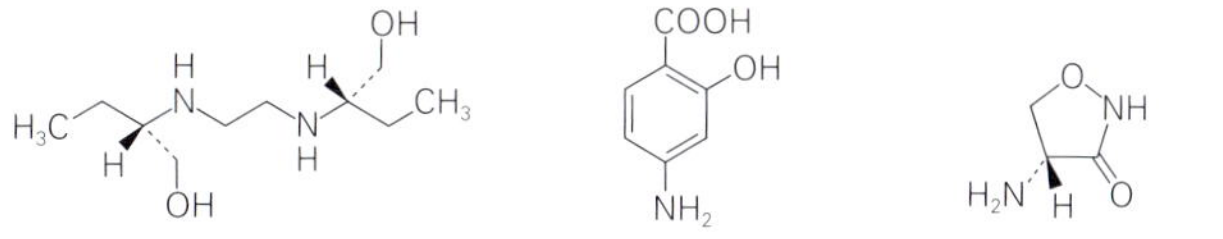

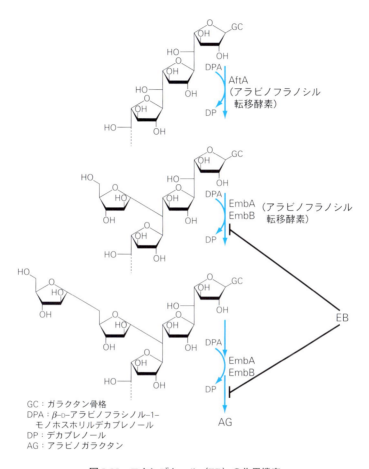

図 3.27 静菌作用を有する抗結核薬

図 3.28 エタンブトール（EB）の作用機序

は結核菌の細胞壁構成成分であるアラビノガラクタンの生合成酵素群のアラビノース転移酵素である（**図 3.28**）．

EB には 4 種類の光学異性体があるが，最も抗菌力が強い (R,R)-体が抗菌薬として使用される．胃腸からの吸収は良好である．副作用としては視神経炎があり，視力低下，視野狭窄・欠損，まれに赤緑色覚喪失が起こる．進行すると失明につながるおそれがあるので，治療開始前と後に定期的な眼科検査が必要である．その他の副作用としては，発疹，発熱，四肢のしびれ感などがある．すでに視神経炎，白内障のある患者や乳幼児など定期的な眼科検査による評価が困難な場合には投与を避けることが望ましい．

EB は結核菌と *M. kansasii* に活性を示し，また，*M. avium* complex のかなりの菌種にも活性を示す．

表 3.20 21 世紀型 DOTS 戦略

種 類	主な対象者	服薬支援者	頻 度
外来 DOTS	住所不定者，アルコール依存症者，治療中断歴のある者，再発者など中断リスクの高い患者	保健予防課職員，主治医，外来看護師，薬局薬剤師など	原則毎日
訪問 DOTS	要介護在宅高齢者や，単身の高齢者，障害者などのうち通所が困難な患者	保健予防課職員，訪問看護師，ケアマネージャー，ヘルパーなど	週1〜2回以上
連絡確認 DOTS	訪問・外来 DOTS の対象以外の塗抹陽性患者など	保健予防課職員（服薬状況確認）	月1〜2回以上

(2) パラアミノサリチル酸（PAS）

パラアミノサリチル酸（p-aminosalicylic acid, PAS）は RFP 導入前の初回標準治療法ともいえる SM, INH, PAS の 3 剤併用治療の 1 剤として大きな役割を担っていた．RFP や EB の登場によって，一時は使用頻度が著しく低下したが，多剤耐性結核の台頭により依然利用されている薬物である．副作用としては胃腸障害が高率に出現する．

(3) D-サイクロセリン（CS）

D-サイクロセリン（cycloserine, CS）は抗酸菌やクラミジアも含めた細菌に対して有効であり，スペクトルは広域であるが，現在は抗酸菌感染症のみに用いられる．(4R)-体が活性の本体であり (4S)-体は活性を示さない．D-アラニン（DAla）のアナログであり，DAla と拮抗して細菌細胞壁のペプチドグリカンの生合成前駆体である DAla-DAla の合成に作用するアラニンラセマーゼ（alanine racemase）および DAla-DAla 合成酵素を阻害する．ほかの抗結核薬との交差耐性はない．体液，組織への分布も良好である．精神・神経系への副作用があり，不眠を訴えるときには投薬を中止するほどの，慎重な観察が必要である．てんかん患者，精神病患者には禁忌である．

e) DOTS（directly observed treatment, short course）

患者の服薬を確認しながら進める直接服薬確認療法（DOTS）が米国，中国での成功例を経て結核医療の国際基準に採用され世界中で展開されている．わが国では保健所が地域における結核対策の中核を担う行政機関として DOTS の推進拠点として位置づけられている（感染症法第 53 条 14・15）．保健所は結核専門病院などと連携して個別患者支援計画の作成，評価，見直しを話し合う場である DOTS カンファレンスやコホート検討会を開催するなどの活動を行っている．各自治体では 21 世紀型 DOTS 戦略推進プロジェクトを作成し，実践している．入院患者だけでなく，通院，在宅医療を受けている患者に対する服薬支援者の役割が大きくなっている（**表 3.20**）．

参考文献

1) 泉　孝英，網谷良一（編）：結核，第 3 版，医学書院，東京（1998）．
2) 高橋哲也：5. 結核の化学療法　3）化学療法の副作用と対策．化学療法の領域，**17**：S-1, 112-118（2001）．
3) T. Hasegawa, R. M. Leblanc：Aggregation properties of mycolic acid molecules in monolayer films：a comparative study of compounds from various acid-fast bacterial species. *Biochim. Biophys. Acta*. **1617**：89-95（2003）．
4) L. J. Alderwick, M. Seidel, H. Sahm, G. S. Besra, L. Eggeling：Identification of a novel arabinofuranosyltransferase (AftA) involved in cell wall arabinan biosynthesis in *Mycobacterium tuberculosis*. *J. Biol. Chem*. **281**：15653-15661（2006）．
5) K. Takayama, C. Wang, G. S. Besra：Pathway to synthesis and processing of mycolic acids in *Mycobacterium tuberculosis*. *Clin. Microbiol. Rev*. **18**：81-101（2005）．
6) M. Matsumoto, H. Hashizume, T. Tomishige, M. Kawasaki, H. Tsubouchi, H. Sasaki, Y. Shimokawa, M. Komatsu：OPC-67683, a nitro-dihydro-imidazooxazole derivative with promising action against tuberculosis in vitro and in

mice. *PLoS Med*. **3**：2131-2144（2006）.
7) K. Andries, P. Verhasselt, J. Guillemont, H. W. Göhlmann, J. M. Neefs, H. Winkler, J. Van Gestel, P. Timmerman, M. Zhu, E. Lee, P. Williams, D. de Chaffoy, E. Huitric, S. Hoffner, E. Cambau, C. Truffot-Pernot, N. Lounis, V. Jarlier：A diarylquinoline drug active on the ATP synthase of *Mycobacterium tuberculosis*. *Science* **14**：223-227（2005）.
8) M. Seidel, L. J. Alderwick, H. L. Birch, H. Sahm, L. Eggeling, G. S. Besra：Identification of a novel arabinofuranosyltransferase AftB involved in a terminal step of cell wall arabinan biosynthesis in Corynebacterineae, such as *Corynebacterium glutamicum* and *Mycobacterium tuberculosis*. *J. Biol. Chem*. **282**：14729-14740（2007）.
9) 日本結核病学会（編）：結核診療ガイドライン，第3版，南江堂，東京（2015）.

［瀧井猛将］

12 抗MRSA薬

メチシリン耐性黄色ブドウ球菌（methicillin-resistant *Staphylococcus aureus*, MRSA）は，院内感染を引き起こす最も代表的な菌である．MRSAは，臨床現場で問題となる院内感染型（hospital-associated methicillin-resistant *S. aureus*, HA-MRSA）のほか，医療機関にかかったことのない患者に感染症を引き起こすいわゆる市中感染型（community-associated methicillin-resistant *S. aureus*, CA-MRSA）が知られている．2016年に，厚生労働省研究班より，MRSAを原因菌とする感染症による死亡率に関するはじめての推定結果が報告された．その結果によると，2013年度の肺炎，髄膜炎や敗血症の患者のデータに基づき，年間の死亡率が3.1％（約14000人）であることが判明した．このようにMRSAによる感染症が国内でも実質的に問題となっていることが明確となり，これ以上の蔓延を防ぐための早急な対策が求められている．従来は，欧米のガイドラインや限られた臨床成績などを参考に薬物が使用されることが多かったが，2013年に，日本化学療法学会と日本感染症学会の共同によりガイドラインが作成され，国内におけるMRSA感染症の治療指針として貢献している．現在，国内ではMRSA感染症のための薬物として，下記のa)内用薬5種およびb)外用薬1種の計6種が用いられる．

a) 内用薬
(i) グリコペプチド系抗菌薬

MRSAの治療には，グリコペプチド系抗菌薬（glycopeptides）として，バンコマイシン（vancomycin, VCM）とテイコプラニン（teicoplanin, TEIC）の2剤が用いられている．バンコマイシンは，1955年にM. H. McCormickらによって*Streptomyces orientalis*の培養液中より発見された抗生物質であり，当時はβ-ラクタム系薬が無効あるいはアレルギーなどのため使用できない患者に対して用いられていた．現在では，主としてMRSA感染症の治療に用いられる．テイコプラニンは，1978年にM. R. Bardoneらによって*Actinoplanes teichomyceticus*の培養液中より発見された抗生物質であり，MRSA治療のため混合製剤として用いられる．

バンコマイシンは，MRSAに対して有効な数少ない抗菌薬の一つであり，種々の疾患に第一選択薬として使用される重要な薬物である（**表3.22**）．しかしながら，近年になり，バンコマイシンに耐性を有するMRSA（vancomycin-resistant *S. aureus*, VRSA）の出現も報告され，耐性菌に有効な新薬が求められている．このような状況のなか，第二世代のグリコペプチド系の抗菌薬として開発が進められているのが，ダルババンシン（dalbavancin, **図3.29**）である．ダルババンシンは，半減期が長いという特徴を有し，バンコマイシンの1日2回投与に対して，

表 3.21　MRSA 感染症のための薬物の分類

一般名	発見・合成	生産菌	投与方法・投与量	副作用
Vancomycin（VCM）バンコマイシン塩酸塩	M. H. McCormick ら（1955）	*Streptomyces orientalis*	経口：1 回 0.5 g，1 日 4〜6 回 点滴静注：1 日 2 g，2 回 12 時間ごとまたは 4 回 6 時間ごとに分割（それぞれ 60 分以上かけて）	redneck 症候群，アレルギー，第 8 脳神経障害，肝障害，腎障害など
Teicoplanin（TEIC）テイコプラニン	M. R. Bardone ら（1978）	*Actinoplanes teichomyceticus*	点滴静注：初日 400 mg または 800 mg を 2 回に分け，以後 1 日 1 回 200 mg または 400 mg（30 分以上かけて）	同上
Arbekacin（ABK）アルベカシン硫酸塩	近藤新一ら（1973）	化学合成	点滴静注：1 日 1 回または 2 回に分けて 150〜200 mg（30 分から 2 時間かけて）．静注が困難な場合，筋注も可能	第 8 脳神経障害，腎障害など
Linezolid（LZD）リネゾリド	C. W. Ford ら（1997）	化学合成	経口：1 日 1.2 g，2 回分割，12 時間ごと 点滴静注：1 日 1.2 g，2 回分割，12 時間ごと（30 分から 2 時間かけて）	血小板減少，貧血，下痢など
Daptomycin（DAP）ダプトマイシン	Eli Lilly グループ（1980 年代）	*Streptomyces roseosporus*	点滴静注：1 日 1 回 4 mg/kg あるいは 6 mg/kg，24 時間ごと（30 分かけて）	末梢性ニューロパチー，横紋筋融解症，好酸球性肺炎など
Mupirocin（MUP）ムピロシンカルシウム	A. T. Fuller ら（1971）	*Pseudomonas fluorescens*	軟膏 2%を 1 日 3 回鼻腔内に適量を綿棒を用いて塗布	アレルギー性鼻炎，過敏症など

表 3.22　MRSA 感染症のための薬物の適応症

適応症	VCM	TEIC	ABK	LZD	DAP	MUP
肺炎・肺膿瘍・膿胸	○	○	○	○		
慢性位呼吸器病変の二次感染		○				
敗血症	○	○	○	○	○	
感染性心内膜炎	○				○	
深在性皮膚感染症・慢性膿皮症		○	○			
外傷・熱傷および手術創の二次感染	○	○		○	○	
びらん・潰瘍の二次感染					○	
骨髄炎・関節炎	○					
腹膜炎	○					
化膿性髄膜炎	○					
MRSA または MRCNS* 感染が疑われる発熱性好中球減少症	○					
易感染患者** および易感染患者からの隔離が難しい入院患者の鼻腔内除菌						○

*MRCNS：メチシリン耐性のコアグラーゼ陰性ブドウ球菌
**易感染患者：MRSA 感染症発症の危険性の高い免疫機能の低下状態にある患者

週 1 回の投与で済むというメリットがある．すでに海外では，急性細菌性皮膚および皮膚組織感染症（acute bacterial skin and skin structure infections, ABSSSI）の治療薬として承認を受けており，国内でも現在臨床試験が行われている．

（ii）アミノ配糖体系抗菌薬

アルベカシン（arbekacin, ABK）は，1973 年に近藤新一らによって，アミノ配糖体系抗菌薬（aminoglycosides）の一つジベカシン（dibekacin）を基に開発された．主として，MRSA による敗血症や肺炎の治療のために第二選択薬として用いられる（**表 3.22**）．

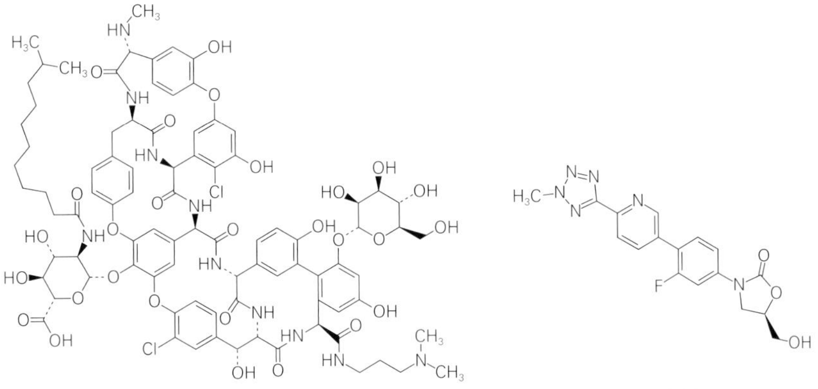

ダルバンシン　　　　　　　　テジゾリド

図 3.29　臨床開発中の抗 MRSA 薬

(iii) オキサゾリジノン系抗菌薬

リネゾリド（linezolid, LZD）は，1997 年に Charles W. Ford らによって化学合成された抗菌薬であり，モルホリン（morpholine）やオキサゾリジノン骨格を特徴とする．MRSA による呼吸器感染症（肺炎，肺膿瘍，膿胸）や皮膚・軟部組織感染症（深在性皮膚感染症，慢性膿皮症）の治療のため，経口投与あるいは注射（点滴静注）で用いられる．副作用には，血小板減少症，貧血や白血球減少症などが知られている．

最近では，第二世代のオキサゾリジノン系抗菌薬（oxazolidinones）として，急性細菌性皮膚および皮膚組織感染症の治療薬として海外で認可されているテジゾリド（tedizolid，図 3.29）の臨床試験が国内でも進められている．テジゾリドは，リネゾリドのモルホリン部分がピリジン環とテトラゾール環に改変された構造を有する．リネゾリドは 1 日 2 回の投与を必要とするのに対し，テジゾリドでは 1 日 1 回の投与での有効性が確認されている．

(iv) リポペプチド系抗菌薬（lipopeptides）

ダプトマイシン（daptomycin, DAP）は，1980 年代に Eli Lilly のグループによって *Streptomyces roseosporus* の培養液中より発見された抗生物質である．既存の抗 MRSA 薬とは異なる機序をもち，グリコペプチド耐性菌やリネゾリド耐性菌に対しても有効である．注射（点滴静注）で用いられるが，その溶解あるいは希釈には，薬物濃度の低下を引き起こすため，ブドウ糖を含む希釈液とは配合不適であり，生理食塩液などが用いられる．副作用には，末梢性ニューロパチー，横紋筋融解症や好酸球性肺炎などが知られている．

b）外用薬

MRSA 感染症発症の危険性の高い易感染患者や易感染患者から隔離することが困難な入院患者の鼻腔内の MRSA の除菌を目的として，ムピロシン（mupirocin, MUP）が用いられる．ムピロシンは，1971 年に A. T. Fuller らによって *Pseudomonas fluorescens* の培養液中より発見された抗生物質であり，モン酸 A（monic acid A）と 9-ヒドロキシノナン酸（9-hydroxynonanoic acid）とが縮合した構造を有する．ムピロシンはグラム陽性細菌・陰性細菌ともに抗菌活性を有するが，とくに MRSA に対して優れた抗菌力を発揮する．ムピロシンは，血清中のタンパク質と結合しやすいため，軟膏として用いられる．副作用には，鼻炎様症状や刺激感のほか，

皮膚の過敏症（発疹や発赤）などが知られている．

13 抗ヘリコバクター・ピロリ薬

　ヘリコバクター・ピロリ（*Helicobacter pylori*）は，ヒトなどの胃に生息するらせん型のグラム陰性細菌である．*H. pylori* による感染は，胃炎，胃・十二指腸潰瘍や胃がんなどの疾患発症のリスクを高める一つの要因と考えられている．そのため，本菌の除菌は予防医学的にも重要である．現在，国内では，本菌の治療法として，次にあげる一次除菌法や二次除菌法が保険適用されている．まず，一次除菌法としては，プロトンポンプ阻害薬（ランソプラゾール，オメプラゾール，ラベプラゾール，エソメプラゾールあるいはボノプラザン）と2種の抗菌薬（アモキシシリンやクラリスロマイシン）を組み合わせた三剤による併用療法が用いられる．なお，胃内のpHが低い状態だと酸で抗菌薬が壊れやすく，また *H. pylori* に対して十分な抗菌活性が発揮されないため，胃内pHを上げることを目的とし，胃酸の分泌抑制作用を示すプロトンポンプ阻害薬が併用される．また，一次除菌法により除菌を達成できなかった場合には，二次除菌法として，3剤の1つクラリスロマイシンの代わりに抗 *H. pylori* 活性を有するメトロニダゾール（抗原虫薬）を用いて治療が行われる．このほか，保険適用外になるが，三次除菌法として，プロトンポンプ阻害薬，アモキシシリンとニューキノロン系抗菌薬レボフロキサシンあるいはシタフロキサシンを組み合わせた三剤による併用療法も報告されている．除菌治療に伴う主な副作用としては，下痢，軟便，味覚異常，舌炎や口内炎などが知られている．

参考文献

1) MRSA感染症の治療ガイドライン作成委員会（編）：MRSA感染症の治療ガイドライン―改訂版―，杏林舎（2017）．
2) 朝日新聞デジタル，2016年6月26日，http://www.asahi.com/articles/ASJ6V2S07J6VUBQU001.html
3) Kisgen JJ, Mansour H, Unger NR, Childs LM. Tedizolid：a new oxazolidinone antimicrobial. *Am J Health Syst Pharm*, **71**：621-633（2014）．
4) Chen AY, Zervos MJ, Vazquez JA. Dalbavancin：a novel antimicrobial. *Int J Clin Pract*, **61**, 853-863（2007）．
5) 日本ヘリコバクター学会編集委員会（編）：*H. pylori* 感染の診断と治療のガイドライン2016改訂版，先端医学社（2016）．
6) Marshall BJ：*Helicobacter pylori*. *Am J Gastroenterol*, **89**：S116-128（1994）．
7) Marshall BJ, Goodwin CS, Warren JR, Murray R, Blincow ED, Blackbourn SJ, Phillips M, Waters TE, Sanderson CR：Prospective double-blind trial of duodenal ulcer relapse after eradication of *Campylobacter pylori*. *Lancet*, **2**：1437-1442（1988）．
8) Marcus EA, Inatomi N, Nagami GT, Sachs G, Scott DR：The effects of varying acidity on *Helicobacter pylori* growth and the bactericidal efficacy of ampicillin. *Aliment Pharmacol Ther*, **36**：972-979（2012）．
9) 各医薬品の添付文書とインタビューフォーム

［小山信裕・供田　洋］

B 抗真菌薬

> **SBO**
> ・抗真菌薬の薬理（薬理作用，機序，主な副作用）および臨床適用を説明できる．
> ・病原微生物・悪性新生物が関わる疾患に用いられる代表的な薬物の基本構造と薬効（薬理・薬物動態）の関連を概説できる．

　病原真菌による感染症を真菌症（mycosis）という．真菌症は病変の部位により，表在性真菌症（superficial mycosis），深在性真菌症（deep-seated mycosis），全身性真菌症（systemic mycosis）に分類される．主に基礎疾患がある患者で，続発性に発病することが多い．深在性真菌症は易感染者（compromised host）の増加に伴い，近年増加しており，悪性腫瘍，後天性免疫不全症候群（AIDS），再生不良性貧血などの血液疾患，肝炎，腎炎などの全身性消耗性疾患，抗生物質，化学療法薬，あるいは腎移植時などでの免疫抑制薬の多用による免疫不全，自己免疫疾患などが誘因となっていたが，最近はこれらに加えて，中心静脈カテーテルの使用，経静脈栄養，腎代謝療法，埋め込み式人工装置なども原因となっている．真菌症は，慢性化し，治療は困難を極めることが多い．カンジダ症（candidiasis）は血流感染のうちの第4番目と高率な疾患であり，これ以外に，アスペルギルス症（aspergillosis），クリプトコックス症（cryptococcosis），ムーコル症（mucormycosis）などが知られているが，さまざまな症状を示すことから，確定診断は困難な場合が多い．

　真菌は動物細胞と同様な真核細胞であるが，エルゴステロールを含む細胞膜およびβ-グルカンを含む細胞壁をもつという点で異なる．抗真菌薬は真菌への選択性を高めるために，細胞膜エルゴステロールや細胞壁の合成阻害を作用機序とするものが多い．

1 細胞膜傷害性抗真菌薬

　真菌細胞膜を構成するエルゴステロールの合成は，スクアレン→2,3-オキシドスクアレン→ラノステロール→24-メチレンジヒドロラノステロール→エピステロール→エルゴステロールの経路で行われる．この合成経路を阻害する作用のあるもの，あるいはエルゴステロール型細胞膜に傷害を与えるものが抗真菌薬となりうる．こうした作用機序をもつ抗真菌薬として，ポリエン系抗真菌薬とアゾール系合成抗真菌薬の二つがある（図3.30）．

a) ポリエン系抗真菌薬（表3.23, 図3.31）

　ポリエン系抗真菌薬とは，分子内に4～7個の共役二重結合を含み，多くの水酸基およびメチル基などが置換した大環状ラクトン構造を有する抗生物質で，ストレプトマイセス属の細菌が産生する．化学構造的には，同じく大環状ラクトン環をもつマクロライド系抗菌薬ポリエンマクロライドの範疇に入る．ただし，マクロライド系薬の細菌に対する作用機序とは異なっていて，ポリエン系薬の真菌に対する作用機序は，真菌の細胞膜のエルゴステロールと不可逆的に結合して膜構造を変化させ，膜透過性に障害を起こすことによる．数分子が結合すると細胞膜に小孔が形成され，細胞内容物の漏出が起こる．ポリエン系薬は動物細胞膜成分であるコレステロールへの結合よりも真菌の細胞膜成分であるエルゴステロールに強く結合することが選択毒性を示す理由である．しかし，その選択性は高いものではなく，宿主に対しても種々の障

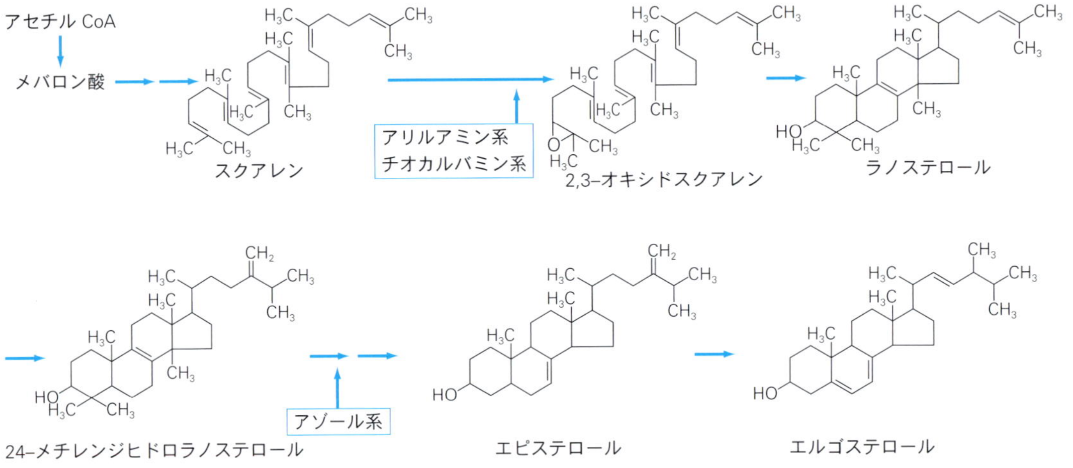

図3.30　各種抗真菌薬の作用機序

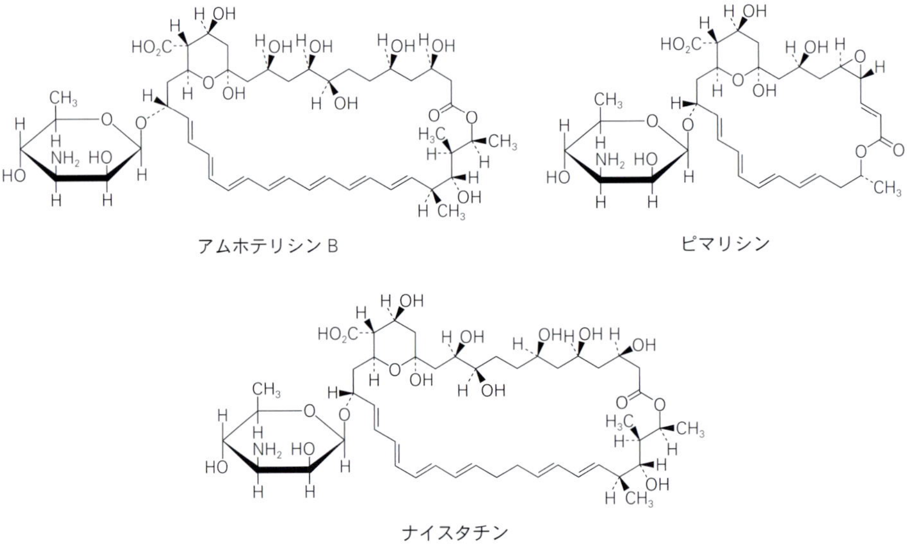

図3.31　ポリエン系抗真菌薬

表3.23　ポリエン系抗真菌薬

一般名	適応症	投与経路・剤形	投与量	禁忌・併用禁忌・副作用
Amphotericin B（AMPH-B）㊞アムホテリシンB	すべての深在性真菌症に第一選択薬 消化管カンジダ症	注射（静注，髄腔，気管，胸腔など） 経口（錠，シロップ）	1日0.25 mg/kgから開始し，次回より症状を観察しながら1日0.5 mg/kg/mL以下の濃度で3～6時間かけて点滴静注 成人1回100 mg，小児1回50～100 mg力価，1日2～4回経口投与	副作用：注射：心停止，心不全，不整脈，急性肝不全，腎障害，皮膚粘膜眼症候群，中毒性表皮壊死症など 経口：皮膚粘膜眼症候群，中毒性表皮壊死症
Nystatin（NYS）㊞ナイスタチン	消化管カンジダ症	経口（錠）	1日0.25 mg/kgから開始し，次回より症状を観察しながら1日0.5 mg/kg/mL以下の濃度で3～6時間かけて点滴静注	副作用：皮膚粘膜眼症候群
Pimaricin（PIM）㊞ピマリシン	アスペルギルス属，カンジダ属，フザリウム属菌種による角膜真菌症	点眼液，眼軟膏		刺激症状，結膜充血

害を現し，腎機能低下，急性肝炎，アナフィラキシー，血小板減少，嘔吐，発熱などの副作用を示す．

ポリエン系薬のなかで最も重要なものはアムホテリシンB（amphotericin B, AMPH-B）である．これは抗真菌スペクトルが広く，治療効果も高いため，多くの播種性真菌症に対して用いられる．多くは静注で使用されるが，副作用も強いので注意が必要である．また，経口吸収はほとんどされないため，点滴静注で深在性真菌症の治療に用いられる．アムホテリシンBの有用性は高いので，その効用拡大や安全性の増強を目指してDDS製剤として開発されたのが，アムホテリシンBのリポソーム製剤〔amphotericin B（liposomal），L-AMB〕である．リポソーム化により，病巣内への移行も良くなり，抗真菌作用は維持し，腎毒性などの副作用は軽減したため，小児での使用も検討されている．

ナイスタチン（nystatin, NYS）は腸管からの吸収が少ないため，消化管カンジダ症に経口で用いられ，小児の口腔咽頭カンジダ症への使用が検討されている．

ピマリシン（pimaricin, PIM）は角膜真菌症の治療に点眼薬として用いられる．

b）アゾール系合成抗真菌薬（表3.24，図3.32）

分子中にイミダゾール環またはトリアゾール環をもつアゾール系の合成抗真菌薬が近年多数開発された．これらは真菌の細胞膜に特異的なラノステロールからエルゴステロールへの変換反応に関与する14α-デメチラーゼを阻害することにより抗真菌活性を示す．一般に副作用は比較的少なく，耐性菌も出現しにくい．

表3.24 アゾール系合成抗真菌薬

分類	一般名	適応症	投与経路・剤形	投与量	禁忌・併用禁忌・副作用
イミダゾール系	Miconazole（MCZ） ㊟ミコナゾール	広い抗真菌スペクトルを示す 深在性真菌症：カンジダ症，アスペルギルス症，クリプトコックス症など 表在性真菌症：白癬，腟カンジダ症，口腔カンジダ症，食道カンジダ症	点滴静注 髄腔内接種 外用：ゲル，クリーム剤，腟坐剤	注射：初回200 mgから開始，以後1回200〜400 mgを1日1〜3回，30〜60分以上かけて点滴静注 ゲル（経口）：1日200〜400 mg（毎食後および就寝前に分け，口腔内に塗布または小量ずつ嚥下）	禁忌：テルフェナジン，シサプリド，ピモジド，キニジン，トリアゾラム，シンバスタチン，アゼルニジピン，エルゴタミン，ジヒドロエルゴタミンとの併用．妊婦には不可 副作用：ショック，アナフィラキシーショック，不整脈，肝機能障害，急性腎不全など（注射）
	Ketoconazole ケトコナゾール	白癬，皮膚カンジダ症，癜風，脂漏性皮膚炎	外用：クリーム剤，ローション，シャンプー		皮膚炎，刺激症状
	Clotrimazole ㊟クロトリマゾール	皮膚糸状菌症，腟カンジダ症，癜風などHIV感染症患者の口腔カンジダ症	外用：クリーム剤，液剤，トローチ，腟錠	トローチ：1回1錠（クロトリマゾールとして10 mg），1日5回，口腔内投与	肝障害，消化器障害
	Chloconazole（CCZ） ㊟クロコナゾール塩酸塩	白癬，カンジダ症，癜風など	外用：クリーム剤		皮膚炎，刺激症状
	Bifonazole ㊟ビホナゾール	白癬，カンジダ症，癜風などの表在性真菌症，癜風	外用：クリーム剤または液剤		皮膚炎，刺激症状
	Isoconazole イソコナゾール硝酸塩	カンジダ腟炎，外陰腟炎，皮膚カンジダ症，白癬	腟錠，クリーム剤		皮膚炎，刺激症状
	Oxiconazole オキシコナゾール硝酸塩	白癬，カンジダ症，カンジダ腟炎，外陰腟炎，癜風	腟錠，クリーム剤		皮膚炎，刺激症状

表3.24 のつづき

分類	一般名	適応症	投与経路・剤形	投与量	禁忌・併用禁忌・副作用
イミダゾール系（つづき）	Econazole エコナゾール硝酸塩	カンジダ腟炎，外陰腟炎，皮膚カンジダ症，白癬，癜風	腟錠，クリーム剤		皮膚炎，刺激症状
	Sulconazole スルコナゾール硝酸塩	白癬，皮膚カンジダ症，癜風	外用：クリーム剤，液剤		皮膚炎，刺激症状
	Neticonazole ネチコナゾール塩酸塩	白癬，皮膚カンジダ症，癜風	外用：クリーム剤，軟膏		皮膚炎，刺激症状
	Luliconazole ルリコナゾール	白癬，皮膚カンジダ症，癜風	外用：クリーム剤，液剤		皮膚炎，刺激症状
	Lanoconazole ラノコナゾール	白癬，皮膚カンジダ症，癜風	外用：クリーム剤，軟膏		皮膚炎，刺激症状
トリアゾール系	Efinaconazole エフィナコナゾール	爪白癬	外用液	1日1回塗布	皮膚炎，水疱，紅斑，頭痛
	Fluconazole（FLCZ） フルコナゾール	カンジダ，アスペルギルス，クリプトコックスによる深在性真菌症 腸管からの吸収がよく，血中半減期が長い（約30時間）ので1日1回投与で有効	経口，静注	カンジダ症：50～100 mg，1日1回，静脈または経口投与 クリプトコックス症およびアスペルギルス症：50～200 mg，1日1回，静脈または経口投与	禁忌：トリアゾラム，シサプリド，エルゴタミン，ジヒドロエルゴタミンとの併用および妊婦 副作用：ショック，アナフィラキシー様症状，皮膚粘膜眼症候群，中毒性表皮壊死症，腎障害，肝障害，意識障害，痙攣，高カリウム血症など
	Fosfluconazole（F-FLCZ） ホスフルコナゾール	フルコナゾールと同じく，カンジダ，クリプトコックスによる深在性真菌症 フルコナゾールのリン酸化プロドラッグで，フルコナゾールの溶解性が40倍上昇，体内で分解され，フルコナゾールとして作用	静注	フルコナゾール量として同量を静脈投与	禁忌：トリアゾラム，シサプリド，エルゴタミン，ジヒドロエルゴタミンとの併用および妊婦 副作用：ショック，アナフィラキシー様症状，皮膚粘膜眼症候群，中毒性表皮壊死症，血液障害，急性腎不全，肝障害，意識障害，痙攣，高カリウム血症など
	Itraconazole（ITCZ） イトラコナゾール	カンジダ，クリプトコックス，アスペルギルスなどの深在性真菌症のほか，トリコフィトン属，ミクロスポルム属などの皮膚真菌症にも経口投与される フルコナゾールと同様1日1回の投与で有効に作用する	経口のみ	深在性真菌症，100～200 mg，表在性真菌症，50～200 mgを1日2回，静脈内または経口投与	禁忌：ピモジド，キニジン，トリアゾラム，シンバスタチン，アゼルニジピン，エルゴタミン，ジヒドロエルゴタミン，バルデナフィル，シサプリドとの併用．肝疾患．妊婦 副作用：うっ血性心不全，肺水腫，肝障害，皮膚粘膜眼症候群
	Voriconazole（VRCZ） ボリコナゾール	深在性真菌症薬でアスペルギルス症，カンジダ症，クリプトコックス症，など（フルコナゾール耐性カンジダ症にも有効）	静注，経口		禁忌：リファンピシン，リトナビル，カルバマゼピン，シサプリドなどとの併用不可 副作用：アナフィラキシー様反応，皮膚粘膜眼症候群，中毒性表皮壊死症，多形紅斑，肝障害，心不全など

ミコナゾールは広い抗真菌スペクトルを示すことから，カンジダをはじめアスペルギルス，クリプトコックスなどの深在性真菌症に点滴静注や髄腔内投与に使用されるほか，白癬菌やカンジダ菌による表在性真菌症に対しても外用剤として使用される．ただし，一般にアゾール系薬は動物細胞のシトクロム P450 の酵素，特に薬物代謝酵素（CYP3A4, 2C9 など）に高い親和

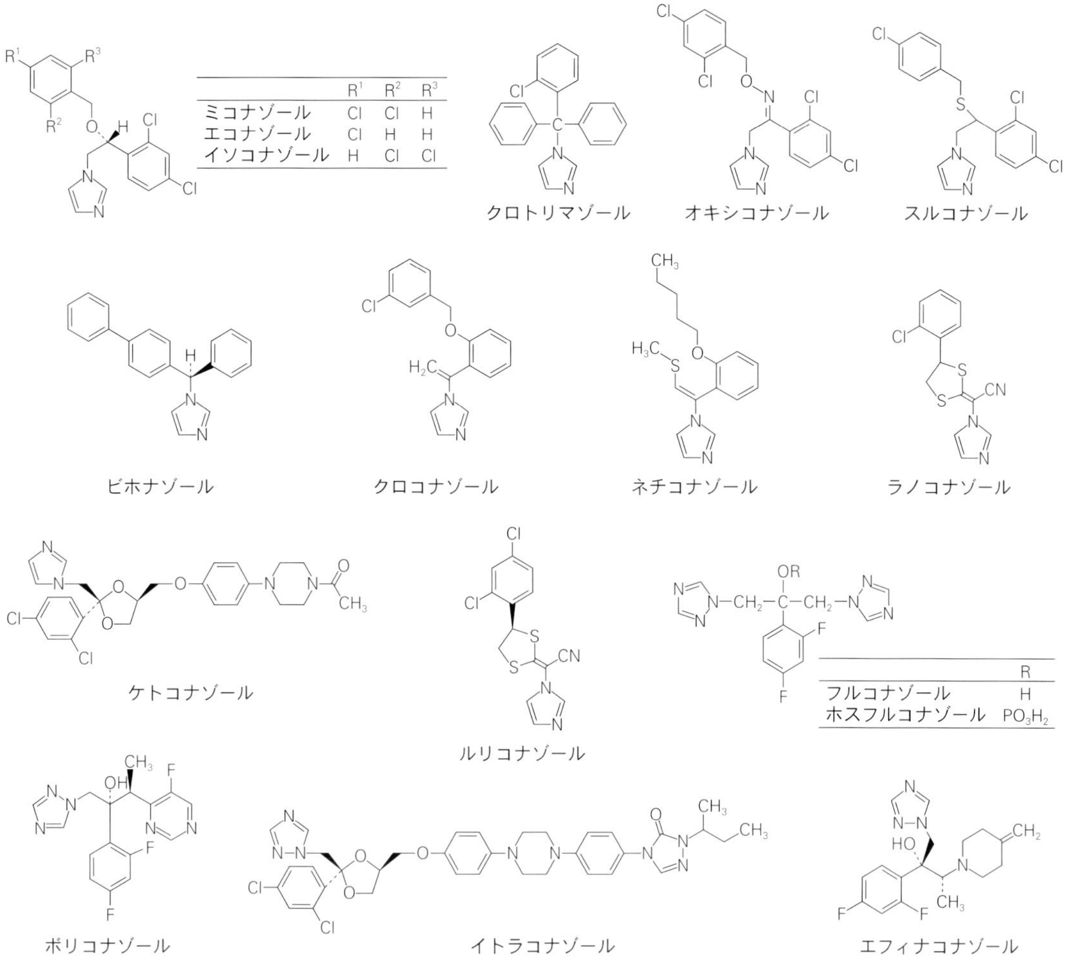

	R¹	R²	R³
ミコナゾール	Cl	Cl	H
エコナゾール	Cl	H	H
イソコナゾール	H	Cl	Cl

クロトリマゾール　オキシコナゾール　スルコナゾール

ビホナゾール　クロコナゾール　ネチコナゾール　ラノコナゾール

ケトコナゾール　ルリコナゾール

	R
フルコナゾール	H
ホスフルコナゾール	PO_3H_2

ボリコナゾール　イトラコナゾール　エフィナコナゾール

図 3.32　アゾール系合成抗真菌薬

性を示して，その機能を阻害する．そのためアゾール系薬を注射または経口で用いる場合には，リバーロキサバン（抗血栓薬），シンバスタチン（脂質異常症治療薬），ニソルジピン（降圧薬）などの薬物との併用は禁忌となる．

　注射または経口投与で用いられるのは，ミコナゾールのほか，トリアゾール系のフルコナゾール，イトラコナゾール，ボリコナゾールであるが，**表 3.24** に示したように，副作用には注意が必要である．特にボリコナゾールについては，主代謝酵素 CYP2C19 の活性が低い人が日本人では約 20％存在するため，羞明，視覚障害などの副作用発現リスクが高い．フルコナゾールとイトラコナゾールはいずれも腸管からの吸収がよく，経口投与される．組織親和性が高いために血中濃度の半減期が長くなり，1 日に 1 回の投与で有効である．生体内で代謝されにくく，約 70％がそのまま尿中に排泄される．フルコナゾールの溶解性を約 40 倍以上改善したプロドラッグのホスフルコナゾールでは，投与開始から高い血中濃度が得られる．イトラコナゾールは皮膚真菌症に対して経口投与で用いられ，エフィナコナゾールは爪白癬の外用液として最近用いられるようになった．その他のアゾール系薬は主に皮膚真菌症に対して外用剤として用いられる．

2 その他の抗真菌薬

a) キャンディン系抗真菌薬（表3.25，図3.33）

キャンディン系抗真菌薬は，環状ヘキサペプチドに長鎖のアシル基がアミド結合し，両親媒性を示すリポペプチド性の抗真菌薬である．1974年に基本骨格である環状ヘキサペプチドのechinocandin Bがアスペルギルス属の菌（*Aspergillus nidulans* var. *echinatus*）の培養ろ液から発見され，以後同系のものが数種類発見された．これらは，1,3-β-D-グルカンの生合成を阻害するため，これを細胞壁に豊富に含むアスペルギルス属やカンジダ属の菌の細胞壁合成を阻害するが，1,6-β-D-グルカンを主成分とするようなクリプトコックス属の菌には無効である．ヒト

表3.25 キャンディン系抗真菌薬

一般名	適応症	投与経路・剤形	投与量	禁忌・併用禁忌・副作用
Micafungin（MCFG）ミカファンギンナトリウム	アスペルギルス症，カンジダ症（アゾール薬耐性菌にも有効）	注射	アスペルギルス症には50〜150 mg，カンジダ症には50 mg，1日1回，点滴静注	配合禁忌：バンコマイシン，アルベカシン，ゲンタマイシンなどと配合直後に濁る．塩基性溶液中で不安定のためアンピシリン，スルファメトキサゾールなどとの混合により力価低下 副作用：造血器障害，ショック，アナフィラキシー様症状，肝機能障害，黄疸
Caspofungin（CPFG）カスポファンギン酢酸塩	真菌血症，呼吸器真菌症，消化管真菌症	注射	初回70 mg，2日目以降50 mg，を1日1回緩徐に点滴静注	副作用：アナフィラキシーショック，肝機能障害，検査：定期的な肝機能検査
Anidulafungin アニデュラファンギン（治験中）	カンジダ腹膜炎，食道カンジダ症			

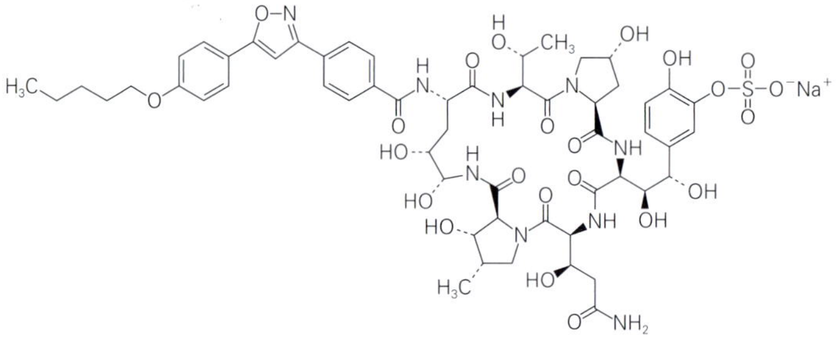

ミカファンギンナトリウム

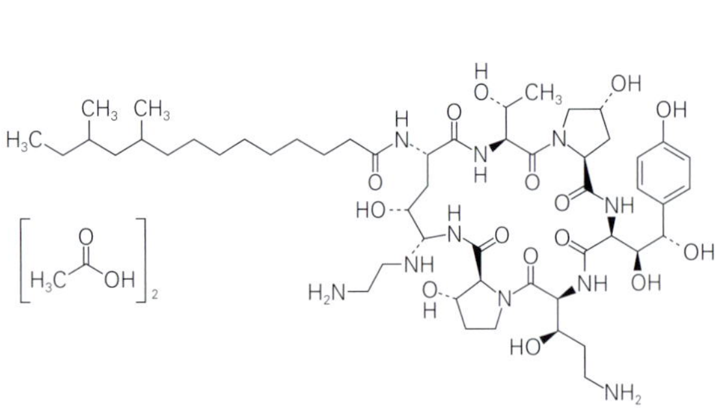

カスポファンギン酢酸塩

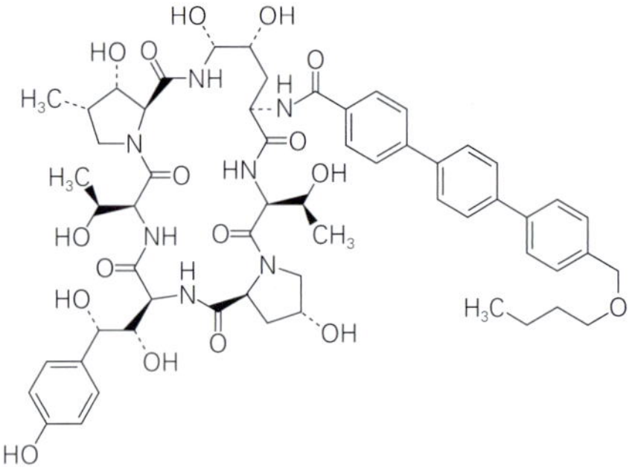

アニデュラファンギン

図3.33 キャンディン系抗真菌薬

の細胞には存在しない細胞壁が標的であることから，理論的には極めて選択毒性の高い安全な薬物であると考えられているが，重篤な肝障害と汎血球減少症やアナフィラキシーなどの副作用が報告されている．現在のところ，分子量が大きいため腸管からの吸収が悪く注射剤のみである．また，生体内の移行が悪いのは，眼，中枢神経，尿路である．

(i) ミカファンギン

ミカファンギン（micafungin, MCFG）はわが国で開発された新しい作用点をもつ抗真菌薬で，福島県木戸川から分離された糸状菌（*Coleophoma empetri*）の培養液より単離されたリポペプチド抗真菌物質の側鎖変換により誘導された半合成化合物である．アスペルギルス属およびカンジダ属に対して強い抗菌作用を示し，アゾール系耐性菌およびアゾール系低感受性非アルビカンスカンジダ菌（non-*albicans* Candida, NAC）にも有効である．造血幹細胞移植後の予防的投与も行われている．高い安全性のため，小児カンジダ症の予防や治療では第一選択薬である．

(ii) カスポファンギン

カスポファンギン（caspofungin, CPFG）は，世界初のキャンディン系薬として2000年12月にメキシコで承認され，世界84ヵ国で販売されている．アスペルギルス症とカンジダ症にのみ有効で，アゾール系薬では十分な臨床効果が得られないアスペルギルス症や，アゾール系薬に耐性を示すカンジダ症などに対しても有効である．わが国では2012年に発売されたが，海外ですでに広く使用されており，臨床データも多く，カンジダ属，アスペルギルス属による真菌症のほかに，真菌感染が疑われる発熱性好中球減少症，食道カンジダ症，侵襲性カンジダ症やアスペルギルス症に有効である．2014年に，真菌感染が疑われる発熱性好中球減少症，カンジダ属またはアスペルギルス属による食道カンジダ症，侵襲性カンジダ症，アスペルギルス症については小児への適用が認可された．

(iii) アニデュラファンギン

アニデュラファンギン（anidulafungin）は米国，英国，カナダなどですでに上市されており，優れた臨床効果を有する薬物として評価されており，現在わが国で臨床試験が行われている．

b) その他の合成抗真菌薬（表3.26，図3.34）

(i) チオカルバミン酸系抗真菌薬

トルナフタート（tolnaftate）とリラナフタート（liranaftate）がある．前者は真菌の細胞壁，特にキチン合成系および脂質合成系を阻害し，後者はスクアレンのエポキシ化反応阻害によるエルゴステロールの生合成阻害を示すことで抗真菌作用を現す．いずれも皮膚糸状菌症に外用剤として用いる．

(ii) アリルアミン系抗真菌薬

テルビナフィン（terbinafine）はスクアレンエポキシダーゼを選択的に阻害することによりエルゴステロールの合成を障害して，抗真菌作用を現す．皮膚糸状菌症に対して経口投与が可能で，グリセオフルビンより有効といわれる．

表 3.26 その他の合成抗真菌薬

分類	一般名	適応症	投与経路・剤形	投与量	禁忌・併用禁忌・副作用
チオカルバミン酸系	Tolnaftate トルナフタート	汗疱性白癬 糸状菌には有効だが,酵母状菌による皮膚症には効かない	外用:クリーム剤,液剤		過敏症
	Liranaftate リラナフタート	白癬	外用:クリーム剤		皮膚炎
アリルアミン系	Terbinafine テルビナフィン塩酸塩	白癬,皮膚カンジダ症,癜風	経口(錠)	1日1回 125 mg 食後経口投与	禁忌:重篤な肝障害,造血器障害 副作用:重篤な肝障害,汎血球減少,無顆粒球症,血小板減少,皮膚粘膜眼症候群,中毒性表皮壊死症,横紋筋融解症など
ベンジルアミン系	Butenafine ブテナフィン塩酸塩	白癬,癜風	外用:クリーム剤,液剤,スプレー	1日1回	皮膚炎
モルホリン系	Amorolfine アモロルフィン塩酸塩	白癬,皮膚カンジダ症,癜風	外用:クリーム剤	1日1回	皮膚炎
ヌクレオシド系	Flucytosine (5-Fluorocytosine, 5-FC) フルシトシン	カンジダ,アスペルギルス,クリプトコックスによる深在性真菌症.ただし耐性菌の出現を抑えるためアムホテリシンBと併用する	経口(顆粒)	1日 100〜200 mg/kg,4回分割,経口投与 尿路,消化管真菌症: 1日 50〜100 mg/kg,4回分割,経口投与	禁忌(併用禁忌):テガフール・ギメラシル・オテラシルKとの併用は重篤な造血器障害を起こす 副作用:汎血球減少,無顆粒球症,腎不全,アムホテリシンBとの併用で骨髄障害出現
その他	Ciclopirox olamine シクロピロクス オラミン	白癬症,カンジダ症	外用:クリーム剤		皮膚炎

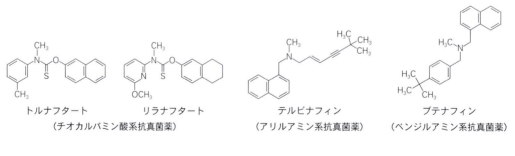

トルナフタート
(チオカルバミン酸系抗真菌薬)

リラナフタート

テルビナフィン
(アリルアミン系抗真菌薬)

ブテナフィン
(ベンジルアミン系抗真菌薬)

フルシトシン
(ヌクレオシド系抗真菌薬)

シクロピロクス オラミン

図 3.34 その他の合成抗真菌薬

(iii) ベンジルアミン系抗真菌薬

ブテナフィン（butenafine）は皮膚への浸透性が良好な薬物で持続性があり，その作用は，テルビナフィンと同様にスクアレンエポキシダーゼを選択的に阻害することでスクアレンからスクアレン-2,3-オキサイドへの変換をブロックし，抗真菌作用を示す．

(iv) モルホリン系抗真菌薬

アモロルフィン（amorolfine）はエルゴステロール生合成経路上の $\Delta 14$ レダクターゼと $\Delta 8 \rightarrow \Delta 7$ イソメラーゼの二つの段階を選択的に阻害することで抗真菌作用を示す．

(v) ヌクレオシド系抗真菌薬

フルシトシン（flucytosine, 5-FC）はカンジダやクリプトコックスによる深在性真菌症に有効であるが，単独投与は耐性菌を生じやすいため，アムホテリシン B との併用で用いられる．本薬は真菌中でフルオロウラシルに変換されて核酸合成を阻害する．その作用は宿主生体にもおよんで造血器に障害を与えるため，テガフール・ギメラシル・オテラシル K 配合剤との併用は禁忌であり，放射線治療を行っている場合や骨髄抑制作用のある薬物を使用している場合は注意を要する．

(vi) シクロピロクス オラミン

シクロピロクス オラミン（ciclopirox olamine）は真菌の細胞膜輸送系に障害を与える．特に細胞膜の Na^+, K^+-ATPase を阻害する．皮膚糸状菌および酵母類に対し広い抗菌スペクトルを有し，多くのグラム陽性・陰性細菌に対しても抗菌作用を示す．

［三上　健］

C　抗ウイルス薬

ウイルス感染症に対する化学療法薬の開発は，1950 年代から行われている．しかし抗菌薬と比較すると種類は少ない．ウイルスの増殖が宿主（ヒト）の細胞機能を利用して行われているため，副作用が少ない薬を創る，すなわち選択毒性が高い薬を創ることが難しいからである．近年ではウイルスの研究も飛躍的に進歩してきており，優れた抗ウイルス薬も上市されてきている．

1　抗ヘルペスウイルス薬

> **SBO**
> ・ヘルペスウイルス感染症（単純ヘルペス，水痘・帯状疱疹）について，治療薬の薬理（薬理作用，機序，主な副作用）を説明できる．
> ・サイトメガロウイルス感染症について，治療薬の薬理（薬理作用，機序，主な副作用）を説明できる．
> ・病原微生物・悪性新生物が関わる疾患に用いられる代表的な薬物の基本構造と薬効（薬理・薬物動態）の関連を概説できる．

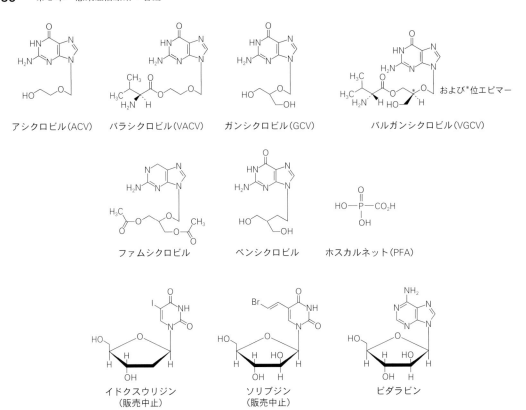

図 3.35 抗ヘルペスウイルス薬

　ヘルペスウイルスで化学療法による治療の対象となるのは，単純ヘルペスウイルス 1 型，2 型（*Herpes simplex virus*, HSV-1, HSV-2），水痘・帯状疱疹ウイルス（*Varicella-zoster virus*, VZV），サイトメガロウイルス（*Cytomegalovirus*, CMV）である．いずれも DNA ウイルスであり，DNA 複製阻害薬が治療薬として用いられる．現在臨床で用いられている抗ヘルペスウイルス薬を図 3.35 および表 3.27 に示す．

　イドクスウリジン（5-iodo-2′-deoxyuridine, IDU）は，チミジンの代わりに不可逆的に DNA に取り込まれ，異常 DNA にすることにより抗ウイルス作用を示す．しかしチミジンと酷似しているため，ウイルスだけでなく宿主細胞にも作用し，毒性が強い．その後，帯状疱疹の薬としてソリブジンが開発された．実際に VZV に対して強い活性をもっていたため開発当初は期待されていた．しかし代謝産物であるブロモビニルウラシルが抗悪性腫瘍薬である 5-フルオロウラシル（5-FU）の代謝酵素を阻害することで，5-FU の作用増強を引き起こし，死者が出るにいたった（ソリブジン薬害）．現在ソリブジンは使用されていない．

　アシクロビル（aciclovir, ACV）はグアノシンアナログであり，リン酸化されて DNA ポリメラーゼを阻害し，HSV-1, HSV-2, VZV の増殖を阻害する．ACV は 3′-OH がないため，アシクロビル三リン酸（ACV-TP）がウイルス DNA に取り込まれた段階で伸長反応は止まる．ACV からアシクロビル一リン酸（ACV-MP）へのリン酸化は，宿主のキナーゼではなく，ウイルス由来のチミジンキナーゼで行われる．ACV-MP から ACV-TP までのリン酸化は宿主のキナーゼによって行われるが，結果としてウイルス非感染細胞では ACV-TP が産生されない．このため選択毒性は高い．

表 3.27 抗ヘルペスウイルス薬

一般名	適応	投与方法・投与量	副作用	相互作用
Aciclovir（ACV） アシクロビル	単純疱疹，帯状疱疹，水痘，性器ヘルペス	経口： （単純疱疹）1回 200 mg，1日5回，5日間まで （帯状疱疹）1回 800 mg，1日5回，7日間まで 点滴静注：1回 5 mg/kg，1日3回，8時間ごとに1時間以上かけて7日間 軟膏・クリームもある．適応症により用法・用量が異なる	胃腸障害，皮膚症状，肝機能障害など	本薬：（排出抑制）プロベネシド・シメチジン・ミコフェノール酸 併用薬：（排出抑制）ミコフェノール酸，（代謝阻害）テオフィリン
Valaciclovir（VACV） バラシクロビル塩酸塩		経口： （単純疱疹）1回 500 mg，1日2回，5日間 （帯状疱疹）1回 1000 mg，1日3回，7日間まで		
Famciclovir（FCV） ファムシクロビル	単純疱疹，帯状疱疹	経口： （単純疱疹）1回 250 mg，1日3回，原則5日間 （帯状疱疹）1回 500 mg，1日3回，原則7日間	頭痛，皮膚症状，腎機能障害	本薬：（排出抑制）プロベネシド
Vidarabine（Ara-A） ビダラビン	（注射） 単純ヘルペス脳炎	1日 10〜15 mg/kg，10日間	精神神経障害，骨髄機能抑制など	本薬：（代謝阻害）ペントスタチン㊥→腎不全・肝不全・神経毒性，キサンチンオキシダーゼ阻害薬
	（軟膏・クリーム） 単純疱疹，帯状疱疹	1日1〜4回塗布または貼布	接触皮膚炎様症状	
Ganciclovir（GCV） ガンシクロビル	AIDS，臓器移植，悪性腫瘍におけるCMV感染症	点滴静注：（初期）1回 5 mg/kg，1日2回，12時間ごとに1時間以上かけて （維持）1日 6 mg/kg，週5または1日 5 mg/kg，週7日	白血球減少，骨髄抑制，汎血球減少，好中球減少，貧血，再生不良性貧血，血小板減少，膵炎，痙攣，精神病性障害，催奇形性，変異原性，発がん性	（骨髄抑制増強）ジドブジン （痙攣）イミペネム・シラスタチン （毒性増強）骨髄抑制・腎機能障害作用のある薬物 本薬：（血中濃度上昇）ザルシタビン・ST合剤・プロベネシド，（排出抑制）ミコフェノール酸 併用薬：（血中濃度上昇）ジダノシン，（排出抑制）ミコフェノール酸
Valganciclovir（VGCV） バルガンシクロビル塩酸塩		経口：（初期）1回 900 mg，1日2回，（維持）1回 900 mg，1日1回		
Foscarnet（PFA） ホスカルネットナトリウム水和物	AIDS患者におけるCMV網膜炎造血幹細胞移植患者におけるCMV血症・CMV感染症	点滴静注：初期1回 60 mg/kgを1時間以上かけて8時間ごとに1日3回など 適応症により用法・用量が異なる	急性腎不全，血栓性静脈炎，痙攣発作，敗血症	（腎障害増強）ペンタミジン㊥・腎毒性を有する薬物 （低カルシウム血症）血清カルシウム濃度に影響を及ぼす薬物

㊥：併用禁忌

ACV は水溶性が低く，生物学的利用能（bioavailability）が悪い．バラシクロビル（valaciclovir, VACV）は，ACV とバリンがエステル結合したものであり，小腸のペプチドトランスポーターの基質となる．そのため体内での吸収率が大きく改善されている．ファムシクロビル（famciclovir, FCV）の場合には，小腸での吸収後プリン環の酸化および脱アセチル化を受けることで活性体のペンシクロビル（penciclovir, PCV）となる．PCV は DNA ポリメラーゼを阻害するが，その活性は ACV の約 1/100 である．しかし細胞内での半減期が約 9 時間と長い．

ACV は CMV には効果がない．CMV 感染細胞に存在するキナーゼでは ACV から ACV-MP への変換ができないからである．CMV にはガンシクロビル（ganciclovir, GCV）が用いられる．GCV は CMV の UL97 リン酸転移酵素によってリン酸化を受ける．しかし宿主のキナーゼによってもリン酸化されるため，ACV と比較して毒性は高い．GCV とバリンがエステル結合したバルガンシクロビル（valganciclovir, VGCV）もプロドラッグとして用いられる．

ビダラビン（vidarabine, Ara-A）はアデノシンの D-リボースがアラビノースに置換されたも

のであり，dATP の競合阻害薬として DNA ポリメラーゼを阻害する．細胞のチミジンキナーゼで三リン酸化体（Ara-A-TP）となり，ウイルス DNA に取り込まれる．Ara-A-TP は宿主の DNA ポリメラーゼよりもウイルス DNA ポリメラーゼに対して親和性が高いため，選択的にウイルス DNA 合成を止めることができる．ACV 耐性ウイルスにも有効である．

ホスカルネット（foscarnet, PFA）は，無機ピロリン酸塩であり，活性化に細胞内でのリン酸化を必要としない．そのため，ACV 耐性 HSV および VZV, GCV 耐性 CMV にも効果がある．毒性が強く，第一選択とはなっていない．単純ヘルペス脳炎の治療において ACV の効果がない場合に使用が推奨されている．

2 抗インフルエンザ薬

> SBO ・インフルエンザについて，治療薬の薬理（薬理作用，機序，主な副作用）を説明できる．
> ・病原微生物・悪性新生物が関わる疾患に用いられる代表的な薬物の基本構造と薬効（薬理・薬物動態）の関連を概説できる．

インフルエンザウイルスは RNA ウイルスであり A 型，B 型，C 型に分類される．スペインかぜに代表されるようなパンデミックを引き起こすものが A 型であり，毎冬，温帯地域で起こる小規模な流行は A 型もしくは B 型によるものである．C 型による感染は季節を問わずみられる．A 型は人獣共通感染症であるが，B 型と C 型は主にヒトを自然宿主とする．

A 型ウイルスは，宿主細胞のウイルスレセプター（シアル酸）と結合する．エンドサイトーシスによって取り込まれた後，エンドソーム内の酸性 pH によって M2 水素イオンチャネルが活性化される．同時にヘマグルチニン（hemagglutinin, HA）の立体構造が変化し，エンベロープとエンドソーム膜が融合する．このとき HA はあらかじめ HA1 と HA2 に酵素によって切断（開裂）されていなければならない．膜融合により RNP 複合体（ribonucleoprotein）が細胞質へと放出される（脱殻）．RNP は核内に移動し転写や複製が始まる．翻訳されたポリメラーゼなどは核内に移行し，RNP を形成したのち，核外へ輸送され細胞表面に送られる．一方 HA, ノイラミニダーゼ（neuraminidase, NA）などの膜タンパク質はゴルジ装置を経由して細胞表面に輸送され，RNP と会合する．そして新たなウイルス粒子が出芽し，NA が細胞表面のシアル酸を除去することにより細胞とウイルス粒子が遊離する．

抗インフルエンザ薬の標的は，M2 水素イオンチャネルと NA であるが，最近 RNA 依存性 RNA ポリメラーゼを阻害するものが上市された（図 3.36，表 3.28）．

a) 脱殻阻害薬

アマンタジン（amantadine）はアダマンタンにアミノ基がついた構造をしており，M2 水素イオンチャネルを阻害することで脱殻を阻害する．しかし B 型の BM2 タンパク質は阻害できないので，アマンタジンは A 型のみに効果がある．近年ではほとんどがアマンタジン耐性のウイルスであるため，あまり使用されない．アマンタジンは現在ではパーキンソン病治療薬としても用いられている．

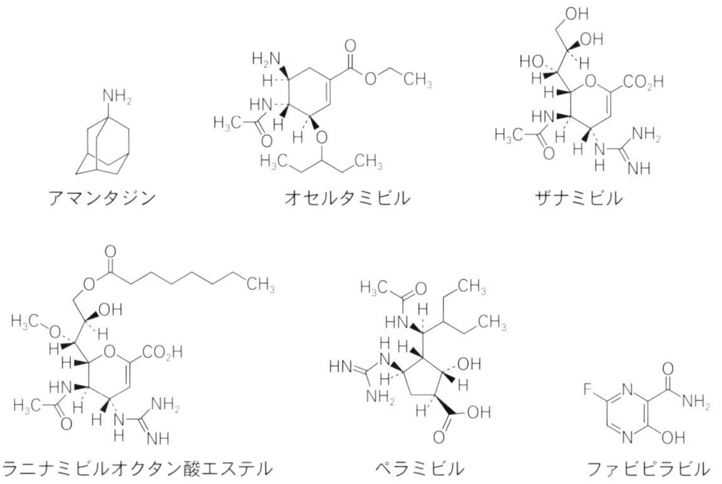

図 3.36 抗インフルエンザ薬

表 3.28 抗インフルエンザ薬

分類	一般名	投与方法	投与量	副作用	相互作用
脱殻阻害薬	Amantadine アマンタジン塩酸塩	経口	1日 100 mg, 1日 1〜2回分割	精神症状, 悪性症候群, 痙攣	(精神神経系副作用増強) パーキンソン病治療薬・中枢興奮薬・マジンドール 本薬: (血中濃度上昇) NMDA 受容体拮抗薬・サイアザイド系利尿薬・カリウム保持性利尿薬 併用薬: (血中濃度上昇) NMDA 受容体拮抗薬
ノイラミニダーゼ阻害薬	Oseltamivir オセルタミビルリン酸塩	経口	(治療) 1回 75 mg, 1日 2回, 5日間 (予防) 1回 75 mg, 1日 1回, 7〜10 日間	下痢, 腹痛, 悪心	
	Zanamivir ザナミビル水和物	吸入	(治療) 1回 10 mg, 1日 2回, 5日間 (予防) 1回 10 mg, 1日 1回, 10 日間	発疹, 下痢, 悪心, 嘔吐	
	Peramivir ペラミビル水和物	点滴静注	300 mg を 15 分以上かけて単回投与	白血球減少, 好中球減少, 下痢, 悪心, 嘔吐	
	Laninamivir ラニナミビルオクタン酸エステル水和物	吸入	(治療) 40 mg 単回投与 (予防) 1日 1回 20 mg, 2日間	下痢, 胃腸炎, 悪心, 嘔吐	
ウイルス RNA 複製阻害薬	Favipiravir ファビピラビル	経口	1日目:1回 1600 mg, 1日 2回 2〜5日目:1回 600 mg, 1日 2回	下痢, 腹痛, 悪心, 血中尿酸増加, 催奇形性	(尿酸値上昇) ピラジナミド 本薬: (血中濃度上昇) テオフィリン 併用薬: (CYP2C8 阻害→濃度上昇) レパグリニド, (血中濃度低下) ファムシクロビル, スリンダク

b) ノイラミニダーゼ (NA) 阻害薬

NA は感染細胞からウイルス粒子が放出される段階でシアル酸を切断する機能をもつ. したがって NA が阻害されるとウイルスが拡散されない. NA 阻害薬にはオセルタミビル (oseltamivir), ザナミビル (zanamivir), ラニナミビル (laninamivir), ペラミビル (peramivir) があげられる. A 型, B 型インフルエンザウイルスともに効果がある. オセルタミビルは経口投与可能なプロドラッグであり, 1 位側鎖のエステルの加水分解により活性体となる. ザナミビルは吸入薬である. 1 日 2 回 5 日間の吸入が必要であるため使いづらかったが, 水酸基の一つがメ

トキシ基に変化しオクタン酸とエステル結合させたラニナミビルオクタン酸エステルは，単回吸入で完結するようになった．ペラミビルは，経口投与が困難な患者に対して点滴静注（1日1回）で投与できる．

　これらの抗インフルエンザ薬，特にオセルタミビルにおいて，異常行動の副作用が問題となっている．現時点では原因は不明であるうえ，インフルエンザウイルスの感染症そのものにおいても精神症状は認められるが，因果関係を否定できない．10歳以上の未成年者に対しては原則として使用を控える．

　インフルエンザ感染症では高熱を伴うため解熱薬が処方される．しかし小児のインフルエンザに解熱薬を用いるときは，ライ症候群やインフルエンザ脳症，脳炎の危険性があるため，メフェナム酸やジクロフェナクは処方されず，アセトアミノフェンが推奨される．

c）ウイルス RNA 複製阻害薬

　ファビピラビル（favipiravir）は，細胞内でリボシル三リン酸体に代謝され，ウイルス由来の RNA 依存性 RNA ポリメラーゼを選択的に阻害する．催奇形性や精液への移行性が報告されている．ほかの抗インフルエンザ薬の効果が期待できない新型または再興型のインフルエンザ感染症のパンデミックが起こった場合の国家備蓄用である．またファビピラビルは重症熱性血小板減少症候群（SFTS）やエボラ出血熱に対する薬としても期待されている．

3 抗 HIV 薬

> **SBO** ・後天性免疫不全症候群（AIDS）について，治療薬の薬理（薬理作用，機序，主な副作用）を説明できる．
> ・病原微生物・悪性新生物が関わる疾患に用いられる代表的な薬物の基本構造と薬効（薬理・薬物動態）の関連を概説できる．

　後天性免疫不全症候群（acquired immunodeficiency syndrome, AIDS）を引き起こすウイルスがヒト免疫不全ウイルス（human immunodeficiency virus, HIV）である．逆転写酵素をもち，ウイルスゲノムは一本鎖（＋）RNA 2 分子である．AIDS が認知され始めた当初は不治の病とされてきた．現在でも根治は難しいが，適切な化学療法を行えば AIDS の発症を遅らせることが可能となっている．

　HIV の増殖は，ヘルパー T 細胞表面に発現している CD4 を主レセプター，そしてケモカインレセプター（CXCR4, CCR5 など）をコレセプターとして細胞内に侵入するところから始まる．侵入後 HIV 自身が持ち込んだ逆転写酵素により，HIV の DNA が形成される．核に輸送されたウイルス由来の二本鎖 DNA は，インテグラーゼの働きにより細胞の DNA に入り込んでプロウイルスとなる．細胞の機能によって HIV の RNA が複製（転写）され，HIV のタンパク質に翻訳される．一部の前駆体は出芽後にプロテアーゼによるプロセッシングを受けることで活性体となる．

　HIV 感染症治療のガイドラインでは，抗 HIV 療法（anti-retroviral therapy, ART）の目標として以下の 5 点をあげている．

表 3.29 初回治療として選択すべき抗 HIV 薬の組合せ

ベースとなる抗 HIV 薬の分類	推奨される組合せ	代替の組合せ
非ヌクレオシド系逆転写酵素阻害薬	リルピビリン/テノホビル[*2]/エムトリシタビン	エファビレンツ＋テノホビル[*1]/エムトリシタビン
		エファビレンツ＋アバカビル/ラミブジン
プロテアーゼ阻害薬	ダルナビル＋（リトナビル）＋テノホビル[*1]/エムトリシタビン	アタザナビル＋（リトナビル）＋テノホビル[*1]/エムトリシタビン
	ダルナビル/コビシスタット＋テノホビル[*1]/エムトリシタビン	アタザナビル＋（リトナビル）＋アバカビル/ラミブジン
		ダルナビル＋（リトナビル）＋アバカビル/ラミブジン
		ダルナビル/コビシスタット＋アバカビル/ラミブジン
インテグラーゼ阻害薬	ラルテグラビル＋テノホビル[*1]/エムトリシタビン	ラルテグラビル＋アバカビル/ラミブジン
	エルビテグラビル/コビシスタット/テノホビル[*1]/エムトリシタビン	
	ドルテグラビル＋テノホビル[*1]/エムトリシタビン	
	ドルテグラビル/アバカビル/ラミブジン	

HIV 感染症およびその合併症の課題を克服する研究班：抗 HIV 治療ガイドライン（2017 年 3 月改訂）を基に作成
原則としてベースとなる抗 HIV 薬 1 種にヌクレオチド系逆転写酵素阻害薬 2 種を加えた組合せが推奨されている．
リトナビルおよびコビシスタットは薬物代謝酵素阻害が目的である．
[*1] テノホビルジソプロキシルフマル酸塩またはテノホビルアラフェナミドフマル酸塩
[*2] テノホビルジソプロキシルフマル酸塩

・血中ウイルス量を長期にわたって検出限界以下に抑え続ける
・免疫能を回復，維持する
・HIV の二次感染の可能性を減少させる
・HIV 関連疾患および死亡を減らし，生存期間を延長させる
・quality of life（QOL）を改善する

これらの目標を達成するために必要なことの一つが，耐性ウイルスを生み出さないことである．HIV の逆転写酵素は校正機能をもたないため，複製ミスが生じやすい．HIV のウイルスゲノムに変異が起こる確率は，ウイルスゲノム全長が 1 回複製される過程で約 3 ヵ所といわれている．したがって基本戦略としては，HIV の増殖をしっかりと抑えることが重要であり，ヌクレオシド/ヌクレオチド系逆転写酵素阻害薬 2 剤に，非ヌクレオシド/ヌクレオチド系逆転写酵素阻害薬，プロテアーゼ阻害薬，インテグラーゼ阻害薬のなかから 1 剤を加えた多剤併用療法が推奨されている（表 3.29）．

治療開始に際しては，患者の考え方などさまざまな点を考慮してこの ART から選択する．代替の組合せは，効果的で忍容性はあるが，推奨される組合せと比較して臨床試験のデータが少ないものである．患者によっては好ましい組合せになることもある．いずれの組合せでも服用上の注意は多く，服薬指導や患者のアドヒアランスも重要となる．

a）逆転写酵素阻害薬

(i) **ヌクレオシド系逆転写酵素阻害薬**（nucleoside reverse transcriptase inhibitor, NRTI）（図 3.37，表 3.30）

ジドブジン（zidovudine, AZT），ジダノシン（didanosine, ddI），ラミブジン（lamivudine, 3TC），サニルブジン（sanilvudine, d4T）は，いずれも 2',3'-ジデオキシリボース（またはその類縁体）を分子中に含む．細胞内に入って 5'-三リン酸型に変換されるヌクレオシドアナログである．逆転写酵素の基質として複製中のウイルス DNA に組み込まれるが，3'-OH をもたないために伸長反応が止まる．AZT および d4T は dTTP，3TC は dCTP，ddI は dATP と競合する．

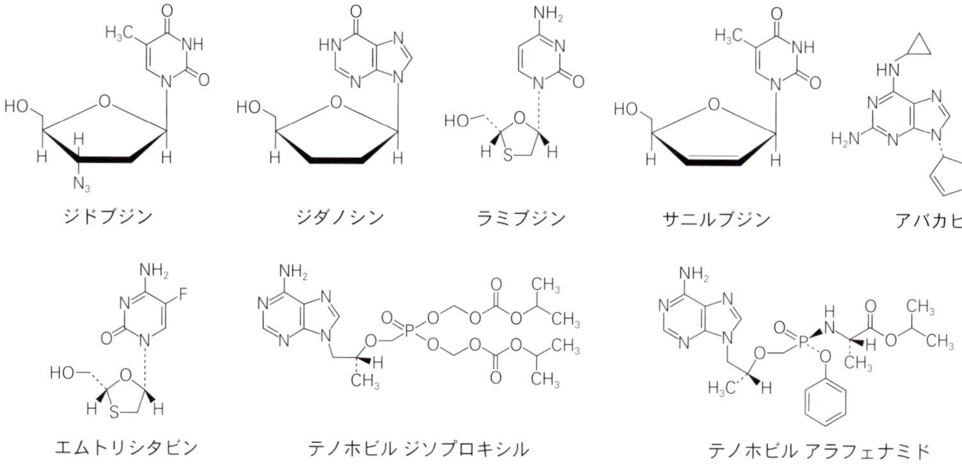

図 3.37 抗 HIV 薬（ヌクレオシド系逆転写酵素阻害薬）

表 3.30 抗 HIV 薬（ヌクレオシド系逆転写酵素阻害薬）

一般名	配合薬	投与方法・投与量	副作用	相互作用
Zidovudine（AZT）ジドブジン	ラミブジン	経口：1日 500〜600 mg，2〜6回分割	（配合薬として）貧血，白血球減少，汎血球減少，血小板減少，ニューロパチー，膵炎，乳酸アシドーシス，脂肪肝など	（出血傾向増強）イブプロフェン㊕，本薬：（毒性増強）ペンタミジン，ST 合剤，フルシトシン，ガンシクロビル，インターフェロンほか，（代謝，排泄抑制）プロベネシド，フルコナゾール，アトバコン，（濃度低下）リトナビル，リファンピシン，併用薬：（作用減弱）サニルブジン，リバビリン
Didanosine（ddI）ジダノシン		経口：体重 60 kg 以上 400 mg，体重 60 kg 未満 250 mg，1日1回	肝障害，乳酸アシドーシス，発作・痙攣，汎血球減少	（副作用増強）ペンタミジン，ザルシタビン，抗結核薬ほか，本薬：（副作用増強）リバビリン，テノホビル
Lamivudine（3TC）ラミブジン	ジドブジン，アバカビル，アバカビル/ドルテグラビル	経口：1回 150 mg，1日2回 または1回 300 mg，1日1回	貧血，白血球減少，汎血球減少，血小板減少，ニューロパチー，膵炎，乳酸アシドーシス，脂肪肝など	本薬：（濃度上昇）ST 合剤，（作用減弱）ザルシタビン，併用薬：（作用減弱）ザルシタビン
Sanilvudine（d4T）サニルブジン		経口：体重 60 kg 以上1回 40 mg，体重 60 kg 未満 1回 30 mg，1日2回 12 時間ごと	脂質異常症，肝機能障害，末梢神経障害，下痢，乳酸アシドーシス，膵炎，急性腎不全など	本薬：（作用減弱）ジドブジン
Abacavir（ABC）アバカビル硫酸塩	ラミブジン，ラミブジン/ドルテグラビル	経口：1日 600 mg，1日1回 または2回分服	致死的過敏症，膵炎，乳酸アシドーシス，脂肪肝など	本薬：（濃度上昇）アルコール，併用薬：（濃度上昇）メサドン
Emtricitabine（FTC）エムトリシタビン	テノホビル，テノホビル/リルピビリン，テノホビル/コビシスタット/エルビテグラビル	経口：1回 200 mg，1日1回	下痢，浮動性めまい，悪心，腹痛，頭痛，乳酸アシドーシスなど	
Tenofovir disoproxil fumarate（TDF）テノホビル ジソプロキシルフマル酸塩	エムトリシタビン，エムトリシタビン/リルピビリン，エムトリシタビン/コビシスタット/エルビテグラビル	経口：1回 300 mg，1日1回	悪心，下痢，頭痛，嘔吐，膵炎，乳酸アシドーシスなど	（排出阻害）アシクロビル，ガンシクロビルほか，本薬：（濃度上昇）アタザナビル，ロピナビル/リトナビル，併用薬：（濃度上昇）ジダノシン，（濃度低下）アタザナビル
Tenofovir alafenamid fumarate（TAF）テノホビル アラフェナミドフマル酸塩	エムトリシタビン，エムトリシタビン/コビシスタット/エルビテグラビル	経口：1回 10 mg*，1日1回	悪心，腹部膨満，頭痛，腎不全，乳酸アシドーシスなど	（排出阻害）アシクロビル，ガンシクロビルほか，本薬：（作用減弱）テラプレビル㊕，（濃度低下）リファンピシン，カルバマゼピン，フェノバルビタール，フェニトインほか

㊕：併用禁忌
* TAF のみを含む経口薬は HIV 感染症治療としての適用はない．本表では配合剤に含まれている含有量を示している．

いずれも重篤な血液障害や，肝障害，腎障害，膵炎，乳酸アシドーシスなどの副作用が報告されている．アバカビル（abacavir, ABC）は細胞内でカルボビル三リン酸に変換され，dGTPと競合することで阻害活性を示す．重度肝障害をもつ患者には禁忌で，多臓器および全身に致死的な過敏症を起こすことがある．エムトリシタビン（emtricitabine, FTC）は三リン酸化され，dCTPと競合する．ラミブジンとテノホビルジソプロキシル（tenofovir disoproxil, TDF）は抗B型肝炎ウイルス薬としても使用される（後述）が，ラミブジンは対応するウイルスによって用法・用量が異なる．テノホビル アラフェナミド（tenofovir alafenamid, TAF）はテノホビルをホスホンアミデートで修飾したプロドラッグである．この修飾によりTDFと比較して効率的に細胞内に取り込まれるようになり，副作用も軽減された．

(ii) 非ヌクレオシド系逆転写酵素阻害薬（non-nucleoside reverse transcriptase inhibitor, NNRTI）（図3.38，表3.31）

NRTIと同様に逆転写酵素を阻害するが，基質と競合するわけではない．ネビラピン（nevirapine, NVP）は，HIV-1逆転写酵素の疎水ポケット部分に結合することで活性を阻害する．エファビレンツ（efavirenz, EFV）はHIV-1逆転写酵素を混合型非拮抗阻害形式により阻害する．

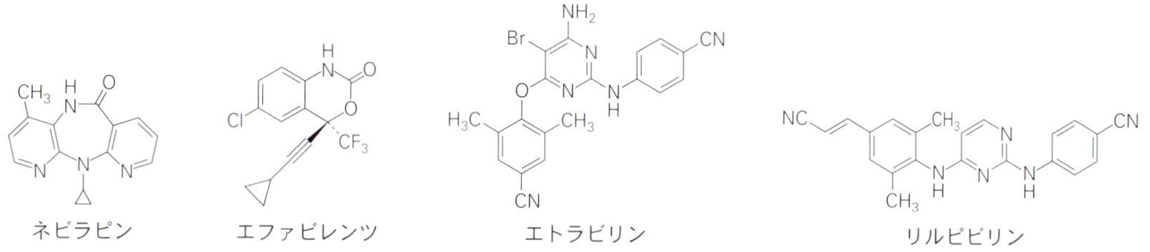

図3.38 抗HIV薬（非ヌクレオシド系逆転写酵素阻害薬）

表3.31 抗HIV薬（非ヌクレオシド系逆転写酵素阻害薬）

一般名	配合薬	投与方法・投与量	副作用	相互作用
Nevirapine（NVP）ネビラピン		経口：1日1回200 mg，14日間	肝炎，肝不全，顆粒球減少，うつ病，幻覚，錯乱，中毒性表皮壊死症，皮膚粘膜眼症候群，アナフィラキシー様症状など	本薬：（CYP3A阻害による濃度上昇）ケトコナゾール㊥ほか，（CYP3A誘導による濃度低下）リファンピシン，リファブチン　併用薬：（CYP3A誘導による濃度低下）ケトコナゾール㊥，経口避妊薬㊥
Efavirenz（EFV）エファビレンツ		経口：1日1回600 mg	頭痛，インフルエンザ様症状，疼痛，嘔気，嘔吐，下痢，消化不良，めまい，不眠，発疹など	（有害事象）リトナビル　本薬：（濃度上昇）ボリコナゾール㊥，（濃度低下）リファンピシン類　併用薬：（CYP3A競合による濃度上昇）トリアゾラム㊥，ミダゾラム㊥，エルゴタミン製剤，エルゴメトリン㊥，（CYP3A誘導による濃度低下）シメプレビル㊥，アスナプレビル㊥ほか，（濃度低下）ボリコナゾール㊥ほか
Etravirine（ETR）エトラビリン		経口：1回200 mg，1日2回	腎不全，肝炎，皮膚障害	本薬：（CYP2C19阻害による濃度上昇）オメプラゾール，クラリスロマイシンほか，（CYP3A4阻害による濃度上昇）アタザナビル，インジナビル，（CYP3A4, 2C9, 2C19阻害による濃度上昇）フルコナゾール，（濃度低下）リファンピシン類，ロピナビル/リトナビルほか　併用薬：（CYP3A誘導による濃度低下）アスナプレビル㊥ほか，（CYP2C19阻害による濃度上昇）ボリコナゾール，（濃度上昇）ホスアンプレナビル，（濃度低下）ドルテグラビル，マラビロク
Rilpivirine（RPV）リルピビリン塩酸塩	エムトリシタビン/テノホビル	経口：1回25 mg，1日1回	頭痛，悪心，不眠，浮動性めまい，異常な夢，発疹，腹痛など	本薬：（CYP3A誘導による濃度低下）リファンピシン類㊥，カルバマゼピン㊥ほか，（吸収低下）プロトンポンプ阻害薬㊥

相互作用する薬物については化学療法薬を中心に掲載．また用量調節を要しない濃度変化については記載していない．
㊥：併用禁忌

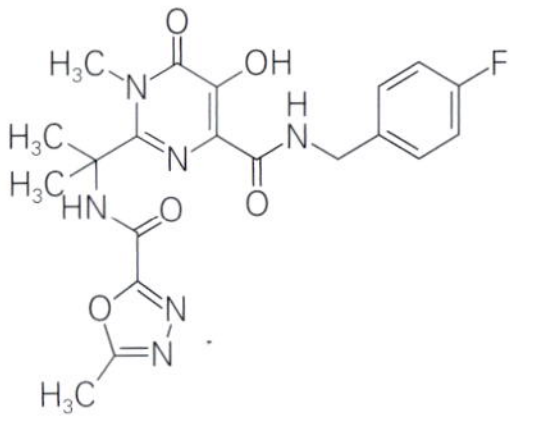

ラルテグラビル 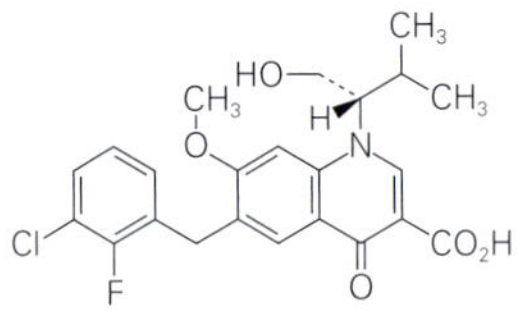　　　エルビテグラビル 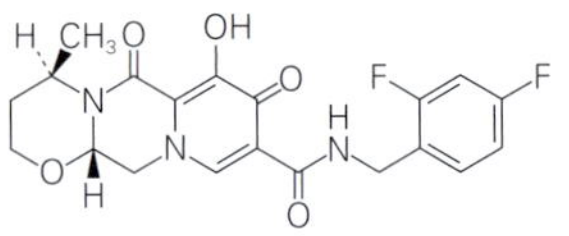　　　ドルテグラビル

図 3.39　抗 HIV 薬（インテグラーゼ阻害薬）

表 3.32　抗 HIV 薬（インテグラーゼ阻害薬）

一般名	配合薬	投与方法・投与量	副作用	相互作用
Raltegravir（RAL）ラルテグラビルカリウム		経口：1回 400 mg，1日 2回	胃炎，腎不全，肝炎，陰部ヘルペス，下痢，悪心など	本薬：（代謝促進）リファンピシン類，（吸収抑制）Al, Mg 製剤
Elvitegravir（EVG）エルビテグラビル	コビシスタット/エムトリシタビン/テノホビル	経口：1回 1錠（150 mg），1日 1回	（配合剤として）腎不全，悪心，下痢，不眠，異常な夢，頭痛，浮動性めまい	（配合剤として）本薬：（CYP3A 誘導による濃度低下）禁 リファンピシンほか，（吸収抑制）Al, Mg 製剤 併用薬：（CYP3A 阻害による濃度上昇）エルゴタミン製剤禁，エルゴメトリン禁，アスナプレビル禁，バニプレビル禁，ピモジド禁ほか
Dolutegravir（DTG）ドルテグラビルナトリウム	ラミブジン/アバカビル	経口：1日 1回 50 mg	薬剤過敏症候群，頭痛，不眠，めまい，悪心，下痢，嘔吐	本薬：（CYP3A4 などの誘導による濃度低下）エトラビリン，エファビレンツほか，（吸収抑制）Al, Mg 製剤，Fe, Ca 含有製剤 併用薬：（排出抑制）ピルシカイニド

禁：併用禁忌

　エトラビリン（etravirine, ETR）は，HIV-1 逆転写酵素と直接結合し，DNA ポリメラーゼの触媒部位を失活させる．リルピビリン（rilpivirine, RPV）はジアリルピリミジン骨格を有し HIV-1 逆転写酵素を非競合的に阻害する．いずれも中毒性表皮壊死症，皮膚粘膜眼症候群，肝障害などの重篤な副作用があるため，注意が必要である．

b)　**インテグラーゼ阻害薬**（integrase strand transfer inhibitor, INSTI）（図 3.39，表 3.32）

　HIV はプロウイルスとして宿主 DNA 中に入り込む．この際必要な酵素がインテグラーゼである．ラルテグラビル（raltegravir, RAL）はこの触媒活性を阻害することでプロウイルス化を防ぐ．エルビテグラビル（elvitegravir, EVG）は，FTC や TDF または TAF およびコビシスタット（cobicistat, COBI）（CYP3A4 阻害薬）との配合剤である．ドルテグラビル（dolutegravir, DTG）はほかの抗 HIV 薬との併用が求められており，最近アバカビルおよびラミブジンとの配合剤が上市された．いずれも副作用が多いが，特に EVG は B 型慢性肝炎患者に対して投与中断に注意が必要であり，DTG は B 型および C 型肝炎ウイルス重複感染者には定期的な肝検査が求められる．

c)　**プロテアーゼ阻害薬**（protease inhibitor, PI）（図 3.40，表 3.33）

　HIV の構成タンパク質である Gag と逆転写酵素 Pol の前駆体タンパク質は，出芽後プロテアーゼによってプロセッシングを受けることで成熟型となる．このプロテアーゼは前駆体タンパク質のフェニルアラニン-プロリンの結合部分を切断する活性をもつ．インジナビル（indinavir, IDV），サキナビル（saquinavir, SQV），ネルフィナビル（nelfinavir, NFV）は，この構造と似た

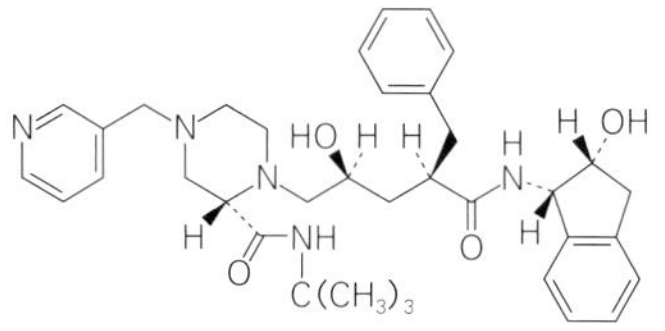

インジナビル 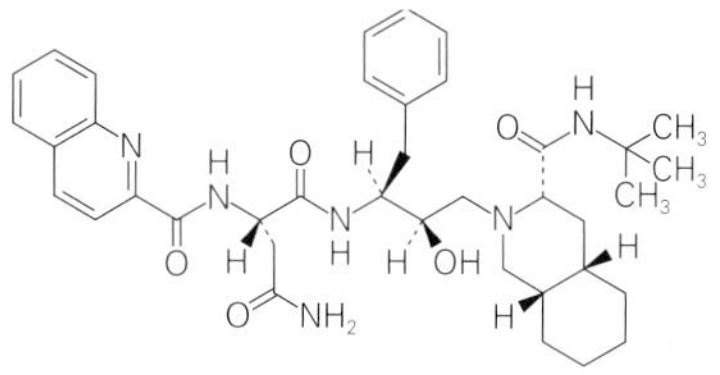　　　　　　　　　　　　　サキナビル

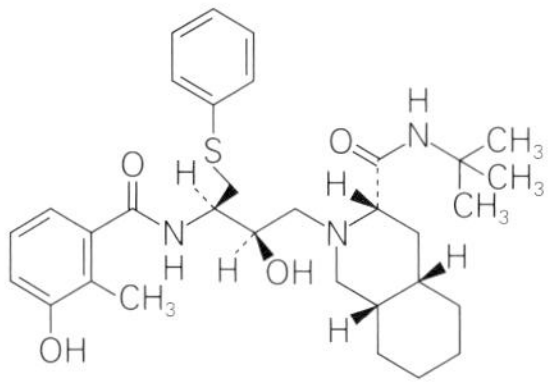

ネルフィナビル 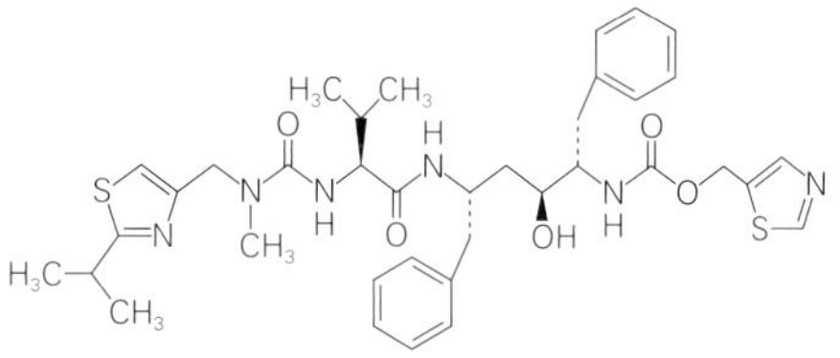　　　　　　　　　　　　リトナビル

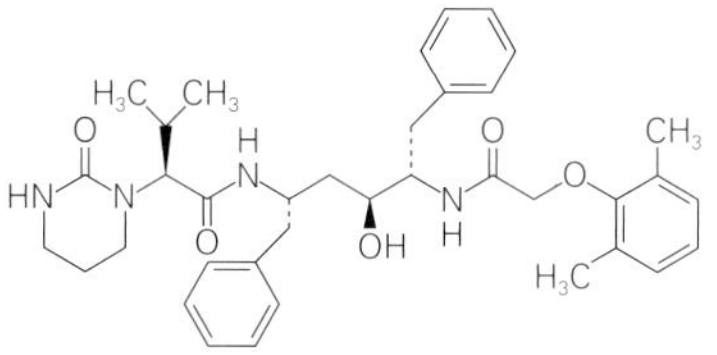

ロピナビル 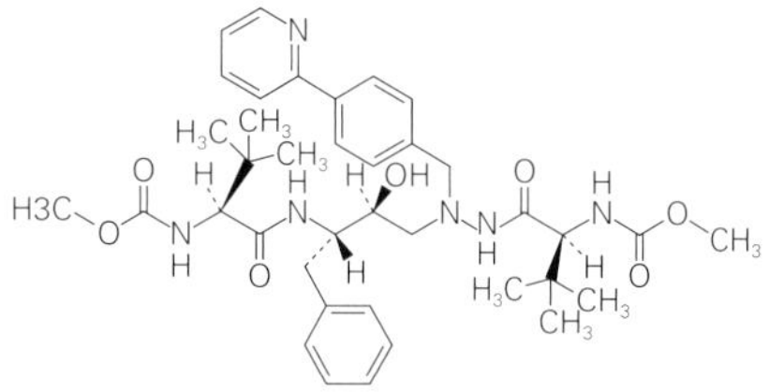　　　　　　　　　　　　　　アタザナビル

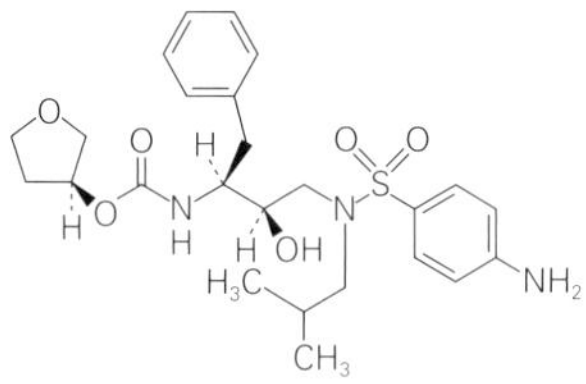

アンプレナビル 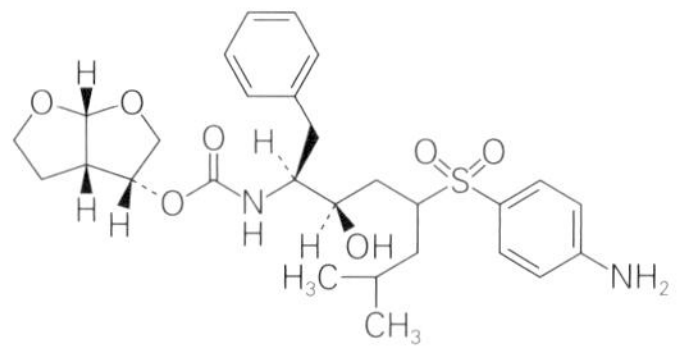　　　　ダルナビル 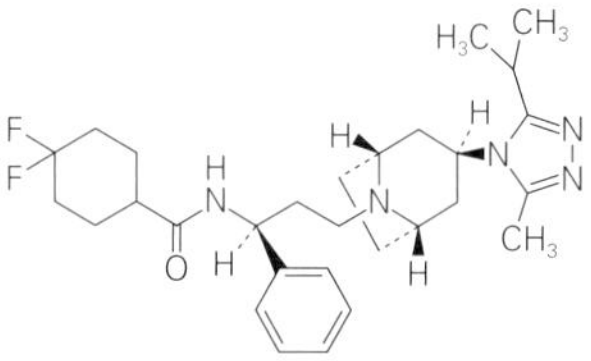　　　　マラビロク

図 3.40　抗 HIV 薬（プロテアーゼ阻害薬および侵入阻害薬）

構造を含んでおり，プロテアーゼの活性中心において基質と競合することで活性を阻害する．プロテアーゼはペプチド結合を認識して切断するが，-NH-CO-をヒドロキシエチレン（-CH$_2$-CH(OH)-）に置換しているため，プロテアーゼはこれらの阻害薬を切断できない．NFV は SQV と類似した骨格をもつが，はじめてのペプチド非模倣性の薬物である．リトナビル（ritonavir, RTV）はプロテアーゼの活性部位の Asp-Thr-Gly 配列に直接結合することが示されている．副作用も多く現在は単独では使用されないが，ほかの抗 HIV 薬の血中濃度を上昇させるために用いられる．ロピナビル（lopinavir, LPV）も同様の作用をもつが，RTV が相互作用するプロテアーゼのアミノ酸残基（Val82）との相互作用を消失させ，変異型のプロテアーゼにも効果を示すように変化させたものである．RTV との配合剤として用いられる（RTV は CYP3A による LPV の代謝を競合的に阻害することで，LPV の血中濃度を上昇させる）．アタザナビル（atazanavir, ATV）は，アザペプチド系の HIV-1 プロテアーゼ阻害薬である．ホスアンプレナビル（fosamprenavir, FPV）は，アンプレナビルの水溶性を増大させたプロドラッグである．消化管上皮から吸収される過程でアンプレナビルに変換される．アンプレナビルは SQV 骨格をもつ．ダルナビル（darunavir, DRV）は HIV-1 プロテアーゼに強い親和性をもった

表 3.33 抗 HIV 薬（プロテアーゼ阻害薬および侵入阻害薬）

分類	一般名	配合薬	併用*	投与方法・投与量	副作用	相互作用
プロテアーゼ阻害薬	Indinavir（IDV）インジナビル硫酸塩エタノール付加物			経口：1回 800 mg，1日 3回 8時間ごと	腎結石症，出血傾向，貧血，白血球減少，糖尿病，腎不全，肝炎など	本薬：（CYP3A4 誘導による濃度低下）リファンピシン㊝，エファビレンツ，（CYP3A4 競合による濃度上昇）イトラコナゾール，ミトナゾールほか 併用薬：（CYP3A4 阻害による濃度上昇）アスナプレビル㊝，バニプレビル㊝
	Saquinavir（SQV）サキナビルメシル塩酸		リトナビル	経口：1回 1000 mg，1日 2回	自殺企図，膵炎，肝炎，糖尿病など	本薬：（CYP3A4 誘導による濃度低下）リファンピシン㊝，エファビレンツ，ネビラピンほか，（CYP3A4 競合による濃度上昇）インジナビル，ネルフィナビルほか，（濃度上昇）アタザナビル，キヌプリスチン/ダルホプリスチンほか 併用薬：（CYP3A4 競合による濃度上昇）アミオダロン㊝，フレカイニド㊝，プロパフェノン㊝，ベプリジル㊝，キニジン㊝，トラゾドン㊝，ピモジド㊝ほか，（CYP3A4 誘導による濃度低下）エファビレンツ，（P-gp 阻害による濃度上昇）アジスロマイシン
	Nelfinavir（NFV）ネルフィナビルメシル塩酸			経口：1回 1250 mg，1日 2回または 1回 750 mg，1日 3回	糖尿病，出血傾向，下痢，嘔気，発疹，後天性リポジストロフィー，高脂血症など	本薬：（濃度低下）リファンピシン㊝ほか，（濃度上昇）エレトリプタン㊝，エプレレノン㊝，リトナビル，ホスアンプレナビルほか 併用薬：（CYP3A4 競合による濃度上昇）トリアゾラム，ミダゾラム，アルプラゾラム㊝，ピモジド㊝，麦角誘導体，アミオダロン㊝，キニジン㊝ほか，（濃度上昇）アジスロマイシンほか
	Ritonavir（RTV）リトナビル	ロピナビル	サキナビル アタザナビル ホスアンプレナビル ダルナビル	経口：1回 600 mg，1日 2回	出血傾向，糖尿病，肝不全，悪心，下痢，嘔吐など	本薬：（CYP3A 誘導による濃度低下）リファンピシン，ネビラピン，（CYP3A 競合による濃度上昇）フルコナゾール，キヌプリスチン/ダルホプリスチン，（濃度上昇）エファビレンツ 併用薬：（CYP3A4 競合による濃度上昇）キニジン㊝，ベプリジル㊝，フレカイニド㊝，プロパフェノン㊝，アミオダロン㊝，ピモジド㊝，ピロキシカム㊝，エルゴタミン製剤，バルデナフィル㊝，シルデナフィル，タダラフィル㊝，アゼルニジピン㊝，リファブチン㊝，ブロナンセリン，リバーロキサバン㊝，ジアゼパム㊝，クロラゼプ酸，エスタゾラム㊝，フルラゼパム㊝，トリアゾラム㊝，ミダゾラム㊝，アゾール系抗真菌薬，サキナビル，インジナビル，ネルフィナビル，マラビロクほか，（CYP3A 誘導による濃度低下）ボリコナゾール㊝ほか，（濃度低下）ジドブジン，エファビレンツ
	Lopinavir（LPV）ロピナビル	リトナビル		経口：1回 2錠（400 mg），1日 2回または 1回 4錠（800 mg），1日 1回	高血糖，糖尿病，膵炎，出血傾向，肝炎，不整脈，中毒性表皮壊死融解症，皮膚粘膜眼症候群，頭痛，消化器症状など	本薬：（CYP3A 誘導による濃度低下）リファンピシン 併用薬：（濃度上昇）ピモジド㊝，エルゴタミン製剤，ミダゾラム㊝，トリアゾラム㊝，バルデナフィル㊝，シルデナフィル，タダラフィル㊝，ブロナンセリン，アゼルニジピン㊝，リバーロキサバン㊝ほか，（濃度低下）ボリコナゾール，テラプレビルほか
	Atazanavir（ATV）アタザナビル硫酸塩		リトナビル	経口：1回 300 mg，1日 1回など	肝炎，高血糖，糖尿病，出血傾向，QT 延長，皮膚粘膜眼症候群，尿細管間質性腎炎，胃腸障害など	本薬：（CYP3A4 誘導による濃度低下）リファンピシン，ネビラピンほか，（吸収抑制）プロトンポンプ阻害薬㊝ 併用薬：（濃度上昇）イリノテカン㊝，ミダゾラム㊝，トリアゾラム㊝，ベプリジル㊝，エルゴタミン製剤，シサプリド㊝，ピモジド㊝，シンバスタチン㊝，インジナビル㊝，バルデナフィル㊝，ブロナンセリン㊝

表 3.33 のつづき

分類	一般名	配合薬	併用*	投与方法・投与量	副作用	相互作用
プロテアーゼ阻害薬	Fosamprenavir（FPV）ホスアンプレナビルカルシウム水和物		リトナビル	経口：1回700 mg，1日2回または1回1400 mg，1日1回など	皮膚粘膜眼症候群，高血糖，糖尿病，出血傾向，横紋筋融解症，発疹，下痢など	本薬：(CYP3A4誘導による濃度低下) リファンピシン㊩，エファビレンツほか 併用薬：(CYP3A4阻害による濃度上昇) シサプリド㊩，ピモジド㊩，ベプリジル㊩，エルゴタミン製剤㊩，ミダゾラム㊩，トリアゾラム㊩，バルデナフィル㊩ほか
	Darunavir（DRV）ダルナビルエタノール付加物		リトナビル	経口：1回600 mg，1日2回または1回800 mg，1日1回	中毒性表皮壊死症，皮膚粘膜眼症候群，肝機能障害，急性膵炎，発疹，下痢など	本薬：(CYP3A4誘導による濃度低下) リファンピシンほか 併用薬：(CYP3A4阻害による濃度上昇) トリアゾラム㊩，ミダゾラム㊩，ピモジド㊩，エルゴタミン製剤㊩，バルデナフィル㊩，ブロナンセリン㊩，シルデナフィル㊩，タダラフィル㊩，アゼルニジピン㊩，アスナプレビル㊩，リバーロキサバン㊩
侵入阻害薬	Maraviroc（MVC）マラビロク			経口：1回300 mg，1日2回	心筋虚血，肝不全，肺炎，腎不全，貧血，胃腸障害など	本薬：(CYP3A4阻害による濃度上昇) HIVプロテアーゼ阻害薬ほか，(CYP3A4誘導による濃度低下) エファビレンツほか

㊩：併用禁忌
* 併用とは必ず同時投与されるものを指しており，通常のHIV治療ではさらに別系統のHIV薬と併用される．

め，プロテアーゼ阻害薬耐性変異による影響を受けにくい．HIVプロテアーゼ阻害薬は，悪心・嘔吐，肝障害，脂質異常症，出血傾向，腎障害，腎結石症，膵炎，乳酸アシドーシスなどきわめて多様な副作用がみられる．

d) 侵入阻害薬（entry inhibitor, EI）（図 3.40，表 3.33）

HIVは細胞への侵入に際して，ウイルスレセプターとしてCD4を利用する．またコレセプターとしてCCR5やCXCR4などのケモカインレセプターを利用する．マラビロク（maraviroc, MVC）は，CCR5に選択的に結合しHIV-1のgp120とCCR5の相互作用を遮断することで侵入を防ぐ．したがって，CCR5指向性のHIV-1感染症には適用されるが，CXCR4指向性やCCR5/CXCR4二重指向性のHIV-1には用いることができない．投与前にトロピズム検査が必要である．

4 抗B型肝炎ウイルス薬（図 3.41，表 3.34）

> **SBO**
> ・ウイルス性肝炎（HBV）について，治療薬の薬理（薬理作用，機序，主な副作用）を説明できる．
> ・病原微生物・悪性新生物が関わる疾患に用いられる代表的な薬物の基本構造と薬効（薬理・薬物動態）の関連を概説できる．

B型肝炎ウイルスによる感染症のすべてにおいて抗ウイルス薬が使用されるわけではない．成人の急性肝炎であれば，鎮静後HBVは排除されるため，抗ウイルス薬は不要である．しかし無症候性キャリアでの慢性肝炎あるいは肝硬変の場合には，慢性肝不全や肝細胞がんを回避するために化学療法が必要となる．用いられるのは，ペグインターフェロン（PEG-IFN）と核酸アナログである．どちらが用いられるかは，患者背景やウイルスのジェノタイプなどにより決定される．一般的には，慢性肝炎においてはPEG-IFNが第一選択薬として考えられるが，状況に応じて核酸アナログが用いられる．一方，肝硬変では核酸アナログが第一選択薬となる．

日本肝臓学会が B 型肝炎治療に関するガイドラインをホームページで公開している (**表 3.35**).

PEG-IFN は増殖抑制作用に加えて抗ウイルス作用および患者の免疫賦活作用を示す. 薬剤耐性ウイルスの出現の懸念はないが, 副作用は高頻度かつ多彩である. またすべての投与患者に効果があるわけではなく, 治療反応例は HBe 抗原陽性患者では 20〜30%程度と高いとはいえない. 一方で, 効果を示した場合はその効果が治療終了後も持続することが期待できる.

核酸アナログ (ラミブジン, エンテカビル, アデホビル, テノホビル) は HBV の増殖過程で必要な逆転写酵素を阻害する. ラミブジンは細胞内でリン酸化され, 活性体のラミブジン 5′-三リン酸に変換される. そして HBV のウイルス DNA を複製する際に dCTP と競合して基質として取り込まれるが, 3′-OH をもたないため, 伸長反応は止まる. エンテカビル (entecavir) は dGTP との競合であり, ラミブジン耐性ウイルスにも効果があり, 耐性化頻度も低いとされている. アデホビル ピボキシル (adefovir pivoxil) は二リン酸化体が取り込まれる. ラミブジンおよびエンテカビル耐性株に対して, ラミブジン+アデホビル併用療法が推奨されている. テノホビル ジソプロキシルは, ジエステル結合の加水分解により体内でテノホビルに代謝され,

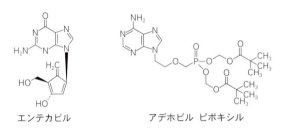

エンテカビル　　　　アデホビル ピボキシル

図 3.41　抗 B 型肝炎ウイルス薬

表 3.34　抗 B 型肝炎ウイルス薬

一般名	適応	投与方法・投与量	副作用	相互作用
Lamivudine (3TC) ラミブジン	B 型慢性肝炎, 肝硬変	経口: 1 日 1 回 100 mg	血小板減少, 横紋筋融解症, 頭痛, 消化器症状など	本薬:(濃度上昇) ST 合剤
Entecavir エンテカビル水和物	B 型慢性肝炎	経口: 1 日 1 回 0.5 mg	肝機能障害, 投与終了後の肝炎の悪化, アナフィラキシー, 乳酸アシドーシス, 頭痛, 胃腸障害など	
Adefovir pivoxil アデホビル ピボキシル		経口: 1 日 1 回 10 mg	腎不全, 骨軟化症, 乳酸アシドーシスなど	本薬:(濃度上昇) イブプロフェン
Tenofovir disoproxil fumarate (TDF) テノホビル ジソプロキシルフマル酸塩		経口: 1 日 1 回 300 mg	腎不全, 乳酸アシドーシス, 膵炎, 消化器症状など	本薬:(濃度上昇) アタザナビル, ロピナビル/リトナビルほか 併用薬:(濃度上昇) ジダノシンほか, (濃度低下) アタザナビル
Tenofovir alafenamid fumarate (TAF) テノホビル アラフェナミドフマル酸塩		経口: 1 回 10 mg, 1 日 1 回	悪心, 腹部膨満, 頭痛, 腎不全, 乳酸アシドーシスなど	本薬:(濃度低下) リファンピシン㊨, セイヨウオトギリソウ㊨, カルバマゼピン, フェノバルビタール, フェニトレインほか

表 3.35　B 型肝炎治療ガイドライン

考慮すべき症状など	治療薬*
慢性肝炎初回治療	PEG-IFN
黄疸を伴う急性増悪例 重症型急性肝炎 劇症肝炎	ラミブジン
慢性肝炎 (PEG-IFN 不適応) 肝硬変	エンテカビルまたはテノホビル (TDF または TAF)

* 日本肝臓学会編:B 型肝炎治療ガイドライン, 第 3 版 (2017) を基に作成. 実際の治療の際はさらに詳細な判断基準があることに留意されたい.

細胞内でテノホビル二リン酸に代謝される．テノホビル二リン酸はdATPと競合的に働き逆転写酵素を阻害する．いずれの薬物も投与終了後にウイルス再増殖に伴う肝炎急性憎悪の可能性があり，投与中止後一定期間の経過観察が必要である．現在，初回投与のケースではエンテカビル，テノホビル ジソプロキシル，テノホビル アラフェナミドが第一選択薬である．

5 抗C型肝炎ウイルス薬（図3.42, 表3.37）

SBO ・ウイルス性肝炎（HCV）について，治療薬の薬理（薬理作用，機序，主な副作用）を説明できる．
・病原微生物・悪性新生物が関わる疾患に用いられる代表的な薬物の基本構造と薬効（薬理・薬物動態）の関連を概説できる．

C型肝炎は，全身倦怠感に引き続き，食欲不振，悪心，嘔吐や黄疸が認められる例もあるが，一般的に劇症化することは少なく，症状も軽い．しかしB型肝炎とは異なり，免疫能が正常な成人が感染した場合でも慢性化することが多い．慢性C型肝炎は，10～20年後に肝硬変に移行し，高確率で肝細胞がんが発生する．肝細胞がんの70～80%ではHCV陽性である．非代償性肝硬変を除くすべてのC型肝炎が治療の対象となる．

C型慢性肝炎および肝硬変の治療薬の選択に際しては，HCVのジェノタイプが重要である（**表3.36**）．ジェノタイプ1の初回治療に対しては，重度腎障害がなければソホスブビル/レジパスビル併用療法が第一選択であり，ウイルスの変異の有無によってはオムビタスビル/パリタプレビル/リトナビルやダクラタスビル＋アスナプレビル併用療法も選択肢となる．最近，エルバスビル＋グラゾプレビルもガイドラインに掲載された．肝硬変を除く高ウイルス量症例ではPEG-IFN＋リバビリン＋シメプレビルの3剤併用療法が選択される．

ジェノタイプ2（2aおよび2b）の場合には，ソホスブビル＋リバビリン併用およびエルバスビル＋グラゾプレビル併用療法が第一選択であり，高ウイルス量症例ではPEG-IFN＋リバビリン併用療法も選択肢となる．

いずれの抗C型肝炎ウイルス薬も，副作用が多い，併用禁忌薬が多いなど注意点が多く，ウイルス性肝疾患治療に十分な知識・経験をもつ医師のもと投与される必要がある．またウイルスの耐性化を防ぐためにもアドヒアランスも重要である．

表3.36 C型肝炎治療ガイドライン

考慮すべき症状など			治療薬*
慢性肝炎 代償性肝硬変	ジェノタイプ1型	重度腎障害なし	ソホスブビル/レジパスビル
		NS5Aの変異（Y93）がない場合	オムビタスビル/パリタプレビル/リトナビル
		NS5Aの変異（Y93/L31）がない場合	ダクラタスビル＋アスナプレビル
			エルバスビル＋グラゾプレビル
		高ウイルス量症例（肝硬変は除く）	シメプレビル＋PEG-IFN＋リバビリン
	ジェノタイプ2型	重度腎障害なし	ソホスブビル＋リバビリン
		ジェノタイプ2a	オムビタスビル/パリタプレビル/リトナビル＋リバビリン
		高ウイルス量症例	PEG-IFN＋リバビリン

*日本肝臓学会編：C型肝炎治療ガイドライン，第5.4版（2017）を基に作成．実際の治療の際はさらに詳細な判断基準があることに留意されたい．

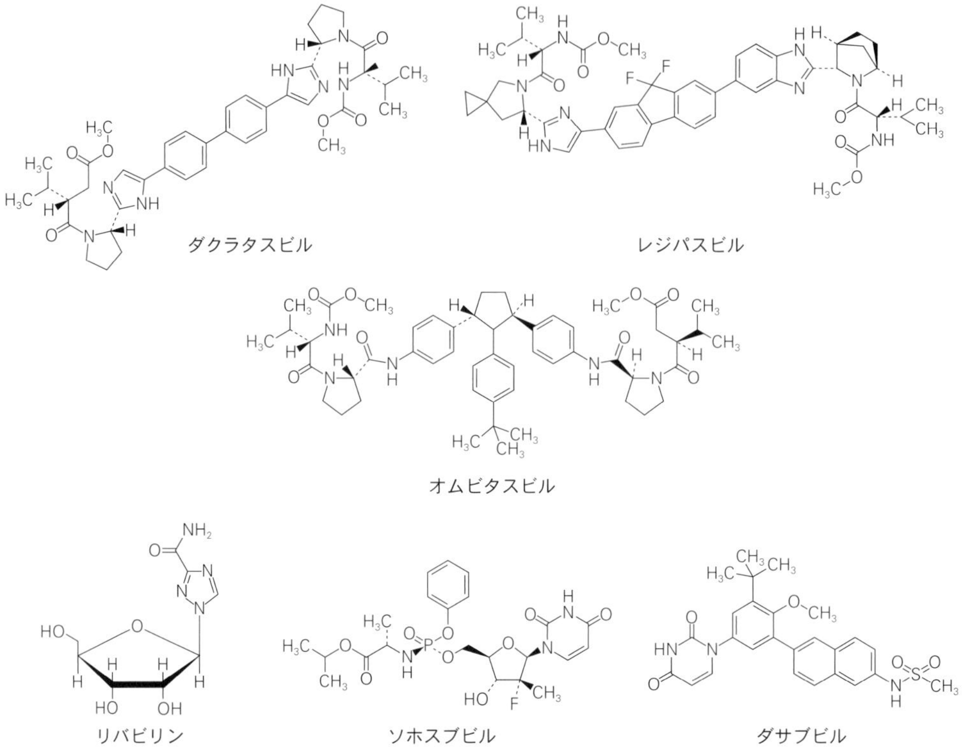

図 3.42 抗 C 型肝炎ウイルス薬（ウイルス RNA 複製阻害薬）

a) ウイルス RNA 複製阻害薬（図 3.42，表 3.37）

(i) リバビリン

抗 C 型肝炎ウイルス薬として古くから使用されているのがリバビリン（ribavirin）である．プリンヌクレオシドアナログであるリバビリンは，細胞内でリン酸化を受けたのち，RNA への GTP の取り込みを抑制することでウイルスの複製を阻害する．また RNA に入り込むことで突然変異を誘発する．インターフェロン α-2b（IFNα-2b），ペグインターフェロン α-2a（PEG-IFNα-2a），ペグインターフェロン α-2b（PEG-IFNα-2b），インターフェロン β（IFN β）との併用投与が必要である．リバビリンには催奇形性があるため，妊婦には投与不可であり，妊娠する可能性のある女性やパートナーの男性は投与期間中避妊が必要である．

(ii) NS5A 阻害薬

ダクラタスビル（daclatasvir）は，HCV の複製および細胞内シグナル伝達経路の調節に関与する NS5A に作用する．NS5A の N 末端の二量体接合面に入り込んで機能を阻害する．レジパスビル（ledipasvir）やオムビタスビル（ombitasvir），エルバスビル（elbasvir）も同様に NS5A を阻害する．レジパスビルはソホスブビルとの，オムビタスビルはパリタプレビル（後述）およびリトナビル［抗 HIV 薬（プロテアーゼ阻害薬）］との配合剤として使用される．

(iii) NS5B 阻害薬

NS5B は RNA 依存性 RNA ポリメラーゼである．ソホスブビル（sofosbuvir）は細胞内で代

表 3.37 抗C型肝炎ウイルス薬

分類	一般名	適応	配合・併用*	投与方法・投与量	副作用	相互作用
RNAポリメラーゼ阻害薬	Ribavirin リバビリン	C型慢性肝炎,代償性肝硬変(セログループ1 ジェノタイプ1)	(併用)シメプレビル+PEG-IFN	経口:1回600〜1000 mg, 1日2回, 24週間など症状等により用法・用量が異なる	(併用時)(シメプレビル参照)	併用薬:(副作用増強)ヌクレオシドアナログ
		C型慢性肝炎,代償性肝硬変(セログループ2 ジェノタイプ2)	(併用)ソホスブビル (併用)PEG-IFN		(併用時)貧血, 高血圧 (併用時)貧血, 血液障害, 抑うつ・うつ病, 呼吸困難, 網膜症 など	
NS5A阻害薬	Daclatasvir ダクラタスビル塩酸塩	C型慢性肝炎,代償性肝硬変(セログループ1 ジェノタイプ1)	(併用)アスナプレビル (配合)アスナプレビル/ベクラブビル	経口:1回60 mg, 1日1回, 24週間	(併用時および配合剤として)肝障害, 多形紅斑, 血小板減少, 間質性肺炎, 好酸球増加症, 発熱	本薬:(CYP3A4誘導による濃度低下)リファンピシン㊥, フェニトイン㊥, カルバマゼピン㊥, フェノバルビタール㊥, デキサメタゾン㊥ ほか 併用薬:(CYP3A4阻害による濃度上昇)アゾール系抗真菌薬, HIVプロテアーゼ阻害薬 ほか
	Ledipasvir レジパスビルアセトン付加物		(配合)ソホスブビル	経口:1回1錠(90 mg), 1日1回, 12週間	(配合剤として)瘙痒症, 悪心, 口内炎 など	本薬:(P-gp誘導による濃度低下)リファンピシン㊥, カルバマゼピン㊥, フェニトイン㊥, (濃度低下)制酸剤, H₂受容体拮抗薬, プロトンポンプ阻害薬 併用薬:(P-gp等の阻害による濃度上昇)ジゴキシン, テノホビル, ロスバスタチン
	Elbasvir エルバスビル		(併用)グラゾプレビル	経口:1回50 mg, 1日1回, 12週間	(併用時)肝機能障害 など	本薬:(CYP3A誘導による濃度低下)リファンピシン㊥, カルバマゼピン㊥, フェニトイン㊥, フェノバルビタール㊥, エファビレンツ㊥, HIVプロテアーゼ阻害薬ほか, (P-gp誘導による濃度低下)エファビレンツ㊥ 併用薬:(濃度上昇)ロスバスタチン
	Ombitasvir オムビタスビル水和物	C型慢性肝炎,代償性肝硬変(セログループ1 ジェノタイプ1) C型慢性肝炎(セログループ2 ジェノタイプ2)	(配合)パリタプレビル/リトナビル	経口:1回2錠(25 mg), 1日1回, 12週間	(配合剤として)体液貯留, 肝機能障害, 急性腎不全, 貧血 など	本薬:(リトナビル参照) 併用薬:(濃度上昇)フロセミド, (リトナビル参照)
NS5B阻害薬	Sofosbuvir ソホスブビル	C型慢性肝炎,代償性肝硬変(セログループ1 ジェノタイプ1)	(配合)レジパスビル		(配合剤として)レジパスビル参照	
		C型慢性肝炎,代償性肝硬変(セログループ2 ジェノタイプ2)	(併用)リバビリン	経口:1回2錠(25 mg), 1日1回, 16週間	(併用時)貧血, 高血圧, 瘙痒症, 悪心, 口内炎 など	本薬:(P-gp誘導による濃度低下)リファンピシン㊥, カルバマゼピン㊥, フェニトイン㊥
プロテアーゼ阻害薬	Telaprevir テラプレビル	C型慢性肝炎		経口:1回750 mg, 1日3回, 12週間	(リバビリン併用時)中毒性表皮壊死症, 皮膚粘膜眼症候群, 薬剤性過敏症症候群 など	本薬:(CYP3A4誘導による濃度減少)リファンピシン㊥, カルバマゼピン㊥ ほか 併用薬:(代謝酵素阻害による濃度上昇)キニジン, ベプリジル㊥, フレカイニド, アミオダロン, ピモジド, エルゴタミン製剤㊥, トリアゾラム㊥, シンバスタチン㊥, タダラフィル㊥, ブロナンセリン㊥, コルヒチン㊥, (P-gp等の阻害による濃度上昇)ジゴキシンほか
	Simeprevir シメプレビルナトリウム	C型慢性肝炎(セログループ1 ジェノタイプ1)	(併用)PEG-IFN+リバビリン	経口:1回100 mg, 1日1回, 12週間	(併用時)敗血症, 脳出血, 肝障害 など	本薬:(CYP3A4誘導による濃度低下)エファビレンツ㊥, リファンピシン㊥, (濃度上昇)CYP3A阻害薬多数 併用薬:(濃度上昇)CYP3A阻害薬・P-gp阻害薬多数

表3.37のつづき

分類	一般名	適応	配合・併用*	投与方法・投与量	副作用	相互作用
プロテアーゼ阻害薬（つづき）	Asunaprevir アスナプレビル	C型慢性肝炎（セログループ1ジェノタイプ1）	（併用）ダクラタスビル	経口：1回100 mg, 1日2回, 24週間	（ダクラタスビル参照）	本薬：(CYP3A阻害や排出阻害等による濃度上昇) アゾール系抗真菌薬㊧, クラリスロマイシン㊧, エリスロマイシン, ジルチアゼム㊧, ベラパミル, HIVプロテアーゼ阻害薬㊧, シクロスポリンほか, (CYP3A誘導による濃度低下) リファンピシン㊧, フェニトイン, カルバマゼピン, フェノバルビタール㊧, デキサメタゾン, モダフィニル㊧, エファビレンツ, エトラビリン, ネビラピン㊧ほか 併用薬：(CYP2D6阻害による濃度上昇) フレカイニド㊧, プロパフェノンほか
	Vaniprevir バニプレビル			経口：1回300 mg, 1日2回, 12週間など	(PEG-IFNα-2b, リバビリン併用時) 血液障害, 貧血, うつ病	本薬：(CYP3A誘導による濃度低下) リファンピシン㊧, カルバマゼピン㊧, フェニトイン㊧, フェノバルビタールほか, (CYP3A阻害による濃度上昇) インジナビル㊧, リトナビル, イトラコナゾール, ボリコナゾール㊧, クラリスロマイシン, ネルフィナビル㊧, サキナビル㊧, (肝取り込み阻害) シクロスポリン, アタザナビル㊧, ロピナビル/リトナビル, エルトロンボパグ 併用薬：(濃度上昇) CYP3Aにより代謝される薬物多数
	Grazoprevir グラゾプレビル水和物		（併用）エルバスビル	経口：1回100 mg, 1日1回, 12週間	(併用時) (エルバスビル参照)	(肝取り込み阻害) リファンピシン㊧, シクロスポリン㊧, アタザナビル㊧, ロピナビル/リトナビル㊧, サキナビル㊧ (CYP3A誘導による濃度低下) リファンピシン㊧, カルバマゼピン㊧, フェニトイン㊧, フェノバルビタール㊧, エファビレンツほか (P-gp誘導による濃度低下) エファビレンツ
	Paritaprevir パリタプレビル	C型慢性肝炎, 代償性肝硬変（セログループ1ジェノタイプ1） C型慢性肝炎（セログループ2ジェノタイプ2）	（配合）オムビタスビル/リトナビル	経口：1回2錠(150 mg), 1日1回, 12週間など	（オムビタスビル参照）	（オムビタスビル参照）

* 併用はC型肝炎治療ガイドラインで推奨されているもののみ記載
㊧：併用禁忌

謝されてウリジン三リン酸型となるヌクレオチド型プロドラッグである．核酸と競合してRNA中に入り込むことで，RNA伸長を止める．ソホスブビルはリバビリンとの併用あるいはレジパスビルとの配合剤として投与される．ダサブビル（dasabuvir）は非ヌクレオチド系の阻害薬であるが，わが国では承認されていない．

b) プロテアーゼ阻害薬（図3.43，表3.37）

HCVにおいてもビリオン形成過程でプロテアーゼがタンパク質のプロセッシングにおいて重要な働きを担う．翻訳された前駆体タンパク質から宿主のプロテアーゼにより，ウイルス粒子を形成する構造タンパク質（Core, E1, E2）が産生される．非構造タンパク質についてはまずNS2によりNS2-3が切断される（図3.44）．NS3はNS4Aの助けを借りてNS4A, NS4B, NS5A, NS5Bに切断する．テラプレビル（telaprevir），シメプレビル（simeprevir），アスナプレビル（asunaprevir），バニプレビル（vaniprevir），グラゾプレビル（grazoprevir），パリタプレビル（paritaprevir）は，このNS3/4Aセリンプロテアーゼを阻害する．いずれもヒトのセリンプロテアーゼやほかのプロテアーゼと比較して選択性が高い．テラプレビルは基質ペプチド

テラプレビル

シメプレビル

アスナプレビル

バニプレビル

グラゾプレビル

パリタプレビル

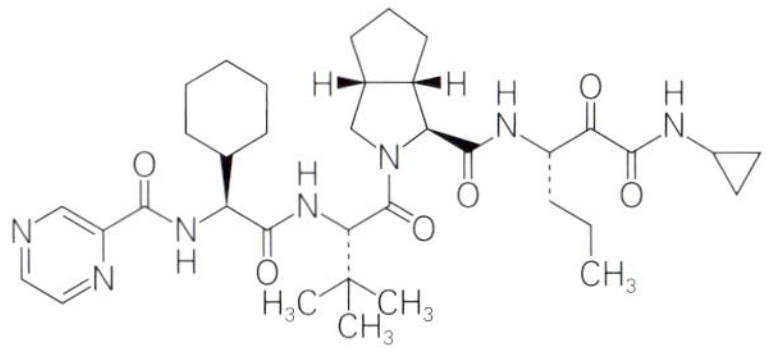

図 3.43　抗 C 型肝炎ウイルス薬（プロテアーゼ阻害薬）

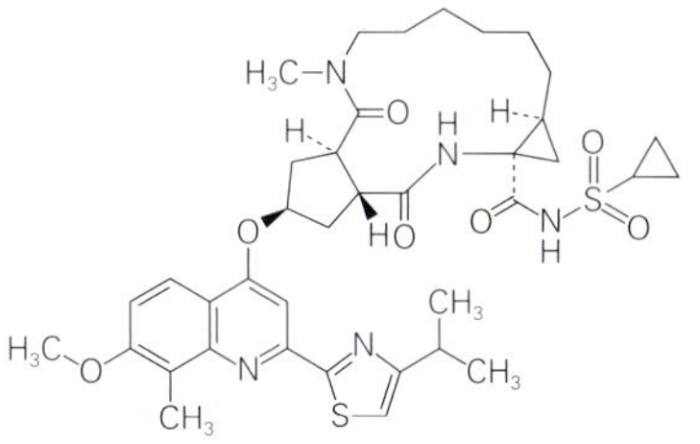

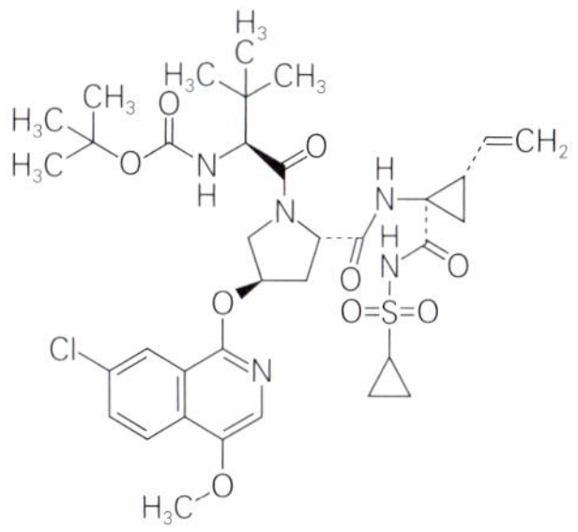

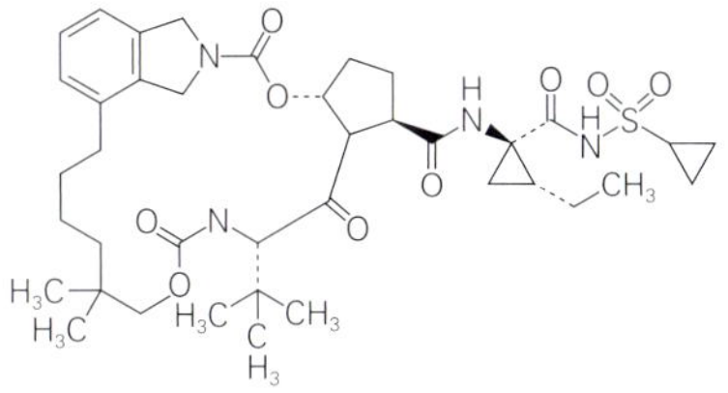

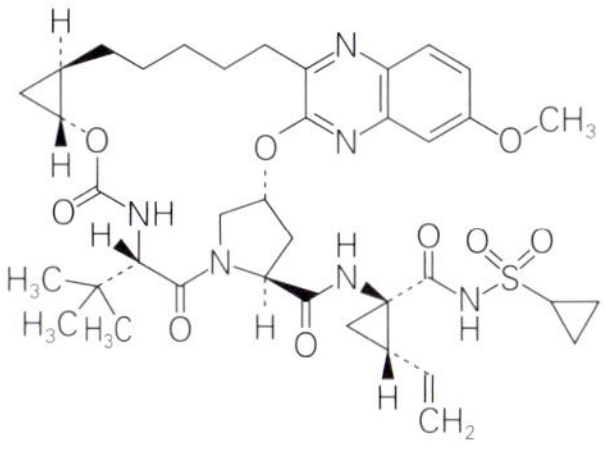

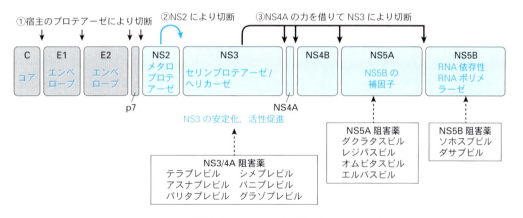

図 3.44　C 型肝炎ウイルスタンパク質のプロセッシング

灰色：構造タンパク質，青色：非構造タンパク質

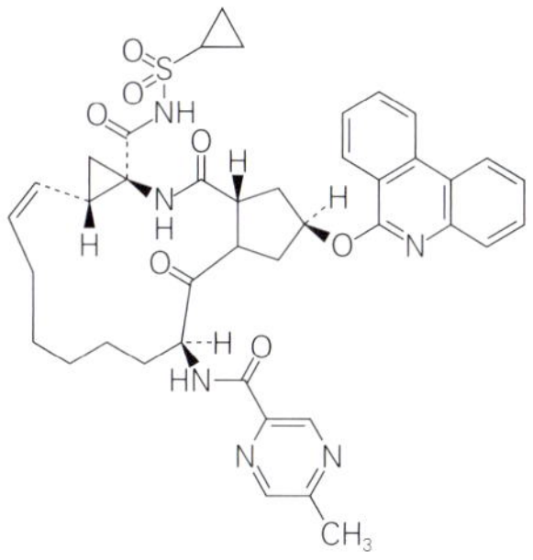

から創製された直鎖上の α-ケトアミド結合を有する阻害薬である．可逆的かつ共有結合性で強く結合する．アスナプレビルはダクラタスビルとの，その他はペグインターフェロン＋リバビリンとの併用投与が行われる．

参考文献

1）浦部昌夫，島田和幸，川合眞一(編)：今日の治療薬　解説と便覧，南江堂 (2018)．
2）HIV 感染症及びその合併症の課題を克服する研究班：抗 HIV 治療ガイドライン (2017)．
3）日本肝臓学会 肝炎診療ガイドライン作成委員会(編)：B 型肝炎治療ガイドライン，第 3 版 (2017)．
4）日本肝臓学会 肝炎診療ガイドライン作成委員会(編)：C 型肝炎治療ガイドライン，第 5.4 版 (2017)．

5) L. Brunton, B. A. Chabner, B. Knollman：Goodman and Gilman's The Pharmacological Basis of Therapeutics, Twelfth Edition, McGraw-Hill Education/Medical, New York（2011）.
6) R. Bartenschlager：The NS3/4A proteinase of the hepatitis C virus：unravelling structure and function of an unusual enzyme and a prime target for antiviral therapy. *J. Viral Hepatitis* **6**：165-181（1999）.
7) J.M. Pawlotsky：NS5A inhibitors in the treatment of hepatitis C. *J Hepatol*. **59**(2)：375-82（2013）.

[黒田照夫]

D 抗原虫薬・抗寄生虫薬

SBO ・以下の原虫感染症について，治療薬の薬理（薬理作用，機序，主な副作用），および薬物治療（医薬品の選択等）を説明できる．
　　マラリア，トキソプラズマ症，トリコモナス症，アメーバ赤痢症
・以下の寄生虫感染症について，治療薬の薬理（薬理作用，機序，主な副作用），および薬物治療（医薬品の選択等）を説明できる．
　　回虫症，蟯虫症，アニサキス症
・病原微生物・悪性新生物が関わる疾患に用いられる代表的な薬物の基本構造と薬効（薬理・薬物動態）の関連を概説できる．

　1950年頃までは，日本人の70〜80％が寄生虫卵（特に回虫）を保有していたが，農業における化学肥料の普及や上・下水道の整備などによる衛生環境の改善，寄生虫検査と駆除対策などの医療活動の成果により，現在では，原虫・寄生虫症は忘れられた存在になっている．しかし，地球レベルではいまだに問題であり，さらに近年の渡航機会の増加，グルメブームによる食環境の変化，ペットの増加などの要因により，熱帯病・寄生虫症に罹患する日本人も再び増加傾向にあることから，医療における治療薬の重要性も高まりつつある．ここでは原虫による感染症のうち，マラリア，トキソプラズマ症，トリコモナス症，アメーバ赤痢について，寄生虫（蠕虫）による感染症のうち回虫症，蟯虫症，鞭虫症，鉤虫症，糸状虫症についての治療薬を中心に述べる．熱帯病・寄生虫症の治療薬は国内未承認のものが多いが，日本医療開発機構の新興・再興感染症に対する革新的医薬品等開発推進研究事業「わが国における熱帯病・寄生虫症の最適な診断治療体制の構築」（略称：熱帯病治療薬研究班）が治療薬の輸入，保管，供給を行っており，また，「寄生虫症薬物治療の手引き」も発刊し，診断・治療に活用できるようになっている．詳細はホームページ（https://www.nettai.org/）を参考にされたい．

1 抗原虫薬

a) マラリア治療薬（図3.45）

　マラリア治療薬は，感染したマラリア原虫（*Plasmodium*）の種類（熱帯熱マラリア原虫，三日熱マラリア原虫，卵形マラリア原虫，四日熱マラリア原虫）によって選択され，また急性期治療と根治的治療あるいは合併症の有無によっても使い分けられる．現在わが国では，キニーネ，メフロキン，アトバコン・プログアニル配合剤，プリマキンの4種類が治療薬として承認されているが，諸外国ではアルテミシニン系薬およびクロロキンが標準治療薬とされている．

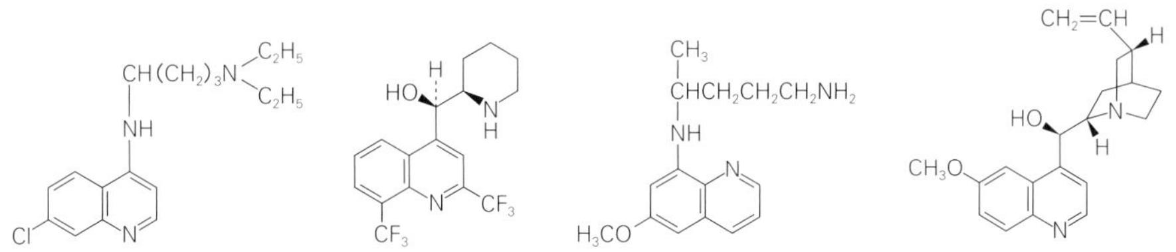

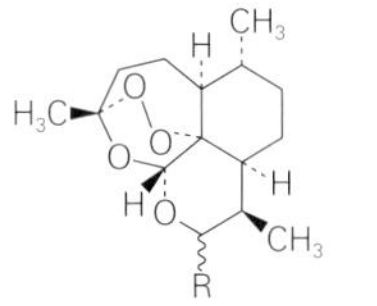

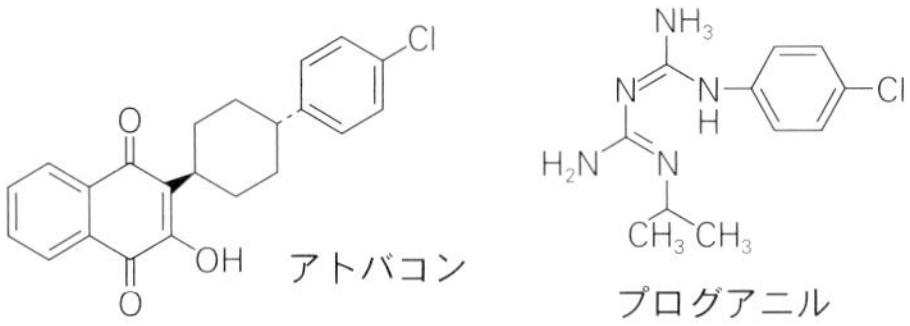

	R
アルテミシニン	=O
ジヒドロアルテミシニン	−OH
アルテメテル	$-OCH_3$
アルテーサー	$-OC_2H_5$
アルテスネート	$-OCOCH_2CH_2COONa$

図 3.45 抗マラリア薬

(i) キニーネ（quinine）

1820 年に Pierre-Joseph Pelletoter と Joseph Bienaime Caventou により，南米原住民がマラリアの治療薬として用いていたアカネ科の植物キナ（Cinchona）の樹皮から単離されたアルカロイド（キノリン誘導体）である．マラリア原虫が血球を破壊して血液中に侵入するときの無性生殖体（シゾント）に作用するとされ，三日熱マラリア原虫と四日熱マラリア原虫に対しては，有性生殖体（生殖母細胞，ガメトサイト）に対しても効果がある．重症マラリアには注射剤として，合併症のない熱帯熱マラリアと非熱帯熱マラリアの急性期治療に経口剤として，ドキシサイクリン（p.130 参照）やクリンダマイシン（p.148 参照）と併用される．作用機序は明らかでないが，マラリア原虫は宿主の赤血球中のヘモグロビンをアミノ酸源として利用するが，このとき消化産物として遊離するヘムは原虫に毒性を示す．原虫はこれをヘモゾインへと重合化し無毒化する酵素ヘムポリメラーゼを有しており，クロロキンはこの酵素を阻害すると考えられている．副作用の発現頻度は調査されていないが，耳鳴り，難聴，嘔気・嘔吐，低血糖，低血圧などがある．

(ii) クロロキン（chloroquine）

4-アミノキノリン誘導体．薬剤耐性が原因で熱帯熱マラリアにはほとんど用いられなくなったが，諸外国では非熱帯熱マラリアに対する第一選択薬として経口で用いられている．わが国では，「クロロキン網膜症」薬害事件により，1975 年に製造販売が中止となったが，2015 年にヒドロキシクロロキンが全身性・皮膚エリテマトーデスの治療薬として製造販売が承認されている．作用機序は明らかではないが，キニーネに類似．食胞の機能阻害や核酸合成阻害などもあるとされている．副作用にはめまい，頭痛，視力障害，嘔吐などがある．

(iii) メフロキン（mefloquine）

キノリン誘導体．合併症のない熱帯熱マラリアおよび非熱帯熱マラリアの急性期治療に用いられ，予防薬としての使用も可能であるが，根治療法には用いられない．また，三日熱マラリア原虫および卵形マラリア原虫に対しても効果を示すが，一部の原虫が不定の潜伏期間後に分裂して再発する．作用機序はキニーネに類似．主な副作用として，めまい，嘔気・嘔吐，頭痛，腹痛などがある．

(iv) プリマキン（primaquine）

8-アミノキノリン誘導体．すべてのマラリアの有性生殖体に対し高い効果を示すことから，感染者から媒介蚊への移行が妨げられる．また，三日熱マラリアと卵形マラリアの休眠体（ヒプノゾイト，hypnozoite）にも効果を示すため，これらの根治療法にも用いられ，クロロキンとの併用で用いられる場合が多い．作用機序は明らかでないが，肝細胞内の原虫に対するミトコンドリア電子伝達系阻害や活性酸素の産生によると考えられている．副作用は，胃腸障害，メトヘモグロビン血症などがあり，わが国における割合は低い（0.1％）が，グルコース-6-リン酸脱水素酵素（glucose-6-phosphate dehydrogenase, G6PD）の欠損患者では，溶血性貧血を起こす可能性がある．

(v) アトバコン（atovaquone），プログアニル（proguanil）

合併症のない熱帯熱マラリア，非熱帯熱マラリアの急性期の治療に経口で用いられる．2013年からは予防薬としても使用されている．ヒドロキシナフトキノン誘導体であるアトバコンの作用機序はマラリア原虫のミトコンドリアの電子伝達系複合体Ⅲ（シトクロム bc_1, complex Ⅲ）の選択的阻害薬である．一方，ビグアニド誘導体であるプログアニルは，ジヒドロ葉酸レダクターゼ（dihydrofolate reductase, DHFR）に結合し，ジヒドロ葉酸（dihydrofolic acid, DHFA）からテトラヒドロ葉酸（tetrahydrofolic acid, THFA）の生成を阻害する．その結果，プリン塩基とピリミジン塩基の産生が低下し，DNA合成が阻害される．成人にはアトバコンとプログアニルを1:4に配合したマラロン®（malarone®）が用いられ，本薬は2種類の異なる作用機序により抗マラリア原虫活性を示す．また，2012年には，アトバコンがニューモシスチス肺炎とその発症抑制に適応された．副作用として，腹痛，トランスアミナーゼ上昇，頭痛，嘔吐・悪心などがある．

(vi) アルテミシニン系薬（配合剤）

アルテミシニン（artemisinin）は，Youyou Tu により，2000年以上前からマラリアの治療薬として用いられていた生薬：青蒿（セイコウ，クソニンジン *Artemisia annua*）から発見された．多剤耐性マラリア原虫に対しても効果を示し，現在最も有効な抗マラリア薬とされている．作用機序は明らかにされていないが，アルテミシニンの活性化には第一鉄の存在が必要とされ，ヘムがその主な供給源であることが近年明らかにされた．構造内のエンドペルオキシド構造が開裂し活性化したアルテミシニンはオキシラジカルを生成し，このラジカルが原虫のタンパク質をアルキル化することで原虫を死滅させる．また，活性化アルテミシニンが不可逆的に結合する100種類以上のタンパク質が同定されており，その多くがマラリア原虫の生育に必須と考えられている．重篤な副作用はないが，心臓毒性，発熱，皮膚発疹などがみられる場合がある．WHOでは，アルテミシニン耐性マラリア原虫の出現を抑えるために，アルテミシニン誘

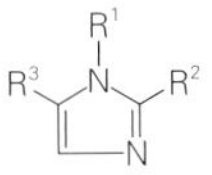

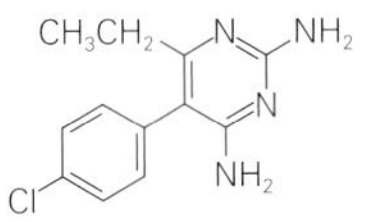

	R¹	R²	R³
メトロニダゾール	CH₂CH₂OH	CH₃	NO₂
チニダゾール	CH₂CH₂SO₂CH₂CH₃	CH₃	NO₂

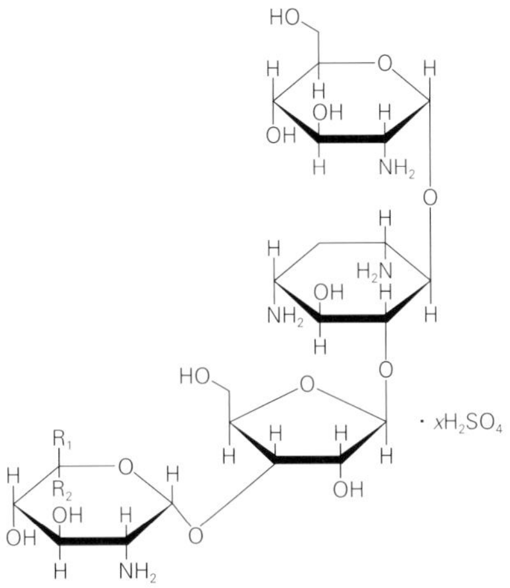

パロモマイシンA硫酸塩：R₁＝H，R₂＝CH₂NH₂
パロモマイシンB硫酸塩：R₁＝CH₂NH₂，R₂＝H

図 3.46　抗原虫薬

導体とほかの抗マラリア薬を併用したアルテミシニン誘導体多剤併用療法（artemisinin-based combination therapy, ACT）を奨励しており，アルテスネート・アモジアキン（artesunate-amodiaquine, ASAQ），アルテスネート・メフロキン（artesunate-mefloquine, ASMQ）やアルテメテル・ルメファントリン（artemether-lumefantrine, AL）などの 2 種配合の ACT 錠剤が治療薬として供給されている．

b) トキソプラズマ治療薬（図 3.46）

(i) ピリメタミン（pyrimethamine）

ジアミノピリミジン誘導体．作用機序は原虫の葉酸合成経路で，ジヒドロ葉酸レダクターゼ（DHFR）を阻害することにより，ジヒドロ葉酸からテトラヒドロ葉酸への変換が阻害され，その結果として，原虫の DNA 合成が阻害される．サルファ薬のスルファジアジン（sulfadiazine）との併用で経口剤として用いられ，葉酸合成経路の異なる酵素を阻害することから相乗効果を示す．副作用としては，腹痛，皮膚色素沈着，アナフィラキシー，食欲不振，発熱などがある．

(ii) その他治療薬

ST（スルファメトキサゾール・トリメトプリム）合剤（p.144），リンコマイシン系薬クリンダマイシン（p.148），マクロライド系薬クラリスロマイシン（p.132）とアジスロマイシン（p.134），ニューモシスチス肺炎治療薬アトバコン（p.206），葉酸代謝拮抗薬ロイコボリン（p.225）およびハンセン病治療薬ジアフェニルスルホン（ダプソン）なども用いられるが，保険適用外である．

c) アメーバ赤痢治療薬（図 3.46）

(i) メトロニダゾール（metronidazole）

ニトロイミダゾール誘導体．活動状態の「栄養型」の第一選択薬であり，組織への移行性が優れ，経口剤・注射剤として用いられる．2012 年にトリコモナス治療薬として適応が追加された．作用機序は，原虫や細菌の体内で還元されたメトロニダゾールが，ニトロソ化合物

（R-NO）に変化することで作用を示す．また，この過程で生成したヒドロキシラジカルがDNAを切断し，らせん構造の不安定化を引き起こすことで原虫や細菌を死滅させる．ジアルジア症（ランブル鞭毛虫症），嫌気性菌 *Clostridium difficile* による偽膜性大腸炎にも用いられ，2007年には胃潰瘍・十二指腸潰瘍におけるヘリコバクター・ピロリ感染症（p.176）に適応が追加された．副作用として，末梢神経障害，食欲不振，嘔気・嘔吐などがある．

(ii) チニダゾール（tinidazole）

構造，作用機序ともにメトロニダゾールに類似している．アレルギーなどの副作用によって，メトロニダゾールを使用できない場合に用いられるが，保険適用外となる．適応はトリコモナス症に限定されている．

(iii) パロモマイシン（paromomycin）

アミノ配糖体系抗菌薬．休眠状態の「シスト型(嚢子)」に適応．2012年に製造・販売が承認された．経口投与では消化管からほとんど吸収されないため，腸内のシストに高濃度で作用する．残存シストの死滅および再発の予防に用いられる．

2 抗寄生虫（蠕虫）薬（図3.47）

a) ピランテル（pyranntel）

回虫症，蟯虫症，鉤虫症，東洋毛様線虫に用いられる．1回の服用により優れた効果を示す駆虫薬．作用機序は，蠕虫の神経・筋接合部で脱分極を引き起こし，神経-筋伝達を遮断することで急激な収縮に伴う運動麻痺を生じさせる．またコリンエステラーゼ抑制作用も有すると考えられている．副作用はまれであるが，腹痛，頭痛，悪心・嘔吐などがある．

b) メベンダゾール（mebendazole）

ベンゾイミダゾール誘導体．蟯虫症，回虫症，鞭虫症などに用いられる．作用機序は，蠕虫のβ-チューブリンに選択的に結合し，重合を阻害することで微小管形成を妨げる．その結果，細胞分裂やグルコースの吸収が抑えられ，グリコーゲンの枯渇やATP生成が減少するために，蠕虫は死滅あるいは駆除される．同構造を有するアルベンダゾール（albendazole）はメベンダゾールより腸管からの吸収が優れており，エキノコックス（包虫）症の治療に用いられている．

c) ジエチルカルバマジン（diethylcarbamazine）

ピペラジン誘導体．リンパ系フィラリアなどの糸状虫症に用いられる．作用機序は明確ではないが，食細胞中のリソソーム酵素であるβ-グルクロニダーゼや酸性ホスファターゼの誘導や，アラキドン酸代謝経路のシクロオキシゲナーゼ（cyclooxygenase, COX）やリポキシゲナーゼの抑制などが考えられている．また，宿主の食細胞や抗体産生細胞の活性化などの免疫系の亢進によっても殺虫作用を示すと考えられている．副作用の発現頻度は調査されていないが，血中に存在する寄生虫の種類や数によって異なる．例えば，発熱，リンパ節・陰嚢腫脹，悪心・嘔吐，腹痛・下痢，悪寒・発熱，食欲不振，筋肉痛，めまい，眠気，疲労感，頭痛などがみられる．

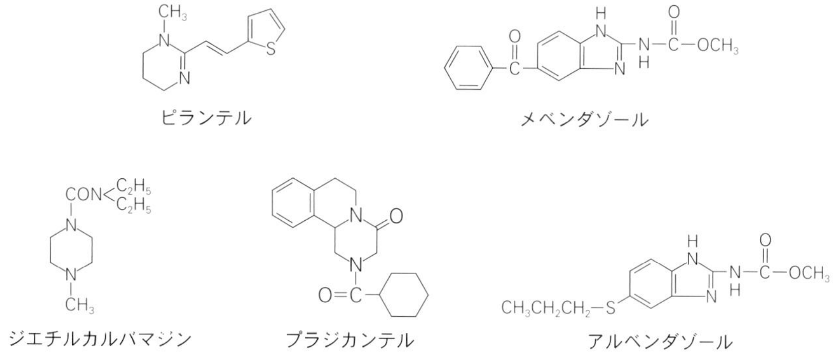

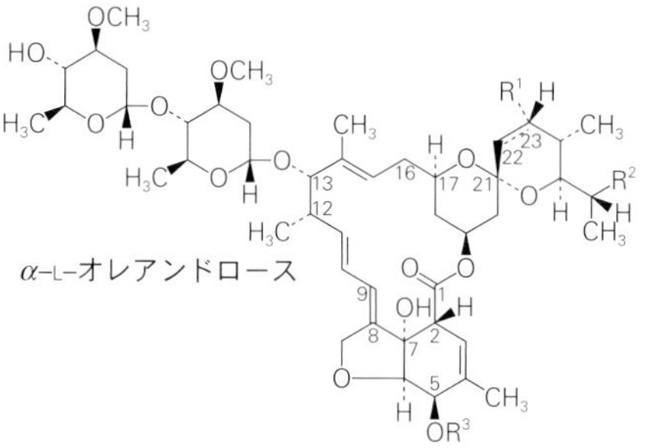

	R^1	R^2	R^3
アベルメクチン A1a		C_2H_5	CH_3
A1b		CH_3	CH_3
A2a	OH	C_2H_5	CH_3
A2b	OH	CH_3	CH_3
B1a		C_2H_5	H
B1b		CH_3	H
B2a	OH	C_2H_5	H
B2b	OH	CH_3	H

R^1がない場合は二重結合（----）が存在する

イベルメクチン（22,23-ジヒドロアベルメクチン B1a : 22,23-ジヒドロアベルメクチン B1b＝90％ : ＜10％）

図3.47 抗寄生虫薬

d) **イベルメクチン**（ivermectin）

　1975年，大村智により発見された．放線菌 *Streptomyces avermectinius* が生産するマクロライド系抗生物質アベルメクチン類の誘導体．腸管糞線虫症，オンコセルカ症（回旋糸状虫症），疥癬虫症（ヒゼンダニ症）に用いられる．作用機序は無脊椎動物の神経・筋肉細胞に存在する膜貫通型グルタミン酸作動性Cl^-チャネル（glutamate-gated chloride channel）に選択的に高い親和性で結合し，チャネルを開口させる．その結果，Cl^-の細胞内への透過が上昇し過分極が起こることで，蠕虫を麻痺させるものと考えられている．哺乳類にはグルタミン酸作動性Cl^-チャネルは存在しないが，脳内に存在する類似のチャネルに対しても親和性は約100倍低い．また，血液脳関門の通過性が低いため選択毒性を示す．副作用はほとんどないものの，腹痛，嘔気，めまいなどが報告されている．

e) **プラジカンテル**（praziquantel）

　吸虫症，条虫症，孤虫症に用いられる．作用機序は明確ではないが，吸虫の細胞膜に存在する電位依存性Ca^{2+}チャネル（voltage-dependent calcium channel, VDCC）のβ-サブユニットに作用し，チャネルを開口する．その結果，Ca^{2+}の細胞内への透過が上昇し脱分極が起こることで，吸虫の激しい筋肉麻痺を引き起こすと考えられている．ほかにも吸虫成虫の上皮構造の損傷（空胞形成や小胞形成など）がみられる．副作用はほとんどないが，死滅した寄生虫による宿主免疫系の亢進によるものが多く，嘔吐，腹痛，頭痛，発疹などがある．

3 アニサキス症

　アニサキス症に有効な治療薬・駆虫薬は開発されていない．予防として，海産魚介類の生食を避けるにつきるが，駆虫には，-20℃，24時間以上の冷凍処理，あるいは60℃，1分以上の熱処理を行うことが有効とされている．また，治療法については，胃アニサキス症の場合，内視鏡下で虫体を摘出したのち対症療法を行う．腸アニサキス症では，対症療法を行いながら幼虫が死滅・吸収されることによって症状が緩和するのを待つ．

参考文献

1) 日本医療開発機構の新興・再興感染症に対する革新的医薬品等開発推進研究事業「わが国における熱帯病・寄生虫症の最適な診断治療体制の構築」（略称：熱帯病治療薬研究班）ホームページ（http://trop-parasit.jp）
2) 熱帯病治療薬研究班：寄生虫症薬物治療の手引き，第9.2版（2017）．
3) 浦部晶夫，島田和幸，河合眞一(編)：今日の治療薬　解説と便覧，南江堂，東京（2018）．
4) 高久史麿，矢崎義雄(監)：治療薬マニュアル，医学書院，東京（2018）．
5) WHOホームページ（http://www.who.int/en/）
6) 独立行政法人 医薬品医療機器総合機構ホームページ（http://www.pmda.go.jp）
7) 各薬剤添付文書

［内田龍児］

抗腫瘍薬

第4章

A 悪性腫瘍の生物学と薬物治療

SBO
- 腫瘍の定義（良性腫瘍と悪性腫瘍の違い）を説明できる．
- 悪性腫瘍について，以下の項目を概説できる．
  組織型分類および病期の分類，悪性腫瘍の検査（細胞診，組織診，画像診断，腫瘍マーカー（腫瘍関連の変異遺伝子，遺伝子産物を含む）），悪性腫瘍の疫学（がん罹患の現状およびがん死亡の現状），悪性腫瘍のリスクおよび予防要因
- 悪性腫瘍の治療における薬物治療の位置づけを概説できる．

1 悪性腫瘍とは

a) 悪性腫瘍の定義

「悪性腫瘍」は「がん」「癌」「ガン」などの表記のされ方があるが，現在では病気の印象を和らげるために「がん」が多く使われている．本章では，状況によって「悪性腫瘍」と「がん」の両方を使用しているが，同義である．一般的に臓器の組織はその臓器に特徴的な高度に分化した上皮細胞層とそれを支える間質組織と筋肉層から成り立っている．この上皮細胞層の増殖や機能の維持は上皮細胞だけでは成し得ず，間質組織が必要不可欠である．上皮細胞に働く増殖因子などは，上皮細胞ではなく間質組織にある細胞から分泌され，細胞の接着や分泌因子を介して機能が制御されている．例えば，上皮細胞層が何らかの傷を負った場合，間質組織から上皮細胞の増殖因子が分泌され，上皮細胞層は増殖し，傷は元どおりに修復される．このプロセスは創傷治癒のメカニズムで制御されているが，Harold Dvorak は「悪性腫瘍」を「癒えない創傷」と称した．すなわち，正常なホメオスタシスでは傷が元どおりになった段階で上皮細胞層の増殖は停止するが，「悪性腫瘍」の場合は停止せず無限に増殖してしまった状態であるといえる．厳密には，間質組織からの指令に対して，無関係に自律的で無秩序な増殖を行うようになった細胞集団を「良性腫瘍」と呼ぶが，そのなかで周囲の組織に浸潤し，または転移を起こすものを「悪性腫瘍」という．ある意味，「転移」は悪性腫瘍の疾患で極めて重要な特徴の1つであり，がん研究者の間では古くから「転移を制するものはがんを制す」といわれて盛んに研究が続けられている．

b) 悪性腫瘍の分類

悪性腫瘍はその発症臓器・器官により大きく3つに分けられる．それらは「固形がん」「血液腫瘍」「肉腫」である．固形がんは，肺，胃，大腸，肝臓，乳房など（5大がんといわれて

表 4.1 悪性腫瘍の TNM 分類

原発がん	T0	腫瘍なし
	T1〜T4	悪性腫瘍の大きさ，浸潤の程度により分類
リンパ節転移	N0	リンパ節転移なし
	N1〜N3	リンパ節転移の程度により分類
遠隔転移	M0	遠隔転移なし
	M1	遠隔転移あり

いる）の臓器の上皮性細胞層から塊となって発症する悪性腫瘍である．固形がんは組織学上「腺がん」と「扁平上皮がん」に分けられるが，腺がんは胃液や乳汁の分泌腺などから発生するものであり，遠隔臓器へと転移する傾向がある．一方，扁平上皮がんは皮膚や粘膜の扁平な形をした細胞から発生し，近傍の臓器には浸潤するが遠隔臓器への転移はまれである．また，がん細胞が元の正常な細胞の特徴を保持している状態を高分化，特徴を失っている程度により中分化，低分化に分類され，分化度が低いほど悪性度は高くなる．血液腫瘍は，急性・慢性骨髄性白血病，急性・慢性リンパ性白血病，悪性リンパ種，多発性骨髄腫などの血液の悪性腫瘍である．一方，肉腫は，筋肉，神経や骨などの非上皮細胞の結合組織から発症する悪性腫瘍で，線維肉腫，カポジ肉腫，骨肉腫などである．これら固形がん，血液腫瘍，肉腫は当然であるが，それぞれのなかでさらに分類されるさまざまながん種は，まったく性質が異なることから，抗悪性腫瘍薬や放射線などの治療への感受性も違い，治療法もそれぞれ特有な対応をする必要がある．

c) 悪性腫瘍の進行度

悪性腫瘍の進行度は原発がんがどのくらいの大きさなのか，周辺のリンパ節に転移しているのか，遠隔臓器への転移はあるのかで決められ，国際対がん連合（Union for International Cancer Control, UICC）による TNM 分類が広く使用されている（**表 4.1**）．T は腫瘍の大きさ（tumor size）を表し T0（腫瘍なし）から腫瘍の大きさと浸潤の程度により T1 から T4 に分類する．N はリンパ節（lymph node）で，N0（リンパ節転移なし）からどこまで転移しているかにより N1 から N3 に分類する．M は遠隔転移（metastasis）で，転移なしを M0，あるものを M1 とする．この TNM 分類を基に，悪性腫瘍の進行度と広がりの程度を表したステージ（病期）分類がある．がんの種類によって異なるが，おおむね次のように分類される．ステージ 0 はがん細胞が上皮内にとどまっているもの，ステージⅠはがん細胞が上皮を超え広がるが筋肉層でとどまっているもの，ステージⅡはがん細胞が筋肉層を超えて広がるか，リンパ節に少し転移しているもの，ステージⅢはがん細胞が筋肉層を超えて広がり，リンパ節にも転移しているもの，ステージⅣはがん細胞が臓器の壁を超えて広がるか，遠隔臓器へ転移しているものである．

d) 悪性腫瘍による死亡（図 4.1）

1970 年ごろまで日本人の死因の第 1 位は脳卒中であったが，1980 年以降から悪性腫瘍が死因の第 1 位となっている．現在わが国では 2 人に 1 人が悪性腫瘍に罹り，3 人に 1 人が悪性腫瘍で亡くなるといわれており，極めて身近な疾患の 1 つとなっている．これは悪性腫瘍の死亡者数と罹患数が高齢化のために増加しているのが理由の 1 つであるが，人口の高齢化を除いた年齢調整率でみると，悪性腫瘍の死亡は 1990 年代半ばをピークに減少し，逆に罹患率は 1980 年代以降増加している．こうした統計の数値のみから一概にはいえないが，やはりがん治療の

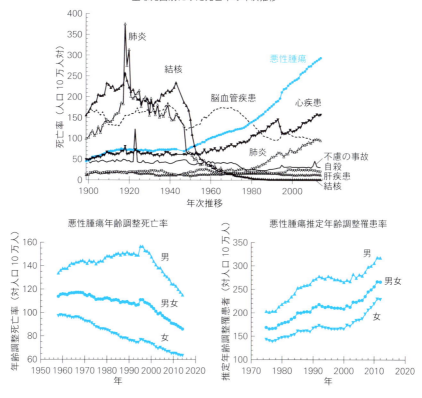

図 4.1 悪性腫瘍に関する統計データ

死因別死亡率の年次推移は厚生労働省，年齢調整死亡率および罹患率は国立がんセンターがん対策情報センターの資料を基に作成．

目覚ましい進歩によって治療成績が向上するとともに，診断技術の進歩によって早期の悪性腫瘍が発見されやすくなったためと考えられる．

　部位別の死亡者数をみると 2015 年の数値で，男性では 1 位肺がん，2 位胃がん，3 位大腸がん，4 位肝がん，5 位膵がん，女性では 1 位大腸がん，2 位肺がん，3 位胃がん，4 位膵がん，5 位乳がん，全体では 1 位肺がん，2 位大腸がん，3 位胃がん，4 位膵がん，5 位肝がんとなっている．1960 年代では，男性では 1 位は胃がん，女性でも 1 位はやはり胃がんで 2 位が子宮がんであった．胃がんはいまだに多くの死亡者がいるが，現代では肺がんや大腸がんなどが増えて上位を占めている．また男性の前立腺がんや女性の乳がんや卵巣がんなどが増加している傾向にある．これは塩分の多い食生活から肉食の欧米生活へのライフスタイルの変化が要因の 1 つともいわれているが，環境の変化によって罹患部位が変化したのは間違いないといえる．また，全体として 5 年生存率は多くのがん種で上昇傾向にあるが，膵がんや肝がんなどそもそも生存率が低いがんは特に今後の研究の成果が待たれる．また，一般的に高齢者のがんに比べて若い働き盛りのがんは進行も速く，治療成績の向上や生活の質（quality of life, QOL）の向上に努めなければいけない．たとえがんを完治できなくとも転移を制御し，増殖を抑え込むことができれば，がんと一緒に寿命をまっとうする「天寿がん」という状態も可能になるかもしれない．天寿がんとは「安らかに人を死に導く超高齢者のがん」として北川知行が定義したものである．

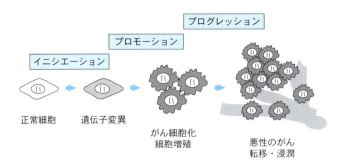

図 4.2　がんの多段階発がん

2　悪性腫瘍の生物学

a)　発がんのメカニズム（図 4.2）

　悪性腫瘍は遺伝子の異常が原因で発症する．遺伝子に異常が起こる原因は，タバコ，紫外線，大気汚染物質，放射線などがあげられる．これらに細胞が曝露されることで遺伝子に損傷が起き，遺伝子の DNA 塩基配列が別の塩基に置換したり，欠失や別の塩基配列が挿入されたりする．この状態を「イニシエーション」と呼ぶが，これだけでは悪性腫瘍は発症しない．これは，細胞にこのような遺伝子の傷を修復する機能が備わっているからである．悪性腫瘍が発症するにはさらに細胞増殖の制御に異常を起こすような遺伝子の変異が加わる必要がある．これを「プロモーション」と呼び，修復が不可能な変化によって細胞が無秩序に増殖するようになる．このようにイニシエーションとプロモーションの 2 段階でがんが発症することを「発がんの 2 段階仮説」と呼ぶ．

　当初発がんにはこれら 2 段階の変化が必要と考えられていたが，それに「プログレッション」と呼ばれるステージが続くことがわかってきた．これは細胞がさらに異常な特徴を獲得して悪性化するもので，それまで限られた場所でのみ増殖する状態から，増殖速度の増加，周囲の組織への「浸潤」，血流での生存，免疫細胞への抵抗性，さらには遠隔の臓器へと移動する「転移」の能力を獲得していく．これらの異常な変化が生じる原因として，1 つはそれらの特徴を担う遺伝子が変異することであるが，それ以外にもエピジェネティックな変化によって遺伝子の発現が変化する場合もある．エピジェネティックな変化は遺伝子の変異を伴わず，DNA のメチル化，アセチル化など RNA への転写を制御するメカニズムに変化が生じ，結果的にある遺伝子の発現量が後天的に増減するものである．

　多段階発がんの良いモデルとしては大腸がんがあげられる．まず *APC*（adenoma polyposis coli）遺伝子が変異することで良性の初期腺腫になり，続いて *K-ras*（v-Ki-ras2 Kisten rat sarcoma viral oncogene homolog）遺伝子が変異して中期腺腫が形成される．そして，*p53* 遺伝子が変異することでがん化し，さらに *DCC*（deleted in colorectal cancer）遺伝子が変異することで，転移性のがんへと進展する．このようにそれぞれの段階で特徴的な遺伝子の変異が連続して起こることでがん化することがわかっている．

b)　細胞周期と悪性腫瘍（図 4.3）

　細胞分裂は DNA を複製する S 期（synthesis），細胞が分裂する M 期（mitosis），それらの間のギャップ（gap）にあたる G1 期，G2 期からなり，これを総じて細胞周期（cell cycle）と

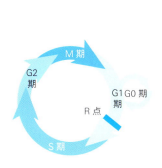

図 4.3 細胞周期（cell cycle）

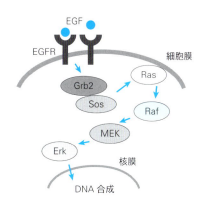

図 4.4 上皮細胞増殖因子受容体（EGFR）の細胞内シグナル伝達

EGF：上皮細胞増殖因子

呼ぶ．S 期に入る直前には R 点（restriction point）と呼ばれる時期があり，通常細胞はこの R 点を超えることはなく G1 期あるいは G0 期と呼ばれる細胞分裂を停止した状態にあり，DNA の複製が起こらず，細胞増殖しない．体内の多くの細胞は G0 期にあるといわれている．しかし，細胞外から増殖因子の刺激が入るとこの R 点を超えることができ，細胞は分裂し，増殖する．がん化した細胞では，常に細胞周期が回るように遺伝子の変異が起きている．一方，細胞周期が回っている過程で，細胞には正常に DNA が複製されているか，細胞が均等に分裂されているかなどをチェックし，修復する機能が備わっている．通常，必要ない細胞や異常のある細胞はアポトーシスという細胞自らが細胞死を誘導するシステムによって淘汰され，全体として組織は保たれている．しかし，がん細胞ではこれら正常なアポトーシスのシステムが崩壊しており，異常な状態を維持しつつ増殖する．すなわち，がん化に関わる遺伝子は，こうした細胞周期に異常をきたしているといえる．細胞周期の回転を車に例えるなら，細胞周期を進めるアクセルが「がん遺伝子」，ブレーキが「がん抑制遺伝子」に相当する．増殖のアクセルを担うがん遺伝子の活性化や増幅，逆にブレーキの役目を果たすがん抑制遺伝子の不活性化や欠失などの遺伝子の異常が蓄積することで細胞はがん化する．

c) がん遺伝子（図 4.4）

これまでに多くのがん遺伝子が発見されているが，もともとがん遺伝子の存在は，1911 年に Francis Peyton Rous によってニワトリに肉腫を発生させるウイルスであるラウス肉腫ウイルスの発見に始まる．その後の研究から，同様な遺伝子がウイルスだけでなく，宿主の細胞にもあることがわかり，がん遺伝子 *src*（肉腫 sarcoma から *src* と命名された）の発見へとつながった．Src はタンパク質のチロシン残基をリン酸化するチロシンキナーゼの酵素活性を有するタンパク質である．細胞内のタンパク質はリン酸化されることによって構造が変化し，活性が制御されている．細胞外から増殖因子などの刺激が入ると，その受容体を介して順次基質となるタンパク質（酵素）をリン酸化し，最終的に DNA が合成され細胞は増殖する．この一連の流れを細胞内シグナル伝達経路と呼ぶ．タンパク質のリン酸化の 99% 以上は，セリンやトレオニンの残基であるが，約 0.1% 程度チロシン残基がリン酸化される．このチロシンのリン酸化は細胞内シグナル伝達経路では極めて重要な反応を担うケースが多く，がん遺伝子の多くがチ

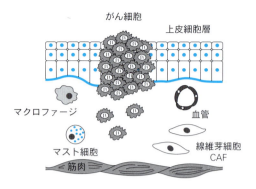

図 4.5　がん微小環境

ロシンキナーゼ活性を有している．後述する分子標的薬の多くも，このチロシンキナーゼ活性を阻害する薬物である．

　上皮細胞増殖因子受容体（epidermal growth factor receptor, EGFR）は典型的な増殖因子の受容体であり，リガンドの上皮細胞増殖因子（EGF）が結合すると細胞内のチロシンキナーゼが活性化し，下流の Ras, Raf などを順次活性化する．Ras の 1 つ K-ras は，増殖因子受容体の細胞内シグナル伝達経路の途中にあり，通常は増殖因子の刺激が細胞内に伝えられたときのみ活性化する．しかし，*K-ras* 遺伝子に変異が生じ，がん遺伝子 *K-ras* となって恒常的に活性化すると，増殖因子の刺激がなくても細胞増殖の下流のシグナルを活性化することができる．*K-ras* 遺伝子は膵がんで 90% 以上，大腸がんでは約 50% で変異している．

d）がん抑制遺伝子

　がん抑制遺伝子は大きく 2 つのタイプがある．1 つは，細胞増殖に関わる因子を直接抑制するもの，もう 1 つは，遺伝子にできた損傷を修復するものである．がん抑制遺伝子はこれまでに 10 数個以上発見されている．大腸がんや乳がんなどさまざまな臓器のがんで異常がみられる *p53*，網膜芽細胞腫や骨肉腫などで異常がみられる *Rb*（retinoblastoma），家族性乳がんや卵巣がんに特徴的に変異がみられる *BRCA1*（breast cancer susceptibility gene 1），大腸がんに特徴的に変異が見られる *MSH2*（MutS protein homolog 2）など，臓器によって特徴的なものもある．

　一部の悪性腫瘍は遺伝するものがあり，遺伝性腫瘍あるいは家族性腫瘍と呼ばれている．大腸に無数のポリープができる家族性大腸ポリポーシスやリンチ症候群などが遺伝性の悪性腫瘍である．また乳がんや卵巣がんでは，がんの発症に関連する 2 つの遺伝子 *BRCA1* と *BRCA2* がみつかっており，先天的にいずれかの遺伝子に変異があると，乳がんや卵巣がんを発症するリスクが高くなる．

e）がん微小環境

　悪性腫瘍，とりわけ固形がんはがん細胞だけでなく周辺の「間質」と呼ばれる正常な組織と混在する形で成り立っている（図 4.5）．間質は線維芽細胞，免疫細胞，血管や細胞外マトリックス成分などさまざまな種類の細胞と成分から構成されている．間質とがん細胞で形成された特殊な状態を「がん微小環境」と呼び，がんの増殖や転移に密接に関わっている．がん細胞が増殖するために栄養は必要で，その栄養を供給するためには血管が必要である．がん組織で新

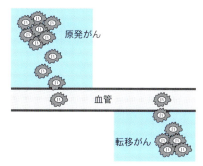

図 4.6　がん転移

たに血管が作り出されることを血管新生と呼ぶが，できた腫瘍血管は正常な血管に比べると脆弱な性質がある．この血管新生は，がん微小環境のがん細胞や間質の細胞から分泌される血管新生因子が重要な役割を果たしており，この血管新生を標的とした抗悪性腫瘍薬の開発もされている．また，がん微小環境の間質の細胞は正常な細胞であるが，がん細胞にとって都合の良い細胞に変化していることがわかっている．このような間質の細胞のなかでも特に「がん関連線維芽細胞（cancer-associated fibroblasts, CAF）」などは，新しいがん治療の標的として注目されている．

f)　がん転移

転移はさまざまなステップを経て成立する．正常な細胞は隣の細胞同士，E-カドヘリンなどの細胞間接着タンパク質によって強固に結合している．がん細胞ではこの細胞間接着が弱くなっており，さらに運動性が高くなっていて，元の場所から移動しやすくなっている．細胞の間はコラーゲンなどの結合組織で埋められているため，細胞が移動するにはこれらの結合組織を破壊する必要がある．しかし，がん細胞はこの結合組織を分解するマトリックスメタロプロテアーゼなどさまざまな酵素を分泌していて，結合組織内を「浸潤」する．「転移」は，まず浸潤したがん細胞が血管やリンパ管などまで移動し，プロテアーゼなどによって管内に侵入するところから始まる（図 4.6）．がん細胞であってもナチュラルキラー（NK）細胞の攻撃を受け多くの細胞は血液やリンパ液中で死滅してしまうが，このような環境のなかでも生き残ったがん細胞が新たな臓器で生着し，増殖する．がん細胞が移動する経路によって，がん転移は血行性，リンパ性，そして腹腔や胸腔内に広がっていく播種性の大きく3つに分けられる．ところで，がん細胞は血液やリンパに乗って全身を巡るが，転移する臓器には指向性がある．例えば，胃がんや大腸がんは肝臓へ，前立腺がんや乳がんは骨などに転移しやすい．これはもちろん原発臓器の位置と最初に遭遇する毛細血管でがん細胞がトラップされるかにもよるが，それだけではなくがん細胞と転移先の環境との相性も大きく影響する．Stephen Paget はがん細胞を「種（seed）」，転移先の組織の間質を「土（soil）」に例えて，種に適した土が転移の成立には重要であると唱えていた（seed and soil 説）．こうしたがん細胞と転移先の間質との相互作用もがん転移の標的になる可能性がある．

g)　がん幹細胞（図 4.7）

最近の研究から悪性腫瘍には「がん幹細胞」が存在することが明らかになりつつある．血球のさまざまな細胞が骨髄の血液幹細胞から増殖・分化して形成されるのと同様に，悪性腫瘍に

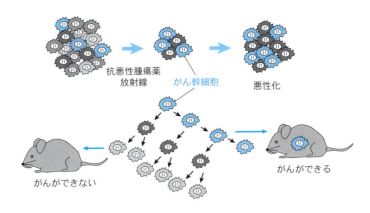

図 4.7 がん幹細胞

もがん幹細胞が存在するのではないかというものである．一般的に悪性腫瘍はさまざまな遺伝子の異常をもったがん細胞が混じり合っていて，多様性があり，1つの遺伝子異常をもった細胞クローンが単に増殖した集団ではない．このため抗悪性腫瘍薬や放射線に感受性のがん細胞集団もいれば抵抗性を示す集団もある．このなかで，がん幹細胞と定義される細胞集団は免疫不全マウスなどに移植したときに腫瘍を形成する能力が高く，従来の抗悪性腫瘍薬に耐性を示し，細胞分裂の際に，自身のコピーとそれとは異なる性質を示す増殖が盛んな娘がん細胞を生成するとされている．したがって，悪性腫瘍の塊のなかには多くの娘がん細胞とごく一部のがん幹細胞が混在し，抗悪性腫瘍薬や放射線で治療を行うと，この娘がん細胞達が死滅し悪性腫瘍は縮小する．しかし，この縮小したなかにこれらの治療に抵抗性ながん幹細胞が残存し，後に再発がんを形成するというものである．悪性腫瘍を根治するためにはこのがん幹細胞を死滅させる必要があり，現在盛んに研究されている．

3 悪性腫瘍の薬物治療

a) 悪性腫瘍の診断

悪性腫瘍は初期の頃にはほとんど自覚される症状がみられないのが特徴でもあり，初発症状がみられた段階ではかなり進行している場合が多い．したがって，悪性腫瘍の治癒率を向上するためにも早期の診断は重要な問題の1つである．こうした悪性腫瘍の診断技術は進歩しており，これまでのように血液（採血）や内視鏡などにより組織を取り出し（侵襲的診断法），遺伝子やタンパク質などを解析する手法から，CT，MRI，PETなどの画像診断や，唾液や尿などを利用する非侵襲的診断法の開発が精力的に進められている．これにはがん患者に特徴的な「腫瘍マーカー」となる因子の発見や検出技術の進歩が必須である．今後，悪性腫瘍の診断における患者の負担はますます軽減されていくはずである．

b) 悪性腫瘍の治療

悪性腫瘍の治療は大きく3つの方法，「外科療法」「放射線療法」「化学療法」に分けられる．外科療法では，内視鏡手術（腹腔鏡や胸腔鏡）の技術が向上し，患者の負担が軽減されている．また，放射線療法もがん組織にピンポイントで放射線を照射する技術などが進歩している．化学療法は抗悪性腫瘍薬などの薬物を使用する治療であり，本書では化学療法についてのみ述べ

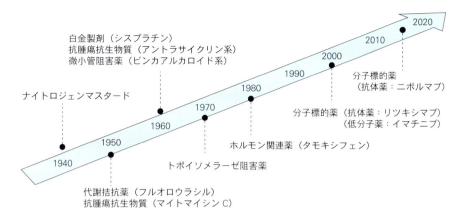

図 4.8　抗悪性腫瘍薬開発の歴史

る．このようにがん治療法は大きく3つあるが，実際は対象となるがんの種類や病状によってそれらを組み合わせた集学的治療が行われる．例えば，悪性腫瘍の外科的切除が困難な場合は，あらかじめ化学療法を行い（術前化学療法），ある程度悪性腫瘍が縮小してから手術による切除を行う．また，外科療法の後に再発や転移を抑えるために化学療法が行われる［術後補助化学療法（アジュバント療法）］こともある．

　感染症では抗生物質（抗菌薬）を用いた化学療法により治療が行われる．感染症は「非自己」の生物（細胞）が体内に侵入し発症するが，悪性腫瘍は「自己」の細胞が原因で発症する点が極めて重要な違いである．感染症では元来免疫による攻撃があり，また非自己の生物であるためその治療標的など根本的なメカニズムがヒトと異なる．一方，悪性腫瘍は時間をかけて自己から発症するので免疫からの回避を伴い，また治療標的などのメカニズムが正常のそれと非常に似ているため副作用の問題が深刻である．さらに，がん治療においては再発，転移，薬剤耐性などの問題も重要である．

c) 抗悪性腫瘍薬の歴史

　第一次世界大戦中にドイツ軍がカナダ軍に対してマスタードガスを使用したところ遅発性の重篤な造血器障害が認められた．そこで，これを改良したナイトロジェンマスタードが創製され，これが最初の抗悪性腫瘍薬といわれている（**図 4.8**）．わが国でも，1950年代に石館守三や吉田富三によってナイトロジェンマスタードの誘導体であるナイトロミンが開発され，これがわが国初の抗悪性腫瘍薬とされている．それまでに研究されていた抗生物質を抗悪性腫瘍薬へと応用した例としては秦藤樹による1940年代のマイトマイシンがあげられる．また，抗生物質の探索技術を抗悪性腫瘍薬に応用した例としては梅澤濱夫による1960年代に微生物培養液から発見されたブレオマイシンがあげられる．

d) 抗悪性腫瘍薬の分類

　抗悪性腫瘍薬は大きく3つのタイプに分けられる．「細胞傷害性抗悪性腫瘍薬」はいわゆる殺細胞薬であり，DNA代謝などに作用して細胞増殖抑制効果や殺細胞効果を発揮する．微小管阻害薬，白金製剤，トポイソメラーゼ阻害薬，1990年代に新たに開発された微小管阻害薬のタキサン系薬など従来開発された抗悪性腫瘍薬のほとんどがこの細胞傷害性抗悪性腫瘍薬に

あたる．増殖が盛んな正常な細胞に対しても作用してしまうため，副作用は著しく，悪心・嘔吐，脱毛，骨髄抑制などがみられる．このような状況を改善するためにがん細胞の生物学に立脚してがん細胞に選択的に作用する抗悪性腫瘍薬の開発が望まれた．その結果，最近では「がん分子標的薬」が開発されている．がん分子標的薬は，標的分子の活性化部位に働く阻害薬である低分子化合物と標的分子に結合する抗体に大きく分けられる．残念ながら，がん分子標的薬もその標的に起因する副作用は避けられない状況である．現在までに低分子薬約45剤，抗体薬約25剤が臨床で使用されている．もう1つはホルモンの産生や機能を抑制する「ホルモン療法」である．これもある意味では分子標的薬ともいえるが，エストロゲンやアンドロゲンなどの性ホルモンに依存性の増殖を示す乳がんや前立腺がんなどに用いられる．

e) 抗悪性腫瘍薬の効果判定

がん化学療法の効果判定には米国NCIのRECIST（Response Evaluation Criteria in Solid Tumor）ガイドラインが用いられ，治療後悪性腫瘍が消失した場合を「完全奏功（CR, complete response）」，悪性腫瘍の大きさが30％以上縮小した場合を「部分奏功（PR, partial response）」，変化しない場合を「安定（SD, stable disease）」，20％以上増大した場合を「進行（PD, progressive disease）」として判定する．がん化学療法では単剤での治療はまれであり，作用の異なる複数の薬剤を併用して治療することが多い（多剤併用療法）．これはがんが抗悪性腫瘍薬に対する感受性が異なるさまざまな特徴をもった集団であるため，異なる作用の抗悪性腫瘍薬を複数使用すればより有効であろうという考えである．多剤併用療法では，薬剤の種類，投与量，スケジュールをまとめたものをレジメンと呼ぶ．例えば，FOLFOX療法は大腸がんの代表的なレジメンで，FOL（葉酸）とF（フルオロウラシル）とOX（オキサリプラチン）の併用療法である．一方，制吐薬や止痢薬など抗悪性腫瘍薬の副作用を軽減するための薬剤も投与される．副作用が重篤になると，抗悪性腫瘍薬の投与中止や変更などが必要になるためがん治療において副作用の軽減は極めて重要である．

f) 最新のがん治療薬

悪性腫瘍の免疫は回避されていると前述したが，1890年代にWilliam Coleyが，がん患者に細菌を投与し，体の免疫を活発にすることで悪性腫瘍を小さくした．このように古くから悪性腫瘍に対する免疫は存在するといわれていた．その後，細菌由来のBCGやキノコの抽出物で作製した「非特異的免疫賦活薬」の開発や，体の免疫の働きを刺激するサイトカインを投与する治療法，体に悪影響を与えないように弱くしたがん細胞を投与して免疫を高めるがんワクチン療法などが試みられた．さらには樹状細胞，マクロファージ，T細胞，B細胞，NK細胞などの免疫細胞を体外に取り出して増やし，悪性腫瘍に対する攻撃力を高めた後に体内に戻すといった「養子免疫療法（免疫細胞療法）」なども開発されたが，このように免疫力を高めるアプローチではなかなか顕著な成果があげられなかった．こうした背景のもと，がん細胞が免疫細胞の攻撃を阻止していることがわかり，その阻止を解除することで免疫の働きを再び活性化させ，悪性腫瘍を攻撃する治療法が生み出された．それは本庶佑らが発見したPD-1という細胞表面のタンパク質に対する抗体ニボルマブであり，近年新たな抗悪性腫瘍薬として注目されている．

［川田　学］

B 抗悪性腫瘍薬

> **SBO** ・以下の抗悪性腫瘍薬の薬理（薬理作用，機序，主な副作用，相互作用，組織移行性）および臨床適用を説明できる．
> アルキル化薬，代謝拮抗薬，抗腫瘍抗生物質，微小管阻害薬，トポイソメラーゼ阻害薬，抗腫瘍ホルモン関連薬，白金製剤，分子標的治療薬，その他の抗悪性腫瘍薬

1 代表的な抗悪性腫瘍薬

現在国内で使用されている抗悪性腫瘍薬は100種類以上あり，それらのなかには経口剤や注射剤が含まれる．代表的な抗悪性腫瘍薬を**表4.2**に分類して示す．その構造，作用機序，適応および重大な副作用について以下に述べる．ただし，抗腫瘍作用以外の作用を有する薬物も含まれるが，本章では抗腫瘍作用についてのみ述べる．

2 アルキル化薬

アルキル化薬は，肝臓の代謝酵素などで電子親和性の強い活性代謝物となり，DNAなどのアミノ基，リン酸基，水酸基，チオール基など求核的な置換基をアルキル化することにより，

表4.2 代表的な抗悪性腫瘍薬

分類		一般名
アルキル化薬	マスタード類	シクロホスファミド，イホスファミド，ブスルファン，メルファラン
	ニトロソウレア類	ニムスチン，ラニムスチン，カルムスチン，ストレプトゾシン
	その他	ダカルバジン，テモゾロミド，プロカルバジン
代謝拮抗薬	葉酸代謝拮抗	メトトレキサート，ペメトレキセド
	ピリミジン代謝拮抗	フルオロウラシル，ドキシフルリジン，カペシタビン，テガフール，シタラビン，ゲムシタビン
	プリン代謝拮抗	メルカプトプリン，ネララビン，フルダラビン，ペントスタチン
	その他	ヒドロキシカルバミド
抗腫瘍抗生物質	アントラサイクリン系	ダウノルビシン，イダルビシン，ドキソルビシン，アクラルビシン
	ブレオマイシン系	ブレオマイシン，ペプロマイシン
	その他	アクチノマイシンD，マイトマイシンC，エリブリン
微小管阻害薬	ビンカアルカロイド系	ビンクリスチン，ビンブラスチン，ビンデシン，ビノレルビン
	タキサン系	パクリタキセル，ドセタキセル
トポイソメラーゼ阻害薬	トポイソメラーゼI阻害	イリノテカン，ノギテカン
	トポイソメラーゼII阻害	エトポシド，ソブゾキサン
抗腫瘍ホルモン関連薬		タモキシフェン，フルタミド，リュープロレリン，デガレリクス，アナストロゾール
白金製剤		シスプラチン，カルボプラチン，オキサリプラチン
分子標的薬	低分子薬	ゲフィチニブ，イマチニブ，テムシロリムス
	抗体薬	トラスツズマブ，ベバシズマブ
	複合体薬	イットリウム（^{90}Y）イブリツモマブチウキセタン
サイトカイン関連薬		インターフェロン α，β および γ，セルモロイキン
その他		サリドマイド，トレチノイン，三酸化ヒ素，L-アスパラギナーゼ，ホリナートカルシウム，レボホリナートカルシウム

DNA合成阻害，細胞分裂阻害などの作用により抗腫瘍活性を示す．DNA中のグアニン7位の窒素原子および6位の酸素原子などはその代表的なアルキル化部位である．また，複数の活性部位を有するアルキル化薬は，DNA鎖内あるいはDNA鎖間で架橋を形成すること，またはDNA-タンパク質架橋形成を通して腫瘍の増殖を阻害する．

シクロホスファミド（cyclophosphamide, CPA）は，ナイトロジェンマスタードを環状ホスファミド誘導化したプロドラッグ（合成誘導体）である．投与後，消化管より吸収され，肝代謝酵素（主にCYP2B6）により4-ヒドロキシシクロホスファミドとなり，さらに腫瘍細胞内で，活性本体であるホスホラミドマスタードとなる．この代謝物がDNAのグアニンおよびシトシン残基をアルキル化し，DNA合成を阻害し，抗腫瘍活性を示す（図4.9）．CPAは，単独で用いられることもあるが，小細胞肺がんに対するCAV療法（シクロホスファミド＋ドキソルビシン＋ビンクリスチン）や悪性リンパ腫に対するCHOP療法（シクロホスファミド＋ドキソルビシン＋ビンクリスチン＋プレドニゾロン）などの併用療法にも用いられる．代表的な副作用として，代謝物であるアクロレインによる出血性膀胱炎があるが，メスナにより予防がある程度可能である（メスナはアクロレインと結合し無毒化する）（図4.9）．

イホスファミド（ifosfamide, IFM）は，シクロホスファミド系合成誘導体であり同様に肝代謝酵素により活性化体へと変換され，DNA合成を阻害する．

メルファラン（melphalan, L-PAM）はナイトロジェンマスタードのメチル基をフェニルアラニンに置換した合成誘導体であり，細胞内に取り込まれた後DNA鎖間またはDNA鎖内架橋形成あるいはDNA-タンパク質架橋形成を通して，抗腫瘍作用や骨髄抑制作用を示すものと考えられる．

ニムスチン（nimustine, AVNU）は水溶性のニトロソウレア系合成誘導体であり，高い脂質溶解性を有し，血液脳関門を通過できるため，脳腫瘍に対する中心的薬物として用いられている．

ダカルバジン（dacarbazine, DITC）は，生体内代謝によって生じるジアゾメタンによるアルキル化作用により，抗腫瘍活性を示すと考えられている合成化合物である．細胞周期に対する影響では低濃度の場合はG1期，高濃度の場合はG2期にも作用する．DITCは，単独でも用

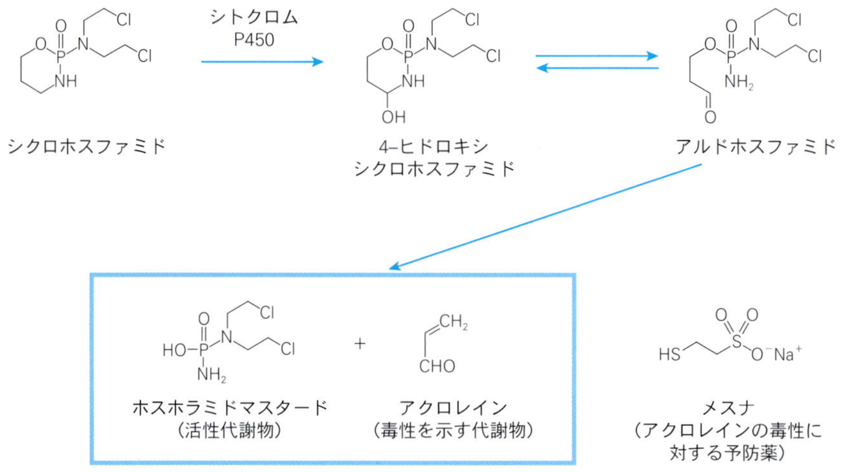

図4.9 シクロホスファミドの代謝経路

表 4.3 アルキル化薬

分類	一般名	剤形	適応症	副作用
マスタード類	Cyclophosphamide(CPA) ㊞シクロホスファミド水和物	注射剤	多発性骨髄腫, 悪性リンパ腫, 肺がん, 乳がん, 急性白血病, 真性多血症, 子宮頸がん, 子宮体がん, 卵巣がん, 神経腫瘍, 骨腫瘍	ショック, アナフィラキシー, 骨髄抑制, 出血性膀胱炎, 排尿障害, イレウス, 胃腸出血, 間質性肺炎, 肺線維症, 心筋障害, 心不全, 抗利尿ホルモン不適合分泌症候群, 中毒性表皮壊死症, 皮膚粘膜眼症候群, 肝機能障害, 黄疸, 急性腎不全, 横紋筋融解症
			[併用]慢性リンパ性白血病, 慢性骨髄性白血病, 咽頭がん, 胃がん, 膵がん, 肝がん, 結腸がん, 睾丸腫瘍, 絨毛性疾患, 横紋筋肉腫, 悪性黒色腫	
		散剤,錠剤	多発性骨髄腫, 悪性リンパ腫, 乳がん, 急性白血病, 真性多血症, 肺がん, 神経腫瘍, 骨腫瘍	
			[併用]慢性リンパ性白血病, 慢性骨髄性白血病, 咽頭がん, 胃がん, 膵がん, 肝がん, 結腸がん, 子宮頸がん, 子宮体がん, 卵巣がん, 睾丸腫瘍, 絨毛性疾患, 横紋筋肉腫, 悪性黒色腫, 乳がん, 褐色細胞腫, 悪性リンパ腫	
	Ifosfamide(IFM) イホスファミド	注射剤	肺小細胞がん, 前立腺がん, 子宮頸がん, 骨肉腫, 再発または難治性の胚細胞腫瘍, 悪性リンパ腫	骨髄抑制, 出血性膀胱炎, 排尿障害, ファンコニー症候群, 急性腎不全, 意識障害, 幻覚, 錯乱, 錐体外路症状, 脳症, 間質性肺炎, 肺水腫, 心筋障害, 不整脈, 抗利尿ホルモン不適合分泌症候群, 急性膵炎
			[併用]悪性骨・軟部腫瘍, 小児悪性固形腫瘍	
	Busulfan(BUS) ㊞ブスルファン	散剤	慢性骨髄性白血病, 真性多血症	骨髄抑制, 間質性肺炎, 肺線維症, 白内障
		注射剤	同種造血幹細胞移植の前治療, ユーイング肉腫ファミリー腫瘍, 神経芽細胞腫における自家造血幹細胞移植の前治療	静脈閉塞性肝疾患, 感染症, 出血, ショック, アナフィラキシー, 痙攣, 肺出血, 喀血, 間質性肺炎, 呼吸不全, 急性呼吸窮迫症候群, 心筋症, 胃腸障害
	Melphalan(L-PAM) ㊞メルファラン	注射剤	白血病, 悪性リンパ腫, 多発性骨髄腫, 小児固形腫瘍	感染症, 出血, ショック, アナフィラキシー, 胃腸障害, 肝機能障害, 黄疸, 心筋症, 不整脈, 間質性肺炎, 肺線維症, 溶血性貧血
		錠剤	多発性骨髄腫	骨髄抑制, ショック, アナフィラキシー, 重篤な肝障害, 黄疸, 間質性肺炎, 肺線維症, 溶血性貧血
	Bendamustine ベンダムスチン塩酸塩	注射剤	再発または難治性低悪性度B細胞性非ホジキンリンパ腫, 再発または難治性マントル細胞リンパ腫, 慢性リンパ性白血病	骨髄抑制, 感染症, 間質性肺疾患, 腫瘍崩壊症候群, 重篤な皮膚症状, ショック, アナフィラキシー
ニトロソウレア類	Nimustine(ACNU) ニムスチン塩酸塩	注射剤	脳腫瘍, 消化器がん (胃がん, 肝臓がん, 結腸・直腸がん), 肺がん, 悪性リンパ腫, 慢性白血病	骨髄抑制, 汎血球減少, 間質性肺炎, 肺線維症
	Ranimustine(MCNU) ラニムスチン	注射剤	膠芽腫, 骨髄腫, 悪性リンパ腫, 慢性骨髄性白血病, 真性多血症, 本態性血小板増多症	骨髄抑制, 間質性肺炎
	Carmustine(BCNU) カルムスチン	脳内留置用剤	悪性神経膠腫	痙攣, 大発作痙攣, 脳浮腫, 頭蓋内圧上昇, 水頭症, 脳ヘルニア, 創傷治癒不良, 感染症, 血栓塞栓症, 出血
	Streptozocin ストレプトゾシン	注射剤	膵・消化管神経内分泌腫瘍	腎障害, 骨髄抑制, 耐糖能異常, 肝障害
その他	Dacarbazine(DITC) ダカルバジン	注射剤	悪性黒色腫	アナフィラキシーショック, 骨髄機能抑制, 肝障害
			[併用]ホジキンリンパ腫, 褐色細胞腫	
	Temozolomide(TMZ) テモゾロミド	カプセル剤,注射剤	悪性神経膠腫	骨髄機能抑制, ニューモシスチス肺炎, 感染症, 間質性肺炎, 脳出血, アナフィラキシー, 肝機能障害, 黄疸, 中毒性表皮壊死症
	Procarbazine(PCZ) ㊞プロカルバジン塩酸塩	カプセル剤	悪性リンパ腫	間質性肺炎, 骨髄抑制, 痙攣発作
			[併用]悪性星細胞腫, 乏突起膠腫成分を有する神経膠腫	

[併用]:ほかの抗悪性腫瘍薬との併用療法で認められている適応症

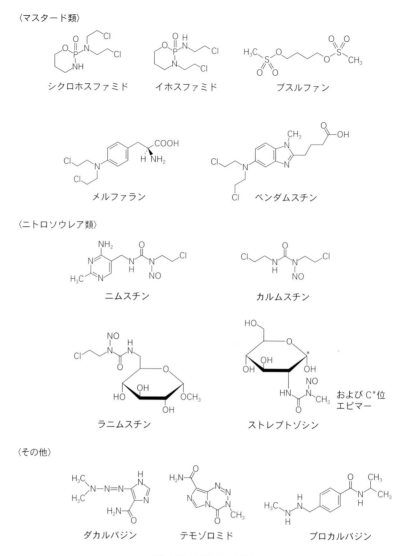

図 4.10 アルキル化薬

いられるが，ホジキンリンパ腫に対して ABVD 療法（ドキソルビシン＋ブレオマイシン＋ビンブラスチン＋ダカルバジン）などにも用いられる．

　これらのアルキル化薬は，特定の細胞周期に作用するのではなく（非特異的），いずれの細胞周期でもアルキル化は生じる．アルキル化は腫瘍細胞のみならず，正常細胞にも生じる．しかし，細胞増殖が相対的に遅い正常細胞では，アルキル化を受けた後，次の細胞周期までに修復される可能性が高く，細胞死にいたる割合も少ない．このため，細胞の増殖が活発な腫瘍細胞のほうがアルキル化薬による細胞死の影響は大きい．

　代表的なアルキル化薬の剤形，適応症および重大な副作用を**表 4.3**，構造を**図 4.10**に示す．

表 4.4　葉酸代謝拮抗薬

一般名	剤形	適応症	副作用
Methotrexate（MTX） ㊙ メトトレキサート	錠剤，注射剤	急性白血病 慢性リンパ性白血病，慢性骨髄性白血病，絨毛性疾患 ［併用］（注射剤のみ） 　CMF 療法（シクロホスファミド＋MTX＋フルオロウラシル）：乳がん 　MTX・ロイコボリン救援療法：肉腫，急性白血病，悪性リンパ腫 　MTX・フルオロウラシル交代療法：胃がんに対するフルオロウラシルの抗腫瘍効果の増強 　M-VAC 療法（MTX＋ビンブラスチン＋ドキソルビシン＋シスプラチン）：尿路上皮がん	ショック，アナフィラキシー，骨髄抑制，感染症，劇症肝炎，肝不全，急性腎不全，尿細管壊死，重症ネフロパチー，間質性肺炎，肺線維症，胸水，中毒性表皮壊死症，皮膚粘膜眼症候群，出血性腸炎，壊死性腸炎，膵炎，骨粗鬆症，脳症（白質脳症を含む），その他の中枢神経障害，ギラン・バレー症候群
Pemetrexed（PEM） ペメトレキセドナトリウム水和物	注射剤	悪性胸膜中皮腫，切除不能な進行・再発の非小細胞肺がん	骨髄抑制，感染症，間質性肺炎，ショック，アナフィラキシー，重度の下痢，脱水，腎不全，中毒性表皮壊死症，皮膚粘膜眼症候群

［併用］：ほかの抗悪性腫瘍薬との併用療法で認められている適応症

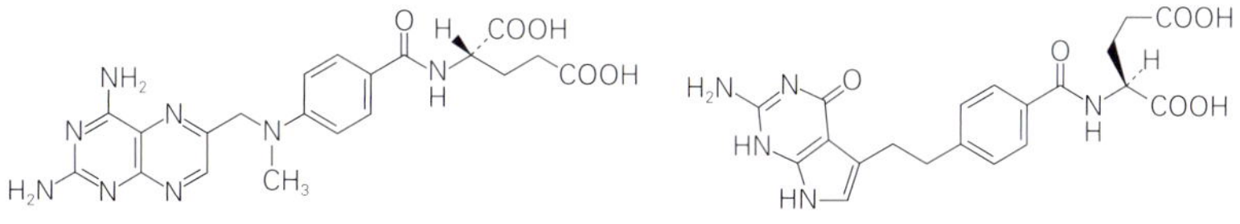

メトトレキサート　　　　　　　　　　　　ペメトレキセド

図 4.11　葉酸代謝拮抗薬

3　代謝拮抗薬

　代謝拮抗薬は DNA の構成要素であるプリン塩基やピリミジン塩基を模倣したものであり，細胞周期の S 期において DNA へのプリン塩基やピリミジン塩基の取り込みを阻害する．これにより，正常な細胞増殖や分裂が阻害され，抗腫瘍活性を示す．

a）葉酸代謝拮抗薬（表 4.4，図 4.11）

　葉酸代謝拮抗薬は，主に還元型葉酸キャリアによって能動的に細胞に取り込まれ，ホリルポリグルタミン酸合成酵素によりポリグルタミン酸化を受ける．ポリグルタミン酸化を受けることにより，細胞内での滞留性が向上するとともに，葉酸代謝酵素に対する親和性が増大する．

　メトトレキサート（methotrexate, MTX）は，ジヒドロ葉酸レダクターゼ（DHFR）を阻害する合成化合物であり，プリンおよびチミジル酸合成系を阻害して細胞増殖を抑制し，細胞死にいたらしめる．MTX の正常細胞への影響を軽減する目的で，メトトレキサート・ロイコボリン救援療法（MTX・LV 救援療法）がある．また MTX は，フルオロウラシルの抗腫瘍効果を増強する目的で，メトトレキサート・フルオロウラシル交代療法にも用いられる．

　ペメトレキセド（pemetrexed, PEM）は，細胞内に取り込まれた後にポリグルタミン酸化を受けた後，チミジル酸シンターゼ（TS），DHFR，グリシンアミドリボヌクレオチドホルミルトランスフェラーゼ（GARFT）などのチミンおよびプリンヌクレオチド生合成経路に関わる複数の葉酸代謝酵素を同時に阻害する合成化合物であり，DNA および RNA の合成を阻害し，細胞障害作用を示す．また葉酸代謝拮抗薬は，DNA 合成期（S 期）に作用する．

表 4.5 ピリミジン代謝拮抗薬

一般名	剤形	適応症	副作用
Fluorouracil(5-FU) ㊞フルオロウラシル	注射剤	胃がん，肝がん，結腸・直腸がん，乳がん，膵がん，子宮頸がん，子宮体がん，卵巣がん	激しい下痢，脱水症状，重篤な腸炎，骨髄機能抑制，ショック，アナフィラキシー，白質脳症，うっ血性心不全，心筋梗塞，安静狭心症，重篤な腎障害，間質性肺炎，肝機能障害，黄疸，肝不全，消化管潰瘍，重症な口内炎，急性膵炎，高アンモニア血症，肝・胆道障害，手足症候群，嗅覚障害，嗅覚脱失
		[併用] ほかの抗悪性腫瘍薬または放射線と併用：食道がん，肺がん，頭頸部腫瘍 ほかの抗悪性腫瘍薬との併用：頭頸部がん レボホリナート・5-FU持続静注併用療法：結腸・直腸がん，治癒切除不能な膵がん	
	錠剤	消化器がん，乳がん，子宮頸がん	
	軟膏剤	皮膚悪性腫瘍	皮膚塗布部の激しい疼痛
Capecitabine(CAP) カペシタビン	錠剤	手術不能または再発乳がん，結腸・直腸がん，胃がん	脱水症状，手足症候群，心障害，肝障害，腎障害，骨髄抑制，口内炎，間質性肺炎，重篤な腸炎，重篤な精神神経系障害，血栓塞栓症，皮膚粘膜眼症候群
Doxifluridine(5'-DFUR) ㊞ドキシフルリジン	カプセル剤	胃がん，結腸・直腸がん，乳がん，子宮頸がん，膀胱がん	脱水症状，急性腎不全，骨髄機能抑制，溶血性貧血，重篤な腸炎，重篤な精神神経障害，間質性肺炎，心不全，肝障害，黄疸，急性膵炎，嗅覚脱失
Tegafur(FT, TGF) ㊞テガフール	カプセル剤，腸溶顆粒	消化器がん（胃がん，結腸・直腸がん），乳がん	骨髄抑制，血液障害，肝障害，肝硬変，間質性肺炎，狭心症，心筋梗塞，急性腎不全，口内炎，皮膚粘膜眼症候群，中毒性表皮壊死症
	坐剤	頭頸部がん，胃がん，結腸・直腸がん，乳がん，膀胱がん	
	注射剤	頭頸部がん，胃がん，結腸・直腸がん	
Tegafur/Uracil(UFT) テガフール／ウラシル配合剤 （モル比1:4で配合）	カプセル剤	頭頸部がん，胃がん，結腸・直腸がん，肝臓がん，胆嚢・胆管がん，膵臓がん，肺がん，乳がん，膀胱がん，前立腺がん，子宮頸がん	骨髄抑制，溶血性貧血等の血液障害，劇症肝炎等の重篤な肝障害，肝硬変，脱水症状，重篤な腸炎，白質脳症等を含む精神神経障害，狭心症，心筋梗塞，不整脈，急性腎不全，ネフローゼ症候群，嗅覚脱失，間質性肺炎，急性膵炎，重篤な口内炎，消化管潰瘍，消化管出血，中毒性表皮壊死症
		[併用] ホリナート・テガフール・ウラシル療法：結腸・直腸がん	
Tegafur/Gimeracil/Oteracil(S-1) テガフール／ギメラシル／オテラシルカリウム配合剤 （モル比1:0.4:1で配合）	カプセル剤，顆粒剤，錠剤	胃がん，結腸・直腸がん，頭頸部がん，非小細胞がん，手術不能または再発乳がん，膵がん，胆道がん	骨髄抑制，溶血性貧血，播種性血管内凝固症候群(DIC)，劇症肝炎等の重篤な肝障害，脱水症状，重篤な腸炎，間質性肺炎，心筋梗塞，狭心症，不整脈，心不全，重篤な口内炎，消化管潰瘍，消化管出血，消化管穿孔，急性腎不全，ネフローゼ症候群，中毒性表皮壊死症，皮膚粘膜眼症候群，白質脳症等を含む精神神経障害，急性膵炎，横紋筋融解症，嗅覚脱失，涙道閉塞：涙道閉塞
Cytarabine(Ara-C) ㊞シタラビン	注射剤	急性白血病，膀胱腫瘍	骨髄機能抑制，血液障害，ショック，シタラビン症候群，急性呼吸促迫症候群，間質性肺炎，肝機能障害，黄疸，不整脈，心不全，消化管障害，中枢神経系障害，肝膿瘍，急性膵炎，肺浮腫，有痛性紅斑，
		[併用] 消化器がん（胃がん，胆嚢がん，胆道がん，膵がん，肝がん，結腸がん，直腸がんなど），肺がん，乳がん，女性器がん（子宮がん，卵巣がんなど），膀胱腫瘍	
		[大量療法] 再発または難治性の急性骨髄性白血病	
		[大量療法(併用)] 再発または難治性の急性リンパ性白血病，悪性リンパ腫	
Cytarabine ocfosfate (SPAC) シタラビン オクホスファート水和物	カプセル錠	成人急性非リンパ性白血病，骨髄異形成症候群	骨髄抑制，間質性肺炎
Enocitabine(BH-AC) エノシタビン	注射剤	急性白血病	ショック，重篤な過敏症，血液障害

表 4.5 つづき

一般名	剤 形	適応症	副作用
Gemcitabine（GEM） ゲムシタビン塩酸塩	注射剤	非小細胞肺がん，膵がん，胆道がん，尿路上皮がん，手術不能または再発乳がん，がん化学療法後に増悪した卵巣がん，再発または難治性の悪性リンパ腫	骨髄抑制，間質性肺炎，アナフィラキシー，心筋梗塞，うっ血性心不全，肺水腫，気管支痙攣，急性呼吸促迫症候群，腎不全，溶血性尿毒症症候群，皮膚障害，肝機能障害，黄疸，白質脳症
Trifluridine/Tipiracil Hydrochloride トリフルリジン/チピラシル塩酸塩配合剤 （モル比 1：0.5 で配合）	錠剤	治癒切除不能な進行・再発の結腸・直腸がん	骨髄抑制，感染症，間質性肺疾患

［併用］：ほかの抗悪性腫瘍薬との併用療法で認められている適応症

b) ピリミジン代謝拮抗薬（表 4.5，図 4.12）

フルオロウラシル系薬は，臨床で多く用いられている合成医薬品の 1 つである．腫瘍細胞内に取り込まれたフルオロウラシル（fluorouracil, 5-FU）は，フルオロデオキシウリジン一リン酸（F-deoxy UMP）に代謝活性化され，チミジル酸シンターゼ上でデオキシウリジン一リン酸（dUMP）と拮抗し，チミジル酸の合成を抑制することにより，DNA 合成が阻害される．また 5-FU は，フルオロウリジン三リン酸に代謝され，UTP のかわりに RNA に取り込まれてフルオロ RNA（F-RNA）を生成し，リボソーム RNA（rRNA）およびメッセンジャー RNA（mRNA）の形成を阻害する．5-FU は，この両方の機序により抗腫瘍作用を示す．

5-FU のプロドラッグとしてカペシタビン（capecitabine, CAP），テガフール（tegafur, FT, TGF），ドキシフルリジン（doxifluridine, 5'-DFUR）が臨床使用されている．また FT と 5-FU の代謝酵素を阻害するウラシルを配合した UFT，さらに FT に 5-FU 分解酵素阻害薬ギメラシルとフルオロウラシルリン酸化阻害薬オテラシルカリウムを配合した S-1 も臨床使用されている．

シタラビン（cytarabine, Ara-C）は，トランスポーターによって細胞内に取り込まれリン酸化され，シタラビン三リン酸（Ara-CTP）となる．シタラビン三リン酸は，デオキシシチジン三リン酸（dCTP）と拮抗し，DNA ポリメラーゼを阻害するとともに，DNA 中に取り込まれ，DNA 伸張阻害，DNA 修復阻害により，抗腫瘍作用を示す合成化合物である．Ara-C は細胞周期 S 期に特異的に作用し，アポトーシスへと誘導する．シタラビン オクホスファート（cytarabine ocfosfate, SPAC）およびエノシタビン（enocitabine, BH-AC）は，シタラビンのプロドラッグとして臨床使用されている．

ゲムシタビン（gemcitabine, GEM）は，デオキシシチジンの糖鎖の 2′ 位の水素をフッ素に置換した合成誘導体であり，細胞内に取り込まれた後，ゲムシタビン二リン酸（GEM-DP）およびゲムシタビン三リン酸（GEM-TP）に活性化され，DNA 合成を直接的/間接的に阻害することにより殺細胞作用を示す．直接的作用としては，ゲムシタビン三リン酸がデオキシシチジン三リン酸と競合し DNA に取り込まれアポトーシスを誘導する．また，ゲムシタビン二リン酸はリボヌクレオチドレダクターゼを阻害することにより細胞内のデオキシシチジン三リン酸濃度を減少させ，間接的に DNA 合成阻害を増強する．

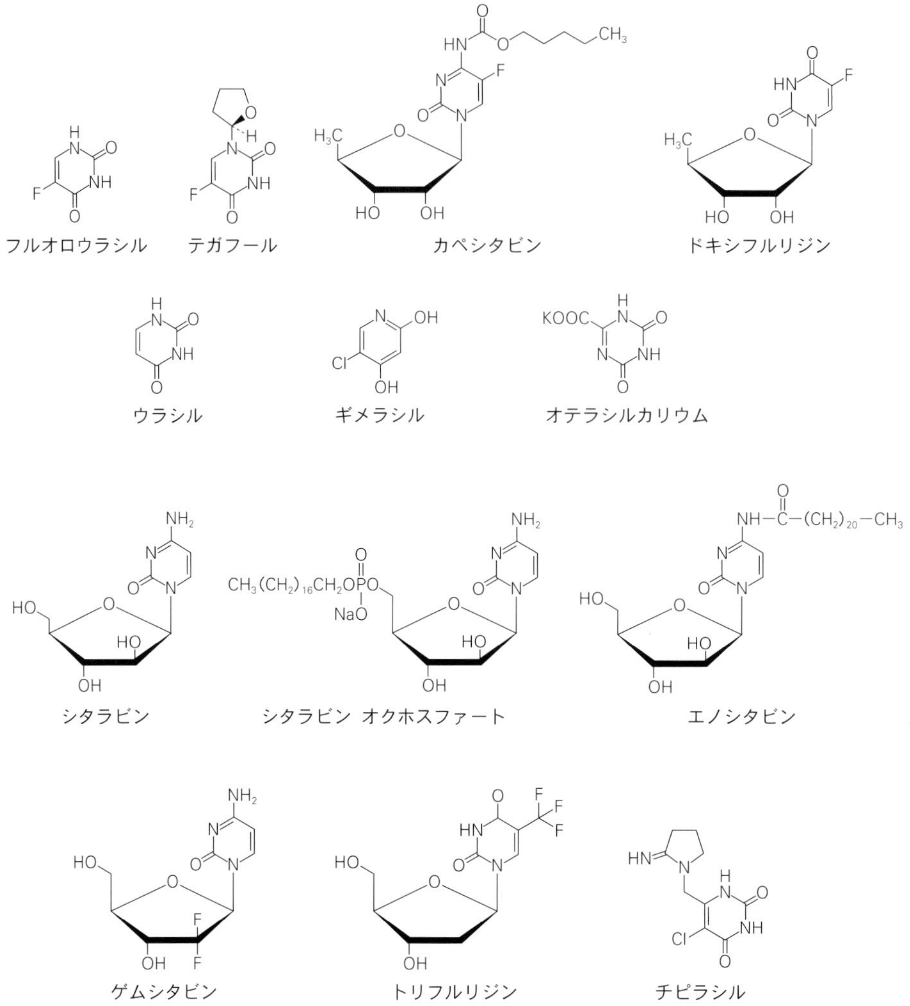

図 4.12　ピリミジン代謝拮抗薬

c) **プリン代謝拮抗薬**（表 4.6, 図 4.13）

　　プリン代謝拮抗薬は，核酸合成阻害により抗腫瘍活性を示す．

　　メルカプトプリン（mercaptopurine, 6-MP）は，プリン代謝に拮抗する物質の探索過程で発見された合成化合物で，細胞内でチオイノシン酸（TIMP）に変換され，アデニン，グアニンリボヌクレオチドの生合成を阻害することにより，抗腫瘍活性を示す．クラドリビン（cladribine, 2-CdA）およびネララビン（nelarabine, NEL, Ara-G）は，活性化後 DNA 鎖に取り込まれ，DNA 合成を阻害し，最終的に細胞死へと誘導する．

　　フルダラビンリン酸エステル（fludarabine phosphate, FLU）は，プリン環にフッ素を導入した合成誘導体であり，血中で脱リン酸化された後，腫瘍細胞内に取り込まれる．その後，デオキシシチジンキナーゼによりリン酸化され，活性体の三リン酸化物となり，腫瘍細胞内で，DNA ポリメラーゼ，RNA ポリメラーゼなどを阻害し，DNA および RNA 合成ならびに DNA 修復を阻害することにより増殖細胞および静止細胞のいずれにも抗腫瘍効果を示す．

　　クロファラビン（clofarabine）は，デオキシシチジンキナーゼ（dCK）によりクロファラビ

表 4.6 プリン代謝拮抗薬とその他の代謝拮抗薬

分類	一般名	剤形	適応症	副作用
プリン代謝拮抗薬	Mercaptopurine(6-MP) 劇 メルカプトプリン水和物	散剤	急性白血病, 慢性骨髄性白血病	骨髄抑制
	Cladribine(2-CdA) クラドリビン	注射剤	ヘアリーセル白血病, 再発・再燃または治療抵抗性の低悪性度またはろ胞性 B 細胞性非ホジキンリンパ腫, マントル細胞リンパ腫	骨髄抑制, 重症日和見感染, 消化管出血, 重篤な神経毒性, 腫瘍崩壊症候群, 間質性肺炎, 重篤な皮膚障害, 急性腎不全
	Nelarabine(NEL, Ara-G) ネララビン	注射剤	再発または難治性の T 細胞急性リンパ性白血病および T 細胞リンパ芽球性リンパ腫	神経系障害, 血液障害, 錯乱状態, 感染症, 腫瘍崩壊症候群, 横紋筋融解症, 劇症肝炎, 肝機能障害, 黄疸
	Fludarabine(FLU) フルダラビンリン酸エステル	錠剤	再発または難治性の低悪性度 B 細胞性非ホジキンリンパ腫およびマントル細胞リンパ腫, 貧血または血小板減少症を伴う慢性リンパ性白血病	骨髄抑制, 間質性肺炎, 精神神経障害, 腫瘍崩壊症候群, 重症日和見感染, 自己免疫性溶血性貧血, 自己免疫性血小板減少症, 赤芽球癆, 脳出血, 肺出血, 消化管出血, 出血性膀胱炎, 重篤な皮膚障害, 心不全, 進行性多巣性白質脳症
		注射剤	急性骨髄性白血病, 骨髄異形成症候群, 慢性骨髄性白血病, 慢性リンパ性白血病, 悪性リンパ腫, 多発性骨髄腫における同種造血幹細胞移植の前治療, 貧血または血小板減少症を伴う慢性リンパ性白血病, 再発または難治性の低悪性度 B 細胞性非ホジキンリンパ腫およびマントル細胞リンパ腫	
	Clofarabine(CLO, CFB) クロファラビン	注射剤	再発または難治性の急性リンパ性白血病	骨髄抑制, 感染症, 全身性炎症反応症候群, 毛細血管漏出症候群, 肝不全, 肝機能障害, 黄疸, 静脈閉塞性肝疾患, 腎不全, 腫瘍崩壊症候群, 中毒性表皮壊死症, 皮膚粘膜眼症候群, 心障害
	Pentostatin(DCF) ペントスタチン	注射剤	成人 T 細胞白血病リンパ腫, ヘアリーセル白血病	重篤な腎障害, 骨髄抑制
その他	Hydroxycarbamide(HU) ヒドロキシカルバミド	カプセル錠	慢性骨髄性白血病, 本態性血小板血症, 真性多血症	骨髄抑制, 間質性肺炎, 皮膚潰瘍

〈プリン代謝拮抗薬〉

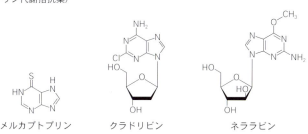

メルカプトプリン　クラドリビン　ネララビン

フルダラビンリン酸エステル　クロファラビン　ペントスタチン　〈その他〉ヒドロキシカルバミド

図 4.13　プリン代謝拮抗薬とその他の代謝拮抗薬

ン三リン酸に変換されることによるDNAポリメラーゼαの阻害や，リボヌクレオチドレダクターゼを阻害することによる細胞内のデオキシリボヌクレオチド三リン酸（dNTP）の枯渇により，DNAの合成を阻害する．また，ミトコンドリアに作用し，シトクロム c やほかのアポトーシス誘導因子を介して，アポトーシスも誘導する．

d) その他の代謝拮抗薬

尿素系合成誘導体であるヒドロキシカルバミド（hydroxycarbamid, HU）（表4.6）は，細胞周期上のDNA合成期（S期）の細胞に作用する．リボヌクレオチドをデオキシリボヌクレオチドに変換するリボヌクレオチドレダクターゼを阻害することによりDNA合成を阻害し抗腫瘍活性を示す．

4 抗腫瘍抗生物質

微生物（主に放線菌）が生産し，がん細胞に対し，その増殖を阻害するまたは細胞死を誘導する物質が探索されている．そのような活性を示す抗生物質を，抗腫瘍抗生物質と呼ぶ．以下に現在臨床で用いられている抗腫瘍抗生物質について示す．

a) アントラサイクリン系抗腫瘍抗生物質（表4.7，図4.14）

アントラサイクリン系抗腫瘍抗生物質は，DNA二本鎖にインターカレーションすることにより，DNAおよびRNA双方の合成を阻害する．またトポイソメラーゼⅡ阻害作用により，DNA鎖を切断することによって抗腫瘍作用を示すことも知られている．

ダウノルビシン（daunorubicin, DNR）は，放線菌 *Streptomyces peucetius* の培養液中から単離された抗生物質である．主に急性白血病に用いられている．

ドキソルビシン（doxorubicin, DXR）は，放線菌 *S. peucetius* var. *caesius* の培養液中から発見された抗生物質であり，DNRより優れた抗腫瘍効果を示す．DXRは幅広い抗腫瘍スペクトラムを有するため，多くのがんに適応されている．ドキソルビシン生産菌が，アドリア海に面した土壌より採取されたため，当初アドリアマイシン（adriamycin, ADR）と命名されていた．

アクラルビシン（aclarubicin, ACR）は，放線菌 *S. galilaeus* の培養液中から発見され，DNRやDXRの代表的な副作用である心毒性の発生頻度が低い薬物である．イダルビシン（idarubicin, IDR）は，DNRの4位が脱メトキシル化され，脂溶性を上昇させることにより，細胞内に速やかに取り込まれるようにした半合成誘導体である．また，アムルビシン（amrubicin, AMR）は，アントラサイクリン系抗腫瘍抗生物質のなかで，はじめて全合成により創製された薬物である．

b) ブレオマイシン系抗腫瘍抗生物質（表4.7，図4.15）

ブレオマイシン（bleomycin, BLM）は，梅澤濱夫らによって分離された放線菌 *S. verticillus* の培養液中から，BLMの約10年前に発見されたフレオマイシンより腎毒性の低い新規物質の探索研究において発見された．BLMはDNA合成阻害およびDNA鎖（一本鎖および二本鎖）切断作用により抗腫瘍作用を示す．細胞周期のG2期（細胞分裂前期間）で細胞周期を停止する．BLMの体内動態は特徴的であり，皮膚に良く分布する．また皮膚，肺，腎臓および膀胱に分布したBLMは活性型であるが，肝臓，脾臓などに分布したBLMは不活化されている．このため，皮膚がん，頭頸部がんに抗腫瘍効果を示す一方，造血器障害が少ない．しかし，間

表 4.7 抗腫瘍抗生物質

分類	一般名	剤形	適応症	副作用
アントラサイクリン系	Daunorubicin(DNR, DM)　㊞ダウノルビシン塩酸塩	注射剤	急性白血病	心筋障害，骨髄抑制，ショック，ネフローゼ症候群
	Doxorubicin(DXR, adriamycin, ADM, ADR)　㊞ドキソルビシン塩酸塩	注射剤	悪性リンパ腫，肺がん，消化器がん（胃がん，胆嚢・胆管がん，膵臓がん，肝がん，結腸がん，直腸がん等），乳がん，膀胱腫瘍，骨肉腫	心筋障害，心不全，骨髄機能抑制および出血，ショック，間質性肺炎，萎縮膀胱
			［併用］乳がん，子宮体がん，悪性骨・軟部腫瘍，悪性骨腫瘍，多発性骨髄腫，小児悪性固形腫瘍	
	Idarubicin(IDR)　㊞イダルビシン塩酸塩	注射剤	急性骨髄性白血病	心筋障害，骨髄抑制，口内炎，ショック，完全房室ブロック等の不整
	Aclarubicin(ACR, ACM)　㊞アクラルビシン塩酸塩	注射剤	胃がん，肺がん，乳がん，卵巣がん，悪性リンパ腫，急性白血病	心筋障害，骨髄抑制
	Amrubicin(AMR)　㊞アムルビシン塩酸塩	注射剤	非小細胞肺がん，小細胞肺がん	骨髄抑制，間質性肺炎，胃・十二指腸潰瘍
	Epirubicin(EPI)　㊞エピルビシン塩酸塩	注射剤	急性白血病，悪性リンパ腫，乳がん，卵巣がん，胃がん，肝がん，尿路上皮がん	心筋障害，骨髄抑制，ショック，アナフィラキシー，間質性肺炎，萎縮膀胱，肝・胆道障害，胃潰瘍，十二指腸潰瘍
			［併用］乳がん	
	Pirarubicin(THP)　㊞ピラルビシン	注射剤	頭頸部がん，乳がん，胃がん，尿路上皮がん（膀胱がん，腎盂・尿管腫瘍），卵巣がん，子宮がん，急性白血病，悪性リンパ腫	心筋障害，骨髄抑制，ショック，間質性肺炎，萎縮膀胱
	Mitoxantrone(MIT)　㊞ミトキサントロン塩酸塩	注射剤	［単剤］急性白血病，悪性リンパ腫，乳がん，肝細胞がん	うっ血性心不全，骨髄抑制，汎血球減少，間質性肺炎，ショック，アナフィラキシー
ブレオマイシン類	Bleomycin(BLM)　㊞ブレオマイシン塩酸塩　㊞ブレオマイシン硫酸塩	注射剤（BLM塩酸塩）	皮膚がん，頭頸部がん，肺がん，食道がん，悪性リンパ腫，子宮頸がん，神経膠腫，甲状腺がん，胚細胞腫瘍	間質性肺炎・肺線維症，ショック，出血
		軟膏剤（BLM硫酸塩）	皮膚悪性腫瘍	間質性肺炎・肺線維症
	Peplomycin(PEP)　㊞ペプロマイシン硫酸塩	注射剤	皮膚がん，頭頸部悪性腫瘍，肺がん（扁平上皮がん），前立腺がん，悪性リンパ腫	間質性肺炎・肺線維症，ショック
その他	Actinomycin D (ACT-D, ACD)　㊞アクチノマイシン D	注射剤	ウイルムス腫瘍，絨毛上皮腫，破壊性胞状奇胎	骨髄抑制，アナフィラキシー様反応，肝静脈閉塞症，播種性血管内凝固症候群（DIC），中毒性表皮壊死症
			［併用］小児悪性固形腫瘍	
	Mitomycin C(MMC)　㊞マイトマイシン C	注射剤	慢性リンパ性白血病，慢性骨髄性白血病，胃がん，結腸・直腸がん，肺がん，膵がん，肝がん，子宮頸がん，子宮体がん，乳がん，頭頸部悪性腫瘍，膀胱腫瘍	溶血性尿毒症症候群，微小血管症性溶血性貧血，急性腎不全等の重篤な腎障害，骨髄機能抑制，間質性肺炎，肺線維，ショック，アナフィラキシー，肝・胆道障害

［併用］：ほかの抗悪性腫瘍薬との併用療法で認められている適応症

質性肺炎や肺線維症などの重篤な肺毒性には注意を要する．

ペプロマイシン（peplomycin, PEP）も，放線菌 S. verticillus の培養液中から発見され，BLM より抗腫瘍活性が強く，頭頸部悪性腫瘍，皮膚がんで高い有効率を示すとともに，抗腫瘍効果の発現が早く，BLM 同様に造血器障害，免疫抑制作用は少ない．

c) アクチノマイシン D（表 4.7，図 4.16）

アクチノマイシン D（actinomycin D, ACT-D）は，放線菌 S. parvulus によって生産されるアクチノマイシン混合物中の主成分である．作用機序は，DNA のグアニンと結合し複合体を形成することにより，DNA 依存性の RNA ポリメラーゼの作用が阻害され，RNA 生合成が抑制されると推定されている．

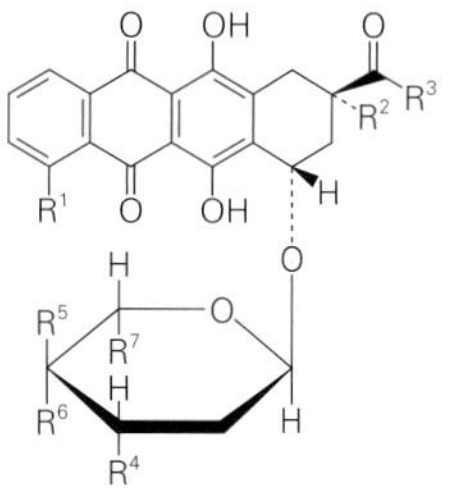

	R¹	R²	R³	R⁴	R⁵	R⁶	R⁷
ダウノルビシン	OCH₃	OH	CH₃	NH₂	H	OH	CH₃
ドキソルビシン（アドリアマイシン）	OCH₃	OH	CH₂OH	NH₂	H	OH	CH₃
イダルビシン	H	OH	CH₃	NH₂	H	OH	CH₃
アムルビシン	H	NH₂	CH₃	OH	H	OH	H
エピルビシン	OCH₃	OH	CH₂OH	NH₂	OH	H	CH₃
ピラルビシン	OCH₃	OH	CH₂OH	NH₂	H	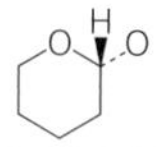 (テトラヒドロピラニルオキシ)	CH₃

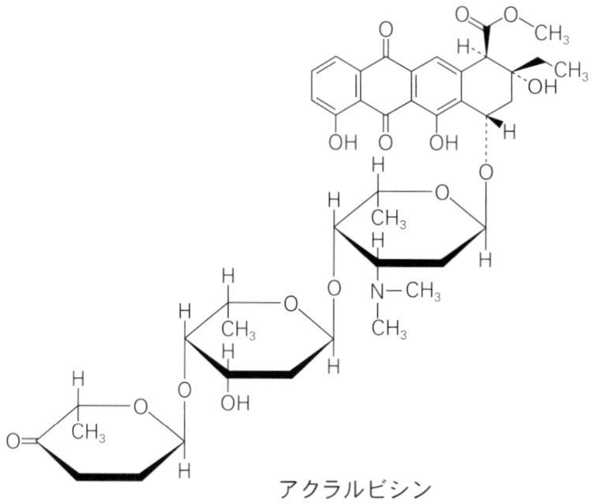

アクラルビシン 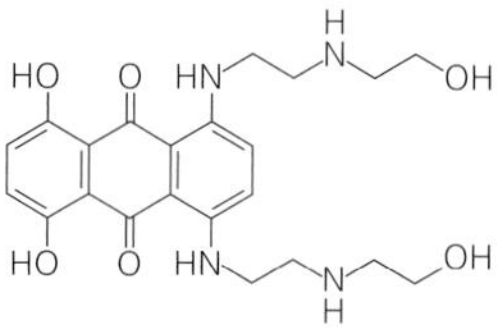　　ミトキサントロン

図 4.14　アントラサイクリン系抗腫瘍抗生物質

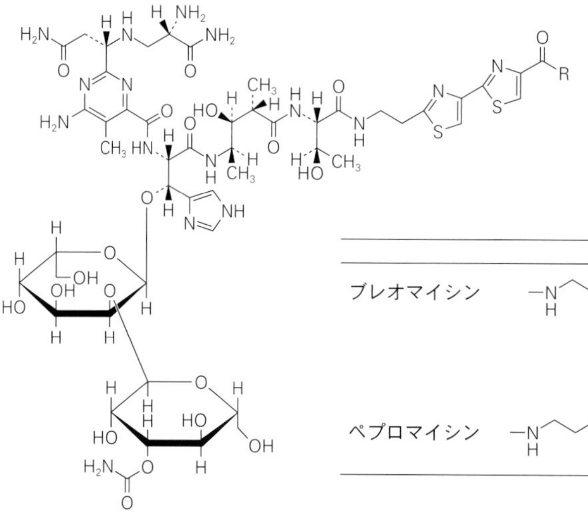

	R
ブレオマイシン	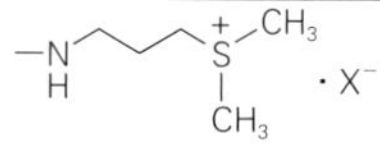 $-\mathrm{NH}-(\mathrm{CH}_2)_3-\overset{+}{\mathrm{S}}(\mathrm{CH}_3)_2 \cdot \mathrm{X}^-$
ペプロマイシン	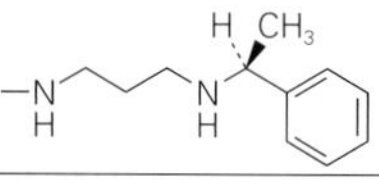 $-\mathrm{NH}-(\mathrm{CH}_2)_3-\mathrm{NH}-\mathrm{CH}(\mathrm{CH}_3)-\mathrm{C}_6\mathrm{H}_5$

図 4.15　ブレオマイシン系抗腫瘍抗生物質

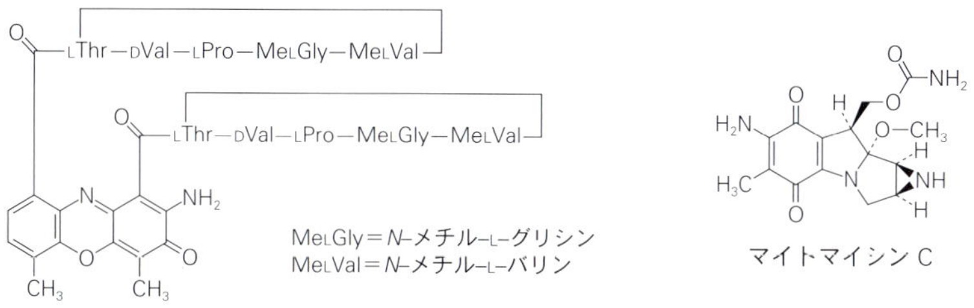

図4.16 その他の抗腫瘍抗生物質

d) マイトマイシン C（表 4.7，図 4.16）

マイトマイシン C（mitomycin C, MMC）は，1955年に秦藤樹らによって発見された放線菌 *S. caespitosus* の培養液中から得られる一連の抗腫瘍抗生物質である．そのなかでも安定性が高く，最も抗腫瘍活性が高い化合物がMMCである．優れた抗腫瘍効果を示し，臨床的にも各種悪性腫瘍に対して抗腫瘍スペクトルを示す．MMCはキノン骨格の還元により活性化され，この酵素還元によって複数の活性代謝物となり二本鎖DNAへの架橋形成，アルキル化およびフリーラジカルによるDNA鎖切断により抗腫瘍効果を示す．DNA合成前期（G1期）後半からDNA合成期（S期）前半の細胞はMMCに高い感受性を示すことが知られている．骨髄機能を抑制するので白血球減少などの副作用がある．

5 微小管阻害薬

a) ビンカアルカロイド系抗悪性腫瘍薬（表 4.8，図 4.17）

ビンカアルカロイド系抗悪性腫瘍薬は，キョウチクトウ科の *Catharanthus roseus*（ニチニチソウ）から抽出単離された植物アルカロイドあるいはその半合成誘導体である．ビンブラスチン（vinblastine, VLB）およびビンクリスチン（vincristine, VCR）は，ニチニチソウに含まれるモノテルペンインドールアルカロイドの二量体である．

ビンカアルカロイド系薬は，有糸分裂を阻害することによって細胞増殖を抑制する．有糸分裂微小管の構成タンパク質チューブリンに選択的に結合し，その微小管重合を阻害する．その結果，細胞周期を分裂中期（M期）で停止させることによって抗腫瘍作用を示す．

b) タキサン系抗悪性腫瘍薬（表 4.8，図 4.17）

タキサン系抗悪性腫瘍薬は，イチイ科の *Taxus brevifolia* あるいは *T. baccata* から抽出単離された植物アルカロイドである．その代表的な薬物であるパクリタキセル（pacritaxel, PTX）は，タイヘイヨウイチイの樹皮より単離されたジテルペノイドである．現在は，10-デアセチルバッカチンⅢからの半合成あるいは細胞培養法（plant cell fermentation 法）により供給されている．

タキサン系薬は，ビンカアルカロイド系薬とは逆に微小管の構成タンパク質であるチューブリンの重合を促進し，安定な微小管を形成するとともにその脱重合を阻害する．また，細胞内においては形態的に異常な微小管束を形成，細胞周期を分裂中期（M期）で停止させ抗腫瘍作用を示す．

表 4.8 微小管阻害薬

分類	一般名	剤形	適応症	副作用
ビンカアルカロイド系	Vincristine（VCR）⑩ビンクリスチン硫酸塩	注射剤	白血病, 悪性リンパ腫, 小児腫瘍, 褐色細胞腫 ［併用］多発性骨髄腫, 悪性星細胞腫, 乏突起膠腫成分を有する神経膠腫	末梢神経障害, 骨髄抑制, 錯乱, 昏睡, イレウス, 消化管出血, 消化管穿孔, 抗利尿ホルモン不適合分泌症候群, アナフィラキシー, 心筋虚血, 脳梗塞, 難聴, 呼吸困難および気管支痙攣, 間質性肺炎, 肝機能障害, 黄疸
	Vinblastine（VLB）⑩ビンブラスチン硫酸塩	注射剤	悪性リンパ腫, 絨毛性疾患, 再発または難治性の胚細胞腫瘍（精巣腫瘍, 卵巣腫瘍, 性腺外腫瘍）, ランゲルハンス細胞組織球症	骨髄抑制, 知覚異常, 末梢神経炎, 痙攣, 錯乱, 昏睡, イレウス, 消化管出血, ショック, アナフィラキシー様症状, 心筋虚血, 脳梗塞, 難聴, 呼吸困難および気管支痙攣, 抗利尿ホルモン不適合分泌症候群
	Vindesine（VDS）ビンデシン硫酸塩	注射剤	急性白血病, 悪性リンパ腫, 肺がん, 食道がん	骨髄抑制, 抗利尿ホルモン不適合分泌症候群, 麻痺性イレウス, 間質性肺炎, 心筋虚血, 脳梗塞, 神経麻痺, 痙攣, 聴覚異常, 筋力低下（起立障害, 歩行障害, 階段昇降障害, 手指連動障害等）, 知覚異常, 末梢神経障害, アナフィラキシー様症状
	Vinorelbine（VNR）ビノレルビン酒石酸塩	注射剤	非小細胞肺がん, 手術不能または再発乳がん	骨髄機能抑制, 間質性肺炎, 気管支痙攣, 麻痺性イレウス, 心不全, 心筋梗塞, 狭心症, ショック, アナフィラキシー, 肺塞栓症, 抗利尿ホルモン不適合分泌症候群, 急性腎不全, 急性膵炎
タキサン系	Pacritaxel（PTX, TXL）パクリタキセル	注射剤	卵巣がん, 非小細胞肺がん, 乳がん, 胃がん, 子宮体がん, 再発または遠隔転移を有する頭頸部がん, 再発または遠隔転移を有する食道がん, 血管肉腫, 進行または再発の子宮頸がん, 再発または難治性の胚細胞腫瘍（精巣腫瘍, 卵巣腫瘍, 性腺外腫瘍）	ショック, アナフィラキシー様症状, 骨髄抑制, 末梢神経障害, 麻痺, 間質性肺炎, 肺線維症, 急性呼吸窮迫症候群, 心筋梗塞, うっ血性心不全, 心伝導障害, 肺塞栓, 血栓性静脈炎, 脳卒中, 肺水腫, 難聴, 耳鳴, 消化管壊死, 消化管穿孔, 消化管出血, 消化管潰瘍, 重篤な腸炎, 腸管閉塞, 腸管麻痺, 肝機能障害, 黄疸, 膵炎, 急性腎不全, 中毒性表皮壊死症, 皮膚粘膜眼症候群, 播種性血管内凝固症候群, 腫瘍崩壊症候群, 白質脳症
	Docetaxel（DTX, DOC, TXT）⑩ドセタキセル水和物	注射剤	乳がん, 非小細胞肺がん, 胃がん, 頭頸部がん, 卵巣がん, 食道がん, 子宮体がん, 前立腺がん	骨髄抑制, ショック症状, アナフィラキシー様反応, 黄疸, 肝不全, 肝機能障害, 急性腎不全, 間質性肺炎, 肺線維症, 心不全, 播種性血管内凝固症候群, 腸管穿孔, 胃腸出血, 虚血性大腸炎, 大腸炎, イレウス, 急性呼吸促迫症候群, 急性膵炎, 皮膚粘膜眼症候群, 中毒性表皮壊死症, 多形紅斑, 心タンポナーデ, 肺水腫, 浮腫・体液貯留, 心筋梗塞, 静脈血栓塞栓症, 感染症, 抗利尿ホルモン不適合分泌症候群
	Cabazitaxel（CAB, CAZ）カバジタキセルアセトン付加物	注射剤	前立腺がん	骨髄抑制, 腎不全, 消化管出血, 消化管穿孔, イレウス, 重篤な腸炎, 重篤な下痢, 感染症, 不整脈, 心不全, アナフィラキシーショック, 末梢神経障害, 肝不全, 肝機能障害, 播種性血管内凝固症候群, 急性膵炎, 皮膚粘膜眼症候群, 心タンポナーデ, 浮腫, 体液貯留, 心筋梗塞, 静脈血栓塞栓症, 間質性肺疾患
その他	Eribulin（HAL）エリブリンメシル酸塩	注射剤	手術不能または再発乳がん, 悪性軟部腫瘍	骨髄抑制, 感染症, 末梢神経障害, 肝機能障害, 間質性肺炎, 皮膚粘膜眼症候群

［併用］：ほかの抗悪性腫瘍薬との併用療法で認められている適応症

c) その他の微小管阻害薬（表 4.8, 図 4.17）

エリブリン（eribulin）は, 神奈川県三浦半島で採取したクロイソカイメン（*Halichondria okadai*）から得られた微量成分ハリコンドリン B（harichondrin B）をリードとし, そのファーマコフォア部分を全合成により創製された. わが国では 2011 年に「手術不能または再発乳がん」の適応で承認された. エリブリンは, ビンカアルカロイド系薬と同様にチューブリンの重合を阻害することで細胞増殖を阻害するが, 薬物の結合部位やメカニズムはそれらとは異なる.

〈ビンカアルカロイド系〉

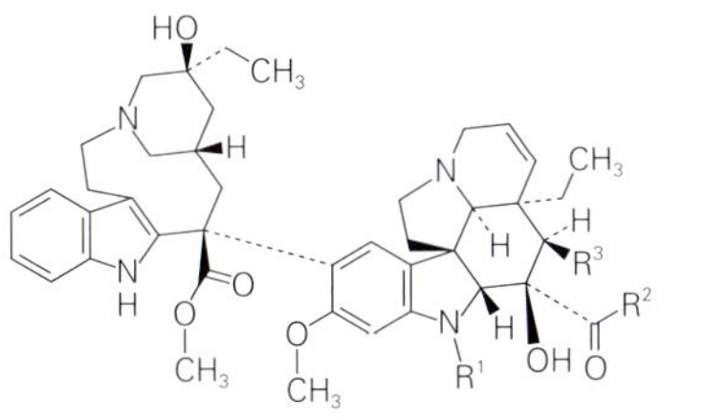

	R^1	R^2	R^3
ビンクリスチン	CHO	OCH_3	$OCOCH_3$
ビンブラスチン	CH_3	OCH_3	$OCOCH_3$
ビンデシン	CH_3	NH_2	OH

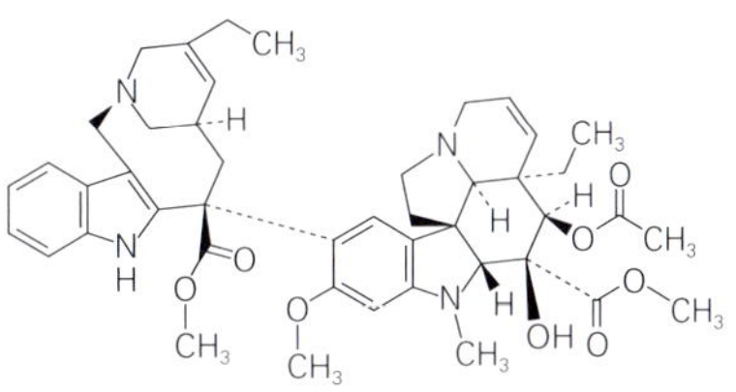

ビノレルビン

〈タキサン系〉

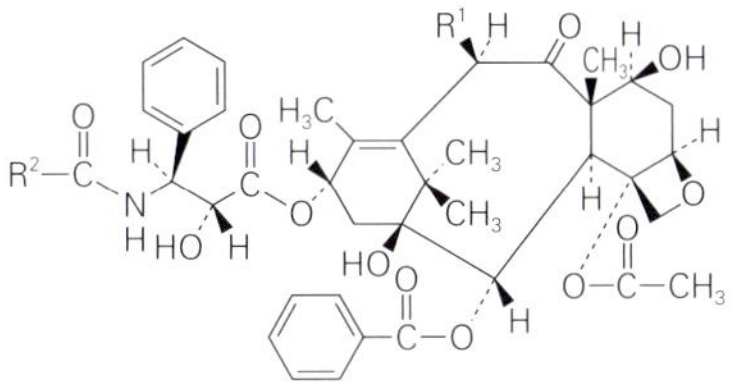

	R^1	R^2
パクリタキセル	$OCOCH_3$	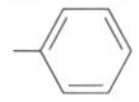 フェニル
ドセタキセル	OH	$OC(CH_3)_3$
カバジタキセル	OCH_3	$OC(CH_3)_3$

〈その他〉

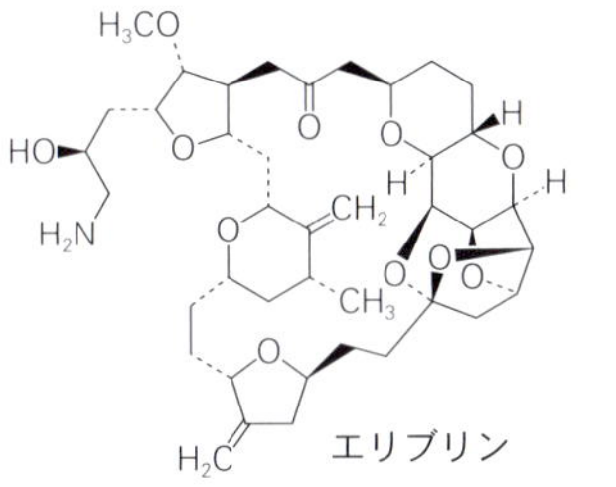

エリブリン

図 4.17　微小管阻害薬

6　トポイソメラーゼ阻害薬

a)　トポイソメラーゼⅠ阻害薬（表 4.9，図 4.18）

　トポイソメラーゼとは，DNA 超らせん構造のひずみを解消する酵素であり，DNA 複製，転写など細胞増殖に必須の酵素である．トポイソメラーゼⅠ阻害薬は，細胞周期の S 期に作用し，DNA と複合体を形成したトポイソメラーゼⅠに選択的に結合し，その構造を安定化させ，DNA 超らせん構造の弛緩を阻害することにより DNA 複製を阻害し細胞死を誘導する．

　イリノテカン（irinotecan，CPT-11）とノギテカン（nogitecan）は，ヌマミズキ科の *Camptotheca acuminate* から抽出単離された植物アルカロイドのカンプトテシンをリードとして，副作用と毒性を軽減した半合成誘導体である．

b)　トポイソメラーゼⅡ阻害薬（表 4.9，図 4.18）

　トポイソメラーゼⅡ阻害薬であるエトポシドおよびソブゾキサンは，細胞周期の S 期後半から G2/M 期に作用する．トポイソメラーゼⅠ阻害薬同様に，DNA 鎖のらせん構造の再構成や切断を阻害し，抗腫瘍活性を示す．トポイソメラーゼⅡ阻害薬の殺細胞作用の強さは，濃度

と作用時間の双方に依存する．

エトポシド（etoposide, VP-16）は，植物メギ科の *Podophyllum peltatum* あるいは *P. emodi* から抽出単離されたポドフィロトキシンをリードとし開発された半合成誘導体である．

ソブゾキサン（sobuzoxane）は，ビスオキソピペラジン構造を有する合成誘導体であり，小腸および血中のエステラーゼによって活性体に代謝されると推定されている．

表4.9 トポイソメラーゼ阻害薬

分類	一般名	剤形	適応症	副作用
トポイソメラーゼⅠ阻害薬	Irinotecan（CPT-11）イリノテカン塩酸塩水和物	注射剤	小細胞肺がん，非小細胞肺がん，子宮頸がん，卵巣がん，手術不能または再発の胃がん/結腸・直腸がん/乳がん，有棘細胞がん，悪性リンパ腫（非ホジキンリンパ腫），小児悪性固形腫瘍，治癒切除不能な膵がん	骨髄機能抑制，高度な下痢，腸炎，腸管穿孔，消化管出血，腸閉塞，間質性肺炎，ショック，アナフィラキシー，肝機能障害，黄疸，急性腎不全，血栓塞栓症，脳梗塞，心筋梗塞，狭心症発作，心室性期外収縮
	Nogitecan（NGT）ノギテカン塩酸塩	注射剤	小細胞肺がん，がん化学療法後に増悪した卵巣がん，小児悪性固形腫瘍，進行または再発の子宮頸がん	骨髄抑制，消化管出血，間質性肺炎，肺塞栓症，深部静脈血栓症
トポイソメラーゼⅡ阻害薬	Etoposide（VP-16）㊩エトポシド	注射剤	肺小細胞がん，悪性リンパ腫，急性白血病，睾丸腫瘍，膀胱がん，絨毛性疾患，胚細胞腫瘍（卵巣腫瘍，性腺外腫瘍）[併用] 小児悪性固形腫瘍	骨髄抑制，ショック，アナフィラキシー様症状，間質性肺炎
		カプセル剤	肺小細胞がん，悪性リンパ腫，子宮頸がん，がん化学療法後に増悪した卵巣がん	
	Sobuzoxane ソブゾキサン	細粒	悪性リンパ腫，成人T細胞白血病リンパ腫	汎血球減少，白血球減少，好中球減少，血小板減少，貧血，出血傾向，間質性肺炎

[併用]：ほかの抗悪性腫瘍薬との併用療法で認められている適応症

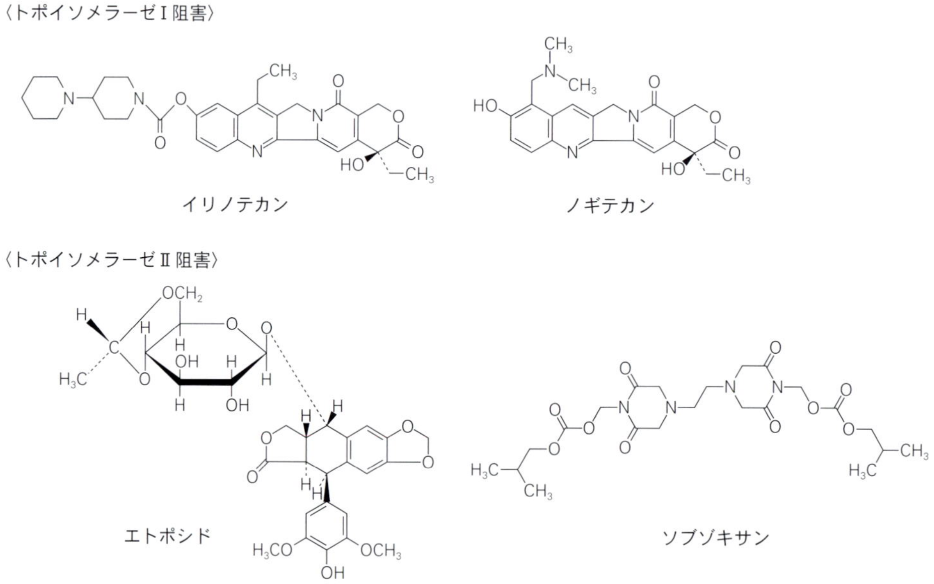

〈トポイソメラーゼⅠ阻害〉

イリノテカン　　　　　ノギテカン

〈トポイソメラーゼⅡ阻害〉

エトポシド　　　　　ソブゾキサン

図4.18 トポイソメラーゼ阻害薬

7 抗腫瘍ホルモン関連薬

ホルモン関連の抗悪性腫瘍薬の多くは，乳がん，前立腺がんおよび子宮体がん（子宮内膜がん）に対して抗腫瘍活性を示す．これら多くのがんには，性ホルモンであるエストロゲン，プロゲステロン，アンドロゲンが深く関与し，主に卵巣，副腎，精巣などで合成され，血液により運ばれ，標的臓器（乳腺，前立腺，子宮など）でその作用を示す．

表 4.10 抗腫瘍ホルモン関連薬

分類	一般名	剤形	適応症	副作用
抗エストロゲン薬	Tamoxifen（TAM）⑯タモキシフェンクエン酸塩	錠剤	乳がん	無顆粒球症，白血球減少，好中球減少，貧血，血小板減少，視力異常，視覚障害，血栓塞栓症，静脈炎，劇症肝炎，高カルシウム血症，子宮筋腫，子宮内膜ポリープ，子宮内膜増殖症，子宮内膜症，間質性肺炎，アナフィラキシー，血管浮腫
	Toremifene（TOR）トレミフェンクエン酸塩	錠剤	閉経後乳がん	血栓塞栓症，静脈炎，肝機能障害，黄疸，子宮筋腫
	Mepitiostane ⑯メピチオスタン	カプセル剤	乳がん，透析施行中の腎性貧血	禁忌：アンドロゲン依存性悪性腫瘍（前立腺がんなど）
	Fulvestrant フルベストラント	注射剤	閉経後乳がん	肝機能障害，血栓塞栓症
抗アンドロゲン薬	Chlormadinone acetate（CMA）⑯クロルマジノン酢酸エステル	錠剤	前立腺がん，前立腺肥大症	うっ血性心不全，血栓症，劇症肝炎，肝機能障害，黄疸，糖尿病，糖尿病の悪化，高血糖
	Flutamide（FLU）⑯フルタミド	錠剤	前立腺がん	重篤な肝傷害，間質性肺炎，心不全，心筋梗塞
	Bicalutamide（BCT）ビカルタミド	錠剤	前立腺がん	劇症肝炎，肝機能障害，黄疸，白血球減少，血小板減少，間質性肺炎，心不全，心筋梗塞
	Enzalutamide エンザルタミド	カプセル剤	去勢抵抗性前立腺がん	痙攣発作，血小板減少
	Abiraterone アビラテロン酢酸エステル	錠剤	去勢抵抗性前立腺がん	心障害，劇症肝炎，肝不全，肝機能障害，低カリウム血症，血小板減少，横紋筋融解症
LH-RH アゴニスト	Goserelin（ZOL）ゴセレリン酢酸塩	注射剤	前立腺がん，閉経前乳がん	前立腺がん随伴症状の増悪，アナフィラキシー，間質性肺炎，肝機能障害，黄疸，糖尿病の発症または増悪，心不全，血栓塞栓症
	Leuprorelin（LEU）⑯リュープロレリン酢酸塩	注射剤	前立腺がん，閉経前乳がん，子宮内膜症	間質性肺炎，アナフィラキシー，肝機能障害，黄疸，糖尿病の発症または増悪，下垂体卒中
Gn-RH アンタゴニスト	Degarelix デガレリクス酢酸塩	注射剤	前立腺がん	間質性肺疾患，肝機能障害，糖尿病憎悪，ショック，アナフィラキシー，心不全，血栓塞栓症
アロマターゼ阻害薬	Exemestane（EXE）エキセメスタン	錠剤	閉経後乳がん	肝炎，肝機能障害，黄疸
	Anastrozole（ANA）アナストロゾール	錠剤	閉経後乳がん	皮膚粘膜眼症候群，アナフィラキシー，血管浮腫，蕁麻疹，肝機能障害，黄疸，間質性肺炎，血栓塞栓症
	Letrozole（LET）レトロゾール	錠剤	閉経後乳がん	血栓症，塞栓症，心不全，狭心症，肝機能障害，黄疸，中毒性表皮壊死症，多形紅斑
エストロゲン製剤（卵胞ホルモン製剤）	Ethinylestradiol ⑯エチニルエストラジオール	錠剤	前立腺がん，閉経後の末期乳がん	血栓症，心不全，狭心症
	Estramustine phosphate（EP, EMP）エストラムスチンリン酸エステルナトリウム水和物	カプセル剤	前立腺がん	血栓塞栓症，心筋梗塞，心不全，狭心症，血管浮腫，胸水，肝機能障害，黄疸
プロゲステロン製剤（黄体ホルモン製剤）	Medroxyprogesterone acetate（MPA）⑯メドロキシプロゲステロン酢酸エステル	錠剤	乳がん，子宮体がん	血栓症，うっ血性心不全，アナフィラキシー，乳頭浮腫
その他	Octreotide オクトレオチド酢酸塩	注射剤	消化管ホルモン産生腫瘍，消化管神経内分泌腫瘍，先端巨大症，下垂体性巨人症	アナフィラキシー，徐脈
	Mitotane ミトタン	カプセル剤	副腎がん，手術適応とならないクッシング症候群	胃潰瘍，胃腸出血，紅皮症，痴呆，妄想，副腎不全，低血糖，腎障害，肝機能障害

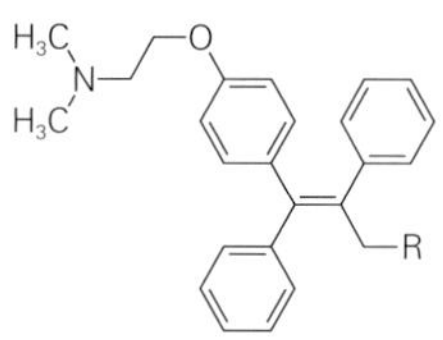

	R
タモキシフェン	CH_3
トレミフェン	CH_2Cl

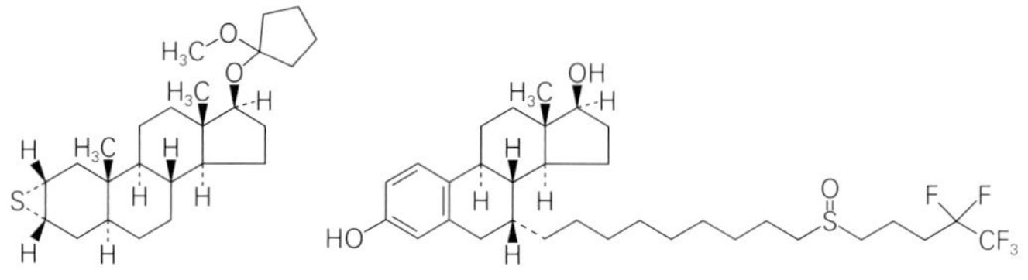

メピチオスタン　　フルベストラント

図 4.19　抗エストロゲン薬

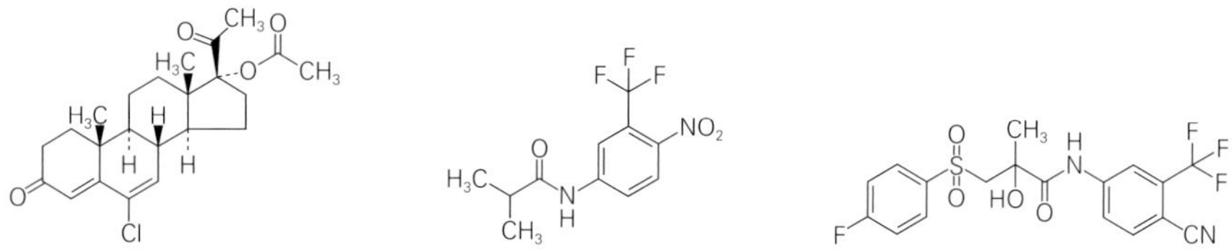

クロルマジノン酢酸エステル　　フルタミド　　ビカルタミド

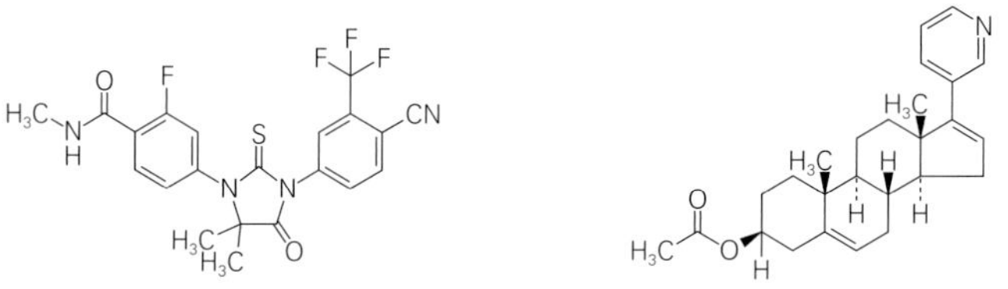

エンザルタミド　　アビラテロン酢酸エステル

図 4.20　抗アンドロゲン薬

a)　抗エストロゲン薬（表 4.10，図 4.19）

抗エストロゲン薬は，乳がん細胞などのエストロゲン受容体に結合し，エストロゲンの結合を競合的に阻害することにより，細胞増殖を阻害し，抗腫瘍効果を示す．主な薬物として，非ステロイド型合成誘導体のタモキシフェン（tamoxifen）やトレミフェン（toremifene）とステロイド型合成誘導体のメピチオスタン（mepitiostane）やフルベストラント（fluvestrant）がある．

b)　抗アンドロゲン薬（表 4.10，図 4.20）

抗アンドロゲン薬は，前立腺がん細胞のアンドロゲン受容体に対するアンドロゲンの結合を競合的に阻害することにより，細胞増殖を阻害し，抗腫瘍効果を示す．主な薬物として，ステロイド型合成誘導体のクロルマジノン（chlormadinone）と，非ステロイド型合成誘導体のフルタミド（flutamide）やビカルタミド（bicaltamide）がある．また，非ステロイド型合成誘導体エンザルタミド（enzalutamide）は，アンドロゲン受容体に対する作用のほかに，アンドロ

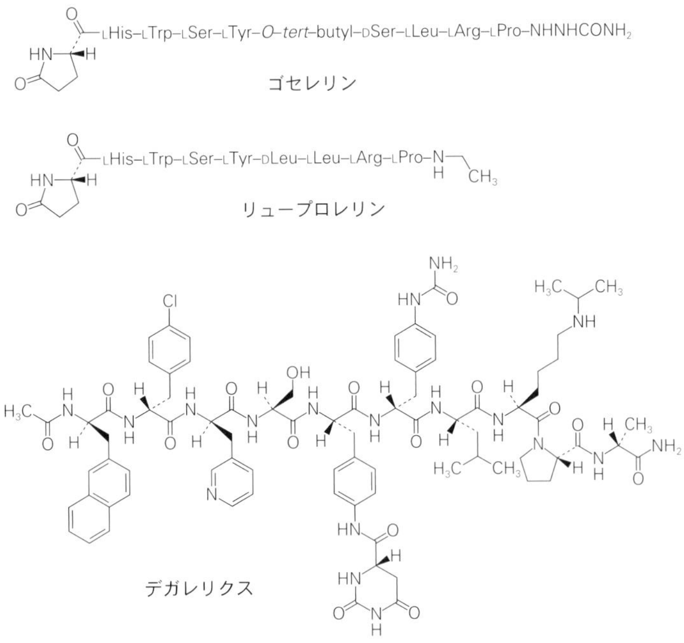

ゴセレリン

リュープロレリン

デガレリクス

図 4.21 LH-RH アゴニストと Gn-RH アンタゴニスト

ゲン受容体の核内移行と DNA 結合を阻害し，アンドロゲンのシグナル伝達を阻害することで，抗腫瘍効果を示す．ステロイド型合成誘導体アビラテロン（abiraterone）は，アンドロゲン合成酵素である CYP17 を選択的に阻害することで，アンドロゲン産生を阻害し，抗腫瘍効果を示す．

c) **LH-RH アゴニスト（黄体形成ホルモン放出ホルモン作動薬）**（表 4.10，図 4.21）

LH-RH アゴニストは，下垂体の LH-RH 受容体に作用し，LH（黄体形成ホルモン）や FSH（卵胞刺激ホルモン）を産生させる．その結果，下垂体の LH-RH 受容体の反応性が低下し（ネガティブフィードバック），LH や FSH の産生が低下する．最終的には，卵巣からのエストロゲン分泌や精巣からのテストステロンの分泌が低下する．この低下作用により，乳がんや前立腺がんに対する抗腫瘍効果を示す．主な薬物として，LH-RH のアミノ酸変異体であるゴセレリン（goserelin）やリュープロレリン（leuprorelin）がある．

d) **Gn-RH アンタゴニスト（ゴナドトロピン放出ホルモン遮断薬）**（表 4.10，図 4.21）

Gn-RH アンタゴニストは，下垂体の Gn-RH 受容体に結合し，LH や FSH の分泌が抑制され，精巣からのアンドロゲン分泌を抑制することで，前立腺がんに対する抗腫瘍効果を示す．主な薬物として，Gn-RH を模倣した鎖状アミノ酸であるデガレリクス（degarelix）がある．

e) **アロマターゼ阻害薬**（表 4.10，図 4.22）

アロマターゼ阻害薬は，アンドロゲンをエストロゲンに変化するアロマターゼを阻害することにより，血中エストロゲン量が低下する．最終的に，乳がん細胞の増殖を抑制し，抗腫瘍効果を示す．主な薬物として，アロマターゼに対して不可逆的に結合するステロイド型合成誘導

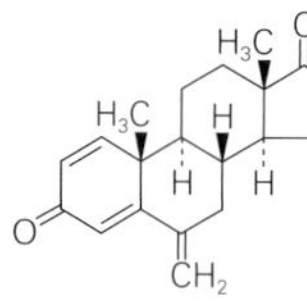

エキセメスタン

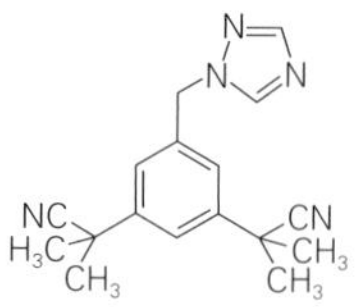

アナストロゾール

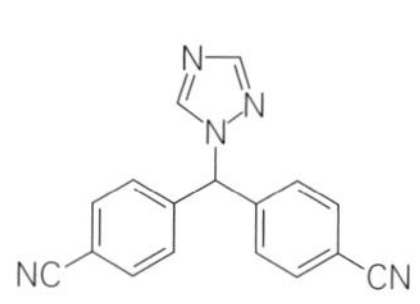

レトロゾール

図 4.22　アロマターゼ阻害薬

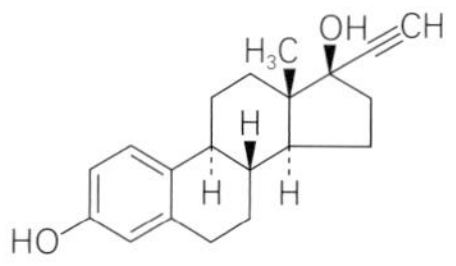

エチニルエストラジオール

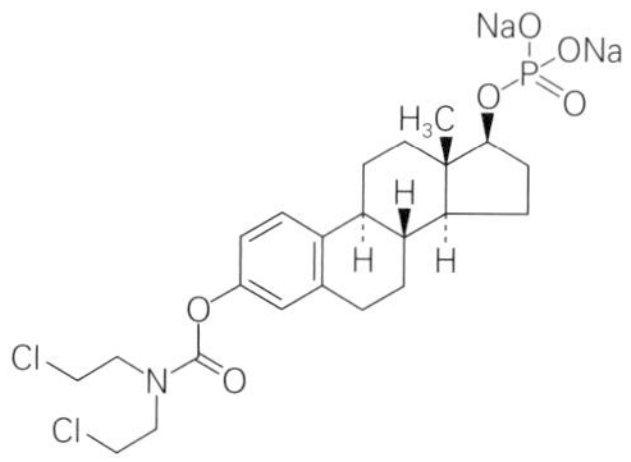

エストラムスチンリン酸エステルナトリウム

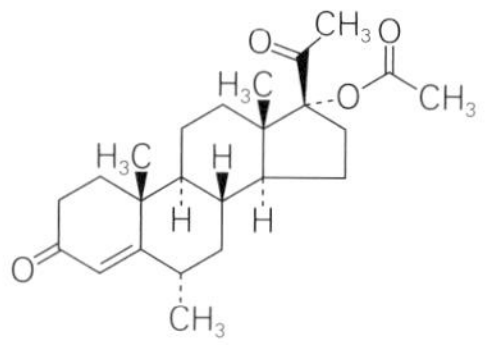

メドロキシプロゲステロン酢酸エステル

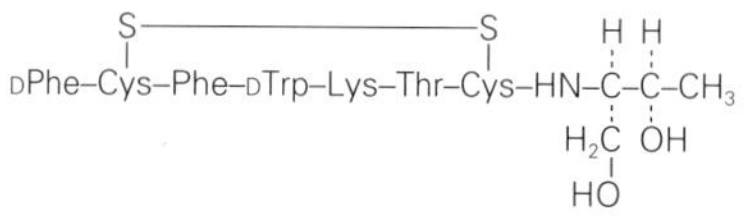

オクトレオチド

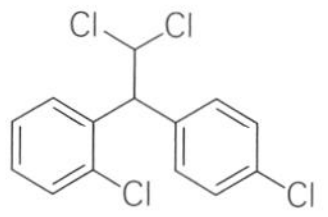

ミトタン

図 4.23　エストロゲン製剤，プロゲステロン製剤およびその他の抗腫瘍ホルモン関連薬

体のエキセメスタン（exemestane）や，活性部位のヘム鉄に可逆的に結合する非ステロイド型合成誘導体のアナストロゾール（anastrozole）やレトロゾール（letrozole）がある．

f)　エストロゲン製剤（卵胞ホルモン製剤）（表 4.10，図 4.23）

エストロゲン製剤であるエチニルエストラジオール（ethinylestradiol）は，エストロゲン濃度の上昇により，下垂体からのFSH産生の低下，最終的にはテストステロンの産生を低下させ（ネガティブフィードバック），前立腺がんや閉経後の乳がんに対する抗腫瘍効果を示す．また，エストラムスチン（estramustine）は，エストラジオールとナイトロジェンマスタード（アルキル化薬）を化学的に結合させ，エストラジオールの抗アンドロゲン作用とナイトロジェンマスタードの殺細胞作用の両方の作用をもち，前立腺がんに対する抗腫瘍効果を示す．

g)　プロゲステロン製剤（黄体ホルモン製剤）（表 4.10，図 4.23）

プロゲステロン製剤であるメドロキシプロゲステロン（medroxyprogesterone）は，下垂体への作用によりエストロゲン産生低下などの作用を介し（詳細なメカニズムは不明），乳がんや子宮体がんに対する抗腫瘍効果を示す．

h)　その他の抗腫瘍ホルモン関連薬（表 4.10，図 4.23）

その他のホルモン関連抗悪性腫瘍薬として，オクトレオチド（octreotide，持続性ソマトスタチンアナログ），ミトタン（mitotane）などがある．

表 4.11 白金製剤

分類	一般名	剤形	適応症	副作用
白金製剤	Cisplatin (CDDP, DDP) ㊛シスプラチン	注射剤	睾丸腫瘍，膀胱がん，腎盂・尿管腫瘍，前立腺がん，卵巣がん，頭頸部がん，非小細胞肺がん，食道がん，子宮頸がん，神経芽細胞腫，胃がん，小細胞肺がん，骨肉腫，胚細胞腫瘍（卵巣腫瘍，性腺外腫瘍），悪性胸膜中皮腫，胆道がん ［併用］悪性骨腫瘍，子宮体がん（術後化学療法，転移・再発時化学療法），再発・難治性悪性リンパ腫，小児悪性固形腫瘍（横紋筋肉腫，神経芽腫，肝芽腫，その他肝原発悪性腫瘍，髄芽腫等）	急性腎不全，骨髄抑制，ショック，アナフィラキシー様症状，聴力低下・難聴，耳鳴，うっ血乳頭，球後視神経炎，皮質盲，脳梗塞，一過性脳虚血発作，溶血性尿毒症症候群，心筋梗塞，狭心症，うっ血性心不全，不整脈，溶血性貧血，間質性肺炎，抗利尿ホルモン不適合分泌症候群，劇症肝炎，肝機能障害，黄疸，消化管出血，消化性潰瘍，消化管穿孔，急性膵炎，高血糖，糖尿病の悪化，横紋筋融解症，白質脳症，静脈血栓塞栓症
		動注用 注射剤	肝細胞がん	
	Carboplatin (CBDCA) ㊛カルボプラチン	注射剤	頭頸部がん，肺小細胞がん，睾丸腫瘍，卵巣がん，子宮頸がん，悪性リンパ腫，非小細胞肺がん，乳がん ［併用］小児悪性固形腫瘍（神経芽腫・網膜芽腫・肝芽腫・中枢神経系胚細胞腫瘍，再発または難治性のユーイング肉腫ファミリー腫瘍・腎芽腫）	骨髄抑制，ショック，アナフィラキシー，間質性肺炎，急性腎不全，ファンコニー症候群，肝不全，肝機能障害，黄疸，消化管壊死，消化管穿孔，消化管出血，消化管潰瘍，出血性腸炎，偽膜性大腸炎，麻痺性イレウス，脳梗塞，肺梗塞，血栓・塞栓症，心筋梗塞，うっ血性心不全，溶血性尿毒症症候群，急性呼吸窮迫症候群，播種性血管内凝固症候群，急性膵炎，難聴，白質脳症，腫瘍崩壊症候群
	Oxaliplatin (L-OHP) オキサリプラチン	注射剤	治癒切除不能な進行・再発の結腸・直腸がん，結腸がんにおける術後補助化学療法，治癒切除不能な膵がん，胃がん	末梢神経症状，ショック，アナフィラキシー，間質性肺炎，肺線維症，骨髄機能抑制，溶血性尿毒症症候群，薬剤誘発性血小板減少症，溶血性貧血，視野欠損，視野障害，視神経炎，視力低下，血栓塞栓症，心室性不整脈，心筋梗塞，肝静脈閉塞症，急性腎不全，白質脳症，高アンモニア血症，横紋筋融解症，難聴，感染症，肝機能障害
	Nedaplatin (CDGP, NDP) ネダプラチン	注射剤	頭頸部がん，肺小細胞がん，肺非小細胞がん，食道がん，膀胱がん，精巣（睾丸）腫瘍，卵巣がん，子宮頸がん	ショック，アナフィラキシー様症状，骨髄抑制，腎不全，アダムス・ストークス発作，難聴・聴力低下，耳鳴，間質性肺炎，抗利尿ホルモン不適合分泌症候群
	Miriplatin ミリプラチン	動注用 注射剤	肝細胞がんにおけるリピオドリゼーション	肝機能障害，黄疸，肝不全，肝・胆道障害，感染症，骨髄抑制，ショック，アナフィラキシー様症状，間質性肺炎，急性腎不全

［併用］：ほかの抗悪性腫瘍薬との併用療法で認められている適応症

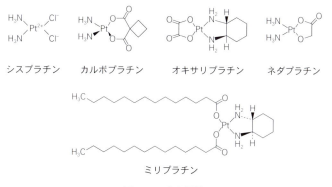

図 4.24 白金製剤

8 白金製剤（表 4.11，図 4.24）

　白金製剤は腫瘍細胞内の DNA 鎖のアデニンとグアニンに共有結合することにより DNA 鎖内および鎖間の両者に架橋を形成する．これらの架橋形成が DNA の複製および転写を阻害し，細胞増殖抑制作用を発現し，抗腫瘍作用を示す．

表 4.12　分子標的薬の命名法

薬物名の最後に付く文字					代表的な薬物	
-ib	低分子薬				Gefitinib Imatinib Bortezomib	ゲフィチニブ イマチニブ ボルテゾミブ
-mab	抗体薬	「-mab」の前に付く文字				
		-momab	マウス型抗体		Ibritumomab	イブリツモマブ
		-ximab	キメラ型抗体		Rituximab	リツキシマブ
		-zumab	ヒト化抗体		Bevacizumab	ベバシズマブ
		-umab	ヒト型抗体		Panitumumab	パニツムマブ

　シスプラチン（cisplatin, CDDP）は，中心に金属の白金を有し NH_3 と塩化物イオンがシス型に配位した合成化合物である．トランス型の場合では抗腫瘍作用がなくなる．
　カルボプラチン（carboplatin, CBDCA）は，シスプラチンの効果を維持したまま毒性（腎毒性や嘔吐など）を軽減した第二世代の白金製剤である．
　ミリプラチン（miriplatin）は，生体内でジクロロ 1,2-ジアミノシクロヘキサン白金などに変換され，がん細胞内の DNA 鎖と共有結合し，架橋を形成すると考えられる．

9　分子標的薬

　分子標的薬とは，がん細胞が発現する特異的な抗原（多くの場合，受容体タンパク質）に特異的に結合したり，がん細胞特有の酵素を阻害したりすることで抗腫瘍効果を示す薬物である．わが国では 2001 年にリツキシマブ，トラスツズマブ，イマチニブが承認されて以降（米国では 1997 年にリツキシマブが最初に承認された），数多くの分子標的薬が登場し，これまで 53 剤（米国では 70 剤）が承認され，今後さらにその数は急速に増えると考えられている．分子標的薬は，以下に示すように大きく 3 種「低分子薬」「抗体薬」「低分子化合物と抗体の複合体薬」に分類され，その名称は，世界保健機関（WHO）が設定する国際一般名（International nonproprietary name）に従って命名されている（表 4.12）．低分子薬は，合成品が中心に開発されているが，天然化合物そのもの，もしくはその半合成誘導体の薬物も開発されており，なかには天然物創薬研究から提案された標的分子 mTOR（放線菌由来ラパマイシン）や HDAC（放線菌由来トリコスタチン）などもある．抗体薬は，分子量が大きく，複雑な構造をもつ糖タンパク質であるためその製造方法は低分子薬と大きく異なる．一般的に，遺伝子工学的手法が用いられ，モノクローナル抗体産生ハイブリドーマ（抗体を産生する B 細胞と無限増殖能をもつミエローマ細胞の融合細胞）から抗体産生遺伝子を取得し，その遺伝子を動物細胞（チャイニーズハムスター卵巣細胞など）に導入し抗体産生細胞株を作製する．その細胞を大量培養し，破砕後，アフィニティークロマトグラフィーを用いて，抗体を精製し用いられる．
　従来の抗悪性腫瘍薬は，がん細胞だけでなく正常細胞にも影響を与えることから骨髄抑制などの重篤な副作用を伴うことが多いが，分子標的薬はがん細胞特有の抗原や酵素に対して特異的に作用することから，例外はあるものの比較的副作用は少ないといわれている．しかし，抗体薬の問題点としては，投与経路が限定され，上述したように製造工程が複雑で，薬価が高く設定されることが多く，経済的負担の増大や品質管理の難しさなどが指摘されている．

表 4.13 EGFR チロシンキナーゼ阻害薬

一般名	標的分子	剤 形	適応症	副作用
Gefitinib ゲフィチニブ	EGFR [HER1(ERBB1)]	錠剤	*EGFR* 遺伝子変異陽性の手術不能または再発非小細胞肺がん	間質性肺炎, 肝機能障害
Erlotinib エルロチニブ塩酸塩	EGFR [HER1(ERBB1)]	錠剤	切除不能な再発・進行性で, がん化学療法施行後に増悪した非小細胞肺がん, *EGFR* 遺伝子変異陽性の切除不能な再発・進行性で, がん化学療法未治療の非小細胞肺がん, 治癒切除不能な膵がん	間質性肺炎, 肝機能障害, 重度の皮膚障害, 消化管出血
Afatinib アファチニブマレイン酸塩	EGFR [HER1(ERBB1), HER2(ERBB2), HER4(ERBB4)]	錠剤	*EGFR* 遺伝子変異陽性の手術不能または再発非小細胞肺がん	間質性肺炎, 重度の下痢, 重度の皮膚障害, 肝機能障害
Lapatinib ラパチニブトシル酸塩水和物	EGFR [HER1(ERBB1), HER2(ERBB2)]	錠剤	HER2 過剰発現が確認された手術不能または再発乳がん	肝機能障害, 心障害, 下痢
Osimertinib オシメルチニブメシル酸塩	EGFR [HER1(ERBB1)]	錠剤	EGFR チロシンキナーゼ阻害薬に抵抗性の EGFR T790M 変異陽性の手術不能または再発非小細胞肺がん	間質性肺炎, QT 間隔延長, 血小板減少, 好中球減少, 白血球減少, 貧血, 肝機能障害

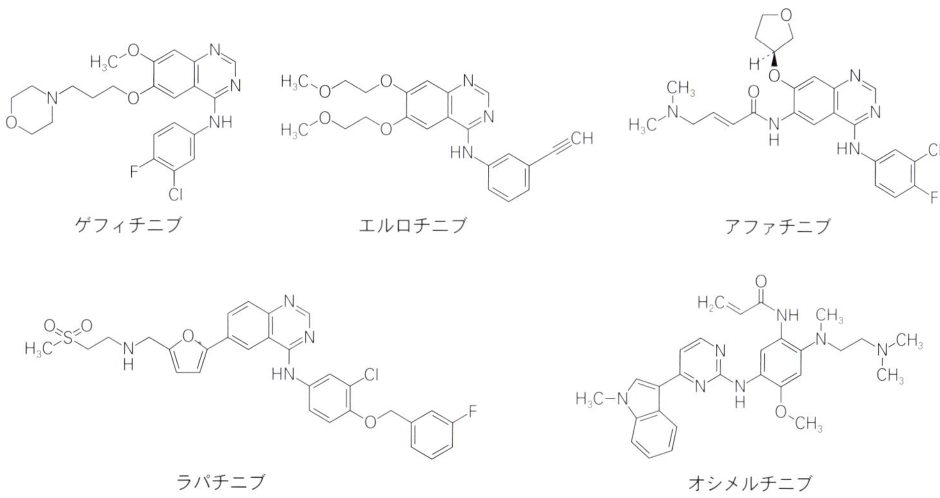

図 4.25 EGFR チロシンキナーゼ阻害薬

a) 低分子薬

(i) EGFR チロシンキナーゼ阻害薬 (表 4.13, 図 4.25)

EGFR (上皮細胞増殖因子受容体, epidermal growth factor receptor) は ERBB1 もしくは HER1 と呼ばれ, リガンドが結合する細胞外領域, 受容体を膜に固定する細胞膜貫通領域, チロシンキナーゼ活性のある細胞内領域からなる膜貫通型チロシンキナーゼ受容体である. 構造的特徴から, ERBB ファミリーは ERBB1 (HER1, EGFR), ERBB2 (HER2), ERBB3 (HER3) および ERBB4 (HER4) に分類されている. ゲフィチニブ (gefitinib) やラパチニブ (lapatinib) を代表とする本阻害薬群は, がん細胞のチロシンキナーゼの ATP 部位に競合的に結合することで, シグナル伝達を阻害し, 抗腫瘍効果を示す.

表 4.14　BCR-ABL チロシンキナーゼ阻害薬

一般名	剤形	適応症	副作用
Imatinib イマチニブメシル酸塩	錠剤	慢性骨髄性白血病，KIT（CD117）陽性消化管間質腫瘍，フィラデルフィア染色体陽性急性リンパ性白血病，FIP1L1-PDGFRα 陽性の好酸球増多症候群または慢性好酸球性白血病	骨髄抑制，肝機能障害，重篤な体液貯留，感染症，肺炎，重篤な腎障害，間質性肺炎
Dasatinib ダサチニブ水和物	錠剤	慢性骨髄性白血病，再発または難治性のフィラデルフィア染色体陽性急性リンパ性白血病	骨髄抑制，出血，体液貯留，感染症，QT 間隔延長
Nilotinib ニロチニブ塩酸塩水和物	錠剤	慢性期または移行期の慢性骨髄性白血病	骨髄抑制，QT 間隔延長，心筋梗塞，高血糖，肝機能障害，膵炎
Bosutinib ボスチニブ水和物	錠剤	前治療薬に抵抗性または不耐容の慢性骨髄性白血病	肝機能障害，重度の下痢，骨髄抑制，体液貯留，心障害，感染症，出血，膵炎
Ponatinib ポナチニブ塩酸塩	錠剤	前治療薬に抵抗性または不耐容の慢性骨髄性白血病，再発または難治性のフィラデルフィア染色体陽性急性リンパ性白血病	冠動脈疾患，脳血管障害，末梢動脈閉塞性疾患，骨髄抑制，高血圧，肝機能障害，膵炎，体液貯留，感染症，不整脈

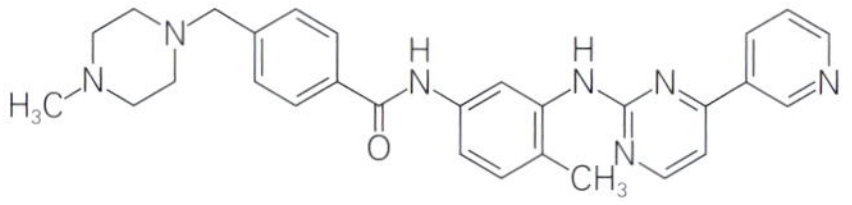

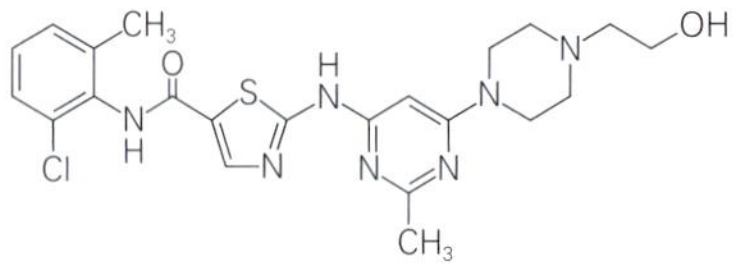

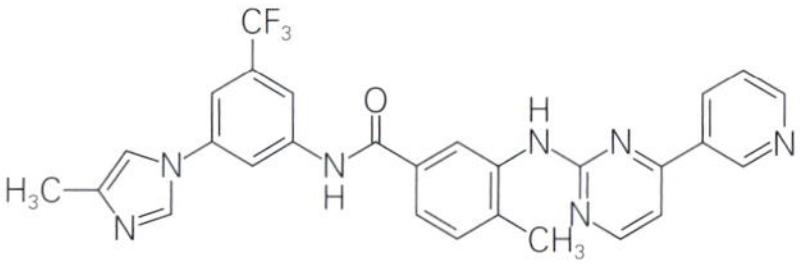

図 4.26　BCR-ABL チロシンキナーゼ阻害薬

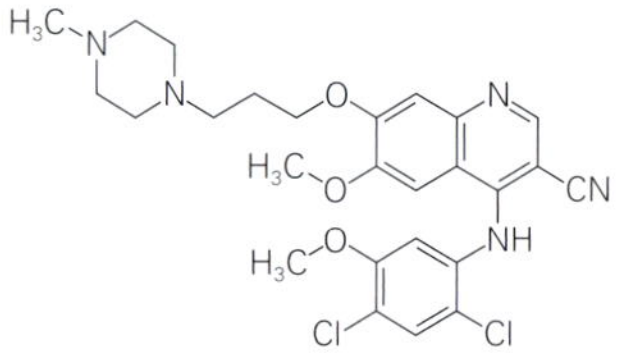

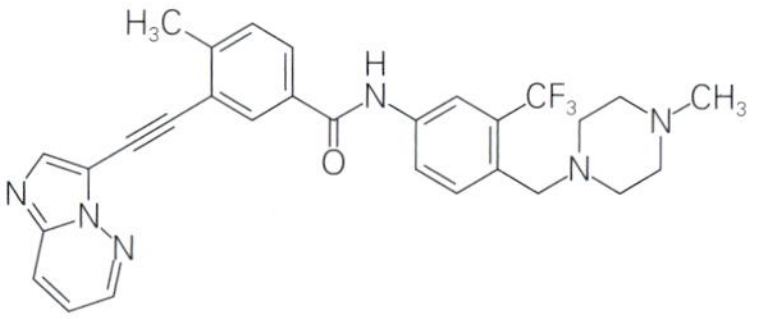

(ii) BCR-ABL チロシンキナーゼ阻害薬（表 4.14, 図 4.26）

　BCR-ABL（breakpoint cluster region-abelson murine leukemia viral oncogene homolog 1）融合遺伝子は，慢性骨髄性白血病にみられるフィラデルフィア染色体上にあり，BCR-ABL チロシンキナーゼ活性が亢進する．イマチニブ（imatinib）やダサチニブ（dasatinib）を代表とする本阻害薬群は，BCR-ABL チロシンキナーゼの ATP 部位に競合的に結合することにより，がん細胞の異常増殖を阻害し，抗腫瘍効果を示す．

(iii) JAK 阻害薬（表 4.15, 図 4.27）

　JAK（janus kinase）ファミリーは，JAK1，JAK2，JAK3 および Tyk2（tyrosine kinase 2）に分類され，シグナル伝達を制御する重要なチロシンキナーゼファミリーの 1 つである．ルキソリチニブ（ruxolitinib）は，JAK を阻害することにより，JAK/STAT シグナル伝達経路を阻害し，炎症性サイトカインである IL-6 や TNF-α の血中濃度の上昇を抑制し，抗腫瘍効果を示す．

表 4.15 JAK 阻害薬と ALK 阻害薬

一般名	標的分子	剤形	適応症	副作用
Ruxolitinib ルキソリチニブリン酸塩	JAK1, JAK2	錠剤	骨髄線維症, 真性多血症	骨髄抑制, 感染症, 肝機能障害
Crizotinib クリゾチニブ	ALK	カプセル剤	*ALK* 融合遺伝子陽性の切除不能な進行・再発の非小細胞肺がん	間質性肺炎, 肝機能障害, QT 間隔延長, 徐脈, 骨髄抑制
Alectinib アレクチニブ塩酸塩	ALK	カプセル剤	*ALK* 融合遺伝子陽性の切除不能な進行・再発の非小細胞肺がん	間質性肺炎, 好中球減少, 白血球減少

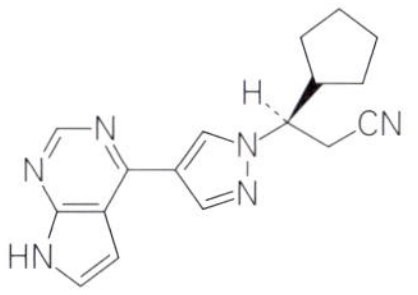

ルキソリチニブ 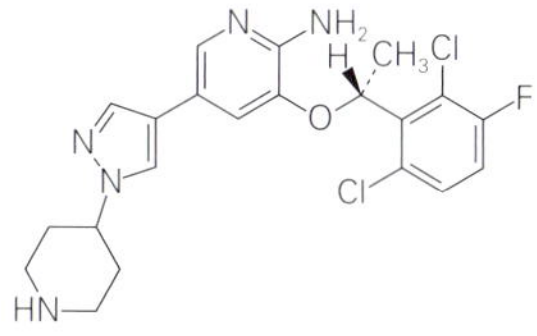　　　クリゾチニブ 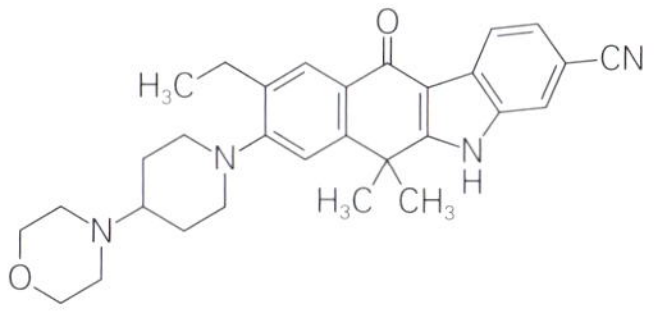　　　アレクチニブ

図 4.27　JAK 阻害薬と ALK 阻害薬

表 4.16　BRAF キナーゼ阻害薬

一般名	剤形	適応症	副作用
Vemurafenib ベムラフェニブ	錠剤	BRAF 遺伝子変異を有する根治切除不能な悪性黒色腫	有棘細胞がん, 悪性腫瘍 (二次発がん), QT 間隔延長, 肝機能障害

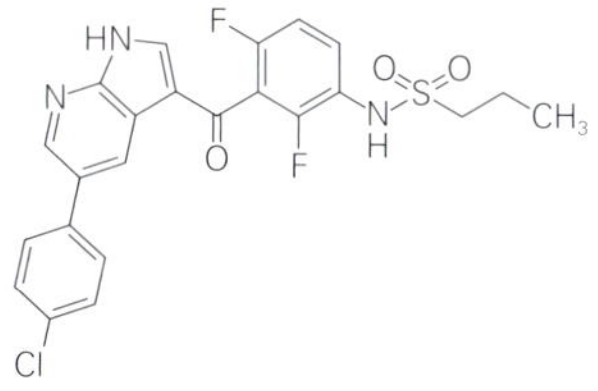

ベムラフェニブ

図 4.28　BRAF キナーゼ阻害薬

(iv) ALK 阻害薬（表 4.15, 図 4.27）

ALK（anaplastic lymphoma kinase）は細胞膜貫通型チロシンキナーゼの1つであり, この *ALK* 遺伝子と *EML4*（echinoderm microtubule-associated protein-like 4）遺伝子が融合すると, 恒常的に活性化が起こり, がん細胞（特に肺腺がん細胞）が増殖する. クリゾチニブ（crizotinib）とアレクチニブ（alectinib）は, 肺腺がんにみられる ALK-EML4 融合タンパク質のチロシンキナーゼの活性化を阻害し, 抗腫瘍効果を示す.

(v) BRAF キナーゼ阻害薬（表 4.16, 図 4.28）

BRAF（b-rapidly accelerated fibrosarcoma）遺伝子上の 600 番目のバリン（V）がグルタミン酸（E）に変異すると, BRAF キナーゼ活性が亢進する. ベムラフェニブ（vemurafenib）は, セリン/トレオニンキナーゼに属する BRAF キナーゼを阻害し, MAPK（mitogen-activated protein kinase）シグナル伝達経路上の MEK（MAPK kinase）や ERK（extracellular signal-regulated kinase）の活性化を阻害し, 抗腫瘍効果を示す.

表 4.17　mTOR 阻害薬

一般名	剤形	適応症	副作用
Sirolimus（rapamycin）シロリムス	錠剤	リンパ脈管筋腫症	間質性肺炎，感染症，消化障害，体液貯留，脂質異常症，腎障害，皮膚障害
Temsirolimus テムシロリムス	注射液	根治切除不能または転移性の腎細胞がん	間質性肺炎，消化管穿孔，胸水，脳出血，高血糖，感染症，口内炎，骨髄抑制
Everolimus エベロリムス	錠剤	根治切除不能または転移性の腎細胞がん，膵神経内分泌腫瘍，手術不能または再発乳がん，結節性硬化症に伴う腎血管筋脂肪腫もしくは上衣下巨細胞性星細胞腫	間質性肺炎，感染症，高血糖，骨髄抑制，口内炎

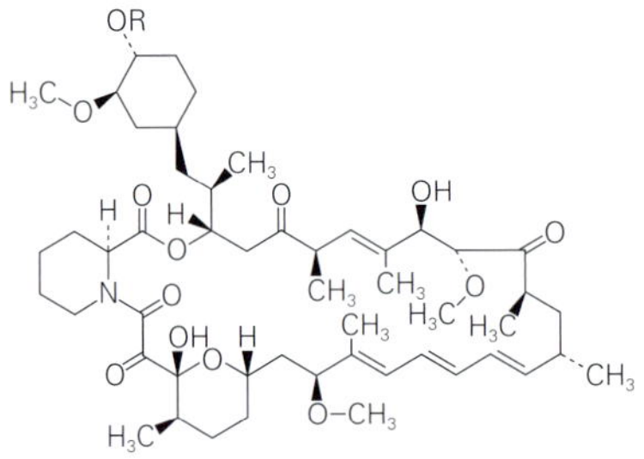

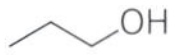

図 4.29　mTOR 阻害薬

表 4.18　その他のキナーゼ阻害薬

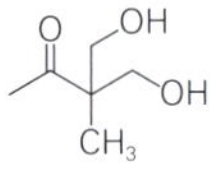

一般名	剤形	適応症	副作用
Sorafenib ソラフェニブトシル酸塩	錠剤	根治切除不能または転移性の腎細胞がん，切除不能な肝細胞がん，根治切除不能な甲状腺がん	手足症候群，剥脱性皮膚炎，皮膚有棘細胞がん，出血，肝機能障害，心筋梗塞，うっ血性心不全，低カルシウム血症
Sunitinib スニチニブリンゴ酸塩	カプセル剤	イマチニブ抵抗性の消化管間質腫瘍，根治切除不能または転移性の腎細胞がん，膵神経内分泌腫瘍	骨髄抑制，高血圧，出血，QT 間隔延長，心不全，甲状腺機能障害，肝機能障害，間質性肺炎，ネフローゼ症候群
Axitinib アキシチニブ	錠剤	根治切除不能または転移性の腎細胞がん	高血圧，出血，甲状腺機能障害，肝機能障害，心不全
Pazopanib パゾパニブ塩酸塩	錠剤	悪性軟部腫瘍，根治切除不能または転移性の腎細胞がん	肝機能障害，高血圧，心機能障害，出血，甲状腺機能障害，タンパク尿，感染症，膵炎
Regorafenib レゴラフェニブ水和物	錠剤	治癒切除不能な進行・再発の結腸・直腸がん，がん化学療法後に増悪した消化管間質腫瘍	手足症候群，肝機能障害，出血，高血圧，血小板減少
Lenvatinib レンバチニブメシル酸塩	カプセル剤	根治切除不能な甲状腺がん	高血圧，出血，肝機能障害，腎障害，心機能障害，手足症候群，感染症，骨髄抑制，低カルシウム血症
Nintedanib ニンテダニブエタンスルホン酸塩	カプセル剤	特発性肺線維症	重度の下痢，肝機能障害，骨髄抑制
Vandetanib バンデタニブ	錠剤	根治切除不能な甲状腺髄様がん	QT 間隔延長，心機能障害，重度の下痢，重度の皮膚障害，高血圧，低カルシウム血症，肝機能障害，出血

(vi) mTOR 阻害薬（表 4.17，図 4.29）

mTOR（mammalian target of rapamycin）は，PI3K/AKT シグナル伝達経路の下流に存在するセリン/トレオニンキナーゼに属し，多くのがん細胞で活性化している．放線菌 *Streptomyces hygroscopicus* の培養液から発見されたラパマイシン（rapamycin, 別名シロリムス）やこれをリードとして誘導されたテムシロリムス（temsirolimus）とエベロリムス（everolimus）は，FKBP12（FK506 binding protein 12）と複合体を形成し，mTOR と結合することで，mTOR の活性化を阻害し，抗腫瘍効果を示す．

(vii) その他のキナーゼ阻害薬（表 4.18，図 4.30）

(i)～(vi) までにあげたキナーゼ阻害薬以外に複数のキナーゼを阻害する薬（マルチキナー

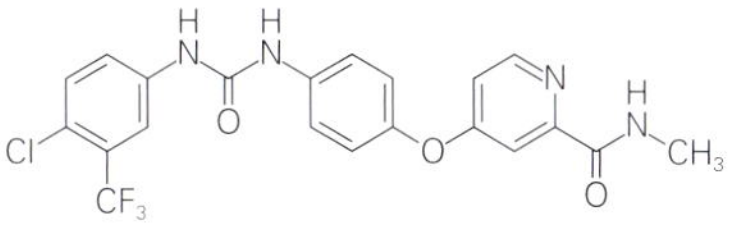

ソラフェニブ 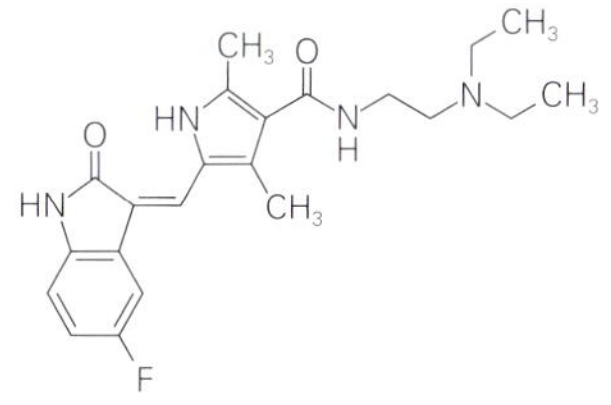　　　スニチニブ 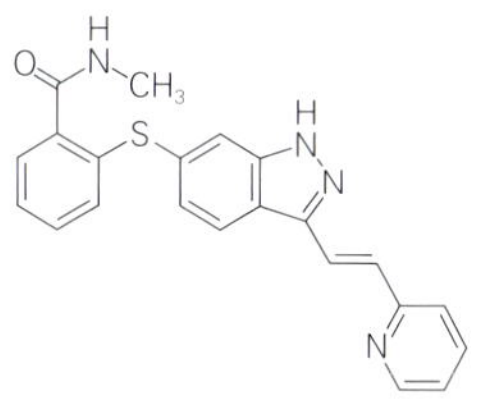　　　アキシチニブ

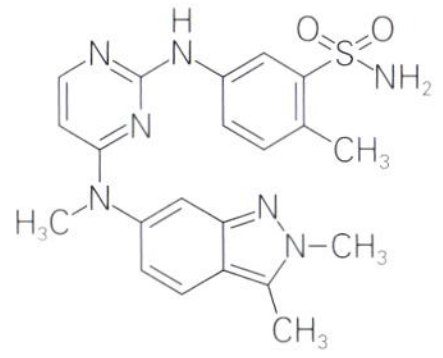

パゾパニブ 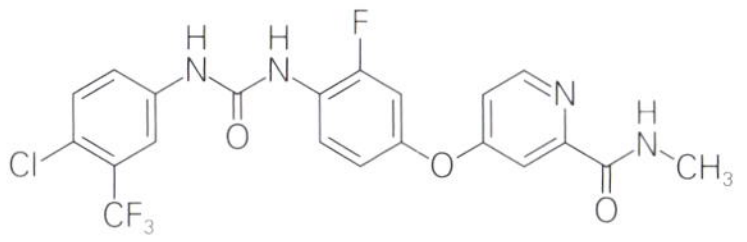　　　レゴラフェニブ 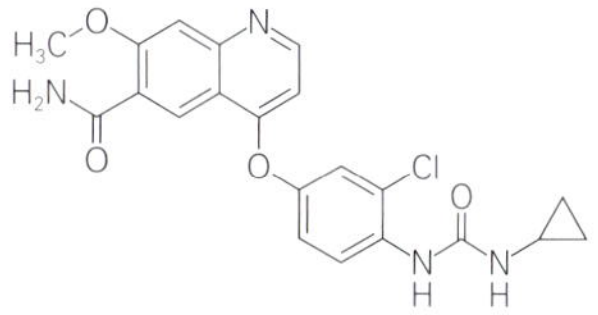　　　レンバチニブ

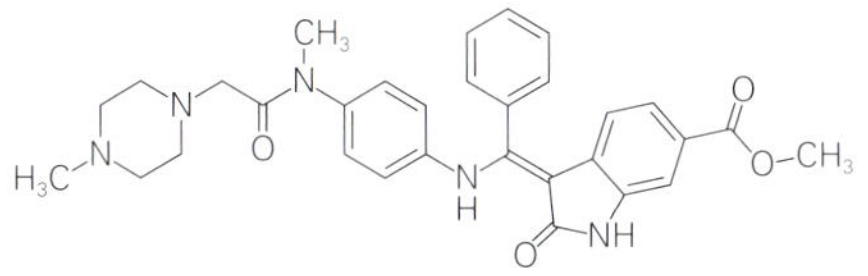

ニンテダニブ 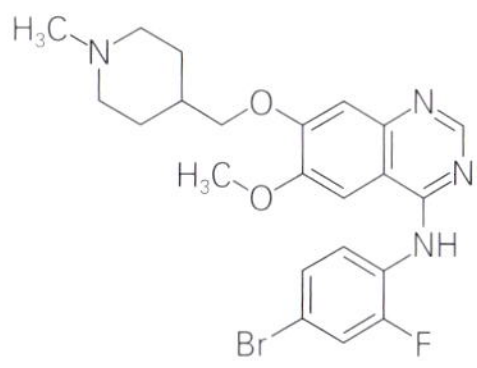　　　バンデタニブ

図4.30　その他のキナーゼ阻害薬

表4.19　その他の標的分子をターゲットとする低分子薬

一般名	標的分子	剤形	適応症	副作用
Bortezomib ボルテゾミブ	プロテアソーム	注射剤	多発性骨髄腫，マントル細胞リンパ腫	末梢神経障害，骨髄抑制，肝機能障害，発熱，腫瘍崩壊症候群
Vorinostat ボリノスタット	HDAC	カプセル剤	皮膚T細胞性リンパ腫	肺塞栓症，血小板減少症，貧血，高血糖
Panobinostat パノビノスタット乳酸塩	HDAC	カプセル剤	再発または難治性の多発性骨髄腫	重篤な下痢，骨髄抑制，感染症，肝機能障害，低血圧
Azacitidine アザシチジン	DNMT	注射剤	骨髄異形成症候群	骨髄抑制，感染症，心障害，肝機能障害

ゼ阻害薬）が開発され，臨床で用いられている．例えばソラフェニブ（sorafenib）などはBRAFやVEGFR（血管内皮増殖因子・受容体）などのチロシンキナーゼ活性を阻害し，抗腫瘍効果を示す．

(viii) その他の標的分子をターゲットとする低分子薬（表4.19，図4.31）

プロテアソームを標的とするボルテゾミブ（bortezomib），ヒストン脱アセチル化酵素（histone deacetylase，HDAC）を標的とするボリノスタット（vorinostat）とパノビノスタット（panobinostat），DNAメチルトランスフェラーゼ（DNA methyltransferase，DNMT）を標的とするアザシチジン（azacitidine）などが開発され，抗悪性腫瘍薬として臨床で使用されている．

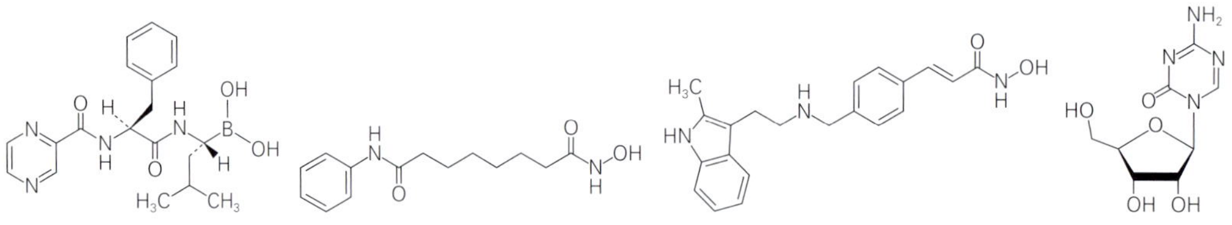

図 4.31　その他の標的分子をターゲットとする低分子薬

ボルテゾミブ　　ボリノスタット　　パノビスタット　　アザシチジン

b) 抗体薬（表 4.20）

　　近年多数の抗体薬が抗悪性腫瘍薬として成果を上げている．抗体薬は糖タンパク質であり，その構造は由来する動物種によりマウス型抗体，キメラ型抗体，ヒト化抗体，完全ヒト型抗体に分けられる．抗体薬は巨大分子のために細胞膜を透過することが難しく，その標的分子は基本的に受容体（EGFR や HER2 など）や細胞表面マーカー（PD-1 や CD22 など）である．その作用機序として，①受容体や細胞表面マーカーと結合し，標的分子への結合を阻害したり，リガンドの受容体への結合を阻害したりする直接作用，②抗体の Fc 領域を介して，エフェクター細胞（NK 細胞やマクロファージなど）が結合することで，エフェクター細胞が腫瘍細胞に傷害を与える作用（antibody dependent cellular cytotoxicity, ADCC），③抗体が標的分子と結合することで，補体経路が活性化し，腫瘍細胞に対して傷害を与える作用（complement de-

表 4.20　抗体薬

一般名	標的分子	剤形	適応症	副作用
Trastuzumab（Tmab）トラスツズマブ	HER2　ヒト化モノクローナル抗体	注射剤	HER2 過剰発現が確認された乳がん，HER2 過剰発現が確認された治癒切除不能な進行・再発の胃がん	infusion reaction，心障害，間質性肺炎，骨髄抑制，肝機能障害，腎障害
Pertuzumab ペルツズマブ	HER2　ヒト化モノクローナル抗体	注射剤	HER2 陽性の手術不能または再発乳がん	infusion reaction，骨髄抑制
Cetuximab（Cmab）セツキシマブ	EGFR　キメラ型モノクローナル抗体	注射剤	EGFR 陽性の治癒切除不能な進行・再発の結腸・直腸がん，頭頸部がん	infusion reaction，重度な皮膚症状，間質性肺炎，重度な下痢，感染症
Panitumumab パニツムマブ	EGFR　ヒト型モノクローナル抗体	注射剤	KRAS 遺伝子野生型の治癒切除不能な進行・再発の結腸・直腸がん	infusion reaction，重篤な皮膚障害，間質性肺炎，重度な下痢，低マグネシウム血症
Bevacizumab（BV）ベバシズマブ	VEGF　ヒト化モノクローナル抗体	注射剤	治癒切除不能な進行・再発の結腸・直腸がん，扁平上皮がんを除く切除不能な進行・再発の非小細胞肺がん，卵巣がん，進行または再発の子宮頸がん	infusion reaction，出血，骨髄抑制，感染症
Ramucirumab（RAM）ラムシルマブ	VEGFR-2　ヒト型モノクローナル抗体	注射剤	治癒切除不能な進行・再発の胃がん，治癒切除不能な進行・再発の結腸・直腸がん，治癒切除不能な進行・再発の非小細胞肺がん	infusion reaction，動脈血栓塞栓症，出血，骨髄抑制，タンパク尿，間質性肺炎
Rituximab（RIT）リツキシマブ	CD20　キメラ型モノクローナル抗体	注射剤	CD20 陽性の B 細胞非ホジキンリンパ腫	infusion reaction，肝機能障害，骨髄抑制
Ofatumumab オファツムマブ	CD20　ヒト型モノクローナル抗体	注射剤	再発または難治性の CD20 陽性の慢性リンパ性白血病	infusion reaction，骨髄抑制，感染症
Ipilimumab イピリムマブ	CTLA-4　ヒト型モノクローナル抗体	注射剤	根治切除不能な悪性黒色腫	infusion reaction，大腸炎，重篤な下痢，肝機能障害
Nivolumab ニボルマブ	PD-1　ヒト型モノクローナル抗体	注射剤	根治切除不能な悪性黒色腫，切除不能な進行・再発の非小細胞肺がん，根治切除不能または転移性の腎細胞がん	infusion reaction，間質性肺炎，甲状腺機能障害
Mogamulizumab モガムリズマブ	CCR4　ヒト化モノクローナル抗体	注射剤	CCR4 陽性の成人 T 細胞白血病リンパ腫，再発または難治性の CCR4 陽性の末梢性 T 細胞リンパ腫，再発または難治性の CCR4 陽性の皮膚 T 細胞性リンパ腫	infusion reaction，皮膚障害，感染症，腫瘍崩壊症候群，骨髄抑制，肝機能障害，間質性肺炎，高血糖
Denosumab デノスマブ	RANKL　ヒト型モノクローナル抗体	注射剤	多発性骨髄腫による骨病変または固形がん転移による骨病変，骨巨細胞腫	infusion reaction，低カルシウム血症

pendent cytotoxicity, CDC) などがある．これまでの代表的な抗体薬として，トラスツズマブ（trastuzumab：HER2を標的），セツキシマブ（cetuximab：EGFR），ベバシズマブ（bevacizumab：VEGF），リツキシマブ（rituximab：CD20）やニボルマブ（nivolumab：PD-1）があげられる．

c) 低分子化合物と抗体の複合体薬（表4.21）

トラスツズマブ エムタンシン（trastuzumab emtansine）やイットリウム（^{90}Y）イブリツモマブ チウキセタン（ibritumomab tiuxetan）を代表とする低分子化合物と抗体の複合体薬群は，標的分子に対する高い特異性を有する抗体と殺細胞活性を有する低分子化合物（もしくは放射標識体）をリンカーでつなぎ複合体とすることにより，腫瘍部位に特異的に送達し，抗腫瘍効果を示す．

表4.21 低分子化合物と抗体の複合体薬

一般名	標的分子	剤形	適応症	副作用
Trastuzumab emtansine トラスツズマブ エムタンシン	HER2，チューブリン重合阻害 ヒト化モノクローナル抗体とエムタンシンの複合体	注射剤	HER2陽性の手術不能または再発乳がん	infusion reaction，肝機能障害，骨髄抑制，末梢性神経障害
Ibritumomab tiuxetan イットリウム（^{90}Y）イブリツモマブ チウキセタン	CD20，β線による細胞傷害 マウス型モノクローナル抗体とイットリウム（^{90}Y）が結合したチウキセタンの複合体	注射剤	CD20陽性の再発または難治性の低悪性度B細胞非ホジキンリンパ腫，マントル細胞リンパ腫	骨髄抑制，感染症
Brentuximab vedotin ブレンツキシマブ ベドチン	CD30，微小管重合阻害 キメラ型モノクローナル抗体とベドチンの複合体	注射剤	再発または難治性のCD30陽性のホジキンリンパ腫，未分化大細胞リンパ腫	infusion reaction，末梢神経障害，感染症，骨髄抑制，肝機能障害
Gemtuzumab ozogamicin ゲムツズマブ オゾガマイシン	CD33，殺細胞 ヒト化モノクローナル抗体とオゾガマイシンの複合体	注射剤	再発または難治性のCD33陽性の急性骨髄性白血病	infusion reaction，骨髄抑制，感染症，出血，肝機能障害

10 サイトカイン関連薬（表4.22）

サイトカインのうち，インターフェロン（IFN）アルファ，ベータおよびガンマとインターロイキン2（IL-2）は，がん細胞に対する増殖抑制作用，細胞傷害作用あるいは免疫担当細胞（マクロファージやリンパ球など）を活性化することによりがん細胞を除去する作用を有する．

表4.22 サイトカイン関連薬

分類	一般名	剤形	適応症	副作用
インターフェロン（IFN）	Interferon alfa（IFNα） ㊙インターフェロンアルファ 天然型	注射剤	腎がん，多発性骨髄腫，ヘアリー細胞白血病，慢性骨髄性白血病	間質性肺炎，抑うつ，自殺企図，躁状態，攻撃的行動，糖尿病，甲状腺機能異常，肝障害，血小板減少，貧血，敗血症，消化管出血，錯乱，痙攣，幻覚，妄想，網膜症，無菌性髄膜炎
	Interferon alfa-2b（IFNα-2b） インターフェロンアルファ-2b 遺伝子組換え型	注射剤	腎がん，慢性骨髄性白血病，多発性骨髄腫	間質性肺炎，抑うつ，自殺企図，錯乱，糖尿病，汎血球減少，不整脈，網膜症
	Interferon beta（IFNβ） インターフェロンベータ 天然型	注射剤	膠芽腫，髄芽腫，星細胞腫，皮膚悪性黒色腫	間質性肺炎，抑うつ，自殺企図，糖尿病，甲状腺機能異常，肝障害，汎血球減少，白血球減少，顆粒球減少，血小板減少
	Interferon gamma-1a（IFNγ-1a） インターフェロンガンマ-1a 遺伝子組換え型	注射剤	腎がん	間質性肺炎，抑うつ，心不全，白血球減少，血小板減少，糖尿病
インターロイキン-2（IL-2）	Celmoleukin ㊙セルモロイキン 遺伝子組換え型	注射剤	血管肉腫	浮腫，肺水腫，胸水，腹水，尿量減少の体液貯留
	Teceleukin ㊙テセロイキン 遺伝子組換え型	注射剤	血管肉腫，腎がん	体液貯留，うっ血性心不全

11 その他の抗悪性腫瘍薬（表4.23，図4.32）

サリドマイド（thalidomide）は，1960年代，睡眠薬として用いられたが，催奇形性という重大な副作用が明らかとなり，販売中止となった．しかし，2000年頃，多発性骨髄腫に対する有効性が明らかとなり，わが国でも再承認された．その作用機序は，血管新生因子やサイトカインの分泌抑制などがあげられる．その他のサリドマイド関連薬としては，レナリドミド

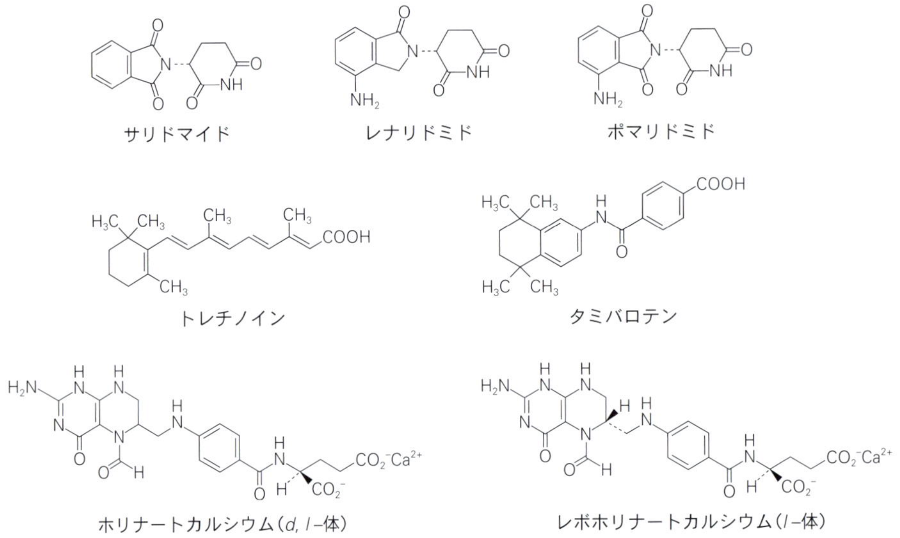

サリドマイド　　　　レナリドミド　　　　ポマリドミド

トレチノイン　　　　タミバロテン

ホリナートカルシウム（d, l-体）　　　　レボホリナートカルシウム（l-体）

図4.32　その他の抗悪性腫瘍薬

表4.23　その他の抗悪性腫瘍薬

一般名	剤形	適応症	副作用
Thalidomide サリドマイド	カプセル剤	再発または難治性の多発性骨髄腫，らい性結節性紅斑	催奇形性，深部静脈血栓症，肺塞栓症，脳梗塞，感染症，間質性肺炎，消化管穿孔，虚血性心疾患，心不全，不整脈，肝機能障害
Lenaludomide レナリドミド水和物	カプセル剤	多発性骨髄腫，5番染色体長腕部欠失に伴う骨髄異形成症候群	催奇形性，骨髄抑制，感染症，間質性肺疾患，心筋梗塞，心不全，不整脈，末梢神経障害，肝機能障害，腎障害
Pomalidomide ポマリドミド	カプセル剤	再発または難治性の多発性骨髄腫	催奇形性，深部静脈血栓症，骨髄抑制，感染症，発疹，末梢神経障害，肝機能障害
Tretinoin トレチノイン	カプセル剤	急性前骨髄球性白血病	レチノイン症候群，白血球増多症，血栓症
Tamibarotene タミバロテン	錠剤	再発または難治性の急性前骨髄球性白血病	レチノイン症候群，感染症，白血球増加症，間質性肺疾患，縦隔炎，横紋筋融解症
Arsenic trioxide 三酸化ヒ素	注射剤	再発または難治性の急性前骨髄球性白血病	心電図QT延長，肝機能障害，白血球増加症
L-Asparaginase L-アスパラギナーゼ	注射剤	急性白血病，悪性リンパ腫	ショック，アナフィラキシー，急性膵炎，凝固系因子異常，高アンモニア血症，意識障害，肝機能障害
Ethanol エタノール	注射剤	肝細胞がんにおける経皮的エタノール注入療法	ショック，心筋梗塞
Folinate Calcium ⑩ホリナートカルシウム	錠剤	低用量：メトトレキサートの毒性軽減 高用量：結腸・直腸がんに対するフルオロウラシルの抗腫瘍効果を増強	ショック，アナフィラキシーショック，骨髄抑制，劇症肝炎，肝硬変，脱水症状，重篤な腸炎，精神神経障害，悪心，嘔吐
Levofolinate Calcium レボホリナートカルシウム	注射剤	胃がん（手術不能または再発）および結腸・直腸がんに対するフルオロウラシルの抗腫瘍効果の増強，結腸・直腸がんおよび治癒切除不能な膵がんに対するフルオロウラシルの抗腫瘍効果の増強	激しい下痢，重篤な腸炎，骨髄抑制，ショック，アナフィラキシー，精神神経障害，うっ血性心不全，肝機能障害，急性腎不全，間質性肺炎消化管潰瘍

（lenaludomide）やポマリドミド（pomalidomide）があげられる．

トレチノイン（tretinoin）やタミバロテン（tamibarotene）は，前骨髄球からの分化を誘導することにより，急性前骨髄球性白血病に効果を示す．

三酸化ヒ素は，作用機序は不明だが，急性前骨髄球性白血病に効果を示す．

L-アスパラギナーゼ（L-asparaginase）は，血中の L-アスパラギンを分解し，細胞増殖に必要なこのアミノ酸を枯渇させることにより，抗腫瘍細胞効果を示す．

エタノール（ethanol）は，投与部位における組織水分を奪い，タンパク質凝固をきたすことにより，肝細胞がんの経皮的エタノール注入療法に用いられる．

ホリナートカルシウム（folinate calcium）は，細胞内の葉酸プールに取り込まれ，5,10-メチレンテトラヒドロ葉酸に代謝され，細胞の核酸合成を再開させる．低用量ではメトトレキサートの毒性軽減，高用量ではフルオロウラシルの抗腫瘍効果を増強する．また，レボホリナートカルシウム（levofolinate calcium）は，ホリナートカルシウムのジアステレオマーの関係にある *l* 体のみの製剤であり，フルオロウラシルの抗腫瘍効果を増強する．

C 抗悪性腫瘍薬の耐性と副作用

1 抗悪性腫瘍薬の耐性獲得機構

SBO ・主要な抗悪性腫瘍薬に対する耐性獲得機構を説明できる．

抗悪性腫瘍薬による薬物治療では，治療当初は十分効果が得られていたが，治療を継続していくうちに効果が得られず，がん細胞が増加することがあり，これを獲得耐性という．それに対して，治療当初から抗悪性腫瘍薬の効果を示さないことを自然耐性という．また，ある１つの抗悪性腫瘍薬に対して，耐性を獲得したがん細胞が，構造も作用機序も異なるほかの複数の抗悪性腫瘍薬に対しても薬剤耐性を示すことを，多剤耐性という．このような抗悪性腫瘍薬の耐性獲得の原因として，薬物輸送機構（トランスポーター），薬物代謝酵素，標的分子，DNA 修復機構，遺伝子などの変化がある．代表的な抗悪性腫瘍薬の耐性獲得機構を**表 4.24** に示す．

a）薬物輸送機構（トランスポーター）の変化

（i）細胞内への薬物取り込みの阻害

ある種の抗悪性腫瘍薬は，能動的に細胞内に取り込まれ，殺細胞作用を示すが，トランスポーターの発現抑制や機能的障害などにより耐性を獲得する．

メトトレキサートは，還元型葉酸担体-1（reduced folate carrier-1, RFC-1）や葉酸受容体（folate receptor, FR）により能動輸送で細胞内に取り込まれるが，*RFC-1* 遺伝子や *FR* 遺伝子の発現が抑制されることにより，メトトレキサートの取り込みが阻害され，耐性を示す．

（ii）細胞外への薬物排出の促進

抗悪性腫瘍薬を含めた多くの薬物は，細胞膜上にある ATP 依存性の ABC トランスポーターファミリー（ATP-binding cassette family）に属する排出ポンプにより排出される．その代表的

表 4.24 抗悪性腫瘍薬の代表的な耐性獲得機構

耐性機構	主な薬物	主な原因
a) 薬物輸送機構の変化 　 i) 細胞内への取り込みの低下 　 ii) 細胞外への薬物排出の促進	メトトレキサート 多くの抗悪性腫瘍薬 　アントラサイクリン系薬 　ビンカアルカロイド系薬 　タキサン系薬 　アクチノマイシン D 　エトポシド 　メトトレキサートなど	RFC-1 遺伝子や FR 遺伝子発現の低下 P 糖タンパク質の発現亢進
b) 薬物代謝酵素の変化 　 i) 薬物代謝酵素活性の低下による 　　 活性代謝産物の減少 　 ii) 薬物代謝酵素活性の上昇による 　　 不活性代謝産物の増加	メトトレキサート フルオロウラシル シタラビン アルキル化薬 シスプラチン フルオロウラシル シタラビン	FPGS 酵素活性の低下 リン酸化酵素活性の低下 dCK 酵素活性の低下 GST 酵素活性の上昇 グルタチオンやメタロチオネインの亢進 DPD 酵素活性の上昇 CD 酵素活性の上昇
c) 標的分子の変化	フルオロウラシル メトトレキサート タキサン系薬 トポイソメラーゼ I 阻害薬 トポイソメラーゼ II 阻害薬 チロシンキナーゼ阻害薬	TS 酵素活性の上昇 DHFR 酵素活性の上昇 微小管組成の変化 トポイソメラーゼ I 酵素活性の上昇 トポイソメラーゼ II 酵素活性の上昇 チロシンキナーゼに対する親和性の低下
d) DNA 修復機構の亢進	アルキル化薬 白金製剤	MGMT 酵素活性の上昇 DNA 傷害

な薬物排出ポンプとして，P 糖タンパク質（P-glycoprotein），MRP1（multidrug resistance-related protein 1），BCRP（breast cancer resistance protein），LRP（lung resistance-related protein）などがある．これら排出ポンプは，生体内のさまざまな組織や細胞（肝臓，腎臓，血液脳関門など）に発現しており，がん細胞においてこれら排出ポンプの発現が亢進した場合，細胞内の抗悪性腫瘍薬濃度が低下し，耐性を示す．MDR1（multidrug resistance 1）遺伝子により発現が制御されている P 糖タンパク質は，アントラサイクリン系薬（ドキソルビシンやダウノルビシン），ビンカアルカロイド系薬（ビンブラスチンやビンクリスチン），タキサン系薬（パクリタキセルやドセタキセル），アクチノマイシン D，エトポシド，メトトレキサートなど多くの抗悪性腫瘍薬を基質としており，がん細胞で P 糖タンパク質が過剰に発現した場合は多剤耐性へとつながる．

b) 薬物代謝酵素の変化
(i) 薬物代謝酵素活性の低下による活性代謝産物濃度の減少

　メトトレキサートは，細胞内に取り込まれた後に，ホリルポリグルタミン酸シンテターゼ（folylpolyglutamate synthetase, FPGS）によりポリグルタミン酸化を受けることにより，細胞内メトトレキサート濃度が維持され，殺細胞作用を示す．がん細胞は，FPGS 活性を低下させることにより，メトトレキサートに耐性を示す．

　フルオロウラシルは，細胞内でフルオロウリジン三リン酸（FUTP）やフルオロデオキシウリジン一リン酸（FdUMP）に代謝され，RNA もしくは DNA の合成を阻害する．これら活性代謝産物へと変換するリン酸化酵素（チミジンキナーゼ，ウリジンキナーゼ，オロト酸ホスホ

リボシルトランスフェラーゼなど）の活性が低下することにより，がん細胞はフルオロウラシルに耐性を示す．

シタラビン（Ara-C）は，デオキシシチジンキナーゼ（deoxycytidine kinase, dCK）によるリン酸化を経て，活性代謝産物アラビノフラノシルシトシン三リン酸（Ara-CTP）となり殺細胞作用を示す．がん細胞は，dCK 酵素活性を低下させることにより，Ara-C に耐性を示す．

メルカプトプリンは，ヒポキサンチン-グアニンホスホリボシルトランスフェラーゼ（hypoxanthine-guanine phosphoribosyltransferase, HGPRT）により活性代謝産物チオイノシン一リン酸（TIMP）が合成され，アデニンやグアニンの合成を阻害し，殺細胞作用を示す．がん細胞では，HGPRT 酵素活性が低下し，メルカトプリンに耐性を示す．

(ii) 薬物代謝酵素活性の上昇による不活性代謝産物濃度の増加

多くの抗悪性腫瘍薬は，生体防御反応の1つとして，グルタチオンやメタロチオネインによって無毒化され，不活性代謝産物へと代謝される．代表的な例として，シクロホスファミドやメルファランなどのアルキル化薬は，グルタチオン S-トランスフェラーゼ（glutathione S-transferase, GST）によりグルタチオン抱合を受けることで，不活性代謝産物へと代謝され，がん細胞はアルキル化薬に耐性を示す．また，白金製剤シスプラチンは，グルタチオンだけでなく，重金属の無毒化に関与するメタロチオネインと結合し，無毒化され，耐性を示す．

フルオロウラシルは，ジヒドロピリミジンデヒドロゲナーゼ（dihydropyrimidine dehydrogenase, DPD）により不活性型ジヒドロフルオロウラシル（FUH_2）に代謝される．がん細胞は，DPD 酵素活性が上昇することで，フルオロウラシルに耐性を示す．S-1 製剤（テガフール/ギメラシル/オテラシルカリウム配合剤）は，ギメラシルによる DPD 阻害により，テガフールの抗悪性腫瘍効果の増強だけでなく，耐性克服効果も示す．

シタラビン（Ara-C）は，シチジンデアミナーゼ（cytidine deaminase, CD）により不活性型ウラシルアラビノシド（Ara-U）に代謝される．がん細胞では，CD 酵素活性が上昇することで，Ara-C に耐性を示す．

c）標的分子の変化

フルオロウラシルは，活性代謝産物フルオロデオキシウリジン一リン酸（FdUMP）によって標的分子であるチミジル酸シンターゼ（thymidylate synthase, TS）を阻害し，DNA 合成が阻害されるが，TS 酵素活性が上昇することで効かなくなる．

メトトレキサートは，標的分子であるジヒドロ葉酸レダクターゼ（dihydrofolate reductase, DHFR）を阻害し，DNA 合成が阻害される．がん細胞では，DHFR 酵素活性が上昇することで，メトトレキサートに耐性を示す．

パクリタキセルなどのタキサン系薬は，微小管に結合し，重合安定化作用により，抗腫瘍効果を示すが，微小管の構成成分である β-チューブリンの遺伝子変異により，タキサン系薬との親和性が低下し，がん細胞に耐性を示す．

イリノテカンなどのトポイソメラーゼⅠ（topoisomerase Ⅰ）阻害薬やエトポシドなどのトポイソメラーゼⅡ（topoisomerase Ⅱ）阻害薬は，それぞれのトポイソメラーゼの酵素活性が低下することにより，効かなくなる．

最近開発された低分子薬や抗体薬の両方の分子標的薬についても，すでに耐性を示すがん細胞が報告されてきている．イマチニブやゲフィチニブなどの低分子チロシンキナーゼ阻害薬は，

標的分子であるチロシンキナーゼのATP部位に結合することにより，抗腫瘍効果を示す．がん細胞では，ATP結合部位に遺伝子変異が起こると，阻害薬との親和性が低下し，薬剤が効かなくなる．この耐性機構は，ゲートキーパー（gatekeeper）変異と呼ばれ，薬剤耐性の大きな問題になりつつある．セツキシマブ，トラスツズマブやリツキシマブなどの抗体薬は，免疫機構に依存した抗腫瘍効果（antibody dependent cellular cytotoxicity, ADCC）をもつため，免疫機能の低下したホスト（患者）で効果が減弱する．また，BRAFキナーゼ阻害薬ベムラフェニブやmTOR阻害薬エベロリムスなどにも，耐性を示すがん細胞がすでに報告されている．

d) DNA修復機構の亢進

DNAに傷害を与えることで殺細胞作用を示す抗悪性腫瘍薬は，DNA修復機構が亢進することで，がん細胞に対して耐性機構を獲得する．

アルキル化薬は，O^6-メチルグアニンメチルトランスフェラーゼ（O^6-methylguanine methyltransferase, MGMT）が深く関与するDNA修復機構やヌクレオチド除去修復機構，DNAミスマッチ修復機構の亢進により，がん細胞に耐性を示す．

白金製剤は，DNA修復機構，ヌクレオチド除去修復機構およびDNAミスマッチ修復機構の亢進により耐性を獲得し，さらに，DNA傷害によるアポトーシス誘導の阻害により耐性を示す．

2 抗悪性腫瘍薬の主な副作用とその対処法

> **SBO**・抗悪性腫瘍薬の主な副作用（下痢，悪心・嘔吐，白血球減少，皮膚障害（手足口症候群を含む），血小板減少等）の軽減のための対処法を説明できる．

抗悪性腫瘍薬は，ほかの医薬品に比べて副作用（有害事象）が多く観察される．がん細胞と本来の正常細胞の相違点がどこにあるのかに起因する問題であり，がん化学療法においては常に考慮しなければならない．したがって，いかに副作用をコントロールするかが，患者の治療効果やQOL（quality of life，生活の質）の維持につながる．以下に述べる抗悪性腫瘍薬の副作用は，添付文書の使用上の注意に記載されているなかから，特に重大なものについて示す．

臨床検査値や経過観察などで異常（副作用）がみられた場合は，投与量の減量，休薬，投与間隔の延長，薬物の変更，副作用軽減薬の投与などの処置が行われる．

a) 骨髄抑制

骨髄抑制は，多くの抗悪性腫瘍薬で観察される代表的な副作用の1つであり，細胞分裂が盛んながん細胞だけでなく，同時に正常細胞も攻撃（殺細胞作用）してしまうために出現しやすい．特に，汎血球減少（白血球，赤血球や血小板などのすべての血球が減少）や貧血などは早期に観察され，易感染状態や出血傾向などをまねく．好中球減少に対する処置として顆粒球コロニー形成刺激因子（granulocyte colony stimulating factor, G-CSF）を，また顆粒球減少に対してはヒトマクロファージコロニー形成刺激因子（macrophage colony stimulating factor, M-CSF）を投与することもある．さらに，白血球が減少している場合は，感染症に対する対策も重要になる．また，血小板減少や赤血球減少に対しては，血小板輸血やエリスロポエチン投与などを行うこともある．

b) **肝機能障害**

ほとんどの抗悪性腫瘍薬は肝機能障害を引き起こしてしまう．なかでも，フルオロウラシル，テガフール/ウラシル配合剤，テガフール/ゲメラシル/オテラシルカリウム配合剤（S-1製剤），フルタミド，レゴラフェニブ，クリゾチニブなどは，劇症肝炎を引き起こし，添付文書に警告として注意喚起されている．対応策として，グリチルリチン製剤やウルソデオキシコール酸の投与などが用いられる．

c) **心機能障害（心毒性）**

ドキソルビシンやダウノルビシンなどのアントラサイクリン系薬の代表的な副作用の1つとして，心機能障害（心毒性）があげられる．この心毒性の発症は，不可逆的であり，累積投与量（総投与量）に依存しているため，その情報の管理は極めて重要である．また，シクロホスファミド（もしくはイホスファミド）とペントスタチンの併用，フルオロウラシル，タキサン系薬，ビンクリスチン，トラスツズマブ，ペルツズマブ，リツキシマブ，スニチニブやラパチニブなどでも心機能障害が観察される．

d) **消化器機能障害**

(i) 悪心や嘔吐

多くの抗悪性腫瘍薬は小腸粘膜に傷害を与える．その結果，腸クロム親和性細胞からセロトニン（5-hydroxytryptamine, 5-HT）が大量に分泌され，5-HT_3 受容体や NK-1 受容体を介して腹部求心性迷走神経が刺激され，さらに化学受容器引金帯（chemoreceptor trigger zone, CTZ）を介して延髄の嘔吐中枢（vomiting center, VC）が刺激され，悪心や嘔吐を引き起こす．また，血中の抗悪性腫瘍薬やその代謝産物が直接 CTZ に刺激を与えたり，精神的な因子（情動刺激）によって大脳皮質を介して延髄の VC が刺激されたりして，引き起こされることもある．悪心・嘔吐を高頻度（>90％）で引き起こす抗悪性腫瘍薬やレジュメとして，AC 療法（ドキソルビシン＋シクロホスファミド），シスプラチン，シクロホスファミド，ダカルバジン，カルムスチンやストレプトゾシンなどがあげられる．その対応として，5-HT_3 受容体拮抗薬（グラニセトロンなど），NK-1 受容体拮抗薬（アプレピタント）およびデキサメタゾンの単剤もしくは併用療法が用いられる．

(ii) 下痢

抗悪性腫瘍薬によって引き起こされる下痢には，消化管の副交感神経刺激により早期に観察されるコリン作動性の下痢と，腸管粘膜の直接傷害による遅発性の下痢がある．その対応として，水分補充と電解質バランスの保持のための輸液だけでなく，腸管運動抑制薬（ロペラミドや抗コリン薬など）や整腸薬などが用いられる．下痢を引き起こす抗悪性腫瘍薬として，イリノテカン，シタラビン，エトポシドなどがある．イリノテカンは，肝臓でカルボキシエステラーゼにより活性代謝産物 SN-38 となり抗腫瘍効果を示すが，UDP-グルクロノシルトランスフェラーゼ（UDP-glucuronosyltransferase 1A1, UGT1A1）によって不活性代謝産物 SN-38 グルクロン酸抱合体（SN-38G）へと代謝され，胆汁排泄される．排泄された腸管内の SN-38G は，腸内細菌の β-グルクロニダーゼにより脱抱合され，再び活性代謝産物 SN-38 となり，肝臓へ再吸収される（腸肝循環）．その際，活性代謝産物 SN-38 が腸管上皮細胞に傷害を与えて，下痢を引き起こすと考えられている．

(iii) 便　秘

　　抗悪性腫瘍薬によって引き起こされる便秘は，末梢神経障害によって引き起こされることが多い．その対応として，塩類下剤（酸化マグネシウムなど），大腸刺激性下剤（センナなど）などが用いられる．便秘を引き起こす抗悪性腫瘍薬として，ビンカアルカロイド系薬やタキサン系薬などがある．

(iv) その他

　　口内炎，粘膜障害，消化管穿孔などの消化器機能障害を引き起こす抗悪性腫瘍薬もある．

e) 腎機能障害

　　シスプラチンは，用量依存的に遠位尿細管，集合管，糸球体などに障害を引き起こし，電解質異常（低マグネシウム血症など）を誘発する．その対応策として，尿量を確保するために十分な輸液を行い，利尿薬（D-マンニトールやフロセミド）を投与する．また，腎排泄型のメトトレキサートを大量に用いた場合は，尿のpHが低いと結晶を作りやすく，腎障害を引き起こす．したがって，十分な輸液を行い，尿をアルカリ性にする炭酸水素ナトリウムおよびアセタゾラミド（フロセミドは尿を酸性にするために使用しない）を投与し，場合によってはホリナートカルシウムも投与する．

f) 膀胱機能障害，排尿障害

　　シクロホスファミドやイホスファミドの代表的な副作用として，出血性膀胱炎がある．シクロホスファミドは，体内で活性代謝産物ホスホラミドマスタードに代謝される過程でアクロレインが生成される（図4.9）．このアクロレインが尿中に排泄される際に，粘膜に傷害を与えると考えられており，出血性膀胱炎や排尿障害が誘発される．その対応として，十分な輸液を行い，アクロレインと結合するメスナの投与が行われる．

g) 肺機能障害

　　多くの抗悪性腫瘍薬は，肺胞，間質，気道などに傷害を与え，肺機能障害（間質性肺炎や肺線維症など）を引き起こす．ブレオマイシンは，累積投与量が多いほど，重篤な間質性肺炎や肺線維症を引き起こす頻度が高くなる．また，EGFRやHER2を標的分子としているゲフィチニブ，エルロチニブ，ラパチニブ，クリゾチニブ，テムシロリムス，ボルテゾミブ，パニツムマブなどでも肺機能障害（間質性肺炎など）が観察され，添付文書に警告として注意喚起されている．

h) 皮膚障害

　　多くの抗悪性腫瘍薬は，血管の脆弱性，注射針の不適切な留置，薬物の投与量や速度によって血管外漏出が引き起こされ，疼痛，腫脹，発赤などが生じ，重篤な場合は皮膚潰瘍や壊死を引き起こすこともある．血管外漏出により重篤な（壊死性）皮膚障害を引き起こす薬物として，アントラサイクリン系薬，ビンカアルカロイド系薬，タキサン系薬，アクチノマイシンD，マイトマイシンCなどがある．その対応策として，漏出部から抗悪性腫瘍薬を取り除き，重症度に応じて副腎皮質ステロイドと局所麻酔薬を混和したものを局注する．

i) 神経障害

抗悪性腫瘍薬による神経障害には，中枢神経障害と末梢神経障害がある．中枢神経障害では痙攣，麻痺などが観察され，その頻度の高い薬物として，シタラビン，メトトレキサート，イホスファミド，白金製剤などがある．また，末梢神経障害のなかには，自律神経障害，感覚器障害および運動神経障害があり，その頻度の高い薬物として，ビンカアルカロイド系薬，タキサン系薬，白金製剤，ボルテゾミブなどがある．

j) **Infusion reaction**

Infusion reaction とは，分子標的薬のなかでも特に抗体薬（トラスツズマブやリツキシマブなど）を投与した場合によく観察される副作用である．一般的な過敏症状であるアナフィラキシー様症状などとは区別するために，添付文書では英語表記で記載されている（発生機序については不明）．この副作用を軽減させるために，抗体薬投与前に抗ヒスタミン薬や副腎皮質ステロイドを投与する．

k) 二次発がん

抗悪性腫瘍薬治療の後に，二次的にがんが発症してしまうことがあり，非常に予後が悪い．アルキル化薬やエトポシドは急性白血病などを，メトトレキサートやアザチオプリンは悪性リンパ腫を引き起こすこともある．また，タモキシフェンは子宮体がんや子宮肉腫を引き起こすこともある．

参考文献

1) 日本薬局方解説書編集委員会(編)：第十七改正日本薬局方解説書，廣川書店，東京（2016）．
2) 独立行政法人医薬品医療機器総合機構ホームページ（http://www.pmda.go.jp）
3) 浦部晶夫，島田和幸，川合眞一(編)：今日の治療薬 解説と便覧，南江堂，東京（2018）．
4) 高久史麿，矢崎義雄(監)：治療薬マニュアル，医学書院，東京（2018）．
5) 各医薬品の添付文書とインタビューフォーム

［大城太一・福田隆志・供田　洋］

微生物が生み出す医薬品

第5章

SBO
- 微生物由来の生物活性物質を化学構造に基づいて分類できる.
- 微生物由来の代表的な生物活性物質を列挙し,その作用を説明できる.
- 農薬や香粧品などとして使われている代表的な天然生物活性物質を列挙し,その用途を説明できる.

ここまで述べてきたように,微生物は多彩な構造を有し,種々の生物活性をもつ有機化合物を生産し,これらの多くは抗生物質などの感染症治療薬や抗悪性腫瘍薬として用いられてきた.しかしながら,30年ほど前から新しい作用機序をもつ抗微生物薬の単離が困難となるとともに,その開発には多大なコストがかかることが明らかになり,この領域での新規化合物の発見は下降線をたどるようになった.実際に,1960年代と比較すると1980年代では抗感染症薬は50%の落ち込みとなっている.そのような頃,抗微生物活性を有する化合物がそれ以外の活性も有することが明らかになり,新たな用途の重要なオリジンとしてもみなされるようになった.例えば,耐性菌の出現などで"役に立たない抗生物質"の新たな用途を見いだすために,抗微生物活性以外の受容体作用活性を指標とする幅広いスクリーニングが提案された.とりわけ,梅澤濱夫は酵素阻害剤の重要性を指摘し,その考えに沿ったスクリーニング法が開発され,従来合成された化合物でのみ治療されていた病気に微生物由来の代謝産物が適用される状況になってきた.

酵素は生体内において多彩な生物反応を触媒し,その恒常性の維持をつかさどっているが,その制御機構に異常が生じるとさまざまな病態の発症へとつながっていく.したがって,その病態に重要な酵素が特定あるいは想定されると,それを標的とした評価系が構築され,微生物資源を対象とした特異的な阻害薬の探索がなされてきた.これまで得られた酵素阻害薬の研究により,がん,感染症,免疫疾患,炎症,脂質異常症,高血圧,糖尿病,骨粗鬆症やアルツハイマー(Alzheimer)病などさまざまな疾病の予防・治療や発症メカニズムの解明に貢献してきた.

ホルモン,サイトカインや神経伝達物質(リガンド)がその生理活性を発現するためには,まず細胞膜や細胞質に存在する特異的な受容体(レセプター)に結合し,その情報が細胞に伝えられる必要がある.近年,多くの受容体遺伝子がクローニングされ,細胞での特異的発現技術が確立したことから,より明確な形でリガンドとレセプターの結合を評価できるようになり,その情報伝達を入り口の段階で制御できる受容体作用物質(アゴニストあるいはアンタゴニスト)が微生物資源に求められた.

本章では,微生物により生産され,感染症治療薬,抗悪性腫瘍薬,抗原虫・寄生虫薬以外で臨床で用いられている医薬品をまとめた.これらには免疫抑制薬,脂質異常症治療薬,農薬などが含まれる.

A 免疫抑制薬

　免疫系は，生体防御機構として重要な役割を果たしているが，不適切な免疫反応（アレルギーや自己免疫疾患）によって不利益をもたらしたり，臓器移植による治療の妨げ［移植拒絶や移植片対宿主（graft-versus-host, GVH）反応］となったりすることもある．免疫抑制薬は，免疫反応を抑制する必要がある場合に用いられる．関節リウマチや全身性エリテマトーデス（systemic lupus erythematosus, SLE）などの自己免疫疾患に起因する種々の膠原病や臓器移植後の拒絶反応に対する治療として免疫抑制薬は現在その必要性がますます増えている．自己免疫疾患では，自己構成成分に対する不適切な免疫反応が起こる．これを抑制するため，主に副腎皮質ステロイドが抗炎症薬として用いられるが，ほかの免疫抑制薬が併用される場合もある．また，外来抗原に対する難治性のアレルギー疾患でも，免疫抑制薬が使われる場合がでてきた．免疫抑制薬により免疫系が抑えられると，当然のことながら感染症にかかる危険性が増すという共通のリスクがある．また，特にウイルスによって誘発されるリンパ腫が発生する危険性もあげられる．

　表 5.1 に現在臨床で用いられている主な免疫抑制薬（生物学的製剤を除く）を分類して示す．これらの多くは増殖・分化の活発な細胞に作用することから，抗悪性腫瘍治療薬として用いられているものも多い．

　拒絶反応や膠原病などの病態ではいずれもＴ細胞の活性化すなわち細胞性免疫がその発症の機構を担っている．Ｔ細胞依存性免疫応答の初期段階では，ヘルパーＴ細胞からのサイトカイン，特にインターロイキン 2（interleukin-2, IL-2）の産生が必要である．つまり，このIL-2 の産生を特異的に抑制する物質を探索すれば，安全性，有効性の優れた免疫抑制薬が見いだせると考えられた．実際のスクリーニング系としては，IL-2 依存性のＴリンパ球反応であるマウス混合リンパ球反応（mixed lymphocyte reaction, MLR）が用いられた．この MLR 評価系を用いて微生物培養液をスクリーニングした結果，シクロスポリンをはじめタクロリムス，

表 5.1　代表的な免疫抑制薬の分類

分　類	薬物名	作　用
代謝拮抗薬		核酸生合成を阻害し免疫担当細胞の増殖・分化を抑制
プリン拮抗薬	アザチオプリン ミゾリビン ミコフェノール酸モフェチル	
ピリミジン拮抗薬	レフルノミド	
葉酸拮抗薬	メトトレキサート	
アルキル化薬	シクロホスファミド	DNA をアルキル化し複製を阻害することにより免疫担当細胞の増殖・分化を抑制
リンパ球増殖抑制薬	グスペリムス	細胞傷害性 T 細胞と B 細胞の分化・増殖を抑制
細胞増殖シグナル阻害薬	エベロリムス	細胞内受容体を介して mTOR を阻害し T 細胞増殖を抑制
カルシニューリン阻害薬	シクロスポリン タクロリムス	細胞内受容体を介してカルシニューリンを阻害しサイトカイン産生を抑制
スフィンゴシン-1-リン酸(S1P)受容体阻害薬	フィンゴリモド	S1P 受容体の機能的アンタゴニストとして作用し，リンパ球の移出を阻害
ヤヌスキナーゼ(JAK)阻害薬	トファシチニブ	JAK 阻害により細胞内シグナル伝達を阻害

下線は微生物由来化合物，半合成誘導体あるいはそれをリードとして開発された全合成誘導体．
これら以外の分類としてモノクローナル抗体による生物学的製剤［バシリキシマブ（basiliximab）やリツキシマブ（rituximab）］があげられる．

ラパマイシン，マイリオシンやグスペリムスが発見された．さらに，その作用機序解析からT細胞に作用し免疫機能を抑制するさまざまな機構が明らかになってきた．ここでは微生物が生産するこれら免疫抑制薬を中心に説明する．

1 シクロスポリン（ciclosporin㊐，別名 cyclosporin A）

[生産菌] *Trichoderma polysporum*，*Cylindrocarpon lucidum*，*Aphanocladium album* などの真菌によって生産される．

[性状] 白色粉末．メタノール，エタノールに溶けやすい．水にほとんど溶けない．D-体のアミノ酸や非タンパク性アミノ酸を含む11個のアミノ酸からなる環状ペプチド．

[適応症] 臓器移植（腎，肝，心，肺，膵）や骨髄移植における拒絶反応の抑制，ベーチェット（Behçet）病（経口，注射）．

[作用機序および特徴] T細胞受容体からの刺激が細胞内に伝わるときの経路の一つに，細胞内遊離カルシウム濃度の上昇があげられる．その結果 Ca^{2+}-カルモジュリン複合体が形成され，タンパク質脱リン酸化酵素であるカルシニューリン（calcineurin）の活性化が起こる．細胞質に存在する転写因子（nuclear factor of activated T-cell, NFAT）は，活性化カルシニューリンによって脱リン酸化されると，核内に移行して標的遺伝子に関与する．例えば，IL-2遺伝子上流のエンハンサー領域にはNFATの結合部位があり，転写に必須である．細胞質タンパク質のシクロフィリンと結合したシクロスポリンは，カルシニューリンの酵素活性を阻害し，その結果T細胞によるIL-2の産生が抑制されてヘルパーT細胞の司令に基づいた免疫応答が抑制される．シクロスポリンは，食細胞の機能や好中球の走化性などの先天的免疫に影響を与えず，また骨髄抑制を起こさない．

[副作用] 腎毒性がこの薬物の使用の限界となっている．そのほか，肝障害，肝不全，中枢神経障害，感染症などがあげられる．

2 タクロリムス（tacrolimus㊐，FK506）

[生産菌] 放線菌 *Streptomyces tsukubaensis* によって生産される．

[性状] 白色の結晶または結晶性粉末．エタノール，アセトンなどに溶けやすく，水にほとんど溶けない．23員環マクロライド．

[適応症] 肝移植，腎移植，心移植，肺移植，骨髄移植における移植片対宿主（GVH）反応の抑制．経口・注射・外用剤としてアトピー性皮膚炎．

[作用機序および特徴] シクロスポリンと同様，カルシニューリン阻害薬である．細胞質中レセプタータンパク質のFK binding protein（FKBP）12と複合体を形成し，カルシニューリンの酵素活性を阻害することで，T細胞のIL-2産生を抑制する．特筆されることは，タクロリムスの作用機序を研究していく過程で，T細胞の活性化シグナル伝達経路の新しい反応，新規のタンパク質や遺伝子が発見され，免疫学における基礎研究が進歩した．また，本化合物は免疫系以外の組織や細胞にも種々の作用があることが報告されている．例えば，中枢組織においては，神経細胞保護作用があることが確認されている．

[副作用] 急性腎不全，ネフローゼ症候群，心不全，中枢神経障害，脳血管障害，リンパ腫，感染症などがあげられる．

3 エベロリムス（everolimus）（p.246 参照）

[生産菌] 放線菌 *Streptomyces hygroscopicus* が生産するラパマイシン（rapamycin, sirolimus）より誘導された半合成化合物.

[性状] 白色粉末. エタノールに溶けやすく, 水には不溶. マクロライド系.

[適応症] 心移植および腎移植時の急性拒絶を抑制する目的で認可されている（経口）.

[作用機序および特徴] ラパマイシンの誘導体であり構造上タクロリムスと類似しており, FKBP12 に結合する. しかしその複合体は, カルシニューリンの酵素活性を阻害しない. その代わり, 別の細胞内タンパク質である mTOR（mammalian target of rapamycin）に結合したのち DNA 合成およびタンパク質合成の両方を阻害して細胞周期の進行を妨げ, G1 期後期で停止させる. カルシニューリン阻害薬と異なり IL-2 などのサイトカインの産生を抑制しない. その代わり, IL-2 受容体や共刺激分子受容体の一つ CD28 を介したシグナル伝達経路を阻害すると考えられている. また B 細胞にも作用して, 抗体産生を抑制する作用もある. カルシニューリン阻害薬と作用機序が異なるため, 相乗効果が期待されている. また, カルシニューリン阻害薬の弱点となっている腎毒性が低く, 現在の免疫抑制療法では防ぐことが困難な慢性拒絶反応に対しても効果が期待されている.

[副作用] 悪性腫瘍, 腎障害, 感染症

4 グスペリムス（gusperimus）

[生産菌] *Bacillus laterosporus* が生産するスパガリン（spergualin）を化学的に修飾.

[性状] 白色の結晶性の粉末で, 水またはギ酸に極めて溶けやすく, メタノールにやや溶けやすく, エタノールに溶けにくく, 酢酸, アセトンまたはジエチルエーテルにほとんど溶けない. 化学構造中にスペルミジンおよびグアニジン基を有する.

[適応症] 腎移植後の拒絶反応（促進型および急性）の治療

[作用機序および特徴] 細胞傷害性 T 細胞の成熟および増殖を抑制することによって, 拒絶反応の進行を妨げるとともに, 活性化 B 細胞の増殖または分化も抑制することによって抗体産生を抑制する. また, リンホカイン産生の抑制作用, 抗炎症作用などを有さないことから, シクロスポリンやステロイドの作用機序とは異なる. そして, リンパ球の増殖阻害という点ではアザチオプリン（azathioprine）やミゾリビン（mizoribine）と類似するが, 核酸合成の阻害作用や殺細胞作用をもたない点でこれらの薬物とは異なる.

[副作用] 血液障害や呼吸抑制が現れることがある.

5 フィンゴリモド（fingolimod）

[発見と生産] MLR を用いたスクリーニング過程で冬虫夏草の一種 *Isaria sinclairii* 由来の培養液から免疫抑制を示す化合物（ISP-1）が単離された. ISP-1 はすでに *Myriococcum albomyces* より単離されていた抗真菌作用を有するマイリオシン（myriocin）と同一化合物であった. その後, 本化合物をリードとして全合成による誘導体を検索し, フィンゴリモド（FTY720）を開発した（図 5.1）.

[性状] 白色粉末. 水, メタノール, エタノールに可溶. アセトニトリルには不溶.

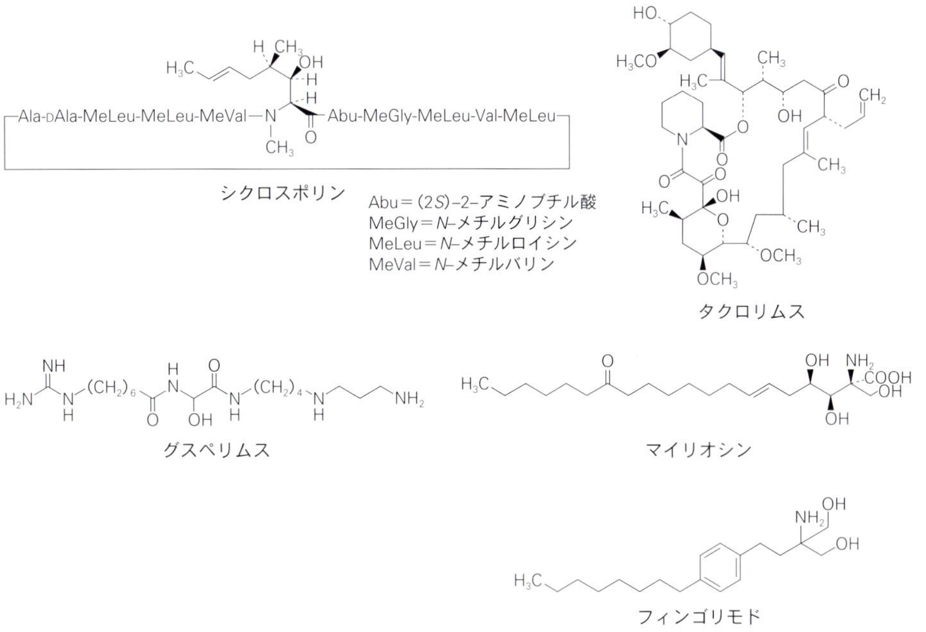

図5.1　マウス混合リンパ球反応で発見された免疫抑制薬

[適応症] 多発性硬化症の再発予防

[作用機序および特徴] フィンゴリモドはスフィンゴシンキナーゼでリン酸化され，そのリン酸化体はスフィンゴシン-1-リン酸（S1P）受容体1（$S1P_1$）と結合し，その内在化と分解を誘導することで，$S1P_1$受容体の機能的アンタゴニストとして作用する．その結果，リンパ節などの二次リンパ組織からのリンパ球の移出を抑制する．ミエリン抗原特異的なTh17細胞を含む自己反応性T細胞も同様の機序でリンパ節からの移出が抑制されるため，中枢神経組織への浸潤が抑制される．中枢神経系の自己免疫疾患である多発性硬化症において既存薬よりも優れた再発抑制効果を示し，その治療薬として実用化された．

[副作用] 感染症，不整脈など．

6　ミコフェノール酸モフェチル（mycophenolate mofetil）

[生産菌] ミコフェノール酸モフェチルは，アオカビ（ペニシリウム属）の生産するミコフェノール酸（mycophenolic acid, MPA）により誘導された半合成プロドラッグである（図5.2）．

[性状] 白色の結晶性の粉末．アセトニトリルにやや溶けやすく，メタノールにやや溶けにくく，エタノールに溶けにくく，水にはほとんど溶けない．

[適応症] 臓器（腎，心，肝，肺，膵）移植における拒絶反応の抑制．全身性エリテマトーデスに2015年適応が承認．

[作用機序および特徴] ミコフェノール酸モフェチルは生体内では速やかにミコフェノール酸に変換される．MPAは二つのプリン生合成経路のうち，*de novo*経路の律速酵素イノシン一リン酸脱水素酵素を特異的に阻害することによりGTPやデオキシGTPを枯渇させ，DNA合成を抑制する．T細胞およびB細胞は*de novo*経路で核酸合成をするのに対し，免疫系以外の細胞は*de novo*とサルベージ両経路でDNA合成をすることから，MPAは選択的にリン

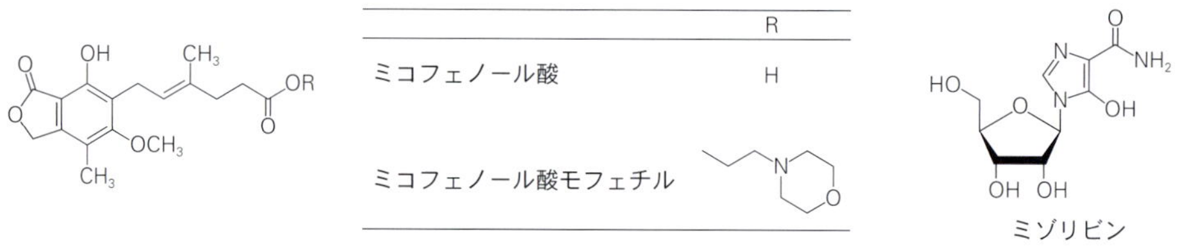

図 5.2　プリン代謝拮抗活性で発見された免疫抑制薬

パ球細胞の増殖を抑制し，免疫抑制作用を発揮する．
［副作用］感染症など．

7　ミゾリビン（mizoribine）

［生産菌］真菌 *Eupenicillium brefeldianum* によって生産される．
［性状］白色の結晶性の粉末．水に溶けやすく，メタノールまたはエタノールにほとんど溶けない．
［適応症］腎移植における拒絶反応の抑制
［作用機序］イノシン一リン酸合成酵素およびグアノシン一リン酸合成酵素を選択的に阻害し，免疫担当細胞の DNA 合成を停止させることにより効果を発揮する．
［副作用］骨髄機能抑制，感染症など．

B　脂質異常症治療薬

　脂質異常症は，コレステロールが高いタイプ，トリグリセリド（TG）が高いタイプ，両方が高いタイプに分けられている．そしてその治療には，食事療法と運動療法を基本とし，これらを 3 ヵ月間行っても目標値に達しない場合には薬物治療を加えることが原則とされている．
　血中コレステロールの上昇（高脂血症）は動脈硬化発症の原因の一つとされている．血中コレステロール量は，食餌由来のもの，肝臓で生合成されるもの，そして肝臓で胆汁酸に変換され，消化液として分泌されるもののバランスで維持されている．小腸から食餌由来コレステロールの吸収を阻害するエゼチミブ（ezetimibe）や胆汁酸と結合しその再吸収を阻害するコレスチラミン（cholestiramine）なども脂質異常症治療薬として臨床で用いられている．肝臓におけるコレステロール生合成経路は脂質異常症治療の標的として最も重要視され，コレステロール低下作用あるいは動脈硬化予防につながると期待されてきた．その経路はアセチル CoA を原料として，メバロン酸を経て最終的に約 20 段階の酵素反応によりコレステロールになる（図 5.3）．
　コレステロールの生合成を抑制する化合物を求めて，遠藤章らはカビ，酵母，放線菌，細菌などのスクリーニングを行い，1973 年アオカビの一種（*Penicillium citrinum*）から阻害物質として ML-236A，B および C の 3 種を発見した．ML-236B は最も活性が強く，メバスタチン（mevastatin）あるいはコンパクチン（compactin）と呼ばれている．さらに ML-236B はコレステロール生合成の律速酵素（図 5.3）の一つである 3-ヒドロキシ-3-メチルグルタリルコエンザイム A（3-hydroxy-3-methylglutaryl coenzyme A，HMG-CoA）還元酵素を強力に阻害するこ

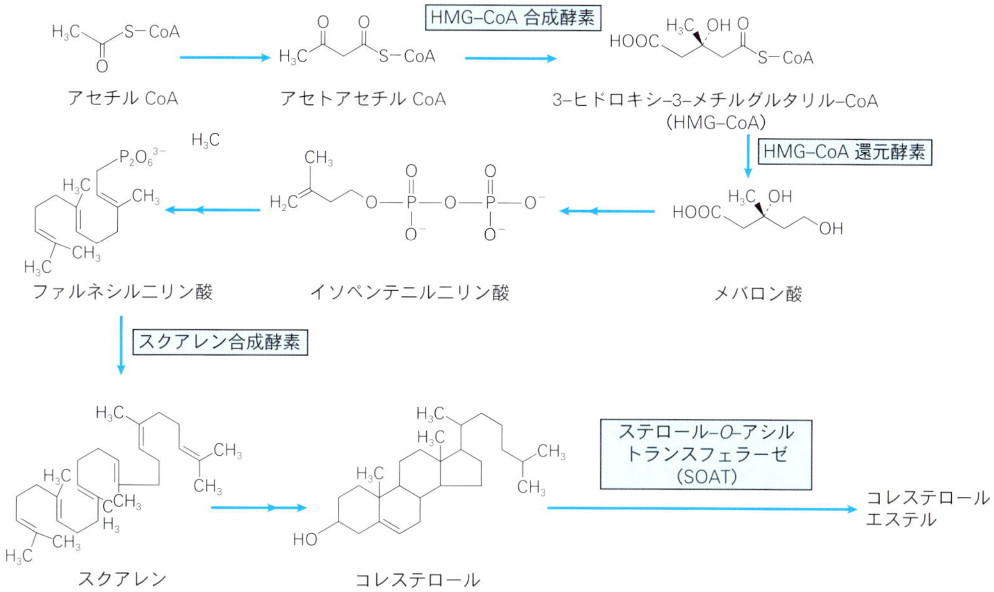

図 5.3 コレステロール生合成経路と創薬の標的とされてきた酵素群

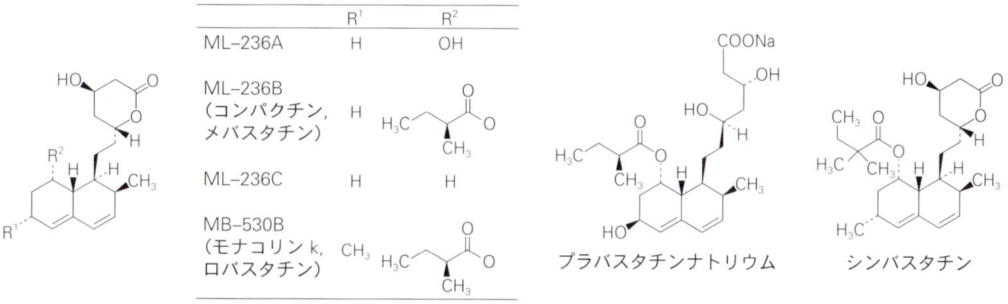

図 5.4 微生物に由来する HMG-CoA 還元酵素阻害薬（スタチン系薬）

とを明らかにした．イヌを用いた ML-236B の代謝実験から，三共グループ（現在の第一三共）は，ML-236B よりも強力な酵素阻害物質プラバスタチン（pravastatin）を見いだした．プラバスタチンは肝臓および小腸への臓器特性が強く，副作用も少なく，最終的に ML-236B をアルカリ処理しラクトン環を開裂後，放線菌 *Streptomyces carbophilus* の有するシトクロム P450 の水酸化活性を利用した微生物変換によりプラバスタチンを開発した．メルク（MSD）社のグループは真菌由来の構造類似の化合物ロバスタチン［lovastatin，モナコリン（monacolin）とも呼ばれる］を発見し，これをリードとして半合成シンバスタチン（simvastatin）を実用化した（図 5.4）．

その後，微生物由来のデカリン骨格を有する化合物ではなく，インドールやキノリン骨格を有する合成化合物群フルバスタチン（fulvastatin），アトルバスタチン（atorvastatin），ピタバスタチン（pitavastatin）やロスバスタチン（rosuvastatin）が開発された（図 5.5）．これら一連の HMG-CoA 還元酵素阻害薬はスタチン系薬とも呼ばれ 2011 年まで約 20 年間にわたり脂質異常症治療薬として医薬品売り上げで第 1 位であり続けるブロックバスターとなった．

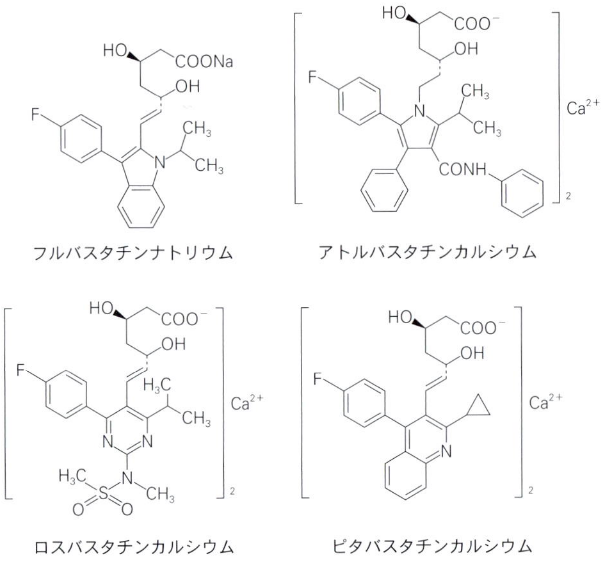

フルバスタチンナトリウム　　　アトルバスタチンカルシウム

ロスバスタチンカルシウム　　　ピタバスタチンカルシウム

図 5.5　合成 HMG-CoA 還元酵素阻害薬（スタチン系薬）

C　農薬や香粧品など

1　農　薬

　農薬は，農産物の病害虫の防除に用いられる殺菌剤，殺虫剤，その他の薬剤および農産物などの生理機能の増進または抑制に用いられる成長促進剤，発芽制御剤，その他薬剤と定義されている．農薬のなかでも特に，殺虫剤，殺菌剤，除草剤が重要なものである．本項では微生物由来の農薬を中心にまとめた．

a)　害虫防除に用いられる農薬

　害虫防除に用いられる農薬は殺虫剤と誘引剤に分けられる．微生物由来のものとして放線菌が生産するテトラナクチン（tetranactin）が殺ダニ剤として用いられている．真菌が生産するピリピロペンから誘導体化された半合成アフィドピロペン（afidopyropen）が，ある種のアブラムシに対する殺虫剤として 2017 年に実用化された．その他の天然由来の農薬としてロテノン（rotenone，呼吸毒）とピレトリン（pyrethrin，神経毒）が知られている．また昆虫の性フェロモン誘導体は，昆虫の行動を撹乱するフェロモン製剤として使用される（図 5.6）．

b)　殺菌剤

　農業用抗生物質としてわが国で開発された放線菌由来のブラストサイジン S（blasticidin S）とカスガマイシン（kasugamycin）はイネのイモチ病菌の予防剤として使用されている．これらは菌のタンパク質生成を阻害することによる．また，イネの紋枯病対策として，放線菌が生産するバリダマイシン（validamycin，菌のトレハラーゼ阻害）やポリオキシン（polyoxin，菌の細胞壁成分キチン生成阻害）が開発されている．植物のウドンコ病に有効な殺菌剤としてミルジオマイシン（mildiomycin）がある（図 5.6）．

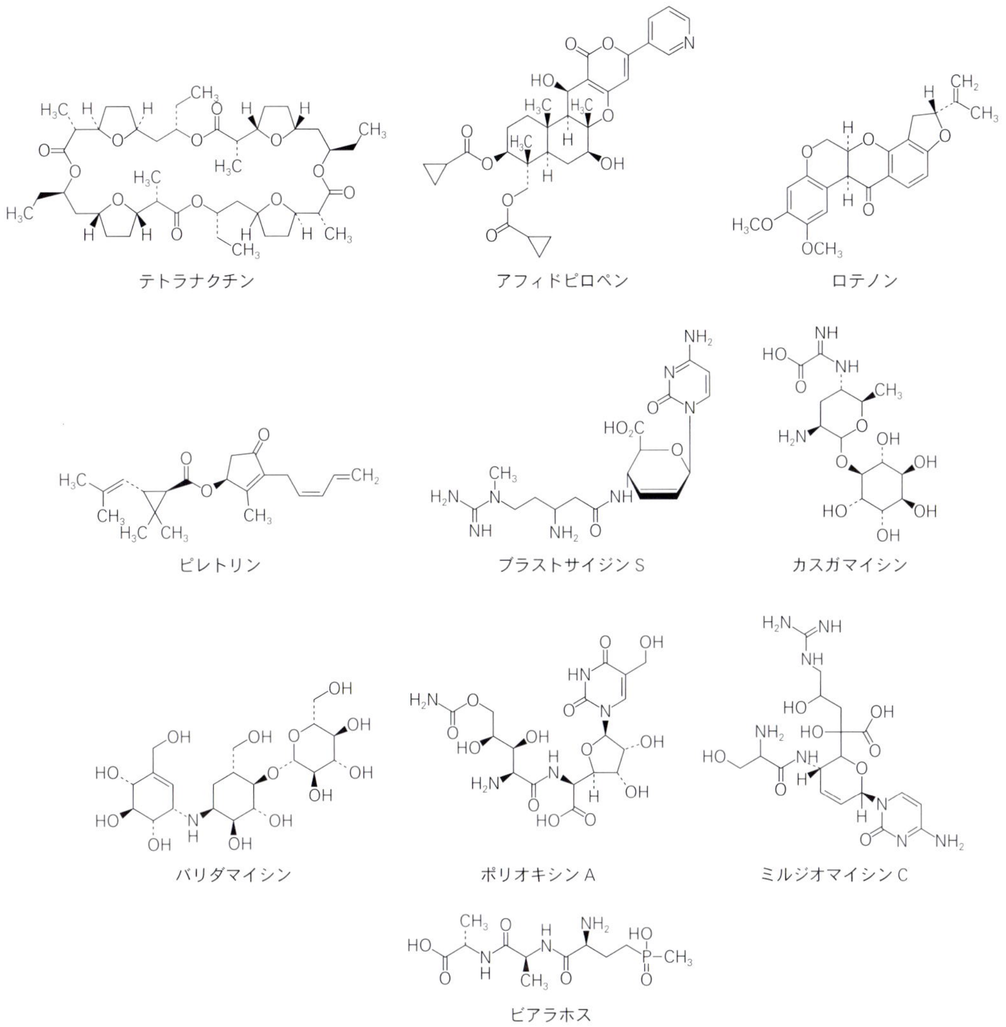

テトラナクチン　　　　　　アフィドピロペン　　　　　　ロテノン

ピレトリン　　　　　　ブラストサイジン S　　　　　　カスガマイシン

バリダマイシン　　　　　　ポリオキシン A　　　　　　ミルジオマイシン C

ビアラホス

図 5.6　微生物由来の農薬

c) 除草剤

　　ビアラホス（bialaphos）は放線菌の培養液中より単離された除草剤である．グルタミン合成酵素を阻害することにより，植物内でのアンモニア濃度が上昇し，植物を枯死させる（図 5.6）．

2　香粧品

　　香粧品は化粧品と同義語として使われる．人体に対する外用剤という観点からは，「人の身体を清潔にし，美化し，魅力を増やし，容姿を変え，または皮膚もしくは毛髪を健やかに保つ」もので「人体に対する作用が緩和なもの」とされている．育毛剤，染毛剤や薬用化商品なども含まれる．薬剤としてはアミノ酸類やビタミン類が使用されており，植物由来の原材料が増えている．

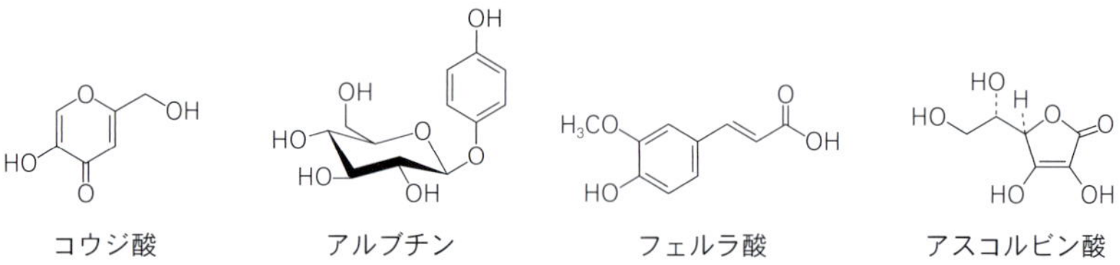

コウジ酸　　　　アルブチン　　　　フェルラ酸　　　　アスコルビン酸

図 5.7　天然由来の美白剤

a) 香　料

　　天然香料として動物性（雄のジャコウジカの香囊から得られるムスクなど）のものと植物性のものがあげられる．植物性香料としてローズ油，ゲラニウム油や揮発性テルペノイド類（シトロネロールやゲラニオールなど）を含むレモン油があげられる．

b) 保湿剤

　　保湿剤としてセラミド類，トレハロース，ニコチン酸あるいはヒアルロン酸塩が知られている．動物組織や植物からの抽出品あるいは合成的に製造されている．

c) 抗酸化物質

　　抗酸化物質はラジカルスカベンジャーとして働く．具体的にはβ-カロテン，トコフェロール，クロロゲン酸やプロアントシアニジンなどが用いられている．また紫外線吸収剤として植物由来のケイ皮酸誘導体やγ-オイゲノールが利用されている．

d) 美白剤

　　香粧品として高い関心をもたれている美白剤として，麹菌が生産するコウジ酸（kojic acid）や植物由来成分であるアルブチン（arbutin）やフェルラ酸（ferulic acid），またアスコルビン酸（ascorbic acid，ビタミン C）が用いられている（図 5.7）．

3　そ の 他

　　糖尿病治療薬として微生物由来の 3 種のα-グリコシダーゼ阻害薬があげられる．α-グリコシダーゼは小腸において食餌由来のデンプンなどの糖鎖を加水分解し単糖類にまで分解することから，その阻害薬は糖の消化・吸収を遅延させることにより，血糖上昇が遅くなりインスリン分泌とタイミングが合うようになり，食後の過血糖が抑制される．

　　アカルボース（acarbose）は，放線菌アクチノプラネス（*Actinoplanes*）属によって生産され，オリゴ糖の構造を有する．ボグリボース（voglibose）は放線菌が生産するバリダマイシン（イネ紋枯病に有効な抗生物質）の分解反応物から見いだされた擬似アミノ糖である．ミグリトール（miglitol）は放線菌が生産するデオキシノジリマイシンから誘導された．これら 3 種の化合物は，α-グリコシダーゼ阻害活性を有する糖尿病治療薬として臨床で用いられている（図 5.8）．

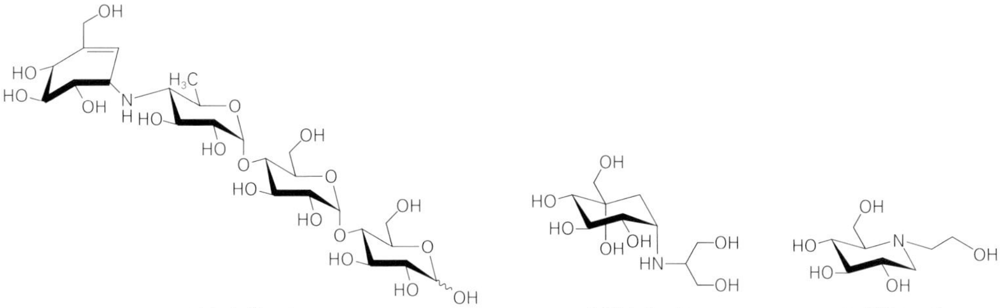

アカルボース　　　　　　　　　　ボグリボース　　　　ミグリトール

図 5.8　微生物由来の α-グリコシダーゼ阻害薬

参考文献

1) 浦部晶夫, 島田和幸, 川合眞一 (編): 今日の治療薬　解説と便覧, 南江堂, 東京 (2018).
2) 田中洋和, 中原邦夫, 畑中洋ほか: 新規免疫抑制剤タクロリムス水和物の発見と開発. 薬学雑誌, **117**(8): 542-553 (1997).
3) 千葉健治: 新規作用メカニズムに基づく多発性硬化症治療薬—フィンゴモリド塩酸塩(FTY720)の創製, ファルマシア, **48**: 526-530 (2012).
4) R.N. Saunders, M.S. Metcalfe, M.L. Nicholson: Rapamycin in transplantation; A review of the evidence, *Kidney International*, **59**: 3-16 (2001).
5) S. Omura (ed.): The Search for Bioactive Compounds from Microorganisms, Springer-Verlag, New York (1992).
6) E. Mor, *et al.*: New immunosuppressive agents for maintenance therapy in organic transplantation. *Bio Drugs*: **8**, 469-488 (1997).
7) 日高智美, 瀬戸治男: C-P 結合生成酵素について—ビアラホスの生合成を中心に, 日本農芸化学会誌, **65**: 149-150 (1991).
8) 各医薬品の添付文書

［原田健一・供田　洋］

発酵による医薬品を含む有用物質の生産

第6章

A 抗生物質の生合成

1 二次代謝産物の生合成

　生物は生命活動の維持や自己の複製のために多くの代謝系を保有している．アミノ酸，核酸，脂肪酸などのように，いかなる生物においてもその細胞内に見いだされ，エネルギーを供給したり，タンパク質やDNA，RNAのような生物の増殖や発育ひいては生命の保持に必須な有機化合物を"一次代謝産物"と呼び，これに対して，種々の色素，テルペノイドあるいは生物活性を有する抗生物質などのように，主に微生物，菌類あるいは植物に見いだされ，その生育にとっては必須な役割をもたない有機化合物を"二次代謝産物"と呼んでいる．このような分類は当初は植物生理学者らによって提唱され，後に微生物代謝産物についても用いられるようになった．二次代謝産物の多くは一次代謝産物であるアミノ酸，核酸，脂肪酸などとは異なり，構造が複雑で，またその構造においても多様なものが多く，それぞれの有する生物活性とあいまって，その生合成は多くの研究分野の人々の興味の対象となっている．二次代謝産物は一次代謝産物あるいはこれらから導かれる物質を前駆物質として，さらに一次代謝で得られるエネルギーや補酵素などを利用して生合成されるが（**図6.1**），二次代謝産物の生合成の経路が明らかにされていくに従って，一次代謝産物との生合成上の関連も明確になり，極めて複雑，また特異的な構造を有するものであっても一次代謝産物をそのまま，あるいはこれを修飾し，その骨格に組み込みながら生合成が行われている様子が理解できる．近年，二次代謝産物を生産する放線菌，糸状菌や植物の遺伝子操作技術の発達によって二次代謝産物の生合成遺伝子を解

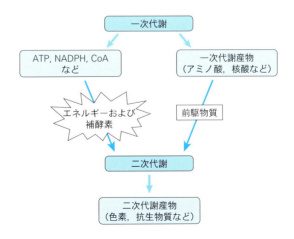

図 6.1　二次代謝産物の生成機構と一次代謝との関連

析することが可能となり，生合成遺伝子情報が多数蓄積している．特にポリケチドやペプチド化合物の生合成の機構は極めて詳細に明らかにされている．

生合成研究の成果は，生産量の増大，有効成分の選択的な生産，不要成分の選択的非生産化，新規活性成分の創製，あるいは構造多様性の理解などの基礎として極めて重要である．また，全合成を行うにあたっての工程を考える参考にもなり，さらに医薬品などの代謝に関する研究に際して使用する同位体で標識された化合物の調製など，応用面にとっても極めて大切である．

a) 生合成研究法

微生物代謝産物の生合成研究法については以下の方法があり，これらが組み合わされることによってより効果的に解析が行える．なお，培養液を経時的に採取して成分を分析し，各成分の消長から生合成経路を推定する方法は，高等植物ではよく行われる方法であるが，微生物代謝産物の場合は生合成が短時間で完了することが多いのであまり有効な方法ではない．

(i) 同位元素標識体の利用

前駆物質と想定される化合物の特定の原子（H, C, N, O, P あるいは S）などをこれらの同位体で標識した標識化合物を培養液あるいは酵素反応系に加えて生成物への取り込みを調べる．$^3H, ^{14}C, ^{32}P, ^{35}S$ などの標識化合物を使用した場合，得られた生成物の放射活性を計測し，取り込みの有無を判断する．一般に放射活性の測定は感度が非常に良好であるが，生成物のどの部分に取り込まれたかを解析するには，複雑な分解反応などを行い，取り込まれた部位を特定する．一方，$^2H, ^{13}C, ^{15}N, ^{18}O, ^{31}P$ などの安定同位体で標識した前駆体を取り込ませた場合は，最終生成物の核磁気共鳴（NMR）を測定することによって，生成物を分解することなく，どの部分に前駆体が取り込まれたかを明らかにすることが可能である．また，$^2H, ^{13}C$ などを用いた場合には質量分析スペクトル（MS），ときには赤外スペクトル（IR）により取り込みを確認することができる．

(ii) 共同合成と変異株の利用

Jerry R. D. McCormick らはテトラサイクリンの生合成研究において共同合成（cosynthesis）なる現象を発見し，これを基に多くの関連化合物の分離とこれらが生合成前駆物質であるか否かを証明した．共同合成では第1の変異株グループ（分泌株，secreter）と第2の変異株グループ（転換株，converter）の2種の変異株同士を用いる．一般に出発物質 S から始まり，中間体 a, b, c, d を経て最終産物 P を生成する経路（図 6.2a）において，P を生産できなくなった変異株（生合成閉鎖株，blocked mutant）を多数分離した後，これらの変異株2株の任意の組合せで混合培養あるいは寒天培地で接するように培養して最終産物 P が生成されるかどうかを調べる．P の生成が図 6.2b のとおりであれば，各変異株での生合成閉鎖段階が図 6.2a のように推定することができる．これは，変異株 M1 と M2 の組合せの場合，M1 株が蓄積する中間体 c を M2 株が利用して最終産物 P に変換したと考えられる．さらに，変異株の蓄積する中間体（a～d）の構造を調べれば，生合成経路が明らかになる．

McCormick らは，共同合成法によって 4-hydroxy-6-methylpretetramide がテトラサイクリン生合成の前駆体であることを証明した．このような方法により，エリスロマイシン，キタサマイシン（ロイコマイシン），アベルメクチンなどのマクロライドやネオマイシン，ホルチマイシンなどのアミノ配糖体の生合成が明らかにされた．

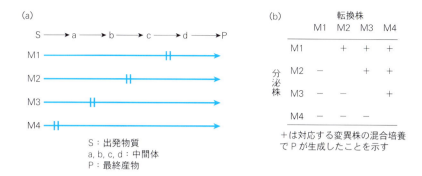

図 6.2　Pの生合成経路と各種変異株での推定閉鎖段階（—||—）(a) と変異株の共同合成によるPの生成パターン(b)

(iii) 酵素阻害剤の利用

　生合成経路の特定の段階に関与する酵素の働きを阻害することができれば，生合成の一部が閉鎖しているような変異株と同じ状態を設定することができる．このような条件下に，阻害した生合成段階よりもあとの推定される中間体を加え，これが最終産物に変換するかどうかを確認することで，その生合成経路を推定することができる．ポリケチド化合物の生合成の縮合反応の特異的な阻害剤セルレニンを用いることによって，マクロライド生合成の初期段階の閉鎖株と同じ状態を作りだすことができる．この方法は特定の同位体で標識した前駆体を用いることもなく，また変異株を新たに作成することもなく行えるので便利である．

(iv) 遺伝子操作による方法

　生合成経路が種々な方法で明らかにされた場合，特定の段階の生合成酵素を単離し，そのアミノ酸配列から推定されるオリゴヌクレオチドを合成し，それをプローブとして生産菌の遺伝子ライブラリーから目的の生合成酵素をコードした遺伝子断片をクローニングすることが可能である．あるいは野生株から得た染色体DNAを制限酵素で切断したものをベクターに連結後，生合成閉鎖株に導入する．形質転換体の生産物を確認し，生合成閉鎖株で変異した段階が相補した（最終産物を生産した）形質転換体は生合成が閉鎖した段階の酵素をコードした遺伝子断片がベクタープラスミドと連結しているので，この組換えプラスミドを単離し関与する生合成遺伝子を解析することができる．多くの場合，二次代謝産物の生合成遺伝子は染色体上にクラスター（群）を形成しているので，周辺領域の遺伝子を解析することによって生合成経路全体を明らかにすることができる．また，抗生物質の生産過程では自己の生産する抗生物質に対して耐性が必須な場合もあり，このような耐性遺伝子が生合成遺伝子群と隣接していることがある．このような場合，比較的容易にクローニングできる耐性遺伝子を得た後，この遺伝子の近傍を詳細に解析することによって，生合成遺伝子を見いだすことが可能である．さらにこれまで多くの二次代謝産物生合成遺伝子がクローニングされており，構造の類似した二次代謝産物の生合成遺伝子を新たにクローニングする場合，すでにクローニングされた生合成遺伝子をプローブとして目的生合成遺伝子を保有する菌株の遺伝子ライブラリーから目的の生合成酵素をコードする遺伝子断片をDNA-DNAハイブリダイゼーション法によってクローニングする．あるいはすでにクローニングされた生合成遺伝子の配列の高度に保存された部分からプライマーを設計し，PCRによって目的の生合成遺伝子の一部を容易に単離することも可能である．

ここで得た遺伝子断片の塩基配列や，それから推定されるタンパク質（酵素）のアミノ酸配列からそれぞれの遺伝子から転写・翻訳される生合成酵素の機能を推定することができる．このようにして生合成経路がより詳しく解明することが可能であるとともに生合成遺伝子群全体の発現を制御する機構も明らかにすることができる．

近年，多くの二次代謝産物の生合成遺伝子がクローン化され詳細が明らかにされてきた．したがって，新たな二次代謝産物の生合成を解析する場合，前述の変異株などの取得よりも，むしろ積極的に生合成に関与する遺伝子の取得を試みる方法を行うのが一般的となってきた．

2 生合成経路

二次代謝産物の構造は極めて多様性に富んでいるが，先にも述べたように一次代謝によって生成された前駆体やエネルギーや補酵素などによって生合成される．これらの化合物も基本的にはいくつかの共通した生合成経路によって合成される．二次代謝産物の大部分はその生合成経路として a)糖質，b)脂肪酸およびポリケチド，c)シキミ酸，d)アミノ酸，e)メバロン酸を出発物質とする五つの経路に分類することができ，各経路単独もしくはこれらが複数組み合わされた経路を経て生合成される（**表 6.1**）．これらの経路に分類される前駆物質は主要な一次代謝によって生成されることがわかる（**図 6.3**）．

a) 糖質経路

糖質は二次代謝産物の構成成分として極めて重要なものが多く，これらはそれ自身が単独で存在する場合とほかの経路から生合成された化合物と結合した配糖体として存在する場合がある．前者の例としてはストレプトマイシンやカナマイシンなどで代表されるアミノ配糖体系抗菌薬の一群があり，後者ではマクロライドやキノン系などの抗生物質の構成糖として存在する（**表 6.1**）．

表 6.1　二次代謝産物の生合成の出発物質

出発物質 ＋ほかの構成成分	グループ	化合物の例
a) 糖質 　＋アミノ酸	糖類 アミノ配糖体 糖ペプチド	ノジリマイシン ストレプトマイシン，カナマイシン，ゲンタマイシン バンコマイシン，テイコプラニン
b) 脂肪酸 　＋糖 　＋糖 　＋糖 　＋糖	ポリエーテル 芳香族ポリケチド 芳香族ポリケチド 抗菌マクロライド ポリエンマクロライド その他のマクロライド その他のマクロライド	モネンシン，サリノマイシン テトラサイクリン ダウノルビシン，アクラルビシン エリスロマイシン，キタサマイシン アムホテリシン B，ナイスタチン アベルメクチン（エバーメクチン） タクロリムス
c) シキミ酸	アンサマイシン その他	リファマイシン，ハービマイシン クロラムフェニコール，ノボビオシン
d) アミノ酸 　＋脂肪酸	β-ラクタム ペプチド デプシペプチド ペプチド（リボソーム性）	ペニシリン，セファロスポリン，セファマイシン シクロスポリン，グラミシジン バリノマイシン，エニアチン チオストレプトシン，ボトロマイシン
e) メバロン酸 　（あるいはイソプ 　レニル二リン酸）	ステロイド その他	フシジン酸 アルテミシニン，パクリタキセル，カンファー

アミノ配糖体系薬はアミノシクリトール（糖アルコール）とアミノ糖あるいは中性糖から構成されている．アミノ配糖体系薬の生合成やマクロライドなどの配糖体として生成される化合物の生合成においては，構成している糖アルコールおよび糖はグルコースから得られるグルコース-6-リン酸を前駆体として生合成されることが明らかにされている．

b）**脂肪酸およびポリケチド経路**

脂肪酸は細胞膜中の脂質などに含まれる一次代謝産物である．その生合成は詳細に調べられ，脂肪酸は酢酸単位が縮合を繰り返し，脂肪酸の鎖を伸長していく生合成経路によって生成することが明らかにされている．この生合成機構から二次代謝産物のポリケチド化合物も脂肪酸の生合成と類似しているものと推測されていた．図 6.4 に示すように解糖系あるいはその他の一次代謝によって生成したアセチル CoA は CoA の解離に伴いアシルキャリアタンパク質（acyl carrier protein, ACP）と呼ばれるポリペプチド中のセリン残基に結合した 4'-ホスホパンテテイ

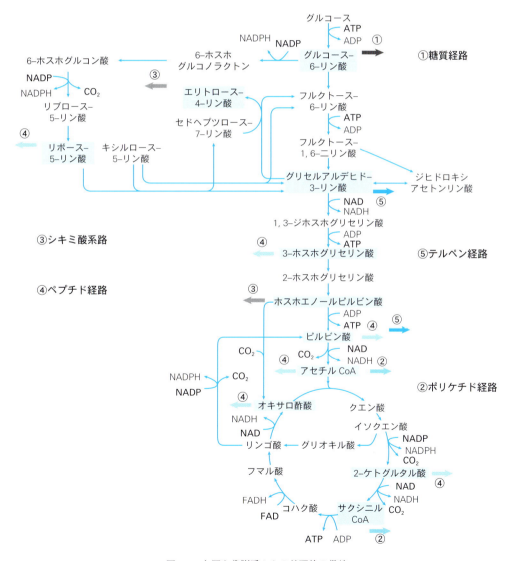

図 6.3　主要な代謝系からの前駆体の供給

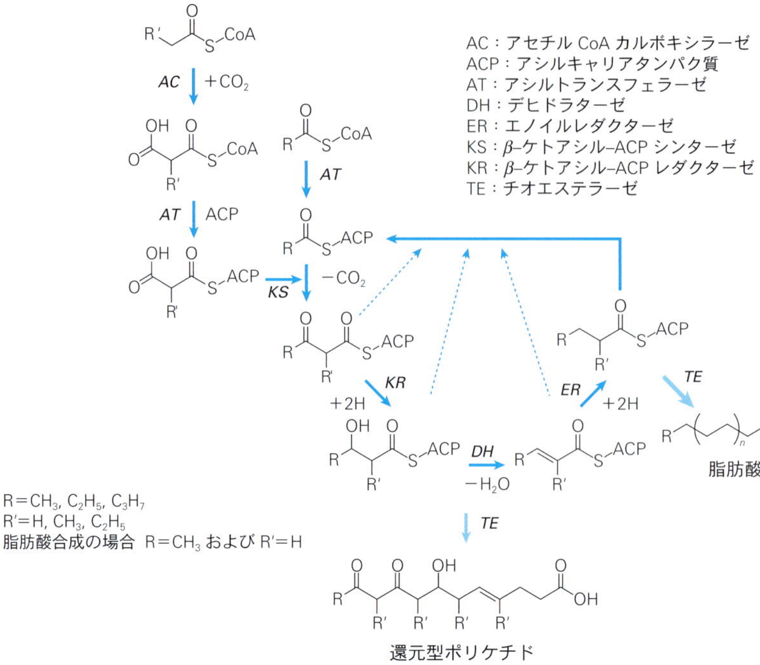

図6.4 脂肪酸およびポリケチド生成機構

ンのシステアミン残基のSHとチオエステル結合してアセチル-ACPを生成する．一方，もう一分子のアセチルCoAはアセチルCoAカルボキシラーゼによってマロニルCoAを生成し，さらに別のACPに転移する．アセチル-ACPとマロニル-ACPは縮合酵素（β-ketoacyl-ACP synthase, KS）によって二酸化炭素を遊離するとともにクライゼン縮合が起こる．生成したアセトアセチル-ACPはβ位のカルボニル基がケトレダクターゼ（β-ketoacyl-ACP reductase, KR）によって還元され水酸基を生成する．この水酸基はデヒドラターゼ（dehydratase, DH）によって脱水し二重結合を生成し，さらに二重結合はエノイルレダクターゼ（enoyl reductase, ER）によって還元され炭素数四つのアシル側鎖を有するブチリル-ACPが生成する．生成したブチリル-ACPは新たなマロニル-ACPと縮合し，以下同様な還元・脱水・還元反応を経てヘキサノイル-ACPとなる．このように1サイクルの縮合・還元・脱水・還元の一連の反応によって炭素二つ分の鎖伸長が起こる．通常生体内では7回の縮合の後，チオエステラーゼ（thioesterase, TE）によって伸長したアシル側鎖がACPから切り放され，炭素数16のパルミチン酸が生成する．上記の反応のなかで最も重要な縮合反応は糸状菌の二次代謝物であるセルレニンによって強力に阻害される．同様に二次代謝産物のポリケチド化合物の生産もセルレニンによって阻害されることから，ポリケチドと脂肪酸合成反応の類似性は予測されていた．

近年，多くのポリケチド化合物の生合成遺伝子がクローニングされ，ポリケチド合成過程の詳細が明らかにされてきた．ところで，大腸菌などの細菌の脂肪酸合成酵素は縮合や還元などの触媒機能を有するポリペプチドはそれぞれ解離して存在（II型脂肪酸合成酵素）することが，一方，細菌の一部と真核細胞生物ではこれらの機能のすべてあるいはいくつかが1本のポリペプチド鎖に存在する多機能ポリペプチドとして存在（I型脂肪酸合成酵素）していることが明らかとなっている．微生物，特に細菌や放線菌が生産するポリケチドのうち，芳香族ポリケチドは前者のII型脂肪酸合成酵素に類似しており（II型ポリケチド合成酵素），他方，マクロラ

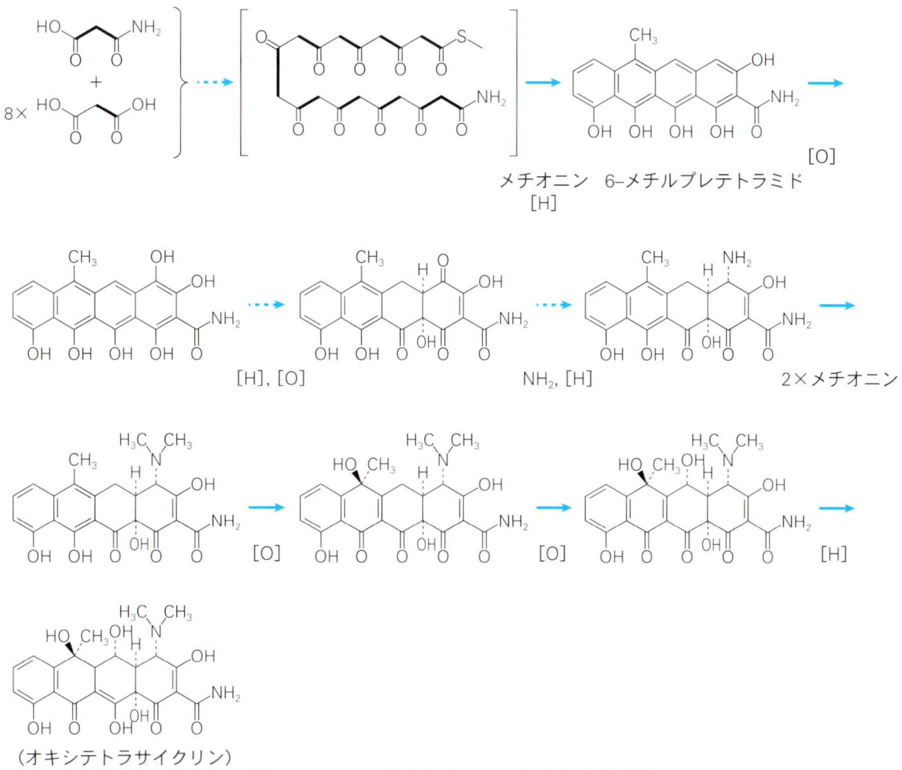

図6.5 オキシテトラサイクリンの生合成経路

イドなどのような環状ラクトン構造を有するポリケチド化合物は後者のI型脂肪酸合成酵素に類似していることが明らかとなった.

本生合成経路によって生成される二次代謝産物は多数存在し,テトラサイクリン,ポリエーテル類,マクロライド,ポリエンマクロライド系抗生物質など実用に供されているものが多い.以下に芳香族ポリケチドおよびマクロライドの生合成について述べる.

(i) 芳香族ポリケチド化合物(テトラサイクリンとアクチノロジン)

テトラサイクリンの生合成研究は共同合成と変異株の解析さらに無細胞系の酵素反応の解析によって行われた最初の例である.テトラサイクリンは1分子のマロナミドおよび8分子のマロン酸から仮想的中間体であるポリケチド(polyketide,図6.5の[ ]内の化合物)を経て,最初の中間体,6-メチルプレテトラミドが形成される.その後,還元,酸化を繰り返し,さらにアミノ化およびメチル化が行われ,オキシテトラサイクリンが生合成される(図6.5).なお,近年オキシテトラサイクリン生産菌からその生合成遺伝子領域の解析がなされ,解離型のII型ポリケチド合成酵素をコードしていることが明らかとなった.

アクチノロジンは二次代謝産物の生合成遺伝子クラスター全体がクローニングされた最初の例である.ポリケチド合成過程における重要な縮合(KS)およびこれに関連するACP,β位のケトン還元(KR)それぞれをコードする遺伝子は隣接して存在する.また,KSの下流に存在するKSと非常に相同性の高い遺伝子の産物は縮合回数を規定する鎖長決定因子(chain length factor, CLF)であることが判明した.これはほかの芳香族ポリケチド化合物の生合成遺伝子にも見いだすことができる.アクチノロジンは1分子のアセチルCoAと7分子のマロニ

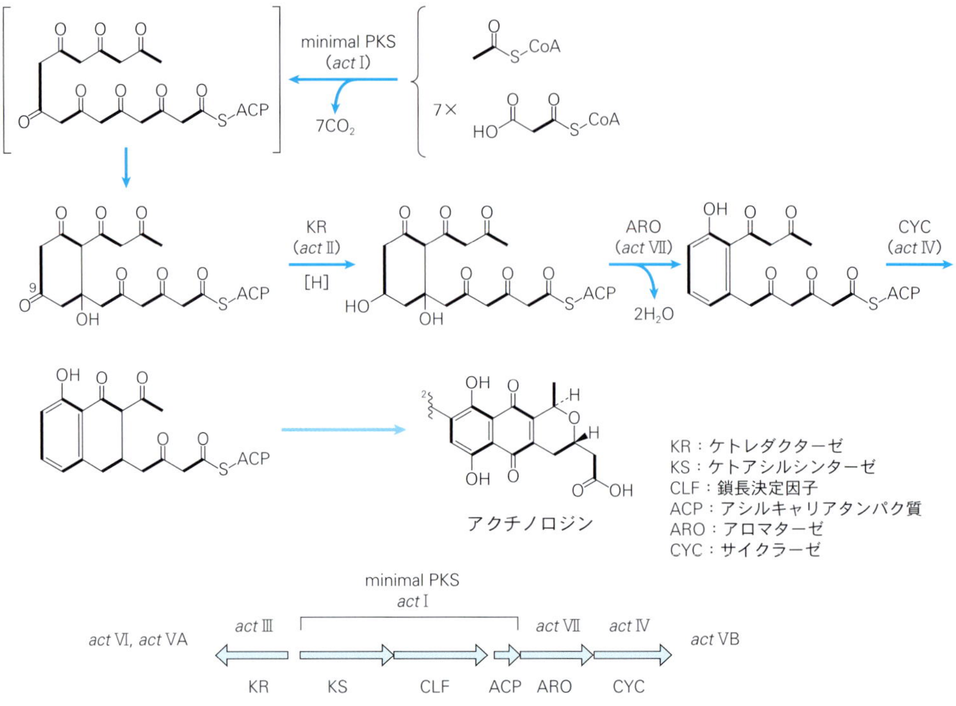

図 6.6　アクチノロジンの生合成経路

ルCoAから7回の縮合反応によってポリケチド鎖が生成し，KRによって9位のカルボニル基が還元される．その後，脱水によって芳香環が生成する（**図6.6**）．アクチノロジン生合成遺伝子クラスターには22個の遺伝子が存在するが，近年これらの多くの遺伝子の機能が明らかにされている．

(ii) マクロライド系抗生物質（エリスロマイシンとアベルメクチン）

　エリスロマイシンのアグリコン部分（非糖部分）は ^{13}C 標識前駆体の取り込み解析から7分子のプロピオン酸（1分子のプロピオン酸と6分子のメチルマロン酸）から構成されている．エリスロマイシンの生合成遺伝子群は自己耐性遺伝子の隣接領域の解析からクローニングされ，その生合成に関与するポリケチド合成酵素は真核細胞生物などのⅠ型脂肪酸合成酵素と類似した，多機能酵素であることがわかった．したがってテトラサイクリンやアクチノロジンのポリケチド合成酵素のような鎖長決定因子（CLF）は存在しない．その代わりに縮合回数分のモジュールと呼ばれるアシル側鎖伸長反応単位［KS, AT, DH, ER, KR, ACP］が存在する．このうちKS, ATおよびACPが基本単位で，さらにこの基本単位に β 位炭素の還元に関与するKR, KR＋DHあるいはKR＋DH＋ERが付加した単位として存在する．**図6.7**に示したようにアシル側鎖伸長過程の縮合，ケトン還元などの β 位炭素の修飾が終了した後，隣りのモジュールに受け渡され次のアシル側鎖伸長反応が進行する．ここで基本単位からなるモジュールでのアシル側鎖伸長反応では β 位にカルボニル基が残る．さらにKRドメインが存在する場合そのカルボニル基は水酸基に，KR＋DHでは二重結合が，そしてKR＋DH＋ERのすべての機能がそろったモジュールでは β 位は完全に飽和されアルキル鎖となる（**図6.7**）．最終段階のモジュール6の一連の反応が終了した後，アシル側鎖はTEで脱離されるとともに13位の炭素の水酸

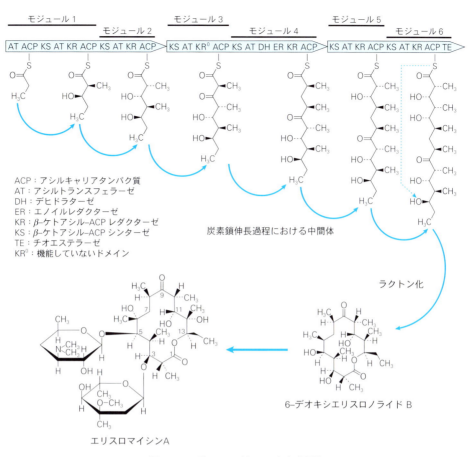

図6.7 エリスロマイシンの生合成経路

基と結合しラクトンを形成する．このようにマクロライドなどのポリケチド化合物の生成は一連の反応がポリケチド合成酵素に組み込まれた順序どおりに進行していく．

抗寄生虫活性を有するアベルメクチンのアグリコン部分は^{13}C標識前駆体の取り込み解析から，7分子のマロン酸，5分子のメチルマロン酸および1分子の2-メチル酪酸あるいはイソ酪酸から構成され，12回の縮合反応によってアグリコン部分が生成されることが推定されていた．生合成遺伝子の解析から，四つのポリケチド合成酵素に12個のモジュールが配置され（図6.8），いずれのモジュールにもERドメインは存在しない．また，モジュール7と10のそれぞれのDHとKRは伸長反応過程では反応に関与しない不活性型と推定された．最後のモジュール12のC末端側にはTEが存在するため，このモジュールで生成したアシル側鎖はラクトン化し，6,8a-セコ-6,8a-デオキシ-5-オキソアベルメクチンアグリコンを生成する．それ以降はアグリコン部分の修飾，さらには配糖体化を生じ，最終産物アベルメクチンA1aが生成する．

真菌からもカビ毒アフラトキシンや脂質異常症治療薬の原料であるコンパクチンなどポリケチド化合物が生産され，これらの生合成遺伝子群もクローニングされている．芳香族ポリケチド化合物であるアフラトキシンの合成酵素は放線菌の芳香族ポリケチド合成酵素とは異なりⅠ型ポリケチド合成酵素である．また，コンパクチンの合成酵素もⅠ型であった．さらに真菌のⅠ型ポリケチド合成酵素は放線菌のそれとは異なり，モジュールは一つのみであり，一つのモジュール内で複数回の縮合を経て骨格が形成される．

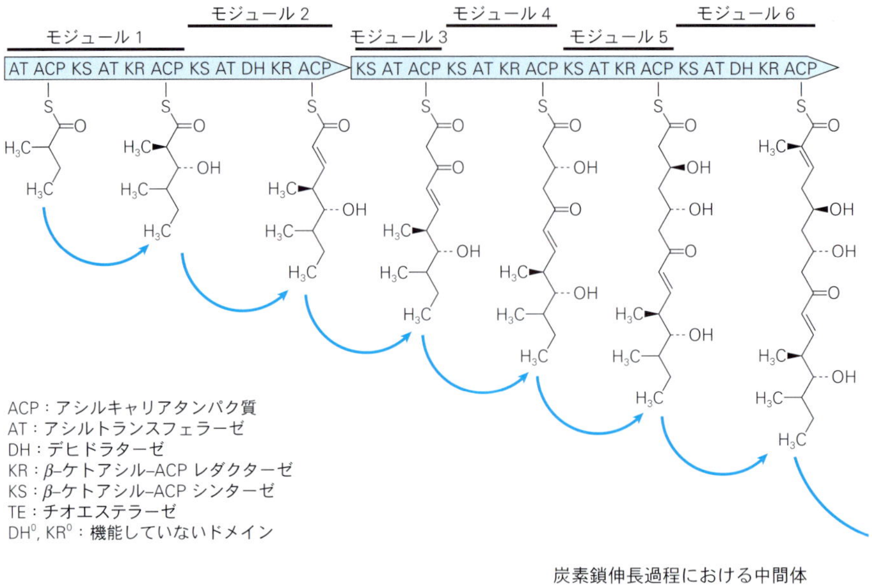
モジュール 1
モジュール 2
モジュール 3
モジュール 4
モジュール 5
モジュール 6
AT ACP KS AT KR ACP KS AT DH KR ACP
KS AT ACP KS AT KR ACP KS AT KR ACP KS AT DH KR ACP
ACP：アシルキャリアタンパク質
AT：アシルトランスフェラーゼ
DH：デヒドラターゼ
KR：β–ケトアシル–ACP レダクターゼ
KS：β–ケトアシル–ACP シンターゼ
TE：チオエステラーゼ
DH⁰, KR⁰：機能していないドメイン
炭素鎖伸長過程における中間体

図 6.8　アベルメクチンの生合成経路

c)　シキミ酸経路

シキミ酸経路はホスホエノールピルビン酸と D-エリトロース-4-リン酸との縮合反応によって生成する 3-デオキシ-D-アラビノ-ヘプツロソン-7-リン酸（DAHP）からデヒドロシキミ酸（DHS），シキミ酸，コリスミ酸を経て芳香族アミノ酸であるフェニルアラニン，チロシンやトリプトファンが生成する．クロラムフェニコールはこの生合成経路を利用し，コリスミ酸から *β*-アミノフェニルアラニンを経て合成される（**図 6.9**）．

一方，シキミ酸経路と類似のアミノシキミ酸経路からは，アミノ DAHP，アミノ DHS そしてその 3-アミノ-5-ヒドロキシ安息香酸（AHBA）を経て C_7N ユニットが形成されこのユニットがマイトマイシン C，ノボビオシンやリファマイシン B の構造中に組み込まれている．リファマイシンはこの C_7N ユニットをスターターとして 2 分子のマロニル CoA と 8 分子のメチルマロニル CoA からポリケチド合成酵素により基本骨格が形成され，その後環化して生合成される（**図 6.9**）．

d) アミノ酸経路

アミノ酸を前駆体とするペプチド系抗生物質は構造上, 次の五つのグループからなり, β-ラクタムなど医薬品として重要なものが含まれる.

① β-ラクタム (ペニシリン, セファロスポリン C) および直鎖状ペプチド (bialaphos)
② 環状ペプチド (シクロスポリン, グラミシジン S)
③ 分枝ペプチド (バシトラシン, ポリミキシン, コリスチン)
④ ペプチドラクトン (アクチノマイシン D)
⑤ デプシペプチド (エキノキャンディン, アキュレアシン)

ペプチド系抗生物質はその構造をタンパク質やペプチドホルモンなどと比較してみると以下のような特徴があげられる. (1) ペプチドを構成するアミノ酸に D-アミノ酸を含む場合がある. (2) アミノ酸は N-メチル化や N-アシル化などの修飾を受けている場合がある. (3) ペプチドを構成するアミノ酸の数は 20 以下であり, 分子量は一般的にタンパク質のそれより小さく, 350〜5000 程度である. (4) アミノ酸の一部が類縁のアミノ酸と置換した複数の成分の混合物とし

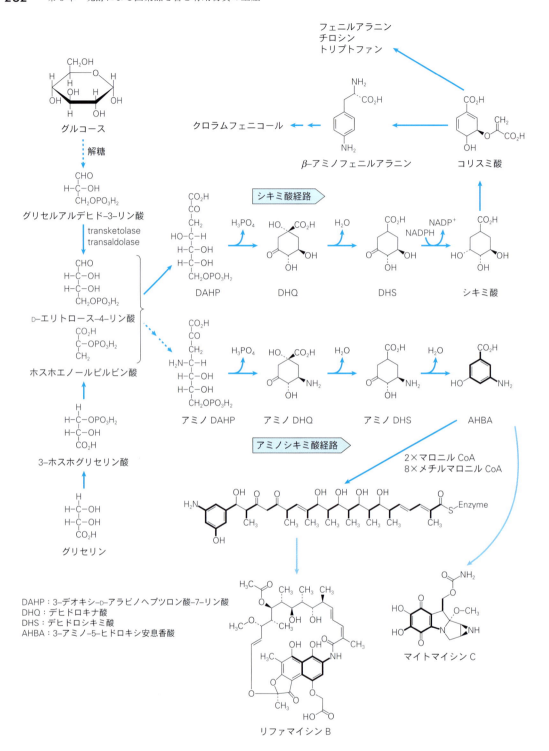

図 6.9　シキミ酸経路および芳香族アミノ酸の生合成経路，リファマイシンの生合成および C_7N ユニットの生合成経路

て生産される場合が多い．(5)分子中にアミノ酸以外に脂肪酸,オキシ酸やアミンなどを構成成分としていることが多い．このような性状はペプチド系抗生物質の生合成機構はタンパク質のそれとは異なることが予想される．また，通常，タンパク質の生合成にあってはL-イソロイシンがL-バリンなどに置き換わるようなことは起こり得ず，各アミノ酸の配列は厳密に規制されている．通常，ペプチド系抗生物質のペプチド結合は，リボソームによって生成するのではなく，非リボソーム性のペプチド合成酵素によって形成される．ペプチド系抗生物質合成酵素はポリケチド合成酵素と同様に，1本のポリペプチドにいくつかの触媒機能を有するドメイン群からなるモジュール構造を有し，次の基本反応によってペプチド鎖を伸長していく．(1)特定のアミノ酸のカルボキシル基をATPで活性化しアデニル酸(adenylate)化合物を生成する，(2)活性化したアミノ酸-AMPはAMPの脱離を伴い酵素のセリン残基に結合している，4′-ホスホパンテテインのSH基とチオエステル結合を形成する．(3)アミノ酸-S-酵素は隣りのモジュールに結合しているアミノ酸-S-酵素のアミノ酸とペプチド結合を形成する．なお，この過程でいくつかのモジュール内には酵素に結合したアミノ酸の異性化(L-体からD-体への変換)やアミノ基のメチル化が行われるものもある．ペプチド鎖の伸長が終了するとチオエステラーゼによってペプチドが酵素から脱離する．最後に結合したアミノ酸のカルボキシル基が遊離の形で残れば直鎖状ペプチドとなり，最初のもしくは中間のアミノ酸のアミノ基が結合すればそれぞれ環状もしくは分枝ペプチドが形成される．ところが近年，ペプチド化合物のいくつかが，リボソームで翻訳されてプロポリペプチドを生成し，修飾，切断，環化などを経て成熟型ポリペプチドを生成することが明らかとなり，その数も増加している．本項では非リボソーム性ペプチド合成酵素によって生成するβ-ラクタム系抗生物質ペニシリンおよびセファロスポリンCならびに環状ペプチド系抗生物質グラミシジンSについて述べる．

(i) ペニシリンおよびセファロスポリンC

ペニシリンの生産菌 *Penicillium chrysogenum* およびセファロスポリンCの生産菌 *Acremonium chrysogenum* を用いて進められた両抗生物質の生合成研究の成果を図6.10にまとめて示した．いずれの生合成においても共通する中間体としてトリペプチド（L-α-<u>A</u>minoadipyl)-L-<u>C</u>ysteinyl-D-<u>V</u>aline, ACVトリペプチドが形成される．*Aspergillus nidulans* においては前駆体の3種のアミノ酸L-α-アミノアジピン酸，L-システインおよびL-バリンは分子量約22万のペプチド合成酵素の別々の場所にこの順序で並んでチオエステル結合する．L-バリンはこの状態で異性化しD-体となる．まずL-α-アミノアジピン酸のカルボキシル基が隣りのSHに結合したL-システインのアミノ基に転移してAC(L-α-aminoadipyl-L-cysteine)ジペプチドが形成される．次にACジペプチドがさらに隣りのSHに結合したD-バリンのアミノ基に転移してACVとなる．ACVトリペプチドは閉環してβ-ラクタム環およびチアゾリン環を形成する．ペニシリンの生合成においてはα-アミノアジピル残基がL-配位のままのイソペニシリンNとなる．ペニシリンGの生合成の最後の段階はL-α-アミノアジピル基をフェニルアセチル基と交換する反応である．ペニシリンGの発酵生産にはコーンスティープリカー中に含まれるフェニル酢酸もしくはその前駆体）が利用される．一方，ペニシリンの生産培地にフェノキシ酢酸，オクタン酸あるいはアリルメルカプト酢酸を加えると，対応するアシル基が5-APAと結合したペニシリンV，ペニシリンFおよびペニシリンOと呼ばれるペニシリン誘導体が生産される．

セファロスポリンCの生合成では，イソペニシリンNのL-α-アミノアジピル残基がD-体に異性化されてペニシリンNとなり，次にペニシリンNのチアゾリン環が拡大されセフェム骨

第 6 章 発酵による医薬品を含む有用物質の生産

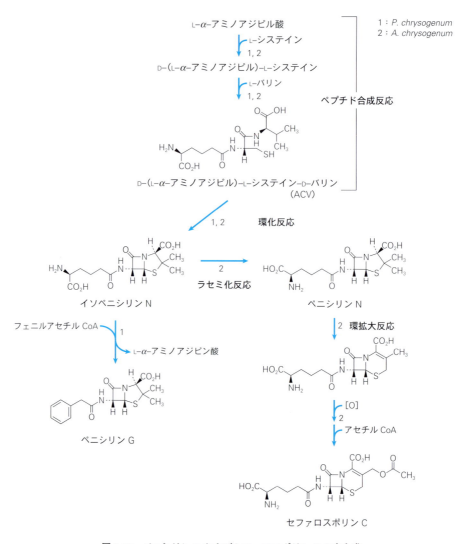

図 6.10　ペニシリン G およびセファロスポリン C の生合成

格となり，次いでメチル基の酸化を経てアセチル化が行われ，生合成が完了する．一方，放線菌 *Streptomyces clavuligerus* の生産するセファマイシン C もほぼ同様な経路によって生成されるが，アセチル化の代わりにカルバモイル化が，さらに最終段階で 7 位の水酸化およびメチル化を生じ 7 位のメトキシ基を形成する．

(ii) グラミシジン S

　Brevibacillus brevis の生産する抗生物質グラミシジン S は 10 個のアミノ酸から構成された環状ペプチドであり，そのうちのフェニルアラニンは D-体である．合成酵素は分子量約 13 万の GrsA と 50 万の GrsB の二つのタンパク質からなる（**図 6.11a**）．GrsA には一つのモジュールが，一方，GrsB には四つのモジュールが存在する．GrsA は L-フェニルアラニンを取り込みさらにエピメラーゼ活性ドメインによって異性化が起こる．GrsB の四つのモジュールには L-プロリン，L-バリン，L-オルニチン，L-ロイシンを取り込み活性化する．さらに GrsB の四つのモジュールにはペプチド結合を形成する縮合ドメインが存在し，これらが順次 Phe→Pro→Val→

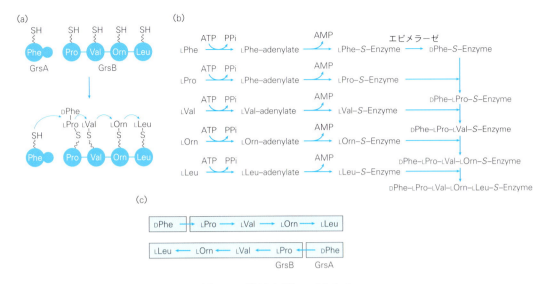

図6.11　グラミシジンSの生合成

Orn→Leu を結合してペンタペプチドを生成する（図6.11b）．最後に GrsB の C 末端側に存在するチオエステラーゼによって酵素から切り出されると同時に 2 分子のペンタペプチドのそれぞれの N 末端のアミノ基と C 末端のカルボキシル基が結合し環化する（図6.11c）．

e）メバロン酸および非メバロン酸経路

ステロイドやテルペンなどの天然有機化合物はイソプレン鎖の伸長によって生合成されることが知られている．20 世紀まではすべての生物で生成するイソプレン-ユニットはアセチル CoA とアセトアセチル CoA の縮合した 3-ヒドロキシ-3-メチルグルタリル CoA（HMG-CoA）が還元を受けて生成するメバロン酸（メバロノラクトン）を中間体とし，さらにメバロン酸はリン酸化および二リン酸化を経てイソペンテニル二リン酸（IPP）に変換された後，異性化を受けジメチルアリル二リン酸（DMAPP）となる（図6.12）ものと理解されていた．*Staphylococcus aureus* や *Streptococcus pneumoniae* などは上記で示したアセチル CoA かメバロン酸にいたる，いわゆる"メバロン酸経路"を有しており，メバロン酸がユビキノンや細胞壁ペプチドグリカン生合成で重要なリピド中間体のリピド部分の生合成前駆体であることが明らかとなっていた．しかし，大腸菌や枯草菌はじめとする多くの細菌にはメバロン酸経路を見いだすことができなかった．ところが，20 世紀末にこれらの細菌ではメバロン酸経路とは別の生合成経路によって IPP や DMAPP を生成することが証明され，非メバロン酸経路［MEP（2-*C*-methyl-D-erythritol-4-phosphate）経路］と呼ばれる．MEP 経路の初発反応は解糖系の中間体であるピルビン酸とグリセルアルデヒド-3-リン酸から 1-デオキシ-D-キシルロース-5-リン酸を生成する．さらに還元異性化，CDP 化，リン酸化などを経て IPP あるいは DAPP にいたる（図6.12）．MEP 経路の分布は，多くの細菌（古細菌を除く），一部の植物の色素体（プラスチド）および緑藻に分布することがわかっている．ジメチルアリル二リン酸はプレニルトランスフェラーゼによって縮合し，炭素数 10 のゲラニル二リン酸（GPP）を形成する．IPP が順次縮合を繰り返し，炭素五つが増加していくことによってファルネシル二リン酸（FPP），ゲラニルゲラニル二リン酸（GGPP），ゲラニルファルネシル二リン酸（GFPP）が順次生成され，それぞれ，モノ，セスキおよびジテルペン化合物が生合成される（図6.13）．FPP と GGPP は

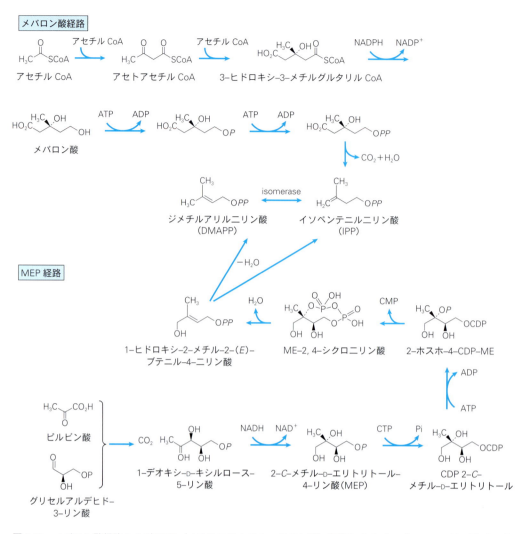

図 6.12 メバロン酸経路および MEP（メチルエリトリトールリン酸）経路によるイソプレニルニリン酸（IPP）の生成経路

ME：2-C-メチル-D-エリトリトール

二量化し，それぞれスクアレンやフィトエンを生成し，ステロイド，トリテルペンおよびカロテンなどに生合成される．

　一般に放線菌などの微生物からメバロン酸およびMEP経路を経て生合成される天然有機化合物は植物などと比較して数少ない．また，医薬品として実用化にいたった放線菌由来のテルペン化合物はない．しかしながら，近年ゲノム解析の結果，放線菌を含む原核細胞生物のゲノムには休眠状態のテルペン合成酵素が非常に多く存在することが明らかとなった．一方，真菌や植物から数多くのテルペン化合物の生成が観察されており，モノテルペン化合物であるカンファーは防虫薬として利用されているが，かつては強心薬として使用されていたこともある．真菌（*Fusidium coccineum*）から生合成される抗菌抗生物質フシジン酸はステロイド骨格を有しており，軟膏などの外用剤として利用されている．抗悪性腫瘍薬として利用されているパクリタキセルは，当初タイヘイヨウイチイ（*Taxus brevifolia*）の樹皮から単離されていたが，後の研究によって樹皮内の内生真菌によって生合成されることが明らかとなった．パクリタキセ

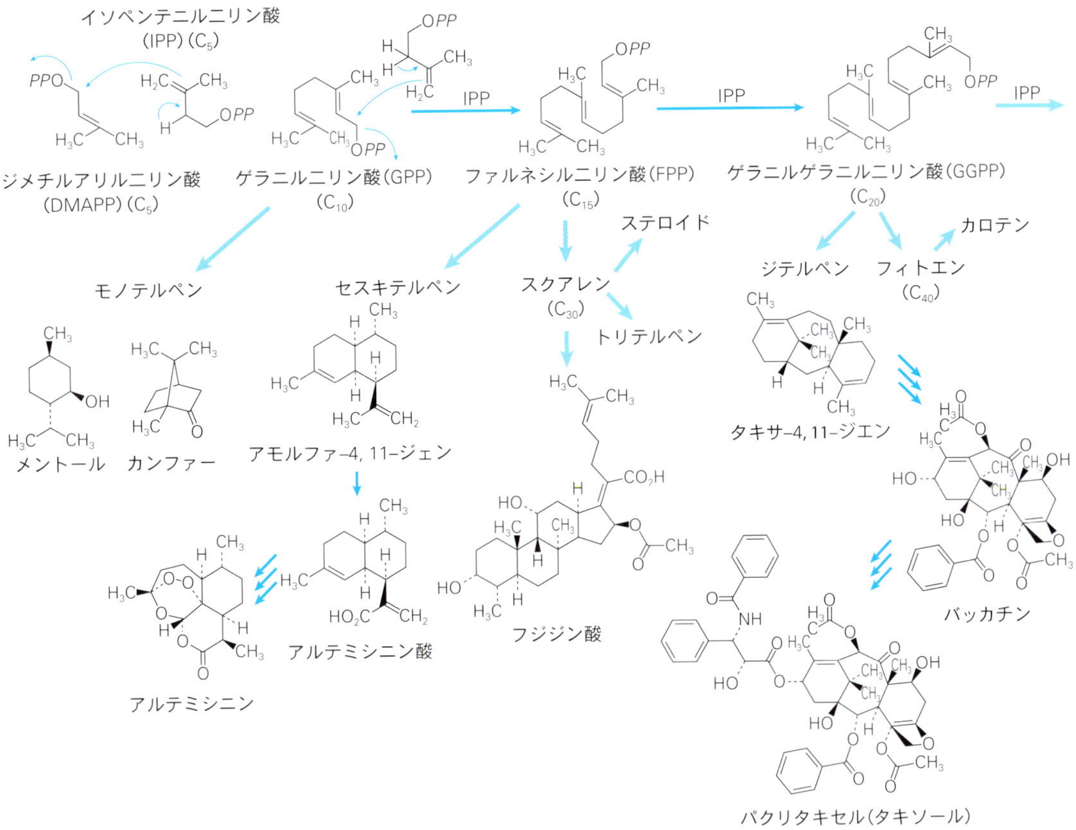

図 6.13　イソプレン鎖を有する天然有機化合物の生合成経路

ルは GGPP からテルペン環化酵素によってジテルペン化合物タキサ-4,11-ジエンを生じ，さらに修飾されバッカチンⅢを経由して生合成されることが提唱されている．一方，古くから漢方薬として利用されていたヨモギ属の植物（クソニンジン，*Artemisia annua*）に含まれる抗マラリア薬アルテミシニン（p.206 参照）は FPP からテルペン環化酵素によってセスキテルペン化合物アモルファ-4,11-ジエンを生成し，さらに酸化反応によってアルテミシニン酸を経て生合成されることが明らかにされている（**図 6.13**）．パクリタキセルもアルテミシニンも生合成経路の詳細はいまだ不明である．

参考文献

1) J.D. Bu'Lock：Intermediary metabolism and antibiotic synthesis. *Adv. Appl. Microbiol.* **3**：293-342（1961）．
2) 池田治生, 大村　智：微生物2次代謝産物生合成の機能的改変による有用物質の生産．化学と生物，**34**：761-771（1996）．
3) 瀬戸治男：抗生物質研究の進歩．梅澤濱夫・田中信男（編），p.53，学会出版センター（1980）．
4) 足立恭子：安定同位体でバイオテクノロジーのための微生物機能を探る．*RADIOISOTOPES*，**57**：59-67（2008）．
5) 工藤史貴, 江口　正：天然有機化合物の生合成に学ぶ—アミノグリコシド抗生物質生合成研究の進歩．化学と生物，**44**：49-55（2006）．
6) J.R.D. McCormick：Cosynthesis of tettacyclines by pairs of *Streptomyces aureofaciens* mutants. *J. Am. Chem. Soc.* **82**：5006-5007（1960）．
7) S. Omura：The antibiotic cerulenin, a novel tool for biochemistry as an inhibitor of fatty acid synthesis. *Bacteriol. Rev.* **40**：681-697（1976）．

8) M. J. Butler, E. J. Friend, I. S. Hunter, F. S. Kaczmarek, D. A. Sugden, M. Warren：Molecular cloning of resistance genes and architecture of a linked gene cluster involved in biosynthesis of oxytetracycline by *Streptomyces rimosus*. *Mol. Gen. Genet.* **215**：231-238（1989）.
9) D.A. Hopwood：Genetic contributions to understanding polyketide synthases. *Chem. Rev.* **97**：2465-2498（1997）.
10) S. Omura, Y. Tanaka：Macrolide Antibiotics：Chemistry, Biology and Practice. S. Omura (ed), p.199, Academic Press, Orland/Tokyo（1984）.
11) L. Katz：Manipulation of modular polyketide synthases. *Chem. Rev.* **97**：2557-2576（1997）.
12) H. Ikeda and S. Omura：Avermectin biosynthesis. *Chem. Rev.* **97**：2591-2610（1997）.
13) P.R. August, L. Tang, Y.J. Yoon, S. Ning, N.R. Müller, T.W. Yu, M. Taylor, D. Hoffman, C.G. Kim, X. Zhang, C.R. Hutchinson and H.G. Floss：Biosynthesis of the ansamycin antibiotic rifamycin：deductions from the molecular analysis of the rif biosynthetic gene cluster of Amycolatopsis mediterranei S699. *Chem. & Biol.* **5**：69-79（1998）.
14) M.A. Marahiel, T. Stachelhaus, H.D. Mootz：Modular peptide synthetases involved in nonribosomal peptide synthesis. *Chem. Rev.* **97**, 2651-2674（1997）.
15) M.F. Byford, J.E. Baldwin, C.Y. Shiau, C.J. Schofield：The mechanism of ACV synthetase. *Chem. Rev.* **97**：2631-2650（1997）.
16) S. Borchert, T. Stachelhaus, M.A. Marahiel：Induction of surfactin production in *Bacillus subtilis* by gsp, a gene located upstream of the gramicidin S operon in *Bacillus brevis*. *J. Bacteriol.* **170**：2458-2462（1994）.
17) W.L. Kelly, L. Pan, C. Li：Thiostrepton biosynthesisprototype for a new family of bacteriocins. *J. Am. Chem. Soc.* **131**：4327-4334（2009）.
18) 瀬戸治男：メバロン酸経路とは別の生合成経路がある！蛋白質・核酸・酵素, **42**：2590-2600（1997）
19) M. Rohmer：The discovery of a mevalonate-independent pathway for isoprenoid biosynthesis in bacteria, algae and higher plants. *Nat. Prod. Rep.* **16**：565-574（1999）.
20) J. Pérez-Gil, M. Rodríguez-Concepción：Matabolic plasticity for isoprenoid biosynthesis in bacteria. *Biochem. J.* **452**：19-25（2013）.
21) D. Ro, E.M. Paradise, M. Ouellet, K.J. Fisher, K.L. Newman, J.M. Ndungu et al：Production of the antimalarial drug precursor artemisinic acid in engineered yeast. *Nature* **440**：940-943（2006）.
22) R. Croteau, R.B. Ketchum, R.M. Long, R. Kaspera and M.R. Windung：Taxol biosynthesis and molecular genetics. *Phytochem. Rev.* **5**：75-97（2006）.

［池田治生］

B 発酵による医薬品の生産

　ストレプトマイシン（streptomycin, p.135参照）を発見したWaksman（1888〜1973）は，微生物が生産する抗微生物物質を「抗生物質」と名付けた．現在では，微生物由来の抗腫瘍物質を含めて抗生物質と呼ばれている．微生物による物質生産は発酵と呼ばれ，抗生物質などの医薬品をはじめとするさまざまな物質が発酵法により生産されている．

1 抗生物質の生産

a) 微生物の培養

　微生物による発酵の第一段階は，生産菌の培養である．発酵生産に限らず，微生物の培養においては，培地，培養条件，菌の純粋性などを管理できることが前提となる．
　培地には，炭素源，窒素源，無機塩類，生育因子などが含まれる．炭素源はエネルギー源として必要なだけでなく，糖や脂質の生合成にも利用される．窒素源はアミノ酸や核酸の生合成に必要となる．工業的発酵には農産廃棄物が積極的に利用され，炭素源には廃糖蜜が，窒素源にはコーンスティープリカーや大豆粕などが用いられている．また，発酵産物の生合成前駆体を添加する場合もある．ペニシリン発酵では，ベンジルペニシリン（benzylpenicillin, p.119

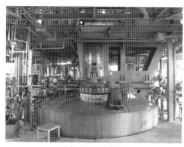 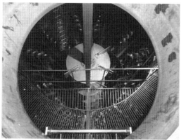 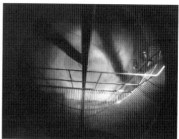

(a) タンク全体　　(b) タンク内部　　(c) 培養中のタンク内部

図 6.14　発酵タンク

（写真提供　第一三共株式会社）

参照）の生産量を高めるために生合成前駆体であるフェニル酢酸カリウム（potassium phenylacetate）が添加されている．

　培養形式は，静置培養と深部培養に大別できる．静置培養は，寒天培地などの固形培地または液体培地をフラスコなどに入れ，静置して培養する手法である．大量培養には不向きであるが，生産性では優れている場合もある．深部培養は，容器の振盪または通気・撹拌によって無菌空気を培養液中に絶えず導入し培養する方法で，発酵には一般的に用いられている．小規模の培養では，液体培地を入れた試験管やフラスコを往復振盪や回転振盪により培養する．大量培養では，温度，pH，通気，撹拌条件などを制御できるジャー・ファーメンターや培養タンクに液体培地を入れて培養する．

b)　抗生物質の発酵生産

　発酵生産に先だって，目的とする抗生物質の生産能を向上させるために，生産菌についてさまざまな菌株改良が行われる．単胞子分離や人工的突然変異による高生産株の取得に加え，遺伝子操作による生産性の向上や不要成分の除去なども行われることがある．ペニシリン生産菌である *Penicillium chrysogenum* の場合，野生株のペニシリン収率（約 60 mg/L）から変異処理などを積み重ね，100 倍以上の生産性向上（約 7 g/L）に成功している．

　発酵生産のための培養は，種培養と生産培養の二段階で行う．種培養は生産菌がよく生育する条件で行う必要があり，何段階かに分けて順に大きなスケールに上げていくこともある．また，典型的な二次代謝では対数増殖期が終わってから物質生産が上昇することが知られており，生産培養は物質生産に最適な条件で行うことが重要である．実際の工業的発酵生産には図 6.14 に示すような巨大な発酵タンクが使用されている．

c)　培養液からの抗生物質の精製

　抗生物質の精製法は，基本的には一般的な天然有機化合物の精製と同じである．抗生物質を含有する培養物から，目的物質が水溶性であるか脂溶性であるかによりそれぞれに適した方法で精製する．通常培養物は，まず菌体と培養ろ液（培養上清）をろ過または遠心操作により分離する．抗生物質が菌体中に存在するときは，菌体からメタノールやアセトンなどの水混和性溶媒で抽出する．

　目的物が水溶性の場合，培養ろ液や菌体抽出液はイオン交換，吸着などの方法で樹脂に保持させた後，適切な溶媒（溶液）を用いて溶出する．目的物が脂溶性の場合はまず水不混和性の

```
Streptomyces griseus 培養液
    │ pH2 に調整
    │ ろ過
弱酸性陽イオン交換樹脂(Na⁺型)
    │ 0.1M HCl
溶離液
    │ 濃縮
    │ メタノールに溶解
    │ 塩化カルシウム/メタノール添加
    │ 冷却
ストレプトマイシン塩酸–塩化カルシウム複塩
    │ 水に溶解
    │ 強塩基性陰イオン交換樹脂(SO₄²⁻型)添加
    │ ろ過
    │ 凍結乾燥
ストレプトマイシン硫酸塩
```

図 6.15　ストレプトマイシンの精製

溶媒（酢酸エチルなど）で抽出することが多い．その後シリカゲルやオクタデシルシリカゲル（ODS）を使用した吸着クロマトグラフィー，イオン交換クロマトグラフィーなどを用いて精製する．実験室レベルでは，精製の最終段階に高速液体クロマトグラフィー（HPLC）を用いることが多い．なお目的物質の結晶性が良い場合は，結晶化により単離できる．

図 6.15 にアミノ配糖体系抗菌薬ストレプトマイシンの精製例を示す．生産菌 *Streptomyces griseus* の培養液を pH 2 に調整した後，ろ過する．ろ液を弱酸性陽イオン交換樹脂（Na⁺型）に吸着させ，0.1 M の希塩酸で溶出する．この処理で多く存在する酸性，中性，弱塩基性夾雑物を除くことができる．ストレプトマイシン塩酸塩は塩化カルシウムと複塩結晶を作るので，高純度のストレプトマイシンを単離することができる．すなわち，上記のイオン交換により得られたストレプトマイシン塩酸塩をメタノールに溶解し，塩化カルシウムのメタノール溶液および小量の塩酸を添加後，冷却下撹拌するとストレプトマイシン複塩の結晶が析出する．さらにこの結晶の水溶液を強塩基性陰イオン交換樹脂（SO_4^{2-}型）で処理することによりストレプトマイシン硫酸塩が得られる．

抗生物質以外の発酵産物についても，培養法や精製法は抗生物質の場合と同様である．

2　微生物変換または微生物酵素による医薬品の生産

微生物の生合成反応は基質選択性，光学特異性等の点で極めて優秀であり，多くの医薬品の製造過程に微生物を利用した化学反応が組み込まれている．微生物菌体もしくは微生物の酵素を利用する反応には共通して次のような特徴がある．

①反応は基質化合物に選択的であり，基質の特定の部位を変化させる部位特異性と，多くの場合立体特異性をもつ．
②常温，常圧，中性付近の pH という温和な条件下，水系で大きな反応速度を示す．
③アルカンのヒドロキシ化など，合成化学では困難な反応も進行させることができる．
④目的の反応に適した活性をもつ微生物または（複合酵素系を含む）酵素を自然界からスクリーニングして利用できる．
⑤遺伝子組換えや人工変異処理により，微生物ならびに酵素を積極的に改質できる．その結果，主反応の強化，副反応の制御，ときには耐熱性や最適 pH のシフトを実現できる．
⑥反応エネルギー消費量が少なく，反応液の廃棄に際して環境への負荷が小さい．

a) 微生物変換による医薬品の生産

微生物の培養液，静止生菌体，あるいは死菌体を基質化合物と反応させることにより目的物質を生産する方法を微生物変換という．以下，微生物変換を利用して製造される医薬品の代表例について述べる．

ホスホマイシン（fosfomycin, p.112 参照）は，発酵法や化学合成によって製造できるが，微生物変換を利用する製造法も知られている．すなわち，光学活性をもたない合成化合物である cis-プロペニルホスホン酸（cis-propenylphosphonic acid）を基質として糸状菌 *Penicillium spinulosum* によりエポキシ化を行うと，光学活性のホスホマイシンを製造できる（図 6.16a）．

利尿薬，化粧品保湿剤，甘味料として用いられる D-マンニトール（D-mannitol）は，乳酸菌 *Lactobacillus intermedius* などにより D-フルクトース（D-fructose）を還元して製造される（図 6.16b）．

HMG-CoA 還元酵素阻害薬プラバスタチン（pravastatin, p.265 参照）は，糸状菌 *Penicillium citrinum* が発酵生産する ML-236B（コンパクチン）を微生物変換したものである．この化合物は当初 ML-236B を投与したイヌの尿中代謝物から発見されたが，同様な選択的ヒドロキシ化活性を示す微生物をスクリーニングし，放線菌 *Streptomyces carbophilus* が見いだされた（図 6.16c）．

活性型ビタミン D_3（$1\alpha,25$-dihydroxyvitamin D_3）は，骨粗鬆症などにおける骨代謝改善薬である．従来はコレステロール（cholesterol）を出発原料として 17 段階の化学合成法で生産されてきたが，ビタミン D_3 を直接変換する微生物がスクリーニングされ，放線菌 *Pseudonocardia autotrophica* を利用する方法が確立された（図 6.16d）．

b) ステロイドの微生物変換

副腎皮質ホルモンであるコルチゾン（cortisone）およびヒドロコルチゾン（hydrocortisone）にはステロイド骨格の 11 位に酸素官能基が存在している．この官能基を導入することは化学的に困難であったが，微生物により容易に行えることが発見され，副腎皮質ホルモンの製造に適用された．すなわち，入手の容易な植物ステロイドであるジオスゲニン（diosgenin）から合成したプロゲステロン（progesterone）を真菌 *Rhizopus nigricans* により 11α-ヒドロキシプロゲステロンに変換し，これを化学的にヒドロコルチゾンに変換する製造法が確立された（図 6.17）．以来，さまざまな微生物がステロイドに作用し，多彩な反応を行うことが判明した．その過程で，プロゲステロンの 11 位に直接 β-ヒドロキシ基を導入する糸状菌 *Curvularia lunata* も見いだされている．また，1,2-脱水素反応を行う細菌 *Arthrobacter simplex* を利用すると，ヒドロコルチゾンからプレドニゾロン（prednisolone）を製造することができる（図 6.17）．この *Arthrobacter simplex* はコレステロール分解菌であり，その分解反応を制御すると，コレステロールから側鎖をもたない androsta-1,4-diene-3,17-dione（ADD）が生産される（図 6.17）．ADD は卵胞ホルモン，男性ホルモン，抗アルドステロン薬などの合成に利用されている．

c) 微生物酵素による医薬品の生産

微生物酵素を用いた化合物変換も医薬品を効率的に生産する手段となりうる．半合成 β-ラクタムの合成原料である 6-アミノペニシラン酸（6-aminopenicillanic acid, 6-APA）と 7-アミノセファロスポラン酸（7-aminocephalosporanic acid, 7-ACA）は，多くの微生物がもつアシラーゼを作用させ，ベンジルペニシリンやセファロスポリン C（cephalosporin C）から製造される

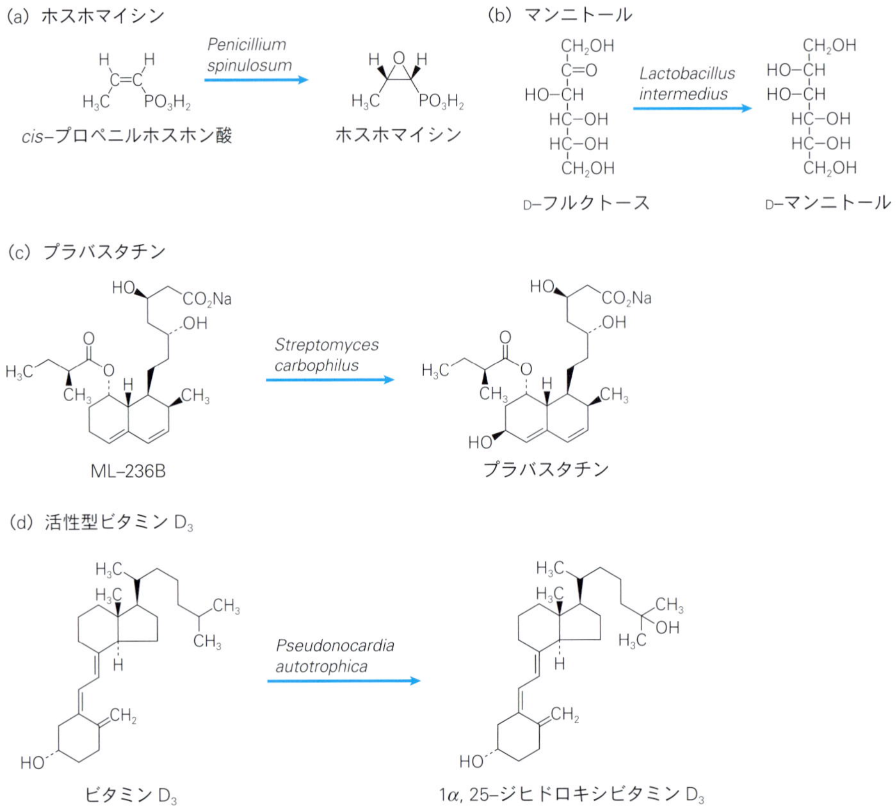

図 6.16　微生物変換による医薬品の生産

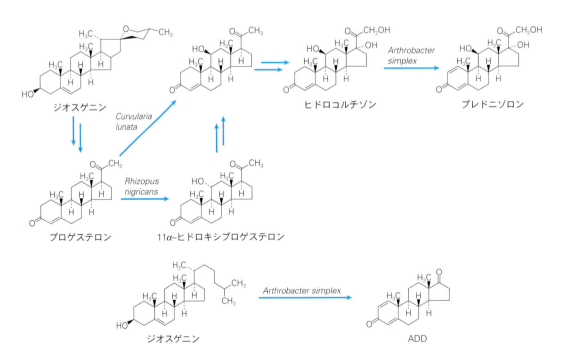

図 6.17　微生物によるステロイド変換

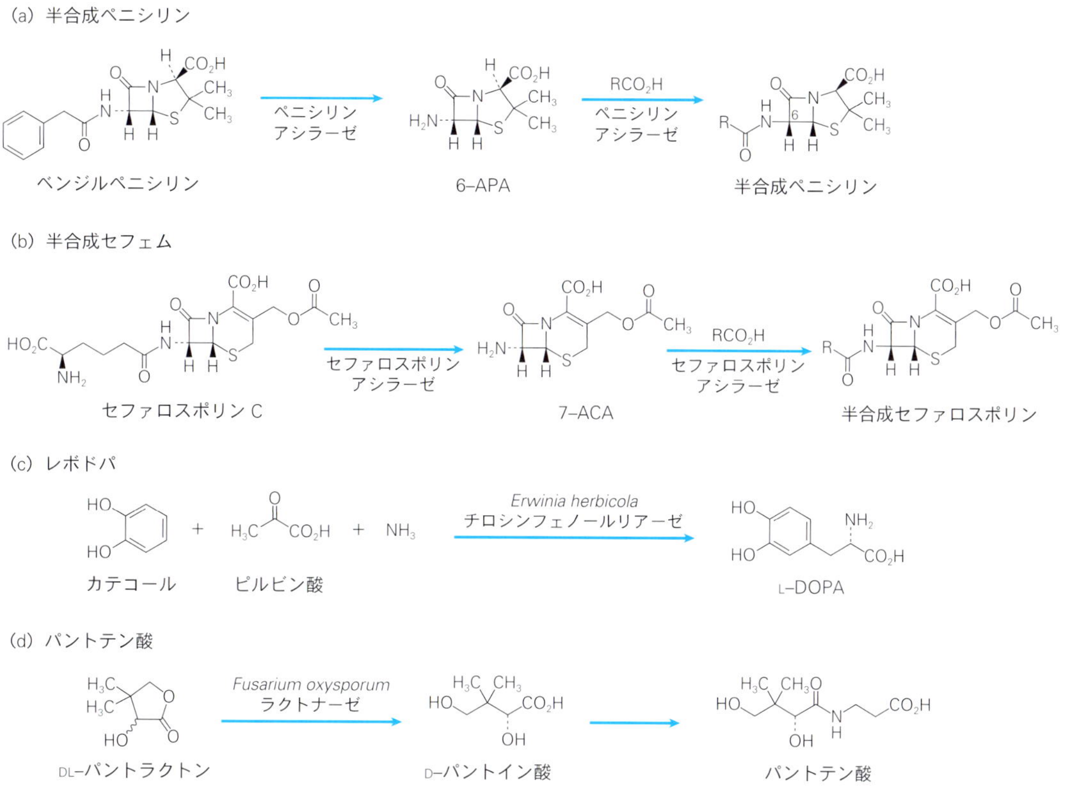

(a) 半合成ペニシリン

(b) 半合成セフェム

(c) レボドパ

(d) パントテン酸

図 6.18　微生物酵素による医薬品の生産

（図 6.18a, b）．ペニシリンアシラーゼは *Escherichia coli* や *Bacillus megaterium* 由来のものが用いられ，セファロスポリンアシラーゼはシュードモナス（*Pseudomonas*）属細菌やコマモナス（*Comamonas*）属細菌のものが利用されている．これらの酵素は逆反応も触媒するので，6-APA や 7-ACA に合成アシル基を結合して半合成 β-ラクタム（詳細は本章 C 項で述べる）を製造する際にも使用されている（図 6.18a, b）．

パーキンソン病の治療薬であるレボドパ（L-DOPA）は従来不斉合成法により提供されてきたが，より有効な細菌 *Erwinia herbicola* のチロシンフェノールリアーゼを用いる製造法が開発されている．本酵素は本来チロシンの分解酵素であるが，カテコールとセリンを基質として逆反応を行うと L-DOPA が生成することが見いだされた．さらに，L-DOPA の生成はカテコール，ピルビン酸，アンモニアを基質として反応させたときにも起こることが発見され（図 6.18c），この方法が工業的製造法として確立された．

ビタミン類であるパントテン酸（pantothenic acid）の製造にも真菌 *Fusarium oxysporum* のラクトナーゼにより DL-パントラクトン（DL-pantolactone）を光学特異的に加水分解して D-パントイン酸（D-pantoic acid）を生成する反応が利用されている（図 6.18d）．

微生物酵素による化合物の製造は，樹脂に固定化した酵素や菌体に原料を通して目的物を製造する固定化生体触媒法が多数実用化されており，より効率的な医薬品の生産が可能となっている．

参考文献

1) 上野芳夫, 大村　智：微生物薬品化学, 改訂第4版, 南江堂, 東京 (2003).
2) 清水　昌, 堀之内末治：応用微生物学, 第2版, 文永堂出版, 東京 (2006).
3) 村尾澤夫, 荒井基夫：応用微生物学, 改訂版, 培風館, 東京 (1993).
4) 田中信男, 中村昭四郎：抗生物質大要, 第4版, 東京大学出版会, 東京 (1992).
5) 大岳　望, 鈴木昭憲, 高橋信孝, 室伏　旭, 米原　弘：物質の単離と精製, 東京大学出版会, 東京 (1976).
6) R.Y. スタニエ, J.L. イングラム, M.L. ウィーリス, P.R. ペインター：微生物学, 原書第5版, 培風館, 東京 (1989).

[早川洋一]

C　半合成抗生物質

SBO・天然生物活性物質を基に化学修飾等により開発された代表的な医薬品を列挙し, その用途, リード化合物を説明できる.

　前項で述べたように, 抗生物質は基本的に発酵により生産される. しかし医薬品として実際に用いるために, 合成的に化学修飾したものを半合成抗生物質という. 半合成抗生物質は, 力価, 安定性, 薬効 (抗菌スペクトルや耐性菌への効果), 薬物動態, 安全性などがもとの抗生物質より向上している. さらに単純な構造の抗生物質のなかには全合成で製造されるものもある.

1　β-ラクタム系抗菌薬 (第3章 A-2 項参照)

　β-ラクタム系抗菌薬の母核は, 6-アミノペニシラン酸 (6-APA) と 7-アミノセファロスポラン酸 (7-ACA) であり, それらを原料として数多くの半合成ペニシリン (ペナム) およびセフェム系抗菌薬が作られた. 6-APA と 7-ACA は, それぞれ培養によって大量かつ安価に得られるベンジルペニシリンとセファロスポリンCを酵素的あるいは化学的に加水分解することで得られる (図 6.19). 半合成ペニシリンおよび一部のセフェム系抗生物質の原料である 6-APA は, 主にベンジルペニシリン (ペニシリン G) を *Escherichia coli* や *Bacillus magaterium* 由来のペニシリンGアシラーゼにより分解する. これら分解反応に用いられる酵素は逆反応を触媒することもできるので 6-APA や 7-ACA に合成アシル基を導入することもできる. また, ペニシリン生産菌変異株を培養して直接 6-APA を得ることもできる. セフェム系抗菌薬の原料である 7-ACA を得るには, まずセファロスポリンCを化学的あるいは D-アミノ酸オキシダーゼにより α-ケトアジピル-7-ACA に変換し, それを過酸化水素で脱炭酸してグルタリル-7-ACA にして, さらに *Pseudomonas* や *Comanonas* など細菌由来のグルタリル-7-ACA アシラーゼによりグルタル酸と 7-ACA に加水分解する.

　このようにして得られた 6-APA と 7-ACA を原料として, ラクタム環の酸に対する安定性が向上した耐酸性ペニシリン, ペニシリナーゼ抵抗性ペニシリン, 抗菌スペクトルの拡大した広域ペニシリン, 抗菌力の増強した第一世代セフェム, 抗菌スペクトルの拡大やセファロスポリナーゼ抵抗性が図られた第二世代セフェム, より高活性の第三世代セフェムなど, 次々と優れた誘導体が合成されてきた. なおカルバペネム系など, 全合成で製造されるものもある.

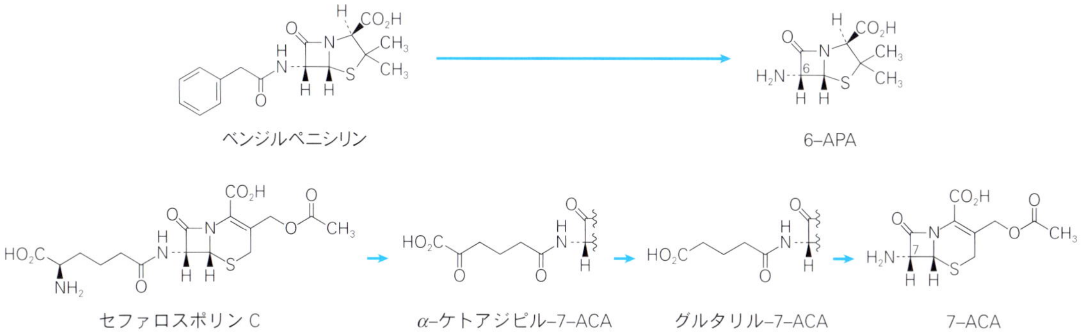

図 6.19　6-APA と 7-ACA の生成

2　テトラサイクリン系抗菌薬（第 3 章 A-3 項参照）

　テトラサイクリン系抗菌薬のドキシサイクリンは，オキシテトラサイクリンの 6-デオキシ体で抗菌力が向上している．またミノサイクリンは 6-デメチル-6-デオキシテトラサイクリンの 7-ジメチルアミノ体で，抗菌力の向上に加えてテトラサイクリン耐性株にもある程度有効である．さらに，ミノサイクリンの 9 位をグリシルアミド基に置換したチゲサイクリンは，テトラサイクリンの耐性機構を克服できる（表 3.6 参照）．

3　マクロライド系抗菌薬（第 3 章 A-4 項参照）

　マクロライド系抗菌薬では種々のエステル体（エリスロマイシンエチルコハク酸エステル，キタサマイシン酢酸エステル，ジョサマイシンプロピオン酸エステルなど）も使用されている（表 3.7 参照）．これらは胃酸に対する安定性が向上している．また 16 員環マクロライドのロイコマイシン A_5 の誘導体ロキタマイシンは，抗菌活性が向上し嫌気性菌にも有効である．14 員環マクロライドのエリスロマイシンは，酸性で 6 位水酸基が関与してヘミアセタールを形成し抗菌活性を失うという弱点があった．そこで 6 位水酸基をメチル化したクラリスロマイシンが開発され，酸に対する安定性が向上し，高い血中濃度や優れた組織移行性が得られるようになった．またロキシスロマイシンも酸安定性の向上した誘導体である．エリスロマイシンの 9 位カルボニル基にメチル置換窒素を導入することで環が 15 員環に拡大されたアジスロマイシンは，安定性，血中濃度，組織移行性が向上し，抗菌スペクトルも拡大した．エリスロマイシンの 6 位水酸基をメチル化したのち 3 位の糖を脱離してケトン化したアグリコンをもつテリスロマイシンは，安定性の向上に加えて，エリスロマイシン耐性菌に対する活性が増強されている．

4　アミノ配糖体系抗菌薬（第 3 章 A-5 項参照）

　アミノ配糖体系抗菌薬は，耐性菌の薬物修飾酵素により水酸基やアミノ基がアセチル化，リン酸化またはアデニリル化されることで抗菌活性を失う．そこで耐性克服のためにその修飾部位を化学的に変換した誘導体が合成された（図 3.11 参照）．ジベカシンはベカナマイシンの 3′ 位と 4′ 位の水酸基を除去することで耐性菌に有効になった．またアミカシンはカナマイシン

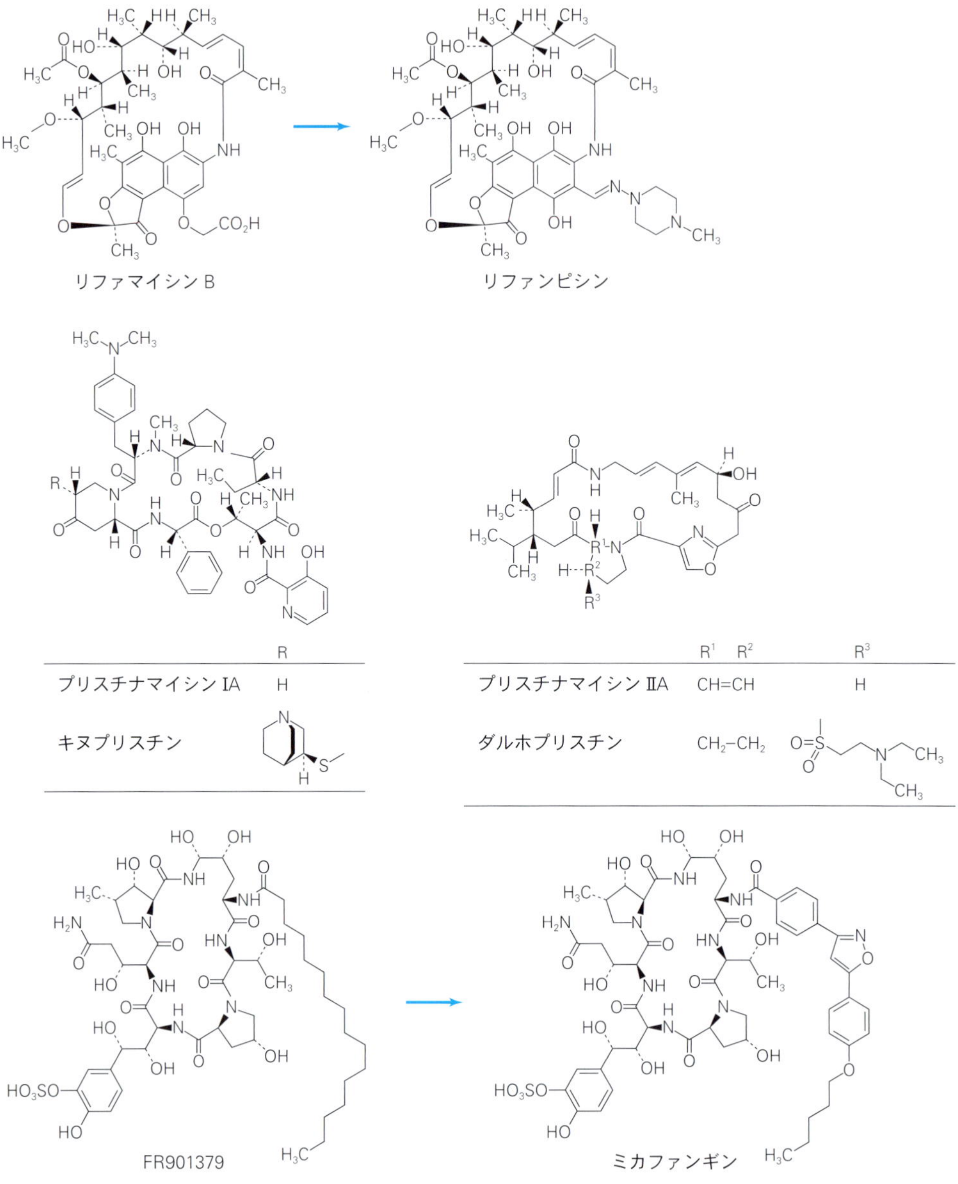

図 6.20　各種半合成抗生物質

の 1 位アミノ基に 4-アミノ-2-ヒドロキシブチリル基を導入して不活性化部位を保護することで，カナマイシンやゲンタマイシン耐性菌に有効である．アルベカシンも同様にジベカシンの 1 位アミノ基に 4-アミノ-2-ヒドロキシブチリル基を導入することで，メチシリン耐性黄色ブドウ球菌（MRSA）にも有効である．

5　その他の半合成抗生物質

上述した以外にも数多くの半合成抗生物質が現在使用されている．例えば，クリンダマイシンはリンコマイシンの 7-クロロ-7-デオキシ誘導体で抗菌力が向上している（図 3.17 参照）．

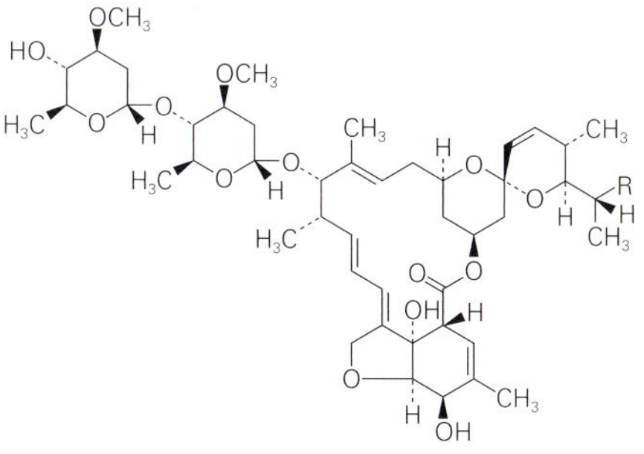

	R
アベルメクチン B1a	CH$_3$
アベルメクチン B1b	H

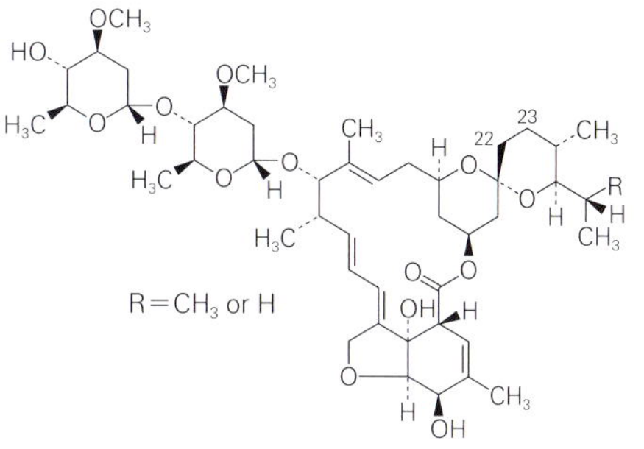

図 6.21 アベルメクチンとイベルメクチン

リファンピシンはリファマイシンの誘導体で抗菌力が向上し持続性が優れている（**図 6.20**）．バンコマイシン耐性腸球菌に有効なキヌプリスチンとダルホプリスチンは，一つの放線菌が生産するプリスチナマイシン IA と IIA をそれぞれ単離し，注射可能な水溶性誘導体としたのち配合剤として使用されることで相乗作用を示す．抗真菌薬のミカファンギンはキャンディン系抗生物質 FR901379 のアシル側鎖を置換することで，溶血毒性を改善させたものである（**図 6.20**）．また抗寄生虫薬（抗線虫薬）イベルメクチンは，放線菌の生産する 8 種のアベルメクチンのうち，最も活性の強い B1a を主成分とする B1 混合物（B1a と B1b が 9：1 で存在）を 22,23-ジヒドロ体に誘導化したもので，活性や安全性が向上している（**図 6.21**）．ミコフェノール酸は 19 世紀末に真菌の培養液より単離された抗生物質である．免疫抑制薬ミコフェノール酸モフェチルは体内動態が改善されたプロドラッグであり，生体内でミコフェノール酸に加水分解される（**図 5.2** 参照）．またコレステロール代謝酵素阻害薬のプラバスタチンやシンバスタチンも，それぞれ真菌の生産するメバスタチンやロバスタチンの誘導体である（**図 6.16** 参照）．

6 全合成で生産される抗生物質

微生物の生産する抗生物質のなかで，発酵より安価に合成できる単純な構造のものは，化学合成によって製造されている．クロラムフェニコールはシンナミルアルコールから合成されるが，途中で光学分割することにより抗菌活性を示す D-(*l*)-*threo* 型を得ることができる．ホスホマイシン，サイクロセリンやピロールニトリンも化学合成で製造できる．

逆に複雑な分子を単純化した全合成もある．クロイソカイメンの生産するハリコンドリン B は強い抗腫瘍活性をもっていたが，海綿からはごく微量しか得られず分子量は 1000 以上であった．多くの構造類縁体が合成され，分子量 730 で不斉中心の数も半分程度でありながら同等の活性をもつエリブリンが開発された（**図 6.22**）．エリブリンは 62 工程で全合成され，抗悪性腫瘍薬として使用されている．

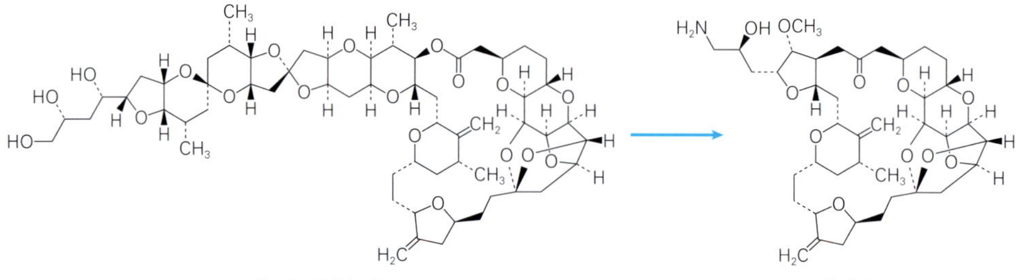

図 6.22　ハリコンドリンとエリブリン

参考文献

1) C. Walsh, T. Wencewicz：Antibiotics：Challenges, Mechanisms, Opportunities, ASM Press, Washington, DC（2016）.

［塩見和朗］

和文索引

── あ ──

アカルボース 268
亜急性硬化性全脳炎 60
アキュレアシン 281
悪性腫瘍 211
アクチノマイシン 69, 252
　── C 70
　── D 231, 281
アクチノロジン 277
アクラルビシン 230
アクロレイン 256
アゴニスト 259
アザチオプリン 257, 262
アシクロビル 68, 186
アジスロマイシン 134, 207, 295
アシルキャリアタンパク質 275
アスコルビン酸 268
アズトレオナム 73, 128
アスナプレビル 202
L-アスパラギナーゼ 251
アスペルギルス症 52, 70, 177
N-アセチルグルコサミン 9, 152
N-アセチルムラミン酸 9, 152
アゾール系合成抗真菌薬 179
アタザナビル 195
アデノウイルス 59
アテブリン 67
アデホビル 198
アトキシル 66
アトバコン 206, 207
　──・プログアニル配合剤 204
アドリアマイシン 230
アトルバスタチン 265
アナストロゾール 240
アナフィラキシーショック 112
アニサキス症 57, 210
アニデュラファンギン 183
アバカビル 193
アビラテロン 238
アフィドピロペン 266
アブシディア 54
アフラトキシン 279
アベルメクチン 70, 272, 279, 297
アポトーシス 215
アマンタジン 188
アミカシン 72, 137, 295
D-アミノ酸オキシダーゼ 294
アミノ酸経路 274, 281
アミノシクリトール 114, 135
7-アミノセファロスポラン酸 121, 291
アミノ配糖体 272

　──アセチルトランスフェラーゼ 85
　──アデニリルトランスフェラーゼ 85
　──不活化遺伝子 73
　──リン酸化酵素 85
アミノ配糖体系抗菌薬 73, 85, 99, 114, 135, 174, 295
6-アミノペニシラン酸 119, 291
アムホテリシン B 70, 179
アムルビシン 230
アメーバ赤痢 55, 207
アモキシシリン 109, 120, 176
アモロルフィン 185
アラニンラセマーゼ 172
アルテミシニン 206, 287
　──誘導体多剤併用療法 207
アルブチン 268
アルベカシン 110, 138, 174
アルベンダゾール 208
アレクチニブ 245
アロマターゼ阻害薬 239
暗黒期 35
アンタゴニスト 259
アンタビュース 125
アンチマイシン 71
アントラサイクリン系抗腫瘍抗生物質 230
アンピシリン 120

── い ──

異化作用 15
易感染者 39, 93, 177
イセパマイシン 137
イソニアジド 163, 168
イソペニシリン N 283
イソロイシル tRNA シンテターゼ 116
イダルビシン 230
一次抗結核薬 164, 166
一次代謝産物 271
遺伝子操作 273
イドクスウリジン 186
イトラコナゾール 181
イブリツモマブ チウキセタン 249
イベルメクチン 70, 209, 297
イホスファミド 222, 255, 257
イマチニブ 72, 253
イミペネム 73, 126
医薬品医療機器等法 154
イリノテカン 235, 253, 255
インジナビル 68, 194

インターフェロン 249
　──γ 遊離試験 163
インターロイキン 2 249, 260
インテグロン 22
院内感染 39, 73
インフルエンザウイルス 59
インフルエンザ菌 47, 89

── う ──

ウイルス 5, 32
ウエルシュ菌 43

── え ──

エキセメスタン 240
液体培地希釈法 79
エキノキャンディン 281
エキノコックス症 57, 208
エストラムスチン 240
エストロゲン製剤 240
エゼチミブ 264
エソメプラゾール 176
エタノール 251
エタンブトール 163, 170
エチオナミド 168
エチニルエストラジオール 240
エトポシド 236, 252, 253, 255
エトラビリン 194
エノイルレダクターゼ 276
エノキサシン 139
エノシタビン 227
エバーメクチン 70
エファビレンツ 193
エベロリムス 246, 254, 262
エムトリシタビン 193
エリスロマイシン 70, 72, 132, 272, 278, 295
　──エチルコハク酸エステル 295
　──リボソームジメチルトランスフェラーゼ 87
エリブリン 234, 297
エルゴステロール 28, 177
エルバスビル 200
エルビテグラビル 194
エルロチニブ 256
エンザルタミド 238
エンテカビル 198
エンテロウイルス 61
エンテロトキシン 41
円筒平板法 75
エンドトキシン 11
　──ショック 27

エンビオマイシン　116, 170
エンベロープ　32

——— お ———

黄色ブドウ球菌　40
オウム病　51
岡崎フラグメント　18
オキサセフェム系抗菌薬　112, 118, 126
オキサゾリジノン系抗菌薬　102, 115, 175
オキサペナム系抗菌薬　112, 118, 129
オキシテトラサイクリン　70, 130, 277, 295
オクトレオチド　240
オセルタミビル　189
おたふくかぜ　60
オフロキサシン　139
オペロン　20
オムビタスビル　200
オメプラゾール　120, 176
オルソミクソウイルス　59
オールドキノロン　139
オンコセルカ症　58, 71, 209

——— か ———

外因性感染　40
開始コドン　19
回旋糸状虫　209
疥癬虫　209
回虫症　57, 208
解糖系　15
外毒素　26
外膜　10
外来 DOTS　172
化学療法　65
架橋反応　9, 112
拡散法　75
核様体　5
カスガマイシン　70, 266
カスポファンギン　183
河川盲目症　58, 71
カタラーゼ　15, 168
ガチフロキサシン　142
活性型ビタミン D_3　291
カナマイシン　70, 72, 115, 135, 170, 274, 295
化膿レンサ球菌　41
カプシド　32
カペシタビン　227
芽胞　12
カリシウイルス　61
顆粒球コロニー形成刺激因子　254
顆粒球増殖刺激因子　73
カルチノフィリン　70

カルバペネム系抗菌薬　98, 112, 118, 126, 294
カルバペネム耐性腸内細菌科細菌　4, 80, 85
カルボプラチン　242
カルムスチン　255
ガレノキサシン　142
カロテン　286
がん遺伝子　215
がん幹細胞　217
肝機能障害　255
桿菌　7
ガンシクロビル　187
カンジダ症　52, 70, 177
間質　216
間質性肺炎　256
感染症法　40
カンテン平板希釈法　78
がん微小環境　216
カンピロバクター腸炎　49
カンフアー　286
がん分子標的薬　220
がん抑制遺伝子　216

——— き ———

基質拡張型 $β$-ラクタマーゼ　84
希釈法　78
寄生虫　5, 29, 55
北里柴三郎　66
キタサマイシン　70, 132, 272
　　——酢酸エステル　295
拮抗現象　68
キニーネ　65, 204, 205
キヌプリスチン　149, 297
キノロン系抗菌薬　67, 101, 116
キノロン耐性決定領域　87
基本小体　51
偽膜性大腸炎　44
キャンディン系抗真菌薬　182
球菌　7
急性灰白髄炎　61
急性糸球体腎炎　42
急性リウマチ熱　42
吸虫　32, 209
蟯虫症　57, 208
共同合成　272
莢膜　12
ギラン・バレー症候群　49
菌交代症　39, 44, 73
菌糸　28

——— く ———

クエン酸回路　15
クオラムセンシング　26
グスペリムス　262
グラゾプレビル　202

クラドリビン　228
クラブラン酸　120, 129
クラミジア属　51
グラミシジン　69
　　——S　118, 284
クラミドフィラ属　51
クラミドフィラ肺炎　51
グラム陰性桿菌　69
グラム陰性球菌　69
グラム染色　8
グラム陽性菌　69
クラリスロマイシン　120, 132, 176, 207, 295
グリコペプチド系抗菌薬　101, 112, 146
グリシルサイクリン系抗菌薬　131
グリセオフルビン　69
クリゾチニブ　245, 255
クリプトコックス症　53, 177
クリプトコックス髄膜炎　53
クリプトスポリジウム症　57
クリンダマイシン　148, 205, 207, 296
グルタリル-7-ACA アシラーゼ　294
クロイツフェルト・ヤコブ病　64
クロキサシリン　72, 119
クロファラビン　228
クロモマイシン　70
クロラムフェニコール　68, 72, 100, 115, 152, 280, 297
　　——アセチルトランスフェラーゼ　85
クロルイミダゾール　67
クロルテトラサイクリン　70, 130
クロルマジノン　238
クロロキン　205

——— け ———

形質転換　23
形質導入　24
ゲオスミン　37
劇症型溶血性レンサ球菌感染症　42
劇症肝炎　255
血液腫瘍　211
結核医療の基準　163
結核菌　44, 171
結核の標準治療　167
血中濃度曲線下面積　105
ゲートキーパー変異　254
ゲノムマイニング　37
ゲフィチニブ　253, 256
ゲムシタビン　227
ゲルストマン・ストロイスラー・シャインカー症候群　64
原核生物　5
ゲンタマイシン　115, 137
原虫　5, 29, 55

和文索引　301

─── こ ───

抗アンドロゲン薬　238
広域ペニシリン　294
抗ウイルス薬　68, 185
抗HIV薬　68
抗HBsヒト免疫グロブリン　158
抗エストロゲン薬　238
抗寄生虫薬　208
抗菌スペクトル　78
抗菌薬　111
　──関連下痢症　44
　──耐性　80
抗結核薬　163
抗原虫薬　204
交差耐性　92
交差培養法　68
抗酸菌　45
コウジ酸　268
抗真菌薬　68, 177
合成抗菌薬　115
抗生物質　65, 288
光線過敏症　100
酵素阻害剤　259, 273
鉤虫症　208
後天性免疫不全症候群　62, 190
抗毒素　157
抗破傷風ヒト免疫グロブリン　158
抗微生物物質　65
抗ヘルペス薬　68
酵母　27
酵母様真菌　27
5-HT₃受容体拮抗薬　255
コクサッキーウイルス　61
黒色真菌症　54
固形がん　211
古細菌　4
ゴセレリン　239
孤虫　209
骨髄抑制　100, 102, 254
コビシスタット　194
コリスチン　118, 151, 281
コルチゾン　291
コレスチラミン　264
コレステロール　291
コレラ菌　47
コロナウイルス　62
根足虫類　30
コンパクチン　264, 279

─── さ ───

細菌　5, 7
細菌性赤痢　46
D-サイクロセリン　114, 172, 297
再興感染症　40
最高血中濃度　105
最小殺菌濃度　79

最小発育阻止濃度　78, 81, 103
サイトカイン関連薬　249
サイトメガロウイルス　59
細胞質　11
細胞周期　214
細胞内シグナル伝達　215
細胞壁　8
細胞膜　11, 118
細胞膜傷害性抗真菌薬　177
サキナビル　194
ザナミビル　189
サニルブジン　191
サリドマイド　250
サルコマイシン　70
サルバルサン　66
サルファ薬　72, 116, 144
サルモネラ食中毒　46
三酸化ヒ素　251

─── し ───

ジアフェニルスルホン　207
ジエチルカルバマジン　208
シキミ酸経路　274, 280
子宮頸がん　59
シクロスポリン　70, 261, 281
シクロピロクス オラミン　185
シクロホスファミド　222, 253, 255
シゲラ属　46
脂質異常症治療薬　72, 264
糸状虫　208
シスト　30
シスプラチン　242, 253, 255
ジスルフィラム様作用　125
持続感染　36
ジダノシン　191
シタフロキサシン　142, 176
シタラビン　227, 253, 255, 257
　──オクホスファート　227
シトクロムP450　180
ジドブジン　68, 191
シノキサシン　139
ジヒドロプテリン酸シンターゼ　116
ジヒドロ葉酸　206
　──レダクターゼ　116, 144, 206, 225, 253
ジフテリア菌　44
シプロフロキサシン　142
ジベカシン　72, 137, 174, 295
脂肪酸経路　274
シメプレビル　202
弱毒ウシ型結核菌　156
弱毒生ワクチン　156
重合反応　9, 112
重症急性呼吸器症候群　62
従属栄養細菌　14
出血性膀胱炎　256
消化器機能障害　255

猩紅熱　42
常在細菌叢　38
条虫　32, 209
上皮細胞増殖因子受容体　243
ジョサマイシン　134
　──プロピオン酸エステル　295
シラスタチン　128
真核生物　4, 5
心機能障害　255
腎機能障害　256
腎機能低下　109
真菌　5, 27
真菌症　177
新興感染症　40
シンコーナ　65
深在性真菌症　52, 177
浸潤　211
真正細菌　4
新生児髄膜炎　42, 46
心毒性　255
シンバスタチン　72, 265, 297

─── す ───

水痘・帯状疱疹ウイルス　58
水平伝達　22
髄膜炎菌　45
スクアレン　286
スタウロスポリン　72
スタチン系薬　265
スティーブンス・ジョンソン症候群　98
ステロイド　286, 291
ストレプトグラミン系抗菌薬　149
ストレプトスリシン　69
ストレプトゾシン　255
ストレプトマイシン　69, 72, 115, 135, 163, 170, 274, 288, 290
ストレプトマイセス属　37
スニチニブ　255
スーパーオキシドジスムターゼ　15
スパルフロキサシン　142
スピリルム　7
スピロヘータ　7, 50, 66
スペクチノマイシン　138
スポロトリコーシス　54
スルタミシリン　130
スルバクタム　120, 129
スルファジメトキシン　144
スルファゼシン　128
スルファメトキサゾール　144, 207
スルファモノメトキシン　144
スルフイソキサゾール　144

─── せ ───

性器クラミジア感染症　51
生合成遺伝子　271

生合成研究法　272
生合成閉鎖株　272
正常細菌叢　38
性線毛　11
生態系　1
生物学的製剤基準　154
生物活性物質　37
生物由来製品　154
成分ワクチン　156
世代時間　13
セツキシマブ　249, 254
接合伝達　23
セファマイシン　121
　　──系抗菌薬　126
セファロスポリナーゼ　294
セファロスポリンC　121, 283, 291
セファロスポリンアシラーゼ　293
セファロスポリン系抗菌薬　118
セファロチン　72
セファロリジン　72
セフェピム　125
セフェム系抗菌薬　72, 73, 98, 112, 118, 121
セフォゾプラン　125
セフォチアム　122
セフォペラゾン　122
セフカペン ピボキシル　122
セフジトレン ピボキシル　122
セフジニル　122
セフピロム　122
セフポドキシム プロキセチル　122
セフミノクス　126
セフメタゾール　126
セフメノキシム　122
セフロキシム　122
セラチア属菌　47
セルレニン　71, 273, 276
セレウス菌　44
セロトニン　255
腺がん　212
尖圭コンジローム　59
穿孔平板法　76
潜在性結核　167
全身性真菌症　177
選択毒性　94, 112, 114
蠕虫　5, 29
線虫類　31
先天性トキソプラズマ症　57
先天性風疹症候群　60
潜伏感染　36
線毛　11
繊毛虫類　31

── そ ──

相互作用　95
増殖曲線　13
組織移行性　103

ソブゾキサン　236
ソホスブビル　200
ソラフェニブ　247
ソリブジン　186

── た ──

第一世代セフェム　294
タイコ酸　9
耐酸性ペニシリン　294
第三世代セフェム　294
帯状疱疹　58
耐性　84
耐性獲得機構　251
耐性菌出現抑制濃度　107
耐性菌選択濃度域　107
大腸菌　46
第二世代セフェム　294
第8脳神経障害　99
タイロシン　70
ダウノマイシン　70
ダウノルビシン　230, 252, 255
ダカルバジン　222, 255
タキサン系抗悪性腫瘍薬　233
ダクラタスビル　200
タクロリムス　70, 261
多剤耐性　73, 92
　　──緑膿菌　48
多剤排出ポンプ　89
タゾバクタム　121, 129
　　──・ピペラシリン配合剤　109
脱殻　35
ダプトマイシン　148, 175
タミバロテン　251
タモキシフェン　238, 257
ダルナビル　195
ダルババンシン　173
ダルホプリスチン　149, 297
単剤排出ポンプ　90
単純性膀胱炎　46
単純ヘルペスウイルス　58
炭疽菌　44
タンパク質分泌装置　11

── ち ──

チエナマイシン　126
チオストレプトン　70
チゲサイクリン　131, 295
致死性家族性不眠症　64
チニダゾール　208
中枢神経障害　257
中東呼吸器症候群　62
中毒性表皮壊死症　98
腸炎ビブリオ　47
腸管出血性大腸菌　46
腸肝循環　255
腸管侵入性大腸菌　46

腸管毒素原性大腸菌　46
腸管病原性大腸菌　46
腸管糞線虫　209
腸球菌　43
腸チフス　46
直接服薬確認療法　172
治療薬物モニタリング　106
チロシジン　69
チロシンキナーゼ　215

── つ ──

通性嫌気性菌　14
ツツガムシ病　51
ツニカマイシン　71
ツベルクリン検査　163

── て ──

定期接種ワクチン　159
テイコプラニン　112, 146, 173
ディスク法　77
ディフィシル菌　44
テガフール　227, 255
デガレリクス　239
テジゾリド　175
テトラサイクリン　72, 272, 277
テトラサイクリン系抗菌薬　100, 115, 130, 295
テトラナクチン　266
テトラヒドロ葉酸　116, 144, 206
テノホビル　198
　　──アラフェナミド　193
　　──ジソプロキシル　193
テビペネム　110
　　──ピボキシル　126
テムシロリムス　246, 256
デメチルクロルテトラサイクリン　130
6-デメチル-6-デオキシテトラサイクリン　295
テラプレビル　202
デラマニド　169
テリスロマイシン　132, 134, 295
テルビナフィン　183
転移　211
デングウイルス　61
デング出血熱　61
デングショック症候群　61
デング熱　61
転座反応　115
電子伝達系　16
転写　17, 19

── と ──

同化作用　15
冬季乳幼児嘔吐下痢症　61

糖質経路　274
東洋毛様線虫　208
トガウイルス　60
ドキシサイクリン　130, 205, 295
ドキシフルリジン　227
トキソイド　157
トキソプラズマ症　56, 207
ドキソルビシン　70, 230, 252, 255
特殊形質導入　24
毒素性ショック症候群　41
トスフロキサシン　142
ドセタキセル　252
突然変異　21
トブラマイシン　137
トポイソメラーゼIV　19, 87, 116, 142
トポイソメラーゼ阻害薬　235
トラコーマ　51
トラスツズマブ　249, 254, 255, 257
　　──エムタンシン　249
トラフ値　106
トランスポゾン　22
トリコスタチン　242
トリコフィトン属　54
トリコモナス症　55
トリテルペン　286
トリパノソーマ症　66
トリパンレッド　66
ドリペネム　126
トリメトプリム　116, 207
ドルテグラビル　194
トルナフタート　183
トレチノイン　251
トレミフェン　238

────── な

内因性感染　39
ナイスタチン　70, 179
内毒素　27
70S リボソーム　20
ナリジクス酸　67, 139

────── に

肉腫　211
二形性　28
二次抗結核薬　165, 166
二次代謝産物　271
21 世紀型 DOTS 戦略　172
二分裂　7, 13
ニボルマブ　249
日本紅斑熱　51
日本脳炎　61
　　──ウイルス　61
ニムスチン　222
二命名法　4
ニューキノロン系抗菌薬　73, 139
ニューモシスチス・イロベシ　54

ニューモシスチス肺炎　54, 145

────── ね

ネオカルジノスタチン　70
ネオマイシン　272
熱帯病治療薬研究班　55
ネビラピン　193
ネララビン　228
ネルフィナビル　194

────── の

ノイラミニダーゼ　59
嚢子　30
農薬　266
ノギテカン　235
ノボビオシン　280
ノルフロキサシン　139
ノロウイルス　61

────── は

肺炎桿菌　47, 73
肺炎球菌　42
肺炎マイコプラズマ　50
バイオフィルム　12
肺結核　166
肺線維症　256
梅毒　50
梅毒トレポネーマ　50
排尿障害　256
バカンピシリン　120
白癬菌　54
バクテリオファージ　24
パクリタキセル　233, 252, 253, 286
バシトラシン　112, 151, 281
破傷風菌　43
パズフロキサシン　142
白金製剤　241
発酵　17
パニツムマブ　256
バニプレビル　202
パニペネム　126
パノビノスタット　247
パピローマウイルス　59
パラアミノ安息香酸　116, 144
パラアミノサリチル酸　172
パラアミノベンゼンスルホンアミド　144
バラシクロビル　187
パラチフス　46
パラミクソウイルス　60
ハリコンドリン B　234, 297
パリタプレビル　200, 202
バリダマイシン　266
バリノマイシン　71
バルガンシクロビル　187

バルドリン　67
パロモマイシン　208
半合成抗生物質　294
半合成セファロスポリン　72
半合成ペニシリン　72, 294
バンコマイシン　87, 112, 146, 173
　　──耐性黄色ブドウ球菌　80, 148
　　──耐性腸球菌　43, 80
　　──中程度耐性黄色ブドウ球菌　148
ハンセン病　45, 139
パントテン酸　293

────── ひ

ビアペネム　126
ビアラホス　267
ビカルタミド　238
ピーク値　106
微好気性菌　14
ピコルナウイルス　61
ヒストン脱アセチル化酵素　247
微生物学的力価試験法　74
微生物変換　291
ヒゼンダニ　209
比濁法　78
ピタバスタチン　265
ビダラビン　187
ヒト型結核菌　156
ヒト T 細胞白血病ウイルス　62
ヒトパピローマウイルス　59
ヒトマクロファージコロニー形成刺激因子　254
ヒト免疫グロブリン　157
ヒト免疫不全ウイルス　62, 190
ヒドロキシカルバミド　230
3-ヒドロキシ-3-メチルグルタリルコエンザイム A 還元酵素　264
ヒドロコルチゾン　291
皮膚糸状菌症　54
皮膚障害　256
皮膚真菌症　181
皮膚粘膜眼症候群　98
皮膚マラセチア症　54
ビブリオ　7
ピペミド酸　139
ピペラシリン　121
ピマリシン　179
非メバロン酸経路　285
百日咳菌　48
ピューロマイシン　71
表在性カンジダ症　55
表在性真菌症　177
表皮ブドウ球菌　41
日和見感染　39, 73
ピラジナミド　170
ピランテル　208
ビリオン　33

ピリドンカルボン酸構造 116, 138
ピリメタミン 67, 207
ピレトリン 266
ピロミド酸 139
ピロールニトリン 68, 297
ビンカアルカロイド系抗悪性腫瘍薬 233
ビンクリスチン 233, 252, 255
ビンブラスチン 233, 252

——— ふ ———

ファージ変換 25
ファビピラビル 190
ファムシクロビル 187
ファロペネム 128
フィトエン 286
フィンゴリモド 262
風疹ウイルス 60
フェネチシリン 119
フェルラ酸 268
不活化ワクチン 156
副作用 94, 254
副腎皮質ステロイド 73
複製 17
副反応 161
不顕性感染 38
フシジン酸 116, 153
付着線毛 11
ブテナフィン 185
ブドウ球菌性熱傷様皮膚症候群 41
普遍形質導入 24
フラジオマイシン 138
プラジカンテル 209
ブラストサイジン S 70, 266
プラスミド 22
プラバスタチン 72, 265, 291, 297
フラビウイルス 60, 61
プリオン病 63
プリスチナマイシン 297
プリマキン 204, 206
フルオロウラシル 227, 252, 253, 255
フルコナゾール 181
フルシトシン 185
フルタミド 238, 255
フルダラビンリン酸エステル 228
フルバスタチン 265
フルベストラント 238
ブレオマイシン 70, 230, 256
プレドニゾロン 291
フレロキサシン 142
プログアニル 206
プロゲステロン製剤 240
プロテアーゼ 71
プロテアソーム 71, 247
プロテインキナーゼ阻害薬 72
プロトンポンプ阻害薬 176
フロモキセフ 126

プロントジル ルブラム 67
分子標的薬 72, 242

——— へ ———

ベカナマイシン 295
ペグインターフェロン 197
ペスト菌 47
β-D-グルカン 28, 52, 182
ベタミプロン 128
β-ラクタマーゼ 73, 84, 120, 129
β-ラクタム系抗菌薬 73, 98, 112, 118, 281, 294
ペナム系抗菌薬 98, 112, 118
ペニシリナーゼ抵抗性ペニシリン 294
ペニシリン 68, 72, 283
——G 119
——アシラーゼ 293, 294
——系抗菌薬 118
——結合タンパク質 9, 88, 126
——ショック 112
——耐性菌 70
——耐性肺炎球菌 80, 88, 146
——発酵 288
ペネム系抗菌薬 112, 118, 128
ベバシズマブ 249
ペプチジル転移反応 115, 132
ペプチド鎖伸長 115
ペプチドグリカン 8, 112, 118
——トランスグリコシラーゼ反応 87
——トランスペプチダーゼ 112, 118
——反応 87
ペプチド系抗生物質 281
ペプロマイシン 231
ヘマグルチニン 59
ベムラフェニブ 245, 254
ペメトレキセド 225
ペラミビル 189
ヘリコバクター・ピロリ 176
——感染症 49
——除菌療法 120
ペリプラズム 10
ペルオキシダーゼ 168
ペルツズマブ 255
ヘルペスウイルス科 58
変異株 272
ペンシクロビル 187
ベンジルペニシリン 119, 288, 291
偏性嫌気性菌 14
偏性好気性菌 14
偏性細胞内寄生性 14
ペントスタチン 255
扁平上皮がん 212
鞭毛 11
鞭毛虫類 31

——— ほ ———

胞子 28
胞子虫類 31
放線菌 36, 146
包虫 208
訪問 DOTS 172
ボグリボース 268
ホスアンプレナビル 195
ホスカルネット 188
ホスフルコナゾール 181
ホスホマイシン 68, 112, 152, 291, 297
ホスホリパーゼ 118
発疹チフス 50
ボツリヌス菌 43
ボノプラザン 176
ポマリドミド 251
ポリエン系抗真菌薬 177
ポリオウイルス 61
ポリオキシン 70, 266
ポリケチド経路 275
ボリコナゾール 181
ホリナートカルシウム 251
ボリノスタット 247
ポリペプチド系抗菌薬 102
ポリミキシン 281
——B 118, 151
——E 151
ポーリン 10
ホルチマイシン 272
ボルテゾミブ 256
N-ホルミルメチオニン 19
翻訳 17, 19

——— ま ———

マイトマイシン C 70, 233, 280
マイリオシン 262
マクロライド系抗菌薬 72, 100, 115, 132, 177, 278, 295
マクロライドリン酸化酵素 86
麻疹ウイルス 60
末梢神経障害 257
マラリア 56, 65, 204
——原虫 204
慢性骨髄性白血病 72
マンニトール 291

——— み ———

ミカファンギン 183, 297
ミグリトール 268
ミコナゾール 180
ミコフェノール酸 297
——モフェチル 263, 297
ミコール酸 45
水ぼうそう 58

和文索引 305

ミゾリビン 264
ミトタン 240
ミノサイクリン 130, 295
ミリプラチン 242
ミルジオマイシン 266

――― む

ムーコル症 53, 177
ムピロシン 116, 153, 175
ムンプスウイルス 60

――― め

メスナ 256
メタロ β-ラクタマーゼ 85
メチシリン 72
　―――耐性黄色ブドウ球菌 41, 80, 81, 119, 173
メチルエリトリトールリン酸経路 286
O^6-メチルグアニンメチルトランスフェラーゼ 254
メトトレキサート 225, 251, 253, 257
メドロキシプロゲステロン 240
メトロニダゾール 176, 207
メバスタチン 264, 297
メバロン酸経路 274, 285
メピチオスタン 238
メフロキン 204, 206
メベンダゾール 208
メルカプトプリン 228, 253
メルファラン 222, 253
メロペネム 110, 126
免疫抑制薬 73

――― も

網様体 51
モキシフロキサシン 142
モナコリン 265
モノバクタム系抗菌薬 112, 118, 128
モルホリン 175

――― や

薬剤耐性アシネトバクター 80

薬剤耐性菌 92
薬物代謝酵素 252

――― ゆ, よ

輸送系 11
溶血性尿毒症症候群 46
葉酸 116
予防接種 158, 161
　―――不適当者 161

――― ら

らい菌 45, 139
ライノウイルス 61
ラクタシスチン 71
ラクトースオペロン 20
らせん菌 7
ラタモキセフ 126
ラニナミビル 189
ラパチニブ 255
ラパマイシン 70, 242, 246, 262
ラベプラゾール 120, 176
ラミブジン 191, 198
ラムゼイ・ハント症候群 58
ラルテグラビル 194
ランソプラゾール 120, 176

――― り

力価 74
リケッチア 50
リツキシマブ 249, 254, 255, 257
リトナビル 195, 200
リネゾリド 115, 150, 175
リバビリン 200
リピド A 10
リファブチン 170
リファマイシン 297
　―――B 117, 280
リファンピシン 117, 163, 169, 297
リボソーマル RNA 19
リボソーム 87, 114
リボソーム製剤 179
リポ多糖 10, 27
リポペプチド系抗菌薬 102, 175

流行性耳下腺炎 60
リュープロレリン 239
良性腫瘍 211
緑色レンサ球菌 42
緑膿菌 48, 73
リラナフタート 183
リルピビリン 194
淋菌 45
リンコマイシン 115, 148, 296
リン脂質二重層 11
淋病 45

――― る, れ

ルキソリチニブ 244

レオウイルス 61
レゴラフェニブ 255
レジオネラ菌 48
レジパスビル 200
レスピラトリーキノロン 142
レトロウイルス 62
レトロゾール 240
レナリドミド 250
レボドパ 293
レボフロキサシン 110, 139, 170, 176
レボホリナートカルシウム 251
連絡確認 DOTS 172

――― ろ

ロイコボリン 207
ロイコマイシン 132, 272, 295
ロキシスロマイシン 132, 295
ロキタマイシン 295
ロスバスタチン 265
ロタウイルス 61
ロッキー山紅斑熱 51
ロテノン 266
ロバスタチン 265, 297
ロピナビル 195
ロメフロキサシン 142

――― わ

ワクチン 155, 161

欧文索引

21 世紀型 DOTS 戦略　172
5-HT$_3$ 受容体拮抗薬　255
70S リボソーム　20

A

A 型肝炎ウイルス　62
A 群レンサ球菌　41
AAC（aminoglycoside acetyltransferase）　85
AAD（aminoglycoside adenylyltransferase）　85
abacavir（ABC）　193
ABC（ATP-binding cassette）トランスポーターファミリー　251
abiraterone　239
Absidia　54
AC 療法　255
7-ACA（7-aminocephalosporanic acid）　121, 291
acarbose　268
N-acetylglucosamine enoylpyruvyl transferase　152
aclarubicin（ACR）　230
ACP（acyl carrier protein）　275
ACT（artemisinin-based combination therapy）　207
actinomycin D（ACT-D）　231
Actinoplanes teichomyceticus　146, 173
aciclovir（ACV）　186
ADCC（antibody dependent cellular cytotoxicity）　248
adenoma polyposis coli　214
adriamycin（ADR）　230
Aerobacillus colistinus　151
afidopyropen　266
AIDS（acquired immunodeficiency syndrome）　62, 73, 190
alanine racemase　172
albendazole　208
alectinib　245
Alexander Fleming　68
ALK 阻害薬　245
amantadine　188
amikacin（AMK）　137
aminocyclitol　135
aminoglycoside　114, 135, 174
amorolfine　185
amoxicillin　120
amphotericin B（AMPH-B）　179
ampicillin　119
amrubicin（AMR）　230
Amycolatopsis orientalis　146

anastrozole　240
anidulafungin　183
anisakiasis　57
anthrax　44
antimicrobial agent　65
antimicrobial spectrum　78
antimicrobic　65
6-APA（6-aminopenicillanic acid）　119, 291, 294
APC 遺伝子　214
APH（aminoglycoside phosphotransferase）　85
Ara-C　227, 253
arbekacin（ABK）　138, 174
arbutin　268
artemisinin　206
ascariasis　57
ascorbic acid　268
L-asparaginase　251
aspergillosis　52, 177
Aspergillus fumigatus　52
asunaprevir　202
atazanavir（ATV）　195
atorvastatin　265
atovaquone　206
AUC（area under the concentration-time curve）　105
AUC/MIC　105
azathioprine　262
azithromycin（AZM）　134
aztreonam　128

B

β-ラクタマーゼ（β-lactamase）　84
　——産生遺伝子　73
　——阻害薬　120, 129
β-ラクタム　281
　——系抗菌薬　73, 84, 98, 112, 118, 294
β-D-グルカン　28, 52, 182
B 型肝炎ウイルス　63
B 群レンサ球菌　42
bacampicillin　120
bacillus　7
Bacillus
　anthracis　44
　cereus　44
　colistinus　151
　licheniformis　151
　polymyxa　151
　subtilis　151
bacitoracin　112, 151

bacteriophage　24
bacterium　7
BCG ワクチン　156
BCR-ABL チロシンキナーゼ阻害薬　244
bevacizumab　249
benzylpenicillin　119, 288
betamipron　128
bialaphos　267
biapenem　126
bicaltamide　238
blasticidin S　266
bleomycin（BLM）　230
Bordetella pertussis　48
BRAF キナーゼ阻害薬　245
butenafine　185

C

C 型肝炎ウイルス　63
CA-MRSA（community-associated methicillin-resistant *S. aureus*）　173
Campylobacter jejuni　49
Candida albicans　52
candidiasis　52, 177
capecitabine（CAP）　227
capsid　32
capsule　12
carbapenem　126
carboplatin（CBDCA）　242
caspofungin（CPFG）　183
catalase　15, 168
CAV 療法　222
CD20　249
CDC（complement dependent cytotoxicity）　249
cefcapene pivoxil　122
cefdinir　122
cefditren pivoxil　122
cefepim　125
cefmetazole　126
cefminox　126
cefoperazone　122
cefotiam　122
cefozopran　125
cefpirom　125
cefpodoxime proxetil　122
cefuroxime　122
cell cycle　214
cell wall　8
cephalosporin C　121, 291
cephamycin　121
cephem　121

cetuximab　249
chemotherapy　65
Chlamydia　51
　　trachomatis　51
Chlamydophila　51
　　pneumoniae　51
　　psittaci　51
chloramphenicol（CP）　115, 152
chlormadinone　238
chloroquine　205
chlortetracycline　130
cholestiramine　264
CHOP 療法　222
ciclopirox olamine　185
ciclosporin　261
cilastatin　128
cinoxacin（CINX）　139
ciprofloxacin（CPFX）　142
cisplatin（CDDP）　242
cladribine（2-CdA）　228
clarithromycin（CAM）　120, 132
clavulanic acid　120, 129
clindamycin（CLDM）　148
clofarabine　228
Clostridium
　　botulinum　43
　　difficile　44, 146
　　perfringens　43
　　tetani　43
cloxacillin　119
C_{max}　105
C_{max}/MIC　105
cobicistat（COBI）　194
coccus　7
colistin（CL）　118, 151
compactin　264
compromised host　39, 177
conjugation　23
cortisone　291
Corynebacterium diphtheriae　44
CPT-11　235
CRE（carbapenem-resistant enterobacteriaceae）　4, 80, 85
crizotinib　245
cross resistance　92
cross streak method　68
CRS（congenital rubella syndrome）　60
cryptococcosis　53, 177
Cryptococcus neoformans　53
cyclophosphamide（CPA）　222
cycloserine　114, 172
cytarabine（Ara-C）　227
　　── ocfosfate（SPAC）　227
cytoplasm　11

──── D ────
D-アミノ酸オキシダーゼ　294

dacarbazine（DITC）　222
daclatasvir　200
dalbavancin　173
dalfopristin（DPR）　149
darunavir（DRV）　195
daptomycin（DAP）　148, 175
daunorubicin（DNR）　230
deep-seated mycosis　177
degarelix　239
delamanide（DLM）　169
demethylchlortetracycline（DMCTC）　130
dermatophytosis　54
DF（dengue fever）　61
DHF（dengue hemorrhagic fever）　61
DHFA（dihydrofolic acid）　144, 206
DHFR（dihydrofolate reductase）　144, 206, 225, 253
dibekacin（DKB）　137, 174
didanosine（ddI）　191
diethylcarbamazine　208
DNA 依存性 RNA ポリメラーゼ　19, 117
DNA ウイルス　6, 32
DNA ジャイレース（DNA gyrase）　18, 87, 116, 142
DNA ポリメラーゼ　18
DNMT（DNA メチルトランスフェラーゼ methyltransferase）　247
dolutegravir（DTG）　194
doripenem　126
DOTS（directly observed treatment, short course）　172
doxifluridine（5′-DFUR）　227
doxorubicin（DXR）　230
doxycycline（DOXY）　130
DSS（dengue shock syndrome）　61

──── E ────
E テスト　78
echinococcosis　57
efavirenz（EFV）　193
EGFR（epidermal growth factor receptor）　243, 249
EGFR チロシンキナーゼ阻害薬　243
EHEC（enterohemorrhagic *E. coli*）　46
EIEC（enteroinvasive *E. coli*）　46
elbasvir　200
elvitegravir（EVG）　194
emtricitabine（FTC）　193
enocitabine（BH-AC）　227
enoxacin（ENX）　139
Enterococcus
　　faecalis　43
　　faecium　43
enterotoxin　41
envelope　32

enviomycin（EVM）　116, 170
enzalutamide　238
EPE（enteropathogenic *E. coli*）　46
eribulin　234
erythromycin（EM）　132
ESBL（extended spectrum β-lactamase）　84
Escherichia coli　46
estramustine　240
ethambutol（EB）　163, 170
ETEC（enterotoxigenic *E. coli*）　46
ethanol　251
ethinylestradiol　240
ethionamide（ETH）　168
etoposide　236
etravirine（ETR）　194
everolimus　262
exemestane　240
ezetimibe　264

──── F ────
F プラスミド　22
famciclovir（FCV）　187
faropenem　128
favipiravir　190
ferulic acid　268
fingolimod　262
FK506　261
FKBP（FK binding protein）12　246, 261
flagella　11
fleroxacin（FLRX）　142
flomoxef　126
flucytosine（5-FC）　185
fludarabine phosphate（FLU）　228
fluorouracil（5-FU）　227
flutamide　238
fluvestrant　238
folic acid　116
folinate calcium　251
fosamprenavir（FPV）　195
foscarnet（PFA）　188
fosfomycin（FOM）　112, 152, 291
fradiomycin（FRM）　138
fulvastatin　265
fungus　27
fusidic acid　116, 153

──── G ────
G-CSF（granulocyte colony stimulating factor）　73, 254
garenoxacin（GRNX）　142
gatekeeper　254
gatifloxacin（GFLX）　142
ganciclovir（GCV）　187
gemcitabine（GEM）　227

generalized transduction　24
gentamicin（GM）　115, 137
GluNAc　9
glycolysis　15
glycopeptide　112, 146
Gn-RH アンタゴニスト　239
goserelin　239
gramicidin S　118
grazoprevir　202
growth curve　13
Guillain-Barré syndrome　49
gusperimus　262

―― H

H 抗原　11
HA（hemagglutinin）　59
HA-MRSA（hospital-associated methicillin-resistant *S. aureus*）　173
Haemophilus influenzae　47, 89
harichondrin B　234
HAV（*Hepatitis A virus*）　62
HBIG（hepatitis B immunoglobulin）　158
HBV（*Hepatitis B virus*）　63
HCV（*Hepatitis C virus*）　63
HDAC（histone deacetylase）　242, 247
Helicobacter pylori　49, 176
helminth　29
Herpes simplex virus　58
HIV（*Human immunodeficiency virus*）　62, 190
HMG-CoA（3-hydroxy-3-methylglutaryl coenzyme A）　264
　　――還元酵素阻害薬　265
HPV（*Human papillomavirus*）　59
HTLV（*Human T-cell leukemia virus*）　62
Human cytomegalovirus　59
hydrocortisone　291
hydroxycarbamid（HU）　230
hypha　27

―― I

ibritumomab tiuxetan　249
idarubicin（IDR）　230
IFN　249
ifosfamide（IFM）　222
IGRA　163
IL-2（interleukin-2）　249, 260
imipenem　126
indinavir（IDV）　194
infusion reaction　257
5-iodo-2'-deoxyuridine（IDU）　186
irinotecan　235
isepamicin（ISP）　137
isoniazid（INH）　163, 168

ivermectin　209

―― J

JAK 阻害薬　244
josamycin（JM）　134

―― K

kanamycin（KM）　115, 135, 170
kasugamycin　266
kitasamycin　132
Klebsiella pneumoniae　47
kojic acid　268

―― L

lamivudine（3TC）　191
laninamivir　189
lansoprazole　120
latamoxef　126
ledipasvir　200
Legionella pneumophila　48
lenaludomide　251
letrozole　240
leucomycin　132
leuprorelin　239
levofloxacin（LVFX）　139, 170
levofolinate calcium　251
LH-RH アゴニスト　239
lincomycin（LCM）　115, 148
linezolid（LZD）　115, 150, 175
lipopeptides　175
liranaftate　183
lomefloxacin（LFLX）　142
lopinavir（LPV）　195
lovastatin　265
LPS（lipopolysaccharide）　10, 27

―― M

macrolide　115
malaria　56
mannitol　291
MBC（minimum bactericidal concentration）　79
MCSF（macrophage colony stimulating factor）　254
MDRA（multidrug-resistant acinetobacter）　80
MDRP（multidrug-resistant *P. aeruginosa*）　48
Measles virus　60
mebendazole　208
mecA 遺伝子　88
medroxyprogesterone　240
mefloquine　206
melphalan（L-PAM）　222

MEP（2-*C*-methyl-D-erythritol-4-phosphate）　285
mepitiostane　238
mercaptopurine（6-MP）　228
meropenem　126
MERS（middle east respiratory syndrome）コロナウイルス　62
methotrexate（MTX）　225
metronidazole　207
mevastatin　264
MGMT（O^6-methylguanine methyltransferase）　254
MIC（minimum inhibitory concentration）　78, 81, 103
micafungin（MCFG）　183
miglitol　268
mildiomycin　266
minocycline（MINO）　130
miriplatin　242
mitomycin C（MMC）　233
mitotane　240
mizoribine　264
ML-236B　264
monacolin　265
monobactam　128
morpholine　175
moxifloxacin（MFLX）　142
MPC（mutant prevention concentration）　107
MPH（2'）（macrolide 2'-phosphotransferase）　86
MRP1（multidrug resistance-related protein 1）　252
MRSA（methicillin-resistant *S. aureus*）　41, 73, 80, 81, 119, 173
MSW（mutant selection window）　107
mTOR（mammalian target of rapamycin）　242, 262
　　――阻害薬　246
mucormycosis　177
multidrug efflux pump　89
multidrug resistance　92
Mumps virus　60
mupirocin（MUP）　116, 153, 175
MurA　152
MurNAc　9
mutation　21
Mycobacterium
　avium complex（MAC）　134, 171
　bovis　156
　kansasii　171
　leprae　45, 139
　tuberculosis　44, 156
mycophenolate mofetil　263
Mycoplasma pneumoniae　50
mycosis　177
myriocin　262

N

NA（neuraminidase） 59
nalidixic acid（NA） 139
Neisseria
  gonorrhoeae 45
  meningitidis 45
nelarabine（NEL, Ara-G） 228
nelfinavir（NFV） 194
nevirapine（NVP） 193
NFAT（nuclear factor of activated T-cell） 261
nimustine（AVNU） 222
nivolumab 249
NK-1 受容体拮抗薬 255
nogitecan 235
norfloxacin（NFLX） 139
normal bacterial flora 38
nosocomial infection 39
nystatin（NYS） 179

O

O 抗原 10
octreotide 240
ofloxacin（OFLX） 139
ombitasvir 200
omeprazole 120
onchocerciasis 58
opportunistic infection 39, 73
Orientia tsutsugamushi 51
oseltamivir 189
oxacephem 126
oxapenam 129
oxazolidinones 175
oxytetracycline（OTC） 130
oxyuriasis 57

P

P 糖タンパク質（P-glycoprotein） 252
p-aminobenzenesulfonamide 144
p-aminosalicylic acid（PAS） 172
PABA（*p*-aminobenzoic acid） 116, 144
pacritaxel（PTX） 233
PAE（postantibiotic effect） 126, 135
Paenibacillus polymyxa 151
panipenem 126
panobinostat 247
pantothenic acid 293
parasite 29
paritaprevir 202
paromomycin 208
Paul Ehrlich 65
pazufloxacin（PZFX） 142
PBP（penicillin binding protein） 9, 88, 126
PD-1 249

PEG-IFN 197
pemetrexed（PEM） 225
penciclovir（PCV） 187
penem 128
penicillin G 119
Penicillium 68
  griseofulvum 69
  notatum 68
peplomycin（PEP） 231
peramivir 189
peroxidase 168
phage conversion 25
pili 11
pimaricin（PIM） 179
pipemidic acid（PPA） 139
piperacillin 121
piromidic acid（PA） 139
pitavastatin 265
PK/PD（pharmacokinetic/pharmacodynamic）解析 103
PK/PD パラメータ 105
plasmid 22
Plasmodium 204
Pneumocystis jirovecii 54
Pneumocystis pneumonia 54
polymixin B（PL-B） 118, 151
polyoxin 266
pomalidomide 251
pravastatin 265, 291
praziquantel 209
prednisolone 291
primaquine 206
proguanil 206
protozoa 29
PRSP（penicillin-resistant *S. pneumoniae*） 42, 80, 88, 146
Pseudomonas 68
  aeruginosa 48
  fluorescens 175
PTC（peptidyl transferase center） 150
pyranntel 208
pyrazinamide（PZA） 170
pyrethrin 266
pyridonecarboxylic acid 138
pyrimethamine 207

Q

QRDR（quinolone resistance-determining region） 87
QS（quorum-sensing） 26
QT 延長 100
quinine 205
quinolone 116
quinupristin（QPR） 149

R

R プラスミド 22
rabeprazole 120
raltegravir（RAL） 194
rapamycin 246, 262
RECIST（response evaluation criteria in solid tumor） 220
red neck（red man）症候群 101, 146
respiratory quinolone 142
Rhizopus 53
  oryzae 53
ribavirin 200
Rickettsia 50
  japonica 51
  prowazekii 51
rifabtin（RFB） 170
rifampicin（RFP） 117, 163, 169
rifamycin B 117
rilpivirine（RPV） 194
ritonavir（RTV） 195
rituximab 249
Rizomucor 54
RNA ウイルス 6, 32
RNA ポリメラーゼ 87
Robert Koch 66
rosuvastatin 265
Rotavirus 61
rotenone 266
roxithromycin（RXM） 132
Rubella virus 60
ruxolitinib 244

S

S-1 製剤 253, 255
Salmonella
  Enteritidis 46
  Typhi 46
  Typhimurium 46
sanilvudine（d4T） 191
saquinavir（SQV） 194
SARS（severe acute respiratory syndrome）コロナウイルス 62
selective toxicity 94
Selman Waksman 65
Serratia marcescens 47
Shine-Dalgarno 配列 19
simeprevir 202
simvastatin 265
sitafloxacin（STFX） 142
SN-38 255
sobuzoxane 236
SOD（superoxide dismutase） 15
sofosbuvir 200
sorafenib 247
sparfloxacin（SPFX） 142
specialized transduction 24

spectinomycin(SPCM) 138
spirillum 7
spirochaeta 7
spore 28
sporotrichosis 54
SSSS(staphylococcal scalded skin syndrome) 41
ST 合剤 207
Staphylococcus
　　aureus 40
　　epidermidis 41
Streptococcus
　　pneumoniae 42
　　pyogenes 41
Streptomyces 37
　　griseus 290
　　orientalis 146
　　pristinaespiralis 149
　　roseosporus 148, 175
　　venezuelae 152
streptomycin(SM) 115, 135, 163, 170, 288
STSS(streptococcal toxic shock syndrome) 42
sulbactam 120, 129
sulfadimethoxine 144
sulfamethoxazole 144
sulfamonomethoxine 144
sulfazecin 128
sulfisoxazole 144
sultamicillin 130
superficial mycosis 177
syphilis 50
systemic mycosis 177

―――― T

tacrolimus 261
TAM(time above MIC) 105
tamibarotene 251
tamoxifen 238
tazobactam 121, 129
TDM(therapeutic drug monitoring) 106
tebipenem pivoxil(TBPM-PI) 126
tedizolid 175
tegafur(TGF, FT) 227
teicoplanin(TEIC) 112, 146, 173
telaprevir 202
telithromycin(TEL) 132, 134
tenofovir alafenamid(TAF) 193
tenofovir disoproxil(TDF) 193
terbinafine 183
tetracycline 130
tetranactin 266
thalidomide 250
THFA(tetrahydrofolic acid) 116, 144, 206
thienamycin 126
TIG(tetanus immunoglobulin) 158
tigecycline 131
tinidazole 208
TNM 分類 212
tobramycin(TOB) 137
tolnaftate 183
topoisomerase IV 87
toremifene 238
tosufloxacin(TFLX) 142
transduction 24
transformation 23
transglycosylase 9
transglycosylation 112
translocation 115
transpeptidase 9
transpeptidation 112
trastuzumab 249
trastuzumab emtansine 249
Treponema pallidum 50, 66
tretinoin 251
trimethoprim 116
TSS(toxic shock syndrom) 41
TSST-1(toxic shock syndrome toxin-1) 41

―――― U

UDP-グルクロノシルトランスフェラーゼ 101, 255

UGT(UDP-glucuronosyltransferase) 1A1 255

―――― V

vaccine 155
valaciclovir(VACV) 187
valganciclovir(VGCV) 187
validamycin 266
vancomycin(VCM) 112, 146, 173
　　――-intermediate *S. aureus*(VISA) 148
　　――-resistant enterococci(VRE) 43, 80
　　――-resistant *S. aureus*(VRSA) 80, 148, 173
vaniprevir 202
Varicella-zoster virus 58
VEGF 249
vemurafenib 245
vibrio 7
Vibrio
　　cholerae 47
　　parahaemolyticus 47
vidarabine(Ara-A) 187
vinblastine(VLB) 233
vincristine(VCR) 233
virion 33
voglibose 268
vorinostat 247

―――― Y

^{90}Y 249
yeast 27
Yersinia pestis 47

―――― Z

zanamivir 189
zidovudine(AZT) 191
zygomycosis 53

<監修者略歴>

大村　智（おおむら　さとし）
昭和38年東京理科大学大学院理学研究科修士修了，山梨大学文部教官助手，北里大学薬学部教授，（社）北里研究所所長を経て，現在北里大学名誉教授，北里大学特別栄誉教授，米国ウェスレーヤン大学マックス・ティシュラー名誉教授，日本学士院会員，米国科学アカデミー会員，ドイツ科学アカデミーレオポルディナ会員，フランス科学アカデミー会員，中国工学アカデミー会員等に選出．
[主な著書]
「抗生物質生産要説」共立出版（共著）
「抗生物質の最先端」東京化学同人（編著）
「Antibiotics」IV Springer-Verlag（共著）
「The Chemistry of the Antibacterial Macrolide Antibiotics」Marcel-Dekker（共著）
「Macrolide Antibiotics—Chemistry Biology, and Practice」1st and 2nd Eds. Academic Press（編著）
「The Search for Bioactive Compounds from Microorganisms」Springer-Verlag（編著）

<編集者略歴>

供田　洋（ともだ　ひろし）
昭和53年東京大学薬学部薬学科卒．昭和58年東京大学大学院薬学系研究科博士課程修了．（社）北里研究所，米国ジョンズホプキンス大学医学部生物学部博士研究員，北里大学北里生命科学研究所教授を経て現在北里大学薬学部（微生物薬品製造学）教授．
[主な著書]
「The Search for Bioactive Compounds from Microorganisms」Springer-Verlag（共著）
「細胞機能研究のための低分子プローブ」蛋白質・核酸・酵素増刊号　共立出版（共著）
「生化学・天然物化学」化学同人（共著）
「化学系薬学　III 自然が生み出す薬物」東京化学同人（領域担当編集委員）

黒田照夫（くろだ　てるお）
平成5年岡山大学薬学部薬学科卒．平成10年岡山大学大学院自然科学研究科博士課程修了．岡山大学遺伝子実験施設助手，米国イェール大学医学部研究員（Cellular and Molecular Physiology），岡山大学薬学部助手，助教授，岡山大学大学院医歯薬学総合研究科准教授を経て，現在広島大学大学院医歯薬保健学研究科教授（微生物医薬品開発学）．
[主な著書]
「微生物学・感染症学」化学同人（共著）
「腸炎ビブリオ〈第IV集〉」近代出版（共著）
「ポンプ・トランスポーター・チャネル研究の新展開」秀潤社（共著）

化学療法学（改訂第2版）―病原微生物・がんと戦う―

2009年4月15日　第1版第1刷発行	監修者　大村　智
2016年3月10日　第1版第5刷発行	編集者　供田　洋，黒田照夫
2018年2月15日　第2版第1刷発行	発行者　小立健太
2024年7月25日　第2版第3刷発行	発行所　株式会社　南江堂

〒113-8410 東京都文京区本郷三丁目42番6号
☎（出版）03-3811-7236　（営業）03-3811-7239
ホームページ　https://www.nankodo.co.jp/

印刷・製本　小宮山印刷工業

Chemotherapy
ⒸNankodo Co., Ltd., 2018

定価は表紙に表示してあります．
落丁・乱丁の場合はお取り替えいたします．
ご意見・お問い合わせはホームページまでお寄せください．

Printed and Bound in Japan
ISBN978-4-524-40349-3

本書の無断複製を禁じます．
[JCOPY]〈出版者著作権管理機構　委託出版物〉
本書の無断複製は，著作権法上での例外を除き禁じられています．複製される場合は，そのつど事前に，出版者著作権管理機構（TEL 03-5244-5088，FAX 03-5244-5089，e-mail: info@jcopy.or.jp）の許諾を得てください．

本書の複製（複写，スキャン，デジタルデータ化等）を無許諾で行う行為は，著作権法上での限られた例外（「私的使用のための複製」等）を除き禁じられています．大学，病院，企業等の内部において，業務上使用する目的で上記の行為を行うことは私的使用には該当せず違法です．また私的使用であっても，代行業者等の第三者に依頼して上記の行為を行うことは違法です．